Manual de GINECOLOGIA da SOGESP

Volume 2

Manual de GINECOLOGIA da SOGESP

Rogério Bonassi Machado
Luciano de Melo Pompei
Manoel João Batista Castello Girão

SOGESP
ASSOCIAÇÃO DE OBSTETRÍCIA E GINECOLOGIA DO ESTADO DE SÃO PAULO

editora dos Editores

CONTEÚDO ORIGINAL

Manual de Ginecologia da Sogesp - Vol.2

Colaboradoras: *Cristiane Muniz Leal*
Danielle Ramos Bastiglia
Fernanda de O. Tanaka
Luciana Silva Primo

Produção editorial: Farol Editora

Revisão: Farol Editora

Diagramação: Farol Editora

Capa: Farol Editora

Impresso no Brasil
Printed in Brazil
1ª impressão – 2021

ISBN 978-65-86098-42-6

Editora dos Editores
São Paulo: Rua Marquês de Itu,408 - sala 104 – Centro. (11) 2538-3117
Rio de Janeiro: Rua Visconde de Pirajá, 547 - sala 1121 – Ipanema.
www.editoradoseditores.com.br

Este livro foi criteriosamente selecionado e aprovado por um editor científico da área em que se inclui. A Editora dos Editores assume o compromisso de delegar a decisão da publicação de seus livros a professores e formadores de opinião com notório saber em suas respectivas áreas de atuação profissional e acadêmica, sem a interferência de seus controladores e gestores, cujo objetivo é lhe entregar o melhor conteúdo para sua formação e atualização profissional.
Desejamos-lhe uma boa leitura!

Dados Internacionais de Catalogação na Publicação (CIP)
(Câmara Brasileira do Livro, SP, Brasil)

Machado, Rogério Bonassi
Manual de ginecologia da SOGESP : Volume 2 / Rogério Bonassi Machado, Luciano de Melo Pompei, Manoel João Batista Castello Girão. -- 1. ed. -- São Paulo : Editora dos Editores, 2021.

Bibliografia
ISBN 978-65-86098-42-6

1. Ginecologia - Manuais I. Pompei, Luciano de Melo. II. Girão, Manoel João Batista Castello. III.Título.

21-67549 CDD-618.1
NLM-WP-100

Índices para catálogo sistemático:
1. Ginecologia : Ciências médicas 618.1
Aline Graziele Benitez - Bibliotecária - CRB-1/3129

Sobre os Editores

Manoel João Batista Castello Girão

- Professor Titular do Departamento de Ginecologia da Escola Paulista de Medicina – Unifesp. Diretor da Escola Paulista de Medicina – Unifesp.

Rogério Bonassi Machado

- Coordenador Científico de Ginecologia da SOGESP. Professor Associado Livre-docente do Departamento de Tocoginecologia da Faculdade de Medicina de Jundiaí.

Luciano de Melo Pompei

- Professor Assistente da Disciplina de Ginecologia da FMABC. Livre-docente pela Faculdade de Medicina da USP. Secretário Geral da SOGESP.

Sobre os Colaboradores

Adriana Bittencourt Campaner

Mestre e doutora em Tocoginecologia pela Faculdade de Ciências Médicas da Santa Casa de São Paulo. Chefe da Clínica de Patologia do Trato Genital Inferior e Colposcopia da Santa Casa de São Paulo. Diretora científica da Associação Brasileira de Patologia do Trato Genital Inferior e Colposcopia (ABPTGIC).

Agnaldo Lopes da Silva Filho

Professor Titular do Departamento de Ginecologia e Obstetrícia da UFMG. Presidente da Febrasgo.

Alexander Kolpeman

Professor Adjunto do Departamento de Ginecologia da Universidade Federal de São Paulo – Escola Paulista de Medicina (Unifesp-EPM). Membro do Conselho Fiscal da Associação Brasileira de Endometriose e Cirurgia Minimamente Invasiva (SBE).

Alexandre Vicente de Andrade

Professor da Disciplina de Ginecologia da PUC-SP. Coordenador do Setor de Oncologia Ginecológica.

Aline Evangelista Santiago

Doutoranda do Programa de Pós-graduação em Tocoginecologia da Unesp – Faculdade de Medicina de Botucatu. Especialista em Oncologia Pélvica, pela Unicamp.

Ana Carolina Japur de Sá Rosa e Silva

Professora Associada do Departamento de Ginecologia e Obstetrícia da Faculdade de Medicina de Ribeirão Preto – Universidade de São Paulo.

Ana Carolina Silva Chuery

Médica ginecologista. Especialista pela Febrasgo. Mestra pela Universidade de São Paulo. Doutora pela Unifesp. Médica Assistente do Departamento de Ginecologia da Unifesp, do Setor de Patologia do Trato Genital Inferior.

Andréa Larissa Ribeiro Pires

Professora Adjunta de Ginecologia, do Departamento de Obstetrícia e Ginecologia (DOG) - Centro de Ciências Médicas - Universidade Federal da Paraíba (UFPB). Professora Adjunta do Módulo Saúde da Mulher do Curso de Medicina - Centro Universitário da Paraíba (Unipê).

Angélica Sales Barcelos

Médica do Departamento de Ginecologia do Hospital Santa Marcelina de Itaquera. Mestre pela Santa Casa de Misericórdia de São Paulo. Professora do Módulo de Saúde da Mulher da Faculdade de Medicina Santa Marcelina. Preceptora da Residência Médica de Ginecologia no Hospital Santa Marcelina de Itaquera. Membro da Diretoria do Capítulo de São Paulo da ABPTGIC 2019-2021.

Antonio Pedro Flores Auge

Professor Adjunto e Doutor do Departamento de Obstetrícia e Ginecologia da Faculdade de Ciências Médicas da Santa Casa de São Paulo (FCMSCSP). Chefe de Ginecologia Cirúrgica da FCMSCSP.

Benedito de Sousa Almeida Filho

Membro do Centro de Avaliação em Mastologia "Prof. Emérito Laurival A. de Luca" - Hospital das Clínicas da Faculdade de Medicina de Botucatu – Unesp. Mestre em Mastologia pela Unesp.

Carla Priscila Kamiya Carvalho Pessoa

Membro do Centro de Avaliação em Mastologia "Prof. Emérito Laurival A. de Luca" - Hospital das Clínicas da Faculdade de Medicina de Botucatu – Unesp. Mestra e doutora em Mastologia pela Unesp.

Carmita Helena Najjar Abdo

Psiquiatra. Livre-Docente e Professora Associada do Departamento de Psiquiatria da Faculdade de Medicina da Universidade de São Paulo (FMUSP). Fundadora e coordenadora do Programa de Estudos em Sexualidade (ProSex) do Instituto de Psiquiatria do Hospital das Clínicas da FMUSP. Presidente da Associação Brasileira de Estudos em Medicina e Saúde Sexual (ABEMSS).

Cesar Cabello dos Santos

Professor de Medicina Associado Livre-docente (MS5.2) do Departamento de Tocoginecologia da FCM da Unicamp. Coordenador da Área de Mastologia do Hospital da Mulher Prof. José Aristodemo Pinotti. Presidente da Região Sudeste da Sociedade Brasileira de Mastologia.

César Eduardo Fernandes

Professor Titular da Disciplina de Ginecologia da Faculdade de Medicina do ABC.

Cristina Laguna Benetti Pinto

Professora Associada Livre-docente do Departamento de Tocoginecologia da Faculdade de Ciências Médicas da Universidade Estadual de Campinas - Unicamp.

Daniel Bier Caraça

Graduado e Residência médica pela Faculdade de Medicina da Universidade de São Paulo (FMUSP). Médico do Hospital Israelita Albert Einstein.

Daniela Angerame Yela

Professora Livre-docente do Departamento de Tocoginecologia da Faculdade de Ciências Médicas da Universidade Estadual de Campinas - Unicamp.

Diama Bhadra Andrade Peixoto do Vale

Professora Doutora do Departamento de Tocoginecologia da Unicamp. Graduada pela Faculdade de Medicina da UFRJ. Residência médica, mestrado e doutorado no Departamento de Tocoginecologia da Unicamp. Pós-doutorado na Agência Internacional de Pesquisa em Câncer da Organização Mundial da Saúde (Lyon/França).

Edmund Chada Baracat

Professor Titular da Disciplina de Ginecologia do Departamento de Obstetrícia e Ginecologia da Universidade de São Paulo.

Eduardo Borges Coscia

Professor Responsável pelo Serviço de Patologia do Trato Genital Inferior e Colposcopia da Disciplina de Ginecologia da Faculdade de Ciências Médicas e da Saúde de Sorocaba (PUC-SP).

Eduardo Carvalho Pessoa

Membro do Centro de Avaliação em Mastologia "Prof. Emérito Laurival A. de Luca" - Hospital das Clínicas da Faculdade de Medicina de Botucatu – Unesp. Mestre e doutor em Mastologia pela Unesp. Vice-presidente da Sociedade Brasileira de Mastologia – Regional São Paulo – triênio 2020-2022.

Eduardo Schor

Professor Afiliado e Livre-docente. Coordenador do Setor de Endometriose do Departamento de Ginecologia da Universidade Federal de São Paulo – Escola Paulista de Medicina (Unifesp-EPM). Presidente da Associação Brasileira de Endometriose e Cirurgia Minimamente Invasiva (SBE).

Eliana Aguiar Petri Nahas

Professora Associada Livre-docente do Departamento de Ginecologia e Obstetrícia da Faculdade de Medicina de Botucatu – Unesp.

Fabiene Bernardes Castro Vale

Ginecologista. Mestra e doutora pelo Programa de Saúde da Mulher da Faculdade de Medicina da UFMG. Professora Adjunta I no Departamento de Ginecologia e Obstetrícia da Faculdade de Medicina da UFMG. Coordenadora dos Ambulatórios de Sexologia da Faculdade de Medicina da UFMG e do Hospital Metropolitano Odilon Behrens/ BH/MG. Membro do Comitê de Sexologia da Sogimig e membro da Comissão Nacional Especializada de Sexologia Febrasgo.

Fernanda Kesselring Tso

Médica ginecologista. Especialista pela Febrasgo. Doutora em Ciências Médicas pela Unifesp. Médica Assistente do Departamento de Ginecologia da Unifesp, do Setor de Patologia do Trato Genital Inferior e Preceptora do Serviço de Combate às Infecções Sexualmente Transmissíveis. Membro da CNE de Patologia do Trato Genital Inferior da Febrasgo.

Fernando Marcos Gomes

Professor do Curso de Medicina da Universidade de Ribeirão Preto – Unaerp. Mestre em Ginecologia e Obstetrícia pela FMRP-USP. Diretor Clínico do Hospital Electro Bonini, de Ribeirão Preto.

Fernando Passador Valério

Mestre em Ginecologia e Obstetrícia pela FMRP-USP. Médico Assistente do HCRP e Professor do Curso de Medicina da Universidade Estácio de Sá.

Gabriela Pravatta Rezende

Ginecologista, pós-graduanda do Departamento de Tocoginecologia da Faculdade de Ciências Médicas da Universidade Estadual de Campinas - Unicamp.

Geórgia Fontes Cintra

Médica de ginecologia oncológica do Hospital Sírio Libanês de Brasília. Mentora Internacional da International Gynecological Cancer Society (IGCS).

Gerson Pereira Lopes

Ginecologista com atuação em Sexologia pela Febrasgo. Membro Titular da Academia Internacional de Sexologia Médica (AISM). Professor do curso de Pós-Graduação de Sexologia Clínica pelo Cesex/Escola Bahiana de Medicina e Saúde Pública. Coordenador do Departamento de Medicina Sexual do Hospital Mater Dei/BH/MG.

Giselle Guedes Netto de Mello

Doutora em Diagnóstico por Imagem – DDI. Chefe do Setor de Imagem Mamária - DDI da Escola Paulista de Medicina – Universidade Federal de São Paulo. Gestora Médica do Laboratório Fleury.

Gislaine Satyko Kogure

Professora de Educação Física. Pós-doutoranda do Departamento de Ginecologia e Obstetrícia da Faculdade de Medicina de Ribeirão Preto da Universidade de São Paulo.

Giuliano Tavares Tosello

Presidente da Sogesp – Regional Presidente Prudente. Diretor do Instituto do Câncer Oeste Paulista (InCOP). Doutor em Medicina Baseada em Evidências pela Universidade Federal de SP (EPM).

Glaucia Miranda Varella Pereira

Fisioterapeuta. Pós-graduanda nível doutorado do Programa de Pós-graduação em Tocoginecologia pela Faculdade de Ciências Médicas, Universidade de Campinas.

Gustavo Arantes Rosa Maciel

Professor Associado Livre-docente da Disciplina de Ginecologia da Faculdade de Medicina da Universidade de São Paulo (FMUSP). Coordenador do Setor de Ginecologia Endócrina e Climatério do Hospital das Clínicas da FMUSP.

Henrique Lima Couto

Doutor em Saúde da Mulher – Faculdade de Medicina UFMG. Vice-presidente da CNE de Imagem Mamária da Febrasgo. Presidente do Departamento de Imagem Mamária da SBM. Diretor da Clínica Redimama-Redimasto.

Isabel Cristina Esposito Sorpreso

Professora Assistente da Disciplina de Ginecologia do Departamento de Obstetricia e Ginecologia da Faculdade de Medicina da Universidade de São Paulo.

Ivaldo da Silva

Doutor pela Unifesp. Tem pós-doutorado pela Universidade de Yale/Unifesp. Professor Adjunto Livre-docente do Departamento de Ginecologia da Unifesp. Chefe da Disciplina de Endocrinologia Ginecológica da Unifesp.

Ivo Carelli Filho

Doutor em Medicina pela Faculdade de Ciências Médicas da Santa Casa de São Paulo. Professor da FMABC e responsável pelo setor de Mastologia.

Jesus Paula Carvalho

Professor da Disciplina de Ginecologia. Departamento de Obstetrícia e Ginecologia. Instituto do Câncer do Estado de São Paulo (ICESP), Faculdade de Medicina da Universidade de São Paulo.

João Afif Abdo

Mestre em Urologia pela EPM/Unifesp. Membro Titular da Sociedade Brasileira de Urologia (SBU). Responsável pelo Serviço de Urologia do Hospital Santa Cruz-SP. Vice-presidente da Sociedade Latino-Americana de Medicina Sexual (SLAMS). Tesoureiro da Associação Brasileira de Estudos em Medicina e Saúde Sexual (ABEMSS).

Jorge Nahás Neto

Professor Livre-docente do Departamento de Ginecologia e Obstetrícia da Faculdade de Medicina de Botucatu – Unesp.

José Arnaldo de Souza Ferreira

Professor da Disciplina de Ginecologia do Departamento de Ginecologia e Obstetrícia da Faculdade de Medicina do ABC. Mestre e Doutor em Obstetrícia e Ginecologia pela Faculdade de Ciências Médicas da Santa Casa de São Paulo.

José Maria Soares Júnior

Professor da Disciplina de Ginecologia do Departamento de Obstetrícia e Ginecologia, do Hospital das Clínicas, da Faculdade de Medicina da Universidade de São Paulo.

José Mendes Aldrighi

Professor Titular de Ginecologia e Obstetrícia da Faculdade de Ciências Médicas da Santa Casa de Misericórdia de São Paulo. Professor Associado Livre-docente - Faculdade de Saúde Pública da Universidade de São Paulo.

José Vitor Cabral Zanardi
Doutor em Ginecologia e Obstetrícia pela FMRP-USP. Médico Colaborador do HCRP. Professor do Curso de Medicina das Faculdades Barão de Mauá.

Júlia Kefalás Troncon
Médica Assistente e Mestre pelo Programa de Pós-graduação do Departamento de Ginecologia e Obstetrícia da Faculdade de Medicina de Ribeirão Preto da Universidade de São Paulo.

Júlio César Rosa e Silva
Professor Associado da FMRP-USP.

Lana Maria de Aguiar
Doutora em Ginecologia pela Faculdade de Medicina da USP. Chefe do Serviço de Patologia Vulvar e do serviço de IST da disciplina de Ginecologia do DOG do HC da FMUSP.

Larissa Nascimento Gertrudes
Médica Residente do Departamento de Tocoginecologia da Faculdade de Ciências Médicas da Unicamp. Graduação na Faculdade de Medicina da UFRJ.

Lucia Alves da Silva Lara
Mestra e doutora em Tocoginecologia pela USP, com área de atuação em Sexologia. Coordenadora do serviço de Saúde Sexual do Centro de Reprodução Humana da Faculdade de Medicina de Ribeirão Preto-USP. Presidente da Comissão Nacional de Sexologia da Febrasgo.

Luciano de Melo Pompei
Professor Assistente da Disciplina de Ginecologia da FMABC. Livre-docente pela Faculdade de Medicina da USP. Secretário Geral da SOGESP.

Luís Carlos Sakamoto
Professor Responsável do Departamento de Ginecologia da Faculdade de Medicina do Centro Universitário das Américas. Médico Assistente do Centro de Referência da Saúde da Mulher (Hospital Pérola Byington). Membro da Comissão Nacional Especializada em Anticoncepção da Febrasgo. Doutor em Medicina pela Faculdade de Medicina da Universidade de São Paulo.

Luiz Carlos Zeferino
Professor Titular em Ginecologia do Departamento de Tocoginecologia da Faculdade de Ciências Médicas da Unicamp. Diretor da Faculdade de Ciências Médicas da Unicamp.

Luiz Francisco Cintra Baccaro
Professor Livre-docente. Departamento de Tocoginecologia – FCM/Unicamp.

Luiz Gustavo Oliveira Brito
Médico Tocoginecologista. Professor Livre-docente do Departamento de Tocoginecologia, Faculdade de Ciências Médicas, Universidade de Campinas. Diretor Científico da Sociedade Brasileira de Uroginecologia e Assoalho Pélvico (Uroginap). Vice-Chair do Comitê de Uroginecologia e Cirurgia Vaginal, *American Association for Gynecological Laparoscopists.*

Maíta Poli de Araújo
Docente da Disciplina de Medicina Esportiva e Atividade Física da Escola Paulista de Medicina – Universidade Federal de São Paulo (EPM-Unifesp) e Chefe do Setor de Ginecologia do Esporte da EPM-Unifesp.

Manoel João Batista Castello Girão
Professor Titular do Departamento de Ginecologia da Escola Paulista de Medicina – Unifesp. Diretor da Escola Paulista de Medicina – Unifesp.

Marair Gracio Ferreira Sartori
Professora Associada Livre-docente e Chefe do Departamento de Ginecologia da Escola Paulista de Medicina.

Márcia Farina Kamilos
Responsável pelo setor de Patologia do Trato Inferior e Colposcopia do Departamento de Ginecologia do Hospital Heliópolis. Colaboradora do Departamento de Ginecologia do Hospital das Clínicas da Faculdade de Medicina da Universidade São Paulo. Presidente do Capítulo de São Paulo da ABPTGIC 2019-2021.

Marcia Fuzaro Terra Cardial
Professora Doutora Assistente da Disciplina de Ginecologia da Faculdade de Medicina do ABC. Chefe do Setor de PTGI e Colposcopia da FMABC. Membro da Diretoria da Sogesp.

Marcia Gaspar Nunes
Doutora em Ciências da Saúde pela Unifesp. Preceptora da Ginecologia Endócrina da Unifesp.

Marcia Maria Dias
Doutora em Ciências pela Universidade Federal de São Paulo. Médica Assistente do setor de Uroginecologia da Escola Paulista de Medicina. Médica Titular do corpo clínico do Hospital Samaritano, setor de ginecologia e obstetrícia.

Marcos Felipe Silva de Sá
Professor Titular do Departamento de Ginecologia e Obstetrícia da Faculdade de Medicina de Ribeirão Preto – USP.

Maria Cândida Pinheiro Baracat
Professora Assistente da Disciplina de Ginecologia do Departamento de Obstetrícia e Ginecologia da Universidade de São Paulo. Doutora em Obstetrícia e Ginecologia pela Universidade de São Paulo.

Mariana Costa Rossette
Doutora em Medicina Molecular – UFMG. Médica Assistente do Setor de Algia Pélvica e Endometriose da Universidade Federal de São Paulo – Escola Paulista de Medicina (Unifesp-EPM). Membro do Conselho de Comunicação da Associação Brasileira de Endometriose e Cirurgia Minimamente Invasiva (SBE).

Nayara Carvalho de Sá
Mastologista pela Santa Casa de Misericórdia de Belo Horizonte. Fellow em Imaginologia mamária e procedimentos minimamente invasivos da Clínica Redimama-Redimasto. Mastologista da equipe Redimama-Redimasto. Mestranda da Faculdade de Medicina da UFMG.

Neila Maria de Góis Speck
Professora adjunta do Departamento de Ginecologia da Unifesp, da Disciplina de Ginecologia Geral, Chefe do Setor de Patologia do Trato Genital Inferior. Membro da Diretoria da Associação Brasileira de Patologia do Trato Genital Inferior e Colposcopia. Presidente da CNE de Patologia do Trato Genital Inferior da Febrasgo.

Nelson Gonçalves
Diretor Técnico do serviço de saúde I da gerência de ensino do Hospital Perola Byington. Médico primeiro assistente da Santa Casa de São Paulo. Professor da faculdade de Ciências Médicas da Santa Casa de São Paulo. Chefe do setor de Sexologia do Centro de Referência da Saúde da Mulher e do DOGI da Santa Casa.

Nilson Roberto de Melo
Graduado em Medicina pela Universidade de São Paulo. Doutor em Medicina (Obstetrícia e Ginecologia) pela Universidade de São Paulo e Livre-docente pela Universidade de São Paulo. Foi Presidente da Febrasgo e Presidente da Flasog.

Paula Andrea Navarro
Professora Associada do Setor de Reprodução Humana, Departamento de Ginecologia e Obstetrícia da Faculdade de Medicina de Ribeirão Preto – USP. Diretora do Laboratório de Reprodução Assistida do Hospital das Clínicas de Ribeirão Preto – USP.

Ricardo dos Reis
Departamento de Ginecologia Oncológica. Hospital de Câncer de Barretos / Fundação Pio XII.

Ricardo dos Santos Simões
Médico Assistente, Professor da Disciplina de Ginecologia do Departamento de Obstetrícia e Ginecologia do Hospital das Clínicas - Faculdade de Medicina da Universidade de São Paulo.

Rogério Bonassi Machado
Coordenador Científico de Ginecologia da SOGESP. Professor Associado Livre-docente do Departamento de Tocoginecologia da Faculdade de Medicina de Jundiaí.

Rosana Maria dos Reis
Professora Associada do Departamento de Ginecologia e Obstetrícia da Faculdade de Medicina de Ribeirão Preto da Universidade de São Paulo. Diretora Clínica do Centro de Reprodução Humana do Hospital das Clínicas de Ribeirão Preto – USP.

Rui Alberto Ferriani
Professor Titular do Setor de Reprodução Humana, do Departamento de Ginecologia e Obstetrícia, da Faculdade de Medicina de Ribeirão Preto – USP. Chefe do Setor de Reprodução Humana do Hospital das Clínicas de Ribeirão Preto – USP.

Sérgio Podgaec
Professor Livre-docente pela Disciplina de Ginecologia do Departamento de Obstetrícia e Ginecologia da FMUSP. Vice-Presidente do Hospital Israelita Albert Einstein.

Sílvia da Silva Carramão
Professora Assistente e Doutora do Departamento de Obstetrícia e Ginecologia da Faculdade de Ciências Médicas da Santa Casa de São Paulo (FCMSCSP). Chefe do Setor de Uroginecologia e Cirurgia Vaginal (FCMSCSP).

Simone Elias
Professora Adjunta do Departamento de Ginecologia. Pós-Doutora em Radiologia Clínica. Coordenadora da Unidade Clínica e Diagnóstica da disciplina de Mastologia na Escola Paulista de Medicina – Universidade Federal de São Paulo.

Sylvia Asaka Yamashita Hayashida
Assistente-Doutora da Clínica Ginecológica do Hospital das Clínicas da Faculdade de Medicina da USP.

Taline Costa
Médica do Esporte. Doutoranda pelo Departamento de Fisiologia do Exercício – Escola Paulista de Medicina/Unifesp. Médica do Sport Club Corinthians.

Tathiana Rebizzi Parmigiano
Ginecologista e obstetra pela Febrasgo. Médica do Esporte pela SBMEE. Doutoranda pelo Departamento de Ginecologia – Escola Paulista de Medicina/Unifesp. Ginecologista do Time Brasil – Comitê Olímpico Brasileiro.

Vicente Renato Bagnoli
Livre-docente. Professor Associado da Disciplina de Ginecologia da Faculdade Medicina da Universidade de São Paulo.

Virgínia Roncatti
Responsável pelo Setor de Reconstrução Pélvica – Hospital Heliópolis São Paulo. Diretora Financeira da Sociedade Brasileira de Uroginecologia Uroginap (2018-2020). Diretora Tesoureira ALAPP – Associação Latino-Americana do Piso Pélvico (2016-2020).

Walquíria Quida Salles Pereira Primo
Professora Adjunta de Ginecologia da Faculdade de Medicina na Universidade de Brasília (UnB). Doutora e Mestra pela UnB. Presidente da Comissão Nacional de Ginecologia Oncológica da Febrasgo. Membro da Diretoria da Associação Brasileira de Patologia do Trato Genital Inferior e Colposcopia. Secretária Geral da Sociedade de Ginecologia e Obstetrícia de Brasília (SGOB). Diretora Científica da Associação Brasileira de Patologia do Trato Genital Inferior e Colposcopia – Capítulo Brasília.

Zsuzsanna Ilona Katalin Jármy Di Bella
Professora Adjunta Livre-docente do Departamento de Ginecologia da Escola Paulista de Medicina.

Prefácio

A disseminação do conhecimento sempre ocupou lugar de destaque no desenvolvimento de uma sociedade. O renascimento, na idade média, se desenvolveu como decorrência natural da prensa e da edição dos livros que permitiram o acesso ao conhecimento a maior número de pessoas.

Nos dias atuais, quando somos duramente testados por esse cruel inimigo, o Covid-19, o conhecimento e a ciência ganham importância redobrada. O único caminho possível para vencermos esse imenso desafio é a ciência associada aos nobres sentimentos.

Assim buscamos nessa nova edição cumprir o papel de nossa sociedade, a SOGESP, qual seja, propiciar aos tocoginecologistas brasileiros uma fonte segura e atualizada de conhecimento.

Selecionamos temas relevantes, com impacto no exercício cotidiano da nossa especialidade, assim como professores que são referências nas suas áreas de atuação.

Na esperança de atingir a expectativa de todos os nossos colegas, desejamos uma ótima leitura e um grande aprendizado.

Manoel João Batista Castello Girão
Professor Titular do Departamento de Ginecologia da Escola Paulista de Medicina da Universidade Federal de São Paulo (EPM/UNIFESP).

Rogério Bonassi Machado
Professor Associado Livre-docente do Departamento de Tocoginecologia da Faculdade de Medicina de Jundiaí (FMJ).

Sumário

Seção 1

Seção 2

Seção 3

Seção 4

Seção 5

Seção 6

Seção 7

Seção 8

Seção 9

Seção 10

Seção 1

ENDOMETRIOSE: DÚVIDAS COMUNS NO CONSULTÓRIO

ENDOMETRIOSE: DÚVIDAS COMUNS NO CONSULTÓRIO

▶ Rogério Bonassi Machado

A endometriose é uma doença enigmática que pode começar no nascimento. Sua patogênese é sustentada por diferentes teorias. As evidências acumuladas relacionam-na a um distúrbio multigênico. A endometriose é uma doença de origem e patogênese ainda desconhecidas. Não há nenhum marcador confiável e os exames de imagem ainda deixam grande dúvida quanto ao seu diagnóstico. A doença ainda associa-se ao sofrimento psicológico significativo, em virtude das apresentações clínicas relacionadas à dor e à infertilidade. Por outro lado, mulheres com endometriose podem apresentar transtornos psiquiátricos que se associam à intensidade da dor, embora nenhuma característica pessoal possa identificar mulheres com maior tendência a desenvolver endometriose.

A laparoscopia é o padrão ouro para o diagnóstico de endometriose. Os consensos recentes afirmam que o tratamento individualizado se beneficia de uma rede multidisciplinar de especialistas suficientemente qualificados para fornecer aconselhamento e tratamento da endometriose e seus sintomas associados, com base no melhor conhecimento disponível, sua experiência e seu registro transparente de taxas de sucesso.

Nesta revisão de publicações recentes, serão abordados os principais sintomas da doença, dor e infertilidade, bem como sua patogênese, diagnóstico e classificação. O manejo da doença, cirurgia e abordagens clínicas e alternativas serão discutidos nesses interessantes capítulos.

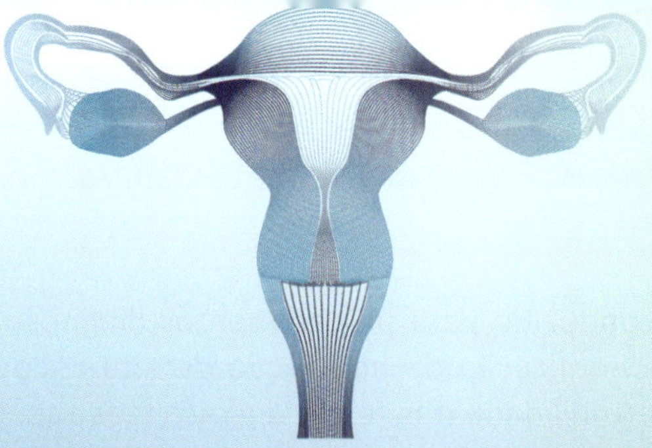

capítulo 1

Algoritmo do diagnóstico da endometriose

- Fernando Passador Valério
- José Vitor Cabral Zanardi
- Júlio César Rosa e Silva

INTRODUÇÃO

A endometriose é uma doença ginecológica benigna caracterizada pela presença e crescimento de tecido endometrial fora da cavidade uterina. Trata-se de uma enfermidade comum, de maior incidência durante a idade reprodutiva, acometendo 10 a 15% das mulheres nessa faixa etária e de impacto negativo na vida dessas pacientes.

Dois a 22% das mulheres assintomáticas podem apresentar endometriose[1], mas na maioria dos casos a sintomatologia envolve dismenorreia, dispaurenia de profundidade, dor pélvica não cíclica, disquesia, disúria, alterações nos hábitos intestinais e, frequentemente, infertilidade[2]. No entanto, a apresentação clínica é muito variável e nenhum desses sintomas é específico para endometriose, dificultando o seu diagnóstico[3].

História clínica da paciente, questionando a sintomatologia, antecedentes pessoais e familiares e exame físico são fundamentais para suspeitar de endometriose[4]. No entanto, devido à sintomatologia variada e similar às várias doenças ginecológicas – a inexistência de um achado clínico patognomônico, a alta prevalência de endometriose assintomática e sua fraca correlação com a gravidade da doença –, esse tipo de diagnóstico é, algumas vezes, inconclusivo[5].

Um histórico completo com a identificação de sintomas e/ou a presença de exame físico sugestivos de endometriose, apesar de não ser definitivo para o diagnóstico, pode ser importante para determinar um grupo de alto risco para a doença ou mesmo para um diagnóstico presumível.

Assim, apenas esse grupo seria conduzido para procedimentos diagnósticos detalhados. Além disso, a identificação da população de alto risco aumentará a especificidade e a sensibilidade dos testes diagnósticos subsequentes da endometriose.

A laparoscopia com visualização direta de lesões e obtenção de material para avaliação anatomopatológica permanece como padrão ouro no diagnóstico, porém, a realização de procedimento cirúrgico como primeira escolha não é mais preconizada, sendo reservado para pacientes com má resposta ao tratamento clínico com manutenção de dor e infertilidade, ou acometimento de órgãos abdominais ou pélvicos com alteração da função dos mesmos.

O diagnóstico da endometriose pode ser fortemente sugerido por meio de ultrassonografia transvaginal e ressonância magnética. No entanto, esses exames não apresentam sensibilidade e especificidade adequada para doença inicial ou superficial[3]. O biomarcador sérico com melhor resultado e usado com certa rotina em pacientes com endometriose é CA-125, que mostrou moderado potencial diagnóstico para endometriose moderada/grave. No entanto, ele tem baixa sensibilidade, com valores de 24 a 74% na concentração de corte de 35 U/ml[6,7].

A seguir, detalharemos os possíveis instrumentos disponíveis para chegar no diagnóstico de endometriose e, no final do capítulo, há um algoritmo resumido para uma avaliação inicial de um ginecologista em seu consultório para as pacientes com suspeita de endometriose.

ANAMNESE E EXAME FÍSICO

A anamnese e o exame físico são os principais instrumentos para direcionar o raciocínio diagnóstico e, no caso da endometriose, serão os responsáveis para suspeitar das suas diversas apresentações e assim direcionar os próximos passos para confirmar o diagnóstico e realizar o tratamento mais adequado.

A dor e a infertilidade são os sintomas mais comuns e, concomitantemente, ensejam as maiores preocupações das pacientes[8]. A dor pélvica, embora comum entre as mulheres com endometriose, é insuficiente por si só como um indicador de endometriose, pois pode estar associada a outros diagnósticos ginecológicos e não ginecológicos[9]. Entretanto, quando a dor pélvica é descrita como crônica, cíclica e persistente ou progressiva (ou seja, piora ao longo do tempo) há elevação da probabilidade do diagnóstico de endometriose[10].

Por sua vez, os antecedentes pessoais de infertilidade estão fortemente associados à endometriose. A propedêutica para avaliação das possíveis causas de infertilidade devem contemplar a suspeita de endometriose com a finalidade de aumentar as chances de sucesso no diagnóstico[11]. Outros fatores associados a uma maior probabilidade diagnóstica são: história familiar da doença[11,12], cirurgia pélvica prévia[12], antecedentes de cistos ovarianos benignos e dor ovulatória[8].

As queixas mais prevalentes entre as mulheres com endometriose são dismenorreia, dispareunia de profundidade, disquesia e disúria[10,11].

Dados de estudos comparativos sugerem que os achados no exame físico podem ajudar a identificar lesões endometrióticas com melhor acurácia[13]. Durante o exame pélvico bimanual, a observação de nodulação palpável, rigidez e/ou espessamento de estruturas pélvicas foi relatada, detendo uma precisão de 86-99% no diagnóstico de endometriose, dependendo da localização anatômica. As principais estruturas pélvicas que devem ser avaliadas são os ligamentos uterossacros, vagina, região retrocervical, fundo de saco de Douglas, anexos uterinos, retossigmoide ou parede vesical posterior.

A capacidade de identificar endometriose sem cirurgia é aprimorada quando vários fatores são combinados. A probabilidade de endometriose pode aumentar com o número de sintomas presentes. Foi observada a elevação do odds ratio de 5,0 quando há um único sintoma para 84,7 quando há sete ou mais sintomas presentes[5]. Vários pesquisadores usaram essa abordagem para desenvolver modelos para prever a endometriose[11]. Usando dados de um estudo prospectivo e multinacional, foi criado um modelo que combina sintomas e histórico da paciente com achados ultrassonográficos que aumentou a precisão no diagnóstico de endometriose nos estágios III e IV segundo a Sociedade Americana de Medicina Reprodutiva (ASRM). Os autores sugerem que tais ferramentas de triagem poderiam reduzir o atraso no diagnóstico, altos custos de investigação e sofrimento pessoal associado à endometriose[11].

IMAGEM

Os exames de imagem mais utilizados para confirmação diagnóstica em pacientes com suspeita de endometriose são a ultrassonografia transvaginal e a ressonância magnética da pelve, e isso se deve a sensibilidade e especificidade variando de 80% a 94%. Ambos os métodos têm suas indicações e limitações, não existindo até o momento superioridade de um método em detrimento ao outro[14].

A ultrassonografia tem como principais limitações a identificação de lesões em região de abdome superior, ser operador dependente e difícil treinamento de ultrassonografistas para a investigação de lesões, com curva de aprendizado para a realização de exame especializado mais longa. Por outro lado, estudos apontam a ressonância magnética sendo superior à ultrassonografia transvaginal na interpretação de imagens, porém tem como barreiras o alto custo do exame e a impossibilidade de realização da avaliação dinâmica para avaliação de sinais indiretos de acometimento pélvico, como aderências[15].

Apesar da grande aplicabilidade de métodos radiológicos no auxílio do diagnóstico e programação cirúrgica da paciente com endometriose, o rastreio de lesões frequentemente é realizado de maneira inadequada, subnotificando lesões e, quando o fazem adequadamente, por vezes, as descrições são realizadas de forma incorreta ou incompleta, o que pode comprometer o seguimento clínico e o planejamento de procedimentos invasivos corretamente. Desta forma, estudos propõem medidas tanto para exames ultrassonográficos quanto para ressonância magnética a fim de padronizar os passos técnicos para sua realização e descrição das lesões encontradas e, desta maneira, permitir um planejamento cirúrgico mais adequado com dados mais fidedignos aos achados intraoperatórios[16].

Ultrassonografia transvaginal e protocolo *IDEA*

Pela fácil acessibilidade, inocuidade e baixo custo, a ultrassonografia é a primeira escolha em exames não invasivos para avaliação de pacientes com suspeita clínica de endometriose. Tanto a ultrassonografia transvaginal quanto a transretal são capazes de identificar lesões intestinais com precisão na descrição de suas características e localização, porém, a aplicabilidade da via transretal se torna limitada uma vez que é menos tolerada pelas pacientes e a avaliação de outros possíveis sítios de lesões pélvicas serem mais facilmente identificados com a via transvaginal.

A ultrassonografia transvaginal é capaz de identificar tanto lesões propriamente ditas, evidenciadas como nodulações ou espessamentos em estruturas acometidas, como sinais indiretos de comprometimento pélvico por meio da avaliação da mobilidade dos órgãos pélvicos.

Em 2016, foi proposto em um consenso de especialistas a realização do *International Deep Endometriosis Analysis* (IDEA), uma avaliação ultrassonográfica sistemática da pelve feminina com suspeita clínica de endometriose com o intuito de pormenorização de passos técnicos para que todos o sítios de maior incidência da doença possam ser rastreados e quando encontradas as lesões, estas possam ser descritas adequadamente quanto a sua localização e características, permitindo uma maior abrangência na investigação[16].

Este estudo preconiza a realização do exame ultrassonográfico em quatro etapas, não importando a sua ordem de realização, sendo elas:

- Avaliação de útero e anexos: como realizado habitualmente na avaliação ultrassonográfica transvaginal e realizada a verificação de mobilidade uterina em relação a estruturas adjacentes.
- Avaliação de *soft-markers*: avaliação de regiões com alteração na consistência da estrutura avaliada e verificação da mobilidade ovariana.
- Avaliação do comprometimento do fundo de saco de Douglas: com a utilização do sinal do deslizamento em tempo real.
- Avaliação de compartimentos anterior e posterior: a fim de identificar lesões em região vesical e vias urinárias e alças intestinais.

Quando vistas, a sua identificação com o local em que se encontra, distância da borda anal, se lesão intestinal, e tamanho aferido com medidas em três planos ortogonais devem constar no laudo final.

O emprego de pressão com o transdutor sobre o colo uterino e fundo de saco vaginal ou a utilização da palpação abdominal com a mão livre em fundo uterino pode auxiliar na observação do deslizamento destas estruturas e a possível evidência de ovários fixos à parede lateral abdominal, medialmente ao útero ou ao ligamento uterossacro.

Em regiões anexiais, a presença de massas sugestivas de endometriomas tem grande importância, pois além de acarretarem transtornos de infertilidade e dor pélvica crônica, também podem ser indicativos de possíveis outras lesões de endometriose, como nódulos de endometriose profunda e aderências.

O achado ultrassonográfico denominado *kissing-ovaries*, que consiste na visualização de ambos os ovários se tocando na região posterior uterina está relacionado em 18,5% dos casos de endometriose em alças intestinais, contra 2,5% das pacientes sem esse achado ultrassonográfico, e a 92,5% em acometimento das trompas uterinas contra 33% das que não apresentam tal alteração radiológica[17].

Lesões retrocervicais e em ligamentos uterossacros se caracterizam como áreas irregulares, com ecogenicidade iso ou hipoecogênicas. O acometimento do nervo hipogástrio e do plexo sacral podem ocorrer quando há endometriose retro e paracervical[18].

Lesões acometendo parede vaginal podem ser de difícil percepção à primeira vista, pois podem ocorrer como um espessamento da região hipoecoica da parede vaginal, ser hipo ou isoecoica e pode, em alguns casos, surgir acompanhado de áreas císticas em conjunto com a nodulação. A infusão de gel em fundo de saco vaginal previamente à introdução do transdutor pode gerar uma interface com melhor evidência destas lesões[19].

A avaliação do compartimento posterior segue com a varredura das alças intestinais desde o septo retovaginal como descrito anteriormente até a sigmoide. O preparo intestinal, por vezes, pode auxiliar na investigação de lesões intestinais, porém, estudos recentes mostram que, quando realizado por profissional experiente, resultados semelhantes são encontrados tanto com preparo intestinal prévio quanto sem, ou seja, o preparo intestinal deve ser reservado a casos específicos em que o exame é de difícil execução[16].

O exame em compartimento anterior abrange a avaliação de bexiga, espaço vesico-uterino e ureteres. O acometimento vesical se dá mais frequentemente na base e cúpula da bexiga, e em menor proporção nas regiões de trígono e bexiga extra-abdominal. As lesões de endometriose profunda em compartimento anterior podem se apresentar como nódulos hipoecoicos, regulares ou não, acometendo muscular ou submucosa vesical[18].

A avaliação de ureter distal deve ser realizada e seguida desde sua porção intravesical até a altura das ilíacas comuns. A evidência da dilatação em seu trajeto e a não visualização de peristalse pode sugerir obstrução por compressão extrínseca ou infiltração intrínseca pela doença. Em todas as mulheres com endometriose profunda, a complementação ultrassonográfica com exame via abdominal para identificação renal deve ser realizada, a fim de avaliar existência de hidronefrose causada por estenose ureteral, uma vez que a evidência de endometriose acometendo ureter pode ser subestimada quando somente for utilizada a via transvaginal.

Sítios raros de acometimento por endometriose, como pleura e diafragma, não deve ser rastreada de rotina devido à sua baixa incidência, sendo reservada a investigação aprofundada destas localidades, caso a paciente tenha queixas compatíveis com tal acometimento.

Ressonância magnética na endometriose

A ressonância magnética é usualmente realizada como forma adicional em casos complexos de endometriose e para programação cirúrgica mais precisa em determinados casos em que a ultrassonografia mantiver incertezas.

Em 2017, a *European Society of Urogenital Radiology* (ESUR), propôs protocolos para a padronização das interpretações dos exames e na indicação de ressonância magnética em endometriose[19].

As recomendações propostas incluem a manutenção da ultrassonografia transvaginal como primeira escolha para a investigação da paciente com suspeita clínica de endometriose e que a realização da ressonância deve ser solicitada em casos de queixas típicas com resultados negativos na ultrassonografia ou em casos de lesões em andar superior de abdome ou em múltiplos sítios de lesões[3].

Outro benefício reportado é a curva mais rápida de aprendizado no diagnóstico por imagem de endometriose em comparação à ultrassonografia e a vantagem de poder ser realizada por diversos profissionais em tempos distintos, pois a investigação é feita com imagem após o exame, e não durante o mesmo[20].

As lesões ovarianas, a depender de sua etiologia, podem ser melhor diferenciadas pelas imagens obtidas por ressonância magnética, e as lesões em plexo sacral podem ser melhor identificadas quando comparadas com imagens obtidas por ultrassonografia[21].

BIOMARCADORES

Apesar de décadas de esforços, atualmente ainda não existem biomarcadores validados disponíveis na prática clínica, pois os que foram testados até então não apresentaram sensibilidade, especificidade e valores preditivos adequados para diagnosticar com precisão a endometriose[22].

Com esse intuito, uma variedade de testes utilizando marcadores sanguíneos, características do endométrio eutópico, marcadores urinários ou componentes do líquido peritoneal têm sido sugeridas como medidas diagnósticas para endometriose, sendo os dois primeiros os mais amplamente investigados[23].

Endométrio eutópico

Pesquisas demonstraram diferenças no endométrio eutópico em grupos de mulheres com e sem endometriose, sugerindo que a endometriose induz mudanças características nos tecidos endometriais eutópicos[24,25]. Dessa forma, a biópsia de tecido endometrial apresenta potencial para o desenvolvimento de teste diagnóstico.

Uma recente revisão Cochrane analisou biomarcadores relacionados a angiogênese, apoptose, proliferação celular, reparo de DNA e moléculas de manutenção de telômero, adesão celular, marcadores imunológicos, inflamatórios, hormonais e neuronais. Neste contexto, apenas a proteína PGP9.5 e CYP19 tinham dados suficientes para metanálise e concluíram que nenhum deles possui acurácia para serem utilizados na prática clinica[23].

Sangue periférico

Nenhum dos biomarcadores sanguíneos investigados até o presente mostrou precisão suficiente para um teste de substituição ou teste de triagem, incluindo revisões sistematizadas e metanálise com conjuntos de dados publicados para anticorpos antiendometriais, interleucina-6 (IL-6), antígeno de câncer CA-19.9 e CA-125. Assim como nos trabalhos utilizando tecido endometrial eutópico, a revisão concluiu que a maioria dos estudos apresentaram pobre qualidade metodológica[26].

Neste contexto, especial atenção deveria ser dada ao estudo proteômico no sangue periférico, no qual investigações mostraram proteínas e peptídeos diferencialmente expressos em mulheres com e sem endometriose[27]. Alguns trabalhos chegaram a 91,7% de sensibilidade e 95,8% de especificidade[28-30]. No entanto, esses testes fazem um rastreamento dessas proteínas que ainda precisam ser validadas como potenciais marcadores de uso real na prática clínica.

Fluido peritoneal

O fluido peritoneal reflete o microambiente peritoneal alterado de pacientes com endometriose, sendo capaz de fornecer informações sobre processos fisiopatológicos e potenciais biomarcadores.

Ainda, foi sugerido que um teste semi-invasivo do fluido peritoneal pode ser obtido por aspiração guiada por ultrassonografia transvaginal, sem, evidentemente, ser este um método importante para aplicação prática. Dessa forma, um grande número de estudos foi realizado nesse tipo de amostra[31].

Níveis elevados de VEGF também foram identificados no fluido peritoneal de pacientes com endometriose[32] e uma correlação positiva foi detectada entre a gravidade da doença e as concentrações de VEGF[33].

Os dados mais consistentes são para IL-6 e IL-10, que mostraram níveis aumentados em endometriose na maioria dos estudos[31]. Porém, até o presente, nenhum deles demonstra deter relevância ou aplicabilidade clínica para o diagnóstico de endometriose.

Urina

A urina, assim como o soro, reflete processos sistêmicos e tem como vantagem a facilidade de acesso e composição menos complexa, dessa forma representando uma amostra para exploração de biomarcadores para a endometriose, mas que até o momento foi menos investigada[2]. Porém, vale salientar que, tanto a urina como o sangue, talvez não tenham alcançado sucesso como sítios de biomarcadores para a doença porque a endometriose pode não apresentar alterações sistêmicas para tal.

Recentemente, através da técnica MALDI-TOF MS (*matrix-assisted laser desorption/ionization time-of-flight mass spectrometry*), foram identificados 36 peptídeos diferencialmente expressos em amostras de urina de mulheres com endometriose em comparação ao controle. Ainda, um modelo diagnóstico com a combinação de cinco peptídeos (1433.9 m/z, 1599.4 m/z, 2085.6 m/z, 6798.0 m/z e 3217.2 m/z) apresentou uma sensibilidade de 90,9% e especificidade de 92,9%[39]. Contudo, a aplicabilidade diagnóstica de endometriose por meio da urina ainda necessita de estudos mais robustos.

CONSIDERAÇÕES FINAIS

A literatura descreve atrasos entre 4 a 11 anos entre o início dos sintomas até o diagnóstico definitivo nas pacientes portadoras de endometriose[34,35]. Vários fatores estão relacionados a este atraso, que vão desde a "normalização" dos sintomas referidos até diagnósticos incorretos[35-38]. Por isso, uma sistematização no processo de diagnóstico e de tratamento inicial pode ser uma saída com o objetivo de aumentar a possibilidade diagnóstica e instituir tratamentos direcionados precocemente.

A investigação inicial da endometriose se baseia sempre em uma anamnese e um exame físico detalhados, bem como no eventual uso de um exame ecográfico inicial, com o objetivo de buscar detalhes que possam sugerir lesões de endometriose. Após essa avaliação inicial, na manutenção da suspeita diagnóstica sobretudo relacionada à endometriose profunda, devemos avançar com exames de imagens mais detalhados, como ultrassonografia especializada e ressonância magnética, uma vez que os biomarcadores não se mostraram relevantes até o presente, e, portanto, não devem ser indicados na prática clínica.

Sendo assim, é proposto o algoritmo a seguir que utiliza técnicas prontamente disponíveis para a maioria dos ginecologistas e permite iniciar o tratamento sem demora e sem a necessidade de procedimentos invasivos.

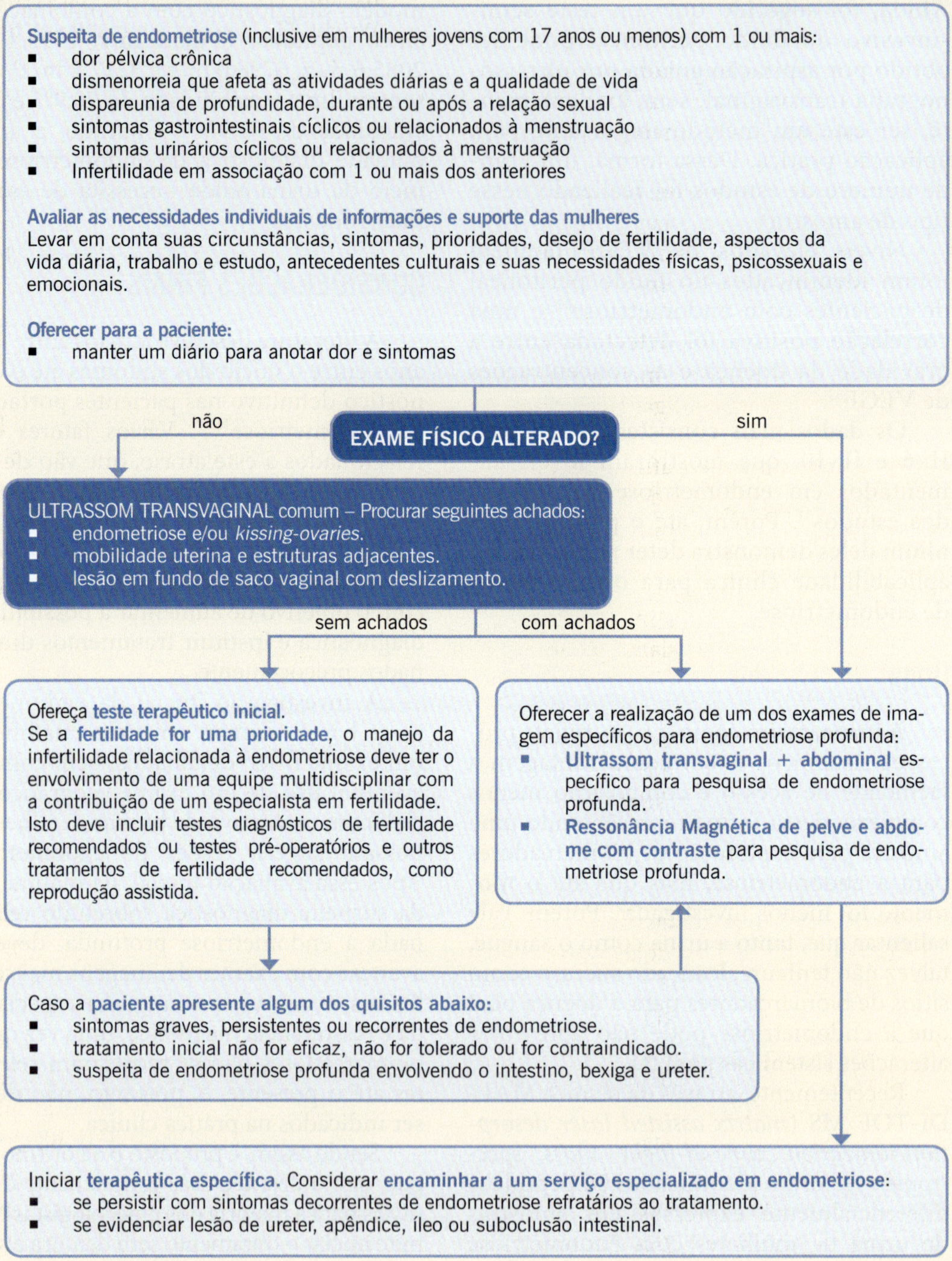

Figura 1. Algoritmo

RECOMENDAÇÕES

- Não recomendamos a utilização de nenhum biomarcador para diagnóstico da endometriose.
- Exames de imagem têm grande importância na avaliação não invasiva de pacientes com sintomatologia sugestiva de endometriose.
- Não há evidências de superioridade entre exames de imagem disponíveis para a investigação da doença.
- A ultrassonografia transvaginal deve ser o exame de primeira escolha para paciente com suspeita clínica da doença.
- O preparo intestinal poderá ser considerado previamente ao exame de imagem.
- Uma boa avaliação por exames de imagem previamente ao tratamento cirúrgico deveria ser mandatória.

REFERÊNCIAS BIBLIOGRÁFICAS

1. Farquhar CM. Extracts from the "clinical evidence". Endometriosis. BMJ. 2000;320(7247):1449-52.
2. Fassbender A, Burney RO, O DF, D'Hooghe T, Giudice L. Update on biomarkers for the detection of endometriosis. Biomed Res Int. 2015;2015:130854.
3. Berker B, Seval M. Problems with the diagnosis of endometriosis. Womens Health (Lond). 2015;11(5):597-601.
4. Riazi H, Tehranian N, Ziaei S, Mohammadi E, Hajizadeh E, Montazeri A. Clinical diagnosis of pelvic endometriosis: a scoping review. BMC Womens Health. 2015;15:39.
5. Ballard KD, Seaman HE, de Vries CS, Wright JT. Can symptomatology help in the diagnosis of endometriosis? Findings from a national case-control study--Part 1. BJOG. 2008;115(11):1382-91.
6. May KE, Conduit-Hulbert SA, Villar J, Kirtley S, Kennedy SH, Becker CM. Peripheral biomarkers of endometriosis: a systematic review. Hum Reprod Update. 2010;16(6):651-74.
7. Rosa ESAC, Rosa ESJC, Ferriani RA. Serum CA-125 in the diagnosis of endometriosis. Int J Gynaecol Obstet. 2007;96(3):206-7.
8. Agarwal SK, Chapron C, Giudice LC, Laufer MR, Leyland N, Missmer SA, et al. Clinical diagnosis of endometriosis: a call to action. Am J Obstet Gynecol. 2019;220(4):354.e1-.e12.
9. Soliman AM, Taylor HS, Bonafede M, Nelson JK, Castelli-Haley J. Incremental direct and indirect cost burden attributed to endometriosis surgeries in the United States. Fertil Steril. 2017;107(5):1181-90.e2.
10. Schliep KC, Mumford SL, Peterson CM, Chen Z, Johnstone EB, Sharp HT, et al. Pain typology and incident endometriosis. Hum Reprod. 2015;30(10):2427-38.
11. Nnoaham KE, Hummelshoj L, Kennedy SH, Jenkinson C, Zondervan KT. Developing symptom-based predictive models of endometriosis as a clinical screening tool: results from a multicenter study. Fertil Steril. 2012;98(3):692-701.e5.
12. Ashrafi M, Sadatmahalleh SJ, Akhoond MR, Talebi M. Evaluation of Risk Factors Associated with Endometriosis in Infertile Women. Int J Fertil Steril. 2016;10(1):11-21.
13. Hudelist G, Ballard K, English J, Wright J, Banerjee S, Mastoroudes H, et al. Transvaginal sonography vs. clinical examination in the preoperative diagnosis of deep infiltrating endometriosis. Ultrasound Obstet Gynecol. 2011;37(4):480-7.

14. Mattos LA, Gonçalves MO, Andres MP, Young SW, Feldman M, Abrão MS, et al. Structured ultrasound and magnetic resonance imaging reports for patients with suspected endometriosis: guide for imagers and clinicians. J Minim Invasive Gynecol. 2019;26(6):1016-25.
15. Young SW, Dahiya N, Patel MD, Abrao MS, Magrina JF, Temkit M, et al. Initial accuracy of and learning curve for transvaginal ultrasound with bowel preparation for deep endometriosis in a us tertiary care center. J Minim Invasive Gynecol. 2017;24(7):1170-6.
16. Guerriero S, Condous G, van den Bosch T, Valentin L, Leone FP, Van Schoubroeck D, et al. Systematic approach to sonographic evaluation of the pelvis in women with suspected endometriosis, including terms, definitions and measurements: a consensus opinion from the International Deep Endometriosis Analysis (IDEA) group. Ultrasound Obstet Gynecol. 2016;48(3):318-32.
17. Craig EV, Shannon LM, Andreotti RF. The complementary role of ultrasound and magnetic resonance imaging in the evaluation of endometriosis: a review. Ultrasound quarterly. 2020;36(2):123-32.
18. Abrao MS, Petraglia F, Falcone T, Keckstein J, Osuga Y, Chapron C. Deep endometriosis infiltrating the recto-sigmoid: critical factors to consider before management. Hum Reprod Update. 2015;21(3):329-39.
19. Bazot M, Bharwani N, Huchon C, Kinkel K, Cunha TM, Guerra A, et al. European society of urogenital radiology (ESUR) guidelines: MR imaging of pelvic endometriosis. Eur Radiol. 2017;27(7):2765-75.
20. Zhang X, Li M, Guan J, Wang H, Li S, Guo Y, et al. Evaluation of the sacral nerve plexus in pelvic endometriosis by three-dimensional MR neurography. J Magn Reson Imaging. 2017;45(4):1225-31.
21. Medeiros LR, Rosa MI, Silva BR, Reis ME, Simon CS, Dondossola ER, et al. Accuracy of magnetic resonance in deeply infiltrating endometriosis: a systematic review and meta-analysis. Arch Gynecol Obstet. 2015;291(3):611-21.
22. O DF, Flores I, Waelkens E, D'Hooghe T. Noninvasive diagnosis of endometriosis: Review of current peripheral blood and endometrial biomarkers. Best Pract Res Clin Obstet Gynaecol. 2018;50:72-83.
23. Gupta D, Hull ML, Fraser I, Miller L, Bossuyt PM, Johnson N, et al. Endometrial biomarkers for the non-invasive diagnosis of endometriosis. Cochrane Database Syst Rev. 2016;4:CD012165.
24. Al-Jefout M, Dezarnaulds G, Cooper M, Tokushige N, Luscombe GM, Markham R, et al. Diagnosis of endometriosis by detection of nerve fibres in an endometrial biopsy: a double blind study. Hum Reprod. 2009;24(12):3019-24.
25. Meola J, Rosa e Silva JC, Dentillo DB, da Silva WA, Jr., Veiga-Castelli LC, Bernardes LA, et al. Differentially expressed genes in eutopic and ectopic endometrium of women with endometriosis. Fertil Steril. 2010;93(6):1750-73.
26. Nisenblat V, Bossuyt PM, Shaikh R, Farquhar C, Jordan V, Scheffers CS, et al. Blood biomarkers for the non-invasive diagnosis of endometriosis. Cochrane Database Syst Rev. 2016(5):CD012179.
27. Fassbender A. HA, Waelkens E., O D., D'Hooghe T. Proteomic Biomarkers for Endometriosis. In: D'Hooghe T, editor. Biomarkers for Endometriosis: State of the Art 1. Leuven, Belgium: Springer, Cham; 2017. p. 185-98.
28. Liu H, Lang J, Zhou Q, Shan D, Li Q. Detection of endometriosis with the use of plasma protein profiling by surface-enhanced laser desorption/ionization

time-of-flight mass spectrometry. Fertil Steril. 2007;87(4):988-90.

29. Wang L, Zheng W, Mu L, Zhang SZ. Identifying biomarkers of endometriosis using serum protein fingerprinting and artificial neural networks. Int J Gynaecol Obstet. 2008;101(3):253-8.
30. Zhang H, Feng J, Chang XH, Li ZX, Wu XY, Cui H. Effect of surface-enhanced laser desorption/ionization time-of-flight mass spectrometry on identifing biomarkers of endometriosis. Chin Med J (Engl). 2009;122(4):373-6.
31. Rizner TL. Diagnostic potential of peritoneal fluid biomarkers of endometriosis. Expert Rev Mol Diagn. 2015;15(4):557-80.
32. Kianpour M, Nematbakhsh M, Ahmadi SM, Jafarzadeh M, Hajjarian M, Pezeshki Z, et al. Serum and peritoneal fluid levels of vascular endothelial growth factor in women with endometriosis. Int J Fertil Steril. 2013;7(2):96-9.
33. Shifren JL, Tseng JF, Zaloudek CJ, Ryan IP, Meng YG, Ferrara N, et al. Ovarian steroid regulation of vascular endothelial growth factor in the human endometrium: implications for angiogenesis during the menstrual cycle and in the pathogenesis of endometriosis. J Clin Endocrinol Metab. 1996;81(8):3112-8.
34. Moradi M, Parker M, Sneddon A, Lopez V, Ellwood D. Impact of endometriosis on women's lives: a qualitative study. BMC Women's Health. 2014;14(1):123.
35. Nnoaham KE, Hummelshoj L, Webster P, d'Hooghe T, de Cicco Nardone F, de Cicco Nardone C, et al. Impact of endometriosis on quality of life and work productivity: a multicenter study across ten countries. Fertil Steril. 2011;96(2):366-73.e8.
36. Hudelist G, Fritzer N, Thomas A, Niehues C, Oppelt P, Haas D, et al. Diagnostic delay for endometriosis in Austria and Germany: causes and possible consequences. Hum Reprod. 2012;27(12):3412-6.
37. Staal AH, van der Zanden M, Nap AW. Diagnostic Delay of Endometriosis in the Netherlands. Gynecologic and obstetric investigation. 2016;81(4):321-4.
38. Soliman AM, Fuldeore M, Snabes MC. Factors Associated with Time to Endometriosis Diagnosis in the United States. Journal of women's health (2002). 2017;26(7):788-97.

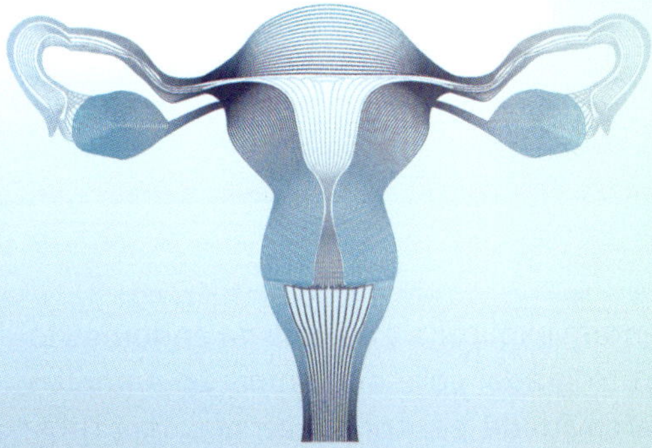

capítulo 2

O papel do tratamento clínico

- Cristina Laguna Benetti Pinto
- Gabriela Pravatta Rezende

INTRODUÇÃO

Endometriose é uma doença crônica que acomete 6 a 10% das mulheres no menacme, até 50% das mulheres inférteis e mais de 60% das portadoras de dor pélvica crônica, representando um grande desafio para o sistema de saúde[1]. É uma condição estrogênio-dependente, caracterizada pela presença de implantes de tecido endometrial fora da cavidade uterina, sendo que os ovários, a fossa ovárica, os ligamentos uterossacros, fundo de saco posterior, reto e sigmoide são as localizações ectópicas mais frequentes[2]. A presença desse tecido em localizações extrauterinas gera inflamação crônica, mediada por uma produção exacerbada de citocinas e prostaglandinas.

A sintomatologia mais frequente se fundamenta nessa intensa reação inflamatória, com formação de aderências e reações cicatriciais, que justificam o quadro de dor pélvica, dispareunia e infertilidade[3]. A presença de outros sintomas relaciona-se ao sítio de implantação do foco endometriótico, como alterações urinárias (disúria, hematúria, polaciúria e urgência) e intestinais (constipação, distensão abdominal, sangramento nas fezes e dor anal), que podem ser cíclicas, coincidentes com o período menstrual[4]. Mulheres com endometriose também podem relatar queixas como exaustão, menor resistência a infecções e alergias, além de apresentarem maior prevalência de algumas doenças reumatológicas, como artrite reumatoide, lúpus eritematoso sistêmico e esclerose múltipla, confirmando que se trata de uma doença complexa, multifatorial e capaz de envolver diferentes sistemas[5].

Existem diversas teorias que tentam explicar a etiologia da endometriose, sendo que a da menstruação retrógrada, com disseminação e implantação das células endometriais na cavidade peritoneal através das tubas uterinas, ainda é a mais aceita[6]. Outras teorias sugeridas são a da metaplasia celômica e da disseminação linfática e hematogênica, que podem justificar o acometimento endometriótico extraperitoneal, mas fatores endocrinológicos, genéticos, bioquímicos, ambientais e imunológicos também interferem nessa evolução[7-10].

Diversos estudos demonstram que as lesões de endometriose apresentam maior expressão de receptores estrogênicos que são capazes de suprimir fatores de apoptose e estimular citocinas relacionadas à inflamação, como uma espécie de "retroalimentação" da lesão, o que também contribui para a progressão da doença[11]. Ainda no que se refere à reação inflamatória, uma série de pesquisas recentes demonstra que as mulheres com endometriose apresentam um desequilíbrio entre as espécies reativas de oxigênio e antioxidantes, o que interfere na proliferação celular e resulta em maior estresse oxidativo, piorando o ambiente de inflamação local e sistêmica[12,13]. Além disso, a dor persistente causada pela endometriose pode ter como resultado uma sensibilização central, que reduz o limiar ao estímulo periférico e pode causar hiperalgesia, alodínia e dor espontânea, não apenas relacionada ao período menstrual[1]. Sendo assim, a instituição de uma terapêutica eficaz é fundamental no manejo da endometriose, pois essa complexidade fisiopatológica causa consequências graves às mulheres, com piora importante da qualidade de vida[10,14].

O tratamento da endometriose pode ser clínico ou cirúrgico, sendo que o manejo clínico tem sido a primeira opção na maior parte dos casos, podendo ser mais acessível e utilizado por longos períodos. A abordagem clínica tem como objetivo controlar as lesões endometrióticas, reduzir a necessidade de cirurgias, preservar a fertilidade e diminuir os sintomas álgicos. Além disso, dados demonstram que mulheres submetidas à cirurgia para endometriose, apresentam, após 5 anos do procedimento, recorrência dos sintomas em até 40% dos casos, sobretudo da dor pélvica, fazendo com que a conduta cirúrgica seja reservada para casos com indicação absoluta[15-17]. Dentre as possibilidades medicamentosas disponíveis, as terapias hormonais são as preferenciais, pela sua grande validação científica[4,18].

TRATAMENTO CLÍNICO NA ENDOMETRIOSE

As opções disponíveis para o tratamento clínico baseiam-se nas características inflamatórias e estrogênio-dependentes da endometriose e incluem medicações com ação apenas sobre a dor e inflamação (anti-inflamatórios não esteroidais) e terapia hormonal, com ação também sobre o eixo hipotálamo-hipófise-ovariano, podendo ser utilizados contraceptivos orais combinados (COCs), progestagênios isolados, análogos do GnRH, danazol, gestrinona e inibidores de aromatase. A escolha da melhor terapia deve ser individualizada e baseada na intensidade da dor, desejo reprodutivo, efeitos adversos, custo e via de administração[19].

Progestagênios

Os progestagênios são drogas utilizadas há muitos anos no tratamento da endometriose, pela sua ação de oposição estrogênica. Seu uso de forma contínua atua no eixo hipotálamo-hipófise-ovariano causando bloqueio ovulatório e hipoestrogenismo, com consequente atrofia dos focos endometrióticos. Além disso, são medicações capazes de reduzir os fatores de crescimento e angiogênese, e estão associadas a efeito anti-inflamatório, através de modulação de prostaglandinas, menor ativação de macrófagos e inibição da matriz de metaloproteinases, o que implica em apoptose das células endometrióticas. Pode ser usado de maneira empírica para mulheres com dor pélvica e sem desejo reprodutivo imediato e também para endometriose confirmada, com dor recorrente[20].

De maneira geral, os progestagênios podem ser divididos em três classes: derivados da progesterona, derivados da testosterona e derivados da espironolactona. Os efeitos colaterais são variáveis e dependem do tipo de progestagênio, sendo que os mais frequentes são alterações de humor, cefaleia, sangramento irregular, ganho de peso, acne, mastalgia e piora do perfil lipídico. Em relação ao tratamento da endometriose, apenas as duas primeiras classes foram testadas como monoterapia, sendo que os eventos adversos supracitados são mais frequentes no uso de derivados da testosterona[21].

São disponíveis em diversas formulações e vias de administração, sendo as principais:

- Via oral (POPs: noretisterona-NOR, desogestrel-DSG e dienogeste-DNG);
- Via intramuscular (acetato de medroxiprogesterona de depósito-AMP);
- Implante subdérmico (etonorgestrel-ENG);
- Sistema intrauterino de levonorgestrel (SIU-LNG).

Progestagênios orais (POPs)

1) Noretisterona (NOR): consiste em um 19-norderivado, sintético, estruturalmente relacionado à testosterona, bastante utilizado para tratamento da endometriose, na dose de 2,5mg ao dia. A literatura demonstra melhora da maior parte dos sintomas em seu uso isolado[21].

Em comparação aos COCs, parece ser mais efetivo no controle álgico e apresenta menor ocorrência de sangramentos de escape, mesmo quando comparados a contraceptivos combinados em regime estendido[22]. Além disso, um estudo prospectivo realizado com mulheres com dispareunia profunda relacionada à endometriose, comparando o uso de noretisterona e a abordagem cirúrgica, revelou melhora da satisfação sexual no grupo que utilizou esse progestagênio de maneira isolada, com melhores resultados mantidos após 1 ano de seguimento, sem evidência de superioridade da cirurgia[23]. Em casos de endometriose colorretal, evidências sustentam que a NOR é uma droga capaz de melhorar diarreia, mucorreia e cólicas intestinais, apesar de não ser observado efeito significativo em relação à constipação e sensação de esvaziamento retal incompleto[24]. Já no que se refere ao tratamento de endometriomas, o uso da NOR de maneira isolada não parece ser muito eficaz para redução do volume cístico[25].

Os efeitos colaterais mais citados são ganho de peso (presentes em até 30% das usuárias), escapes menstruais e redução da libido, sendo essa última queixa encontrada em menos de 15% dos casos[22-26].

2) Desogestrel (DSG): consiste em um 19-norderivado com mínima afinidade pelo receptor androgênico, utilizado isolado e na dose de 75mg ao dia, de forma contínua[27]. As evidências disponíveis sugerem que se trata de uma medicação eficaz na melhora dos sintomas da endometriose, principalmente da dor pélvica[21].

Estudo realizado com portadoras de endometriose leve comparando o DSG e o COC (com formulação de etinilestradiol associado também ao desogestrel), mostrou melhora da dor nos dois grupos, porém com efeitos adversos mais pronunciados no grupo do progestagênio isolado, sobretudo no que se relaciona à *spotting*[28]. Entretanto, outro estudo comparando as mesmas duas medicações em mulheres com implantes endometrióticos retovaginais e antecedente de enxaqueca sem aura, e portanto, sem contraindicação formal ao uso de COCs, demonstrou aumento mais significativo da qualidade de vida em usuárias do desogestrel[29]. Quando comparado ao anel vaginal, esse progestagênio demonstrou melhora mais significativa de dor pélvica, dispareunia e sintomas intestinais[30].

Os efeitos colaterais mais frequentemente relatados são semelhantes aos de outros progestagênios, com incidência um pouco mais frequente de acne, náuseas e dor torácica[28-30].

3) Dienogeste (DNG): trata-se de um 19-norderivado de quarta geração mais seletivo para receptores de progesterona. Por essa razão, apresenta uma ação progestagênica mais potente, além de ação antiandrogênica, sendo o progestagênio mais estudado no tratamento da endometriose, na dose de 2 mg ao dia. Tem pouca interação com globulinas hepáticas, como o SHBG, pouca afinidade glicocorticoide e mineralocorticoide[31].

Evidências demonstram que o dienogeste tem eficácia comparável ao agonista do GnRH no que se refere ao controle dos sintomas da endometriose. Além disso, é uma medicação bem tolerada, com baixa incidência de efeitos colaterais, o que facilita a adesão ao tratamento[31,32]. Comparativamente a outros progestagênios, estudos demonstram superioridade do DNG no que se refere ao alívio da dor e melhora da qualidade de vida, apesar de não serem observadas reduções significativas da extensão das lesões[33,34]. Também há descrição do uso desse progestagênio para tratamento conservador de endometriose vesical, com melhora relevante dos sintomas e redução dos nódulos de endometriose na bexiga após 12 meses de administração[35]. No que se refere ao acometimento intestinal e peritoneal profundo da endometriose, o DNG mostra-se capaz de melhorar dispareunia e dores intestinais, apesar de não reduzir a extensão das lesões endometrióticas nesses sítios[36].

Os efeitos colaterais mais frequentemente observados são cefaleia, mastalgia, acne e náuseas, porém, o custo mais elevado da medicação é um dos principais limitantes à maior adesão terapêutica[37].

Progestagênio intramuscular: acetato de medroxiprogesterona (AMP)

É um derivado da 17-hidroxiprogesterona, disponível na forma oral e na forma de depósito, sendo essa última a mais frequentemente utilizada no tratamento da endometriose, administrada por via intramuscular, na dose de 150mg a cada três meses[38]. Existem poucos estudos sobre a ação desse progestagênio nas lesões endometrióticas, mas as evidências sugerem sucesso na melhora da dor pélvica, embora tenha ocorrido descontinuação do uso da AMP durante alguns ensaios clínicos devido aos efeitos colaterais, sobretudo no que se refere ao sangramento de escape e, a longo prazo, à perda de massa óssea[39]. Devido ao potencial prejuízo na densidade mineral óssea, atualmente sugere-se o uso contínuo de AMP de depósito por no máximo 2 anos, o que limita um tratamento de longo prazo na endometriose[40]. No que se refere aos efeitos colaterais, o *spotting* é o mais relatado e, também, é o principal motivo de abandono desse método quando utilizado para anticoncepção, associado ao ganho de peso, mais frequente nos primeiros 6 meses de uso e em mulheres previamente obesas ou com sobrepeso[41].

Implante subdérmico de etornogestrel (ENG)

Esse é um progestagênio derivado da forma ativa do desogestrel, disponível como método contraceptivo de longa duração. É inserido na região subdérmica, cerca de 4 cm acima da fossa cubital, na face interna do braço, e libera, diariamente 25-70 mcg de etonorgestrel por dia[42]. No que se refere ao tratamento da endometriose, há pouca evidência na literatura. Um estudo realizado de maneira não randomizada com mulheres diagnosticadas com endometriose por cirurgia, o uso do ENG reduziu os níveis de dor, mas apresentou altos índices de sangramento intermenstrual e *spotting*[43]. Quando comparada à AMP, porém de uso subcutâneo, ou ao SIU-LNG, mostrou eficácia equivalente das medicações no que se refere à dor pélvica e satisfação com o tratamento[44,45].

Os principais efeitos colaterais relatados são sangramento de escape, sensibilidade mamária e redução da libido. O efeito do ENG na massa óssea é controverso[42-44].

Sistema intrauterino liberador de levonorgestrel (SIU-LNG)

O levonorgestrel é um progestagênio sintético, 19-norderivado, considerado seis vezes mais potente que a progesterona, porém com propriedades androgênicas também significativas[46]. O dispositivo intrauterino libera baixas doses dessa medicação na cavidade uterina (10-20 mcg/dia), com efeito principal de supressão e atrofia endometrial, com ocorrência de amenorreia em aproximadamente 20% das usuárias após 1 ano[47]. Na endometriose, o SIU-LNG tem sua ação terapêutica baseada na atrofia endometrial e na redução da expressão de receptores de progesterona nos tecidos endometriais ectópicos[48,49].

Estudos realizados com mulheres com endometriose retovaginal demonstraram melhora de dispareunia de profundidade, disquezia e dor pélvica após 1 ano de seguimento, além de ter sido observada redução do tamanho das lesões retovaginais avaliadas por ultrassonografia transvaginal e transretal[50]. Quando comparados ao agonista do GnRH, o SIU-LNG mostrou-se semelhante em melhora da dor pélvica e de qualidade de vida, embora o agonista do

GnRH tenha mais efeitos colaterais associados ao hipoestrogenismo. Observou-se maior ocorrência de cistos simples ovarianos e sangramento irregular nas usuárias de levonorgestrel intrauterino[51,52]. Em relação ao manejo pós-cirúrgico, os dados da literatura são controversos. Por ser um método que não bloqueia a ovulação na maior parte das mulheres, seu uso pode ser questionável em endometriomas[53,55].

Os principais efeitos colaterais são oleosidade da pele, dor mamária e *spotting*[56].

Contraceptivos orais combinados (COCs)

Os COCs têm sido cada vez mais estudados no tratamento da endometriose e são a primeira linha de tratamento em muitas mulheres, uma vez que podem ser usados por longos períodos de tempo, são geralmente bem tolerados, têm baixo custo e oferecem benefícios adicionais, como contracepção e melhora de escapes menstruais, com maior adesão terapêutica[17,57]. Seu mecanismo de ação é baseado no bloqueio do eixo hipotálamo-hipófise-ovariano, de maneira similar aos progestagênios, com atrofia do tecido endometrial ectópico[58]. Sua utilização tem sido associada à maior redução de dismenorreia e de recorrência de endometriomas, além de melhora significativa de dor pélvica pós-cirúrgica em mulheres submetidas à ressecção laparoscópica de focos endometrióticos e redução de nódulos retovaginais[59-61]. O regime contínuo – por se mostrar seguro e bem tolerado e evitar a ocorrência de sintomas relacionados à pausa desses contraceptivos, como cólicas, cefaleia e alterações de humor –, tem se mostrado preferencial no manejo clínico da endometriose[62,63].

Existem diversas formulações possíveis, mas metanálises recentes demonstram que devem ser combinados estrogênios na menor dose possível com progestagênios de terceira ou quarta geração[64]. Os principais efeitos colaterais relacionados aos COCs são migrânea, distúrbios gastrintestinais e redução da libido[61-64].

Análogos do GnRH

Devido ao seu alto potencial de bloqueio do eixo hipotálamo-hipófise-ovariano, os agonistas do GnRH eram considerados o tratamento padrão ouro da endometriose. Seu mecanismo de ação baseia-se na dessensibilização dos receptores da hipófise, impedindo a síntese e liberação de FSH e LH, o que bloqueia a produção estrogênica ovariana. A situação de hipoestrogenismo importante induz a regressão das lesões endometrióticas e reduz a dor pélvica, entretanto, costuma cursar com sintomas similares aos da perimenopausa e menopausa, como fogachos, alterações emocionais e redução da libido. Porém, o impacto dessa queda estrogênica na massa óssea pode ser grave, resultando em perda de massa óssea e consequente risco aumentado de fraturas, o que limita seu uso a longo prazo. Comparativamente a outras opções terapêuticas, como progestagênios e COCs, não apresenta eficácia tão superior que justifique seu uso de maneira indiscriminada[17,65,66].

Mais recentemente, sobretudo a partir de 2015, têm sido estudados os antagonistas do GnRH, que parecem ser capazes de manter níveis estrogênicos suficientes para evitar a perda óssea e os sintomas vasomotores, além de serem possíveis de administrar por via oral, como o elagolix e o linzagolix, que parecem ser efetivos em reduzir a dor pélvica da endometriose, porém, ainda não é uma medicação disponível em nosso país[67].

Danazol e gestrinona

O danazol e a gestrinona são medicações que também agem na endometriose através da supressão do eixo hipotálamo--hipófise-ovariano. O danazol é um derivado sintético etisterona e a gestrinona é derivada da 19-nortestosterona. Ambos têm tido seu uso desaconselhado nos últimos anos por terem se mostrado menos efetivos que as medicações anteriores e por apresentarem efeitos androgênicos indesejáveis[68].

Inibidores da aromatase

Usados em larga escala para tratamento de câncer estrogênio-dependente, sobretudo câncer de mama, e em tratamentos de reprodução assistida, o anastrozol e o letrozol têm sido utilizados para melhora dos sintomas da endometriose, com efeitos comparáveis aos análogos do GnRH[67]. O anastrozol, na dose de 1mg ao dia, e o letrozol, na dose de 2,5mg ao dia, agem através do bloqueio da enzima p450 aromatase, o que interfere na produção ovariana e periférica de estrogênios, melhorando dor pélvica e outros sintomas relacionados às lesões endometrióticas. Entretanto, esse bloqueio estrogênico costuma aumentar as gonadotrofinas, por mecanismo de feedback negativo, o que estimula o aparecimento de cistos no ovário, sendo razão para sua utilização em associação com progestagênios[69-71]. Na prática, devido aos efeitos colaterais, são medicações prescritas após todas as outras opções de tratamento medicamentoso ou cirúrgico terem sido exauridas[17]. São ainda aplicáveis ao tratamento da endometriose de ocorrência após a menopausa.

NOVAS PERSPECTIVAS NO TRATAMENTO CLÍNICO DA ENDOMETRIOSE

Devido à fisiopatologia complexa, multifatorial e multissistêmica da endometriose, diversos tratamentos vêm sendo estudados para atuação sítio-específica, com menos efeitos colaterais e possibilidade de uso a longo prazo[1]. Os principais são:

- Antagonistas do GnRH: Ganirelix, Cetrorelix, Elagolix, Abarelix, Ozarelix, TAK-385;
- Moduladores seletivos dos receptores de progesterona: mifepristona, ulipristal, asoprisnil;
- Moduladores seletivos dos receptores de estrogênios: raloxifeno, bazedoxifeno;
- Imunomoduladores;
- Agentes antiangiogênicos: inibidor de fator de crescimento, inibidor de angiogênese, estatinas, inibidores da COX-2, agonistas dopaminérgicos, entre outros;
- Medicações de ação central: neurotransmissores que atuem na via de sensibilização central da endometriose.

CONSIDERAÇÕES FINAIS

A endometriose acomete grande parte da população feminina e dados na literatura sugerem o uso de terapia hormonal como primeira opção, reservando-se a abordagem cirúrgica para casos com indicação absoluta e refratários ao tratamento clínico. Quando for indicado o tratamento cirúrgico da endometriose para alívio da dor, sem desejo reprodutivo imediato, o tratamento clínico pós-operatório também tem seu valor, particularmente em mulheres com doença extensa. Dentre as opções medicamentosas, os contraceptivos combinados e os progestagênios isolados são utilizados como primeira opção, pela eficácia terapêutica, segurança, tolerabilidade e possibilidade de uso a longo prazo. Análogos do GnRH, danazol e gestrinona atualmente são consideradas drogas de segunda linha pela gravidade dos efeitos colaterais. No futuro, medicações mais específicas são promissoras, agregando mais conhecimento na terapêutica dessa doença.

REFERÊNCIAS BIBLIOGRÁFICAS

1. Bedaiwy MA, Alfaraj S, Young P, Casper R. New developments in the medical treatment of endometriosis. Fertility and Sterility. 2017;107(3):555-65.
2. Zondervan KT, Becker CM, Koga K, Missmer SA, Taylor RN, Vigano P. Endometriosis. Nat. Rev. Dis. Prim. 2018:4-9.
3. Kennedy S, Bergqvist A, Chapron C, D'Hooghe T, Dunselman G, Greb R, et al. ESHRE Guideline for the diagnosis and treatment of endoemtriosis. Hum Reprod. 2005;20:2698-704.
4. Podgaec S, Caraça DB, Lobel A, Bellelis P, Lasmar BP, Lino CA, et al. Protocolo Febrasgo. Ginecologia, n. 32/ Comissão Nacional Especializada em Endometriose. 2018.
5. Krüger K, et al. Location-dependent value of pelvic MRI in the preoperative diagnosis of endometriosis. Eur J Obstet Gynecol Reprod Biol. 2013;169(1):93-8.
6. Giudice, LC, Kao, LC. Endometriosis. Lancet. 2004;364:1789-99; Sampson, JA. Metastatic or embolic endometriosis, due to the menstrual dissemination of endometrial tissue into the venous circulation. Am J Pathol. 1927;3:93-110.
7. Khan AW, Craig M, Jarmulowicz M, Davidson BR. Liver tumours due to endometriosis and endometrial stromal sarcoma. HPB Offic. J. Int. Hepato Pancreat. Biliary Assoc. 2002;4:43-5.
8. Koninckx PR, Barlow D, Kennedy S. Implantation versus infiltration: The Sampson versus the endometriotic disease theory. Gynecol Obstet Invest. 1999; 47:3-9.
9. Chapron C, Marcellin L, Borghese B, Santulli P. Rethinking mechanisms, diagnosis and management of endometriosis. Nat Rev Endocrinol. 2019;15:666-82.
10. Ahn SH, Monsanto SP, Miller C; Singh SS; Thomas R; Tayade C. Pathophysiology and immune dysfunction in endometriosis. BioMed Res Int. 2015, 795976.
11. Chantalat E, Valera MC, Vaysse C, Noirrit E, Rusidze M, Weyl A, et al. Estrogen receptors and endometriosis. Int J Mol Sci. 2020;21(8):2815.
12. Scutiero G, Iannone P, Bernardi G, Bonaccorsi G, Spadaro S, Volta CA, et al. Oxidative stress and endometriosis: A systematic review of the literature. Oxidative Medicine and Cellular Longevity. 2017;7265238.
13. Vitale SA, Capriglione S, Peterlunger I, La Rosa VL, Vitagliano A, Noventa M, et al. The role of oxidative stress and membrane transport system during endometriosis: A fresh look at a busy corner. Oxidative Medicine and Cellular Longevity. 2018;7924021.
14. Lágana AS, La Rosa VL, Rpisarda AMC, Valenti G, Sapia F, Chiofalo B, et al. Anxiety and depression in patients with endometriosis: impact and management challenges. International Journal of Womens Health. 2017;9:323-30.
15. Yeung PP, Shwayder J, Pasic RP. Laparoscopic management of endometriosis: comprehensive review of best evidence. J Minim Invasive Gynecol. 2009;16(3):269-81.
16. Jacobson TZ, Duffy JMN, Barlow D, Koninckx PR, Garry R. Laparoscopic surgery for pelvic pain associated with

endometriosis. Cochrane Database Syst Rev. 2009;7(4):CD001300.

17. Dunselman GA, Vermeulen N, Becker C, Calhaz-Jorge C, D'Hooghe T, De Bie B, et al.; European Society of Human Reproduction and Embryology. ESHRE guideline: management of women with endometriosis. Hum Reprod. 2014;29(3):40-12.
18. Practice Committee of the American Society for Reproductive Medicine. Treatment of pelvic pain associated with endometriosis: a committee opinion. Fertil Steril. 2014;101(4):927-35. Erratum in: Fertil Steril. 2015;104(2):498.
19. Vercellini P, Somigliana E, Vigano P, et al. Endometriosis: current therapies and new pharmacological developments. Drugs. 2009;69(6):649-75.
20. Schwartz K, Llarena NC, Rehmer JM, Richards EG, Falcone T. The role of pharmacotherapy in the treatment of endometriosis across the lifespan. Expert Opinion on Pharmacotherapy. 2020; 1-11.
21. Barra F, Scala C, Ferrero S. Current understanding on pharmacokinetics, clincial efficacy and safety of progestins for treating pain associated to endometriosis. Expert Opinion on Drug Metabolism and Toxicology. 2018;14(4):399-415.
22. Morotti M, Venturini PL, Biscaldi E, et al. Efficacy and acceptability of long-term norethindrone acetate for the treatment of rectovaginal endometriosis. Eur J Obstet Gynecol Reprod Biol. 2017 Mar 27;213:4-10.
23. Vercellini P, Somigliana E, Consonni D, et al. Surgical versus medical treatment for endometriosis-associated severe deep dyspareunia: I. Effect on pain during intercourse and patient satisfaction. Human Reproduction. 2012;27(12):3450-3459.
24. Ferrero S, Camerini G, Ragni N, et al. Norethisterone acetate in the treatment of colorectal endometriosis: A pilot study. Human Reproduction. 2010;25(1):94-100.
25. Ferrero S, Remorgida V, Venturini PL, et al. Norethisterone acetate versus norethisterone acetate combined with letrozole for the treatment of ovarian endometriotic cysts: a patient preference study. Eur J Obstet Gynecol Reprod Biol. 2014 Mar;174:117-22.
26. Vercellini P, Pietropaolo G, De Giorgi O, et al. Treatment of symptomatic rectovaginal endometriosis with an estrogen-progestogen combination versus low-dose norethindrone acetate. Fertility and sterility. 2005 Nov;84(5):1375-87.
27. Stone SC. Desogestrel. Clinical obstetrics and gynecology. 1995;38(4):821-8.
28. Razzi S, Luisi S, Ferretti C, et al. Use of a progestogen only preparation containing desogestrel in the treatment of recurrent pelvic pain after conservative surgery for endometriosis. European Journal of Obstetrics Gynecology and Reproductive Biology. 2007;135(2):188-190.
29. Morotti M, Remorgida V, Venturini PL, et al. Progestin-only contraception compared with extended combined oral contraceptive in women with migraine without aura: A retrospective pilot study. European Journal of Obstetrics Gynecology and Reproductive Biology. 2014;183:178-82.
30. Maggiore ULR, Remorgida V, Scala C, et al. Desogestrel-only contraceptive pill versus sequential contraceptive vaginal ring in the treatment of rectovaginal endometriosis infiltrating the rectum: A prospective open-label comparative study. Acta Obstetricia et Gynecologica Scandinavica. 2014;93(3):239-47.
31. Andres Mde P, Lopes LA, Baracat EC, et al. Dienogest in the treatment of endometriosis: systematic review. Arch Gynecol Obstet. 2015 Sep;292(3):523-29.

32. Lang J, Yu Q, Zhang S, et al. Dienogest for Treatment of Endometriosis in Chinese Women: A Placebo-Controlled, Randomized, Double-Blind Phase 3 Study. J Womens Health (Larchmt). 2017;29083258.
33. Morotti M, Sozzi F, Remorgida V, et al. Dienogest in women with persistent endometriosis related pelvic pain during norethisterone acetate treatment. Eur J Obstet Gynecol Reprod Biol. 2014;183:188-92.
34. Vercellini P, Bracco B, Mosconi P, et al. Norethindrone acetate or dienogest for the treatment of symptomatic endometriosis: a before and after study. Fertility and sterility. 2015;26677792.
35. Angioni S, Nappi L, Pontis A, et al. Dienogest. A possible conservative approach in bladder endometriosis. Results of a pilot study. Gynecological Endocrinology. 2015;31(5):406-08.
36. Leonardo-Pinto JP, Benetti-Pinto CL, Cursino K, et al. Dienogest and deep infiltrating endometriosis: The remission of symptoms is not related to endometriosis nodule remission. European Journal of Obstetrics Gynecology and Reproductive Biology. 2017;211:108-11.
37. Strowitzki T, Faustmann T, Gerlinger C, et al. Safety and tolerability of dienogest in endometriosis: Pooled analysis from the European clinical study program. International Journal of Women's Health. 2015;7:391-401.
38. Ruan X, Seeger H, Mueck AO. The pharmacology of dienogest. Maturitas. 2012 Apr;71(4):337-44.
39. Wong AYK, Tang LCH, Chin RKH. Levonorgestrel-releasing intrauterine system (Mirena®) and Depot medroxyprogesterone acetate (Depoprovera) as long-term maintenance therapy for patients with moderate and severe endometriosis: A randomised controlled trial. Australian and New Zealand Journal of Obstetrics and Gynaecology. 2010;50(3):273-79.
40. Gynecologists TACoOa. Committe Opinion - Depot Medroxyprogesterone Acetate and Bone Effects. 2014.
41. Stager MM, Cromer BA. Management of clinical side effects of DMPA. J Pediatr Adolesc Gynecol. 2000 Aug;13(3):147-9.
42. Food and Drugs Administration. MPLANON® (etonogestrel implant) 68 mg For Subdermal Use Only. Bennink HJ. The pharmacokinetics and pharmacodynamics of Implanon, a single-rod etonogestrel contraceptive implant. Eur J Contracept Reprod Health Care. 2000 Sep;5 Suppl 2:12-20.
43. Ponpuckdee J, Taneepanichskul S. The effects of implanon in the symptomatic treatment of endometriosis. Journal of the Medical Association of Thailand = Chotmaihet thangphaet. 2005 Oct;88 Suppl 2:S7-10.
44. Walch K, Unfried G, Huber J, et al. Implanon versus medroxyprogesterone acetate: effects on pain scores in patients with symptomatic endometriosis--a pilot study. Contraception. 2009 Jan;79(1):29-34.
45. Carvalho N, Margatho D, Cursino K,Benetti-Pinto CL , Bahamondes L. Control of endometriosis-associated pain with etonogestrel-releasing contraceptive implant and 52-mg levonorgestrel-releasing intrauterine system: randomized clinical trial. Fertil Steril. 2018 Nov;110(6):1129-136.
46. Vercellini P, Vigano P, Somigliana E. The role of the levonorgestrel-releasing intrauterine device in the management of symptomatic endometriosis. Curr Opin Obstet Gynecol. 2005 Aug;17(4):359-65.
47. Food and Drugs Administration. MIRENA® (levonorgestrel-releasing intrauterine system). Available from: https://www.accessdata.fda. gov/drugsatfda_docs/label/2008/021225s019lbl.pdf.
48. Gomes MKO, Rosa-E-Silva JC, Garcia SB, et al. Effects of the levonorgestrel-releasing intrauterine system on cell

proliferation, Fas expression and steroid receptors in endometriosis lesions and normal endometrium. Human Reproduction. 2009;24(11):2736-745.

49. Engemise SL, Willets JM, Taylor AH, et al. Changes in glandular and stromal estrogen and progesterone receptor isoform expression in eutopic and ectopic endometrium following treatment with the levonorgestrel-releasing intrauterine system. European Journal of Obstetrics Gynecology and Reproductive Biology. 2011;157(1):101-106.
50. Fedele L, Bianchi S, Zanconato G, et al. Use of a levonorgestrel-releasing intrauterine device in the treatment of rectovaginal endometriosis. Fertility and sterility. 2001;75(3):485-488.
51. Petta CA, Ferriani RA, Abrao MS, et al. Randomized clinical trial of a levonorgestrelreleasing intrauterine system and a depot GnRH analogue for the treatment of chronic pelvic pain in women with endometriosis. Human Reproduction. 2005;20(7):1993-998.
52. Lan S, Ling L, Jianhong Z, et al. Analysis of the levonorgestrel-releasing intrauterine system women with endometriosis. J Int Med Res. 2013;41(3):548-58.
53. Wong AYK, Tang LCH, Chin RKH. Levonorgestrel-releasing intrauterine system (Mirena®) and Depot medroxyprogesterone acetate (Depoprovera) as long-term maintenance therapy for patients with moderate and severe endometriosis: A randomised controlled trial. Australian and New Zealand Journal of Obstetrics and Gynaecology. 2010;50(3):273-79.
54. Tanmahasamut P, Rattanachaiyanont M, Angsuwathana S, et al. Postoperative levonorgestrel-releasing intrauterine system for pelvic endometriosis-related pain: a randomized controlled trial. Obstet Gynecol. 2012 Mar;119(3):519-26.
55. Chen YJ, Hsu TF, Huang BS, et al. Postoperative maintenance levonorgestrel-releasing intrauterine system and endometrioma recurrence: a randomized controlled study. American Journal of Obstetrics and Gynecology. 2017 Jun;216(6):582.e1-582.e9.
56. Bayoglu Tekin Y, Dilbaz B, Altinbas SK, et al. Postoperative medical treatment of chronic pelvic pain related to severe endometriosis: levonorgestrel-releasing intrauterine system versus gonadotropin-releasing hormone analogue. Fertility and sterility. 201195(2):492-6.
57. Practice Committee of the American Society for Reproductive Medicine. Treatment of pelvic pain associated with endometriosis: a committee opinion. Fertil Steril. 2014; 101: 927-35.
58. Donnez J, Binda MM, Donnez O, Dolmans MM. Oxidative stress in the pelvic cavity and its role in the pathogenesis of endometriosis. Fertility and Sterility. 2016; 106: 1011-1017.
59. Triantafyllidou O, Kolovos G, Voros C, Vlachos A, Vakas P, Vlahos N. Time to full effect, following treatment with combined oral contraceptives (cyclic versus continuous administration) in patients with endometriosis after laparoscopic surgery: a prospective cohort study. Human Fertility.2020;1-8.
60. Ferrari S, Persico P, DI Puppo F, Vigano P, Tandoi I, Garavaglia E., et al. Continuous low-dose oral contraceptive in the treatment of colorectal endometriosis evaluated by rectal endoscopic ultrasonography. Acta Obstet Gynecol Scand. 2012;91:699-03.
61. Ferrero S, Leone U, Scala C, Di Luca M, Venturini PL, Remorgida V. Changes in the size of rectovaginal endometriotic nodules infiltrating the rectum during hormonal therapies. Arch Gynecol Obstet. 2013; 287: 447-53.

62. Coffee AL, Sulak PJ, Kuehl, TJ. Long term assessment of symptomatology and satisfaction of an extended oral contraceptive regimen. Contraception. 2007;75:444-49.

63. Edelman A, Micks E, Gallo MF, Jensen JT, Grimes DA. Continuous or extended cycle vs. Cyclic use of combined hormonal contraceptives for contraception. Cochrane Database of Systematic Reviews. 2014;29:CD004695.

64. Vercellini P, Buggio L, Berlanda N, Barbara G, Somigliana E, Bosari S. Estrogen-progestins and progestins for the management of endometriosis. Fertility and Sterility. 2016;106(7):1552-71.

65. Revilla R, Revilla M, Hernandez ER, et al. Evidence that the loss of bone mass induced by GnRH agonists is not totally recovered. Maturitas. 1995 Sep;22(2):145-50.

66. Sagsveen M, Farmer JE, Prentice A, et al. Gonadotrophin-releasing hormone analogues for endometriosis: bone mineral density. Cochrane Database Syst Rev. 2003(4):CD001297.

67. Della Corte L, Barra F, Mercorio A, Evangelisti G, Rapisarda AMC, Ferrero S, et al. Tolerability considerations for gonadotropin-releasing hormone analogues for endometriosis. Expert Opinion on Drug Metabolism & Toxicology. 2020; Donnez J, Taylor HS, Taylor RN, Akin MD, Tatarchuk TF, Wilk K, et al. Treatment of endometriosis-associated pain with linzagolix, an oral gonadotropin-releasing hormone-antagonist: a randomized clinical trial. Fertil Steril. 2020;114(1):44-55.

68. Samy A, Taher A, Sileem SA, Abdelhakim AM, Fathi M, Haggag H, et al. Medical therapy options for endometriosis related pain, which is better? A systematic review and network meta-analysis of randomized controlled trials, Journal of Gynecology Obstetrics and Human Reproduction (2020).

69. Soysal S, Soysal ME, Ozer S, et al. The effects of post-surgical administration of goserelin plus anastrozole compared to goserelin alone in patients with severe endometriosis: a prospective randomized trial. Hum Reprod. 2004 Jan;19(1):160-7.

70. Amsterdam LL, Gentry W, Jobanputra S, et al. Anastrazole and oral contraceptives: a novel treatment for endometriosis. Fertil Steril. 2005 Aug;84(2):300–304; (4):1033-36. PubMed PMID: 16213868.

71. Remorgida V, Abbamonte LH, Ragni N, et al. Letrozole and desogestrel-only contraceptive pill for the treatment of stage IV endometriosis. Aust N Z J Obstet Gynaecol. 2007 Jun;47(3):222-25.

capítulo 3

Quando o tratamento cirúrgico é necessário

- Daniel Bier Caraça
- Sérgio Podgaec

INTRODUÇÃO

A endometriose é uma doença ginecológica com uma alta prevalência na população feminina em idade reprodutiva. Estima-se que aproximadamente 176 milhões de mulheres apresentem a doença no mundo[1]. Muito se discute se sua prevalência aumentou nos últimos anos em virtude da exposição ambiental e alterações de hábitos das pacientes, ou se melhores técnicas diagnósticas, como o ultrassom e a ressonância magnética, elevaram os números da doença, porém, comparada com outras patologias de igual prevalência, ela ainda é mal compreendida e de difícil manejo[2].

A patologia é conhecida desde o século XVII e foi descrita detalhadamente pela primeira vez em 1860 por Von Rokitansky. Atualmente, ela vem sendo amplamente estudada e desperta interesse mundial, sendo considerada por muitos autores como um problema de saúde pública devido à sua alta prevalência e alto custo financeiro, além de um potencial redutor na capacidade produtiva, qualidade de vida e da fertilidade das mulheres afetadas[3].

A endometriose é considerada uma doença inflamatória, benigna, estrogênio-dependente e crônica caracterizada pela presença de tecido que se assemelha ao endométrio fora da cavidade uterina. Amplamente aceita ser uma patologia que apresenta três formas clínicas distintas que podem se manifestar isoladamente ou coexistir em uma mesma paciente[4]; são divididas em: 1) doença peritoneal, caracterizada por implantes superficiais no peritônio; 2) ovariana, implantes ou cistos ovarianos (conhecidos como endometriomas); e 3) doença profunda, caracterizada pela presença de lesões que penetram mais de 5mm em qualquer órgão pélvico.

A fisiopatologia da endometriose, ainda hoje, é foco de discussão entre estudiosos. Muitas teorias tentam elucidar a origem, porém, o que se sabe atualmente é que nenhuma delas, isoladamente, explica todas as formas da doença.

QUADRO CLÍNICO E DIAGNÓSTICO

O quadro clínico da endometriose é muito amplo e com uma grande variedade de intensidade e características entre as pacientes. As queixas descritas e investigadas pelo ginecologista podem ocorrer de forma isolada ou em conjunto. Além disso, podem se confundir com diversas outras patologias. Nenhuma queixa é específica da doença.

Os principais sintomas descritos são, dismenorreia, muitas vezes incapacitante; dor pélvica acíclica, ou seja, não relacionada com o ciclo menstrual, por pelo menos 6 meses; dispareunia, geralmente de profundidade relacionada a lesões em fundo de saco, porém podem ocorrer na forma de penetração, associada à disfunção de assoalho pélvico; alterações intestinais cíclicas, como tenesmo, dor anal e sangramento intestinal; e alterações urinárias cíclicas, como hematúria e disúria. As alterações cíclicas, normalmente, ocorrem no período menstrual[5]. É importante ressaltar que muitas pacientes que apresentam endometriose não apresentam sintomas e são assintomáticas.

Em virtude do polimorfismo da doença, qualidade de vida das pacientes, prática de exercício físico, alimentação, dentre outros, a percepção dos sintomas álgicos pode ser diferente de uma paciente para outra.

A média estimada do tempo entre o início dos sintomas até o diagnóstico definitivo é de aproximadamente 7 anos. Acredita-se que 6 entre 10 mulheres não sabem que têm a doença e experimentam suas repercussões sem entender a causa de seus sintomas[6]. Médicos que tratam da saúde feminina devem conhecer todos os principais sintomas da doença, e associados ao exame físico ginecológico, suspeitar da endometriose, e assim, evitar anos de desconforto e prejuízo na qualidade de vida.

O diagnóstico da endometriose, ainda hoje, permanece um desafio para os médicos. Não existe um biomarcador disponível para detectar a doença e, até recentemente, o padrão ouro no diagnóstico era o achado intraoperatório de lesões sugestivas que era confirmado pelo patologista. Os exames de imagem, principalmente o ultrassom e a ressonância magnética, vêm se tornando uma ferramenta muito importante no auxílio diagnóstico.

Abrão et al.[7], avaliaram 104 pacientes com suspeita clínica de endometriose que foram submetidas a exame clínico, ressonância magnética pélvica e USG TV até 3 meses antes da realização de videolaparoscopia e os achados desses métodos foram comparados com a confirmação histopatológica da endometriose. O USG TV e a ressonância magnética se mostraram superiores em todos as avaliações de especificidade, sensibilidade, valor preditivo positivo, negativo e acurácia em comparação com o exame clínico, demonstrando que são exames pré-operatórios importantes para a definição de estratégias cirúrgicas.

TRATAMENTO

Embora o principal objetivo deste capítulo seja a discussão sobre quando o tratamento cirúrgico da endometriose é necessário, é de suma importância citarmos que, em grande parte das pacientes, o tratamento clínico é eficaz no controle da dor e deve, se não houver contraindicação, ser o tratamento de escolha inicial.

No protocolo sugerido pela Febrasgo, o tratamento da doença deve ser seguido conforme o fluxograma exposto na Figura 1[3].

As principais medicações utilizadas no tratamento clínico da endometriose são os anticoncepcionais e anti-inflamatórios, que são considerados a primeira linha no tratamento, além de agonistas do GnRH, danazol, gestrinona, entre outros, que já foram amplamente utilizados, porém, atualmente, constituem medicações de segunda linha e indicados em situações específicas. Aproximadamente 2/3 das pacientes apresentam melhora dos sintomas álgicos e, consequentemente, do padrão da qualidade de vida[8].

Na escolha do tratamento, o médico deve levar em consideração as preferências da paciente, assim como o perfil de efeitos colaterais, extensão e localização da doença, tratamentos prévios e custos. Sendo assim, há situações em que o tratamento clínico não tendo apresentado o resultado desejado ou seja contraindicado, a abordagem cirúrgica se torna necessária. O objetivo da cirurgia é a remoção completa de todos os focos de endometriose, restaurando a anatomia e preservando a função reprodutiva

Serão descritos, a seguir, as principais indicações de quando o tratamento cirúrgico da endometriose é necessário:

- **1 – Falha no tratamento clínico** – Em aproximadamente 1/3 das

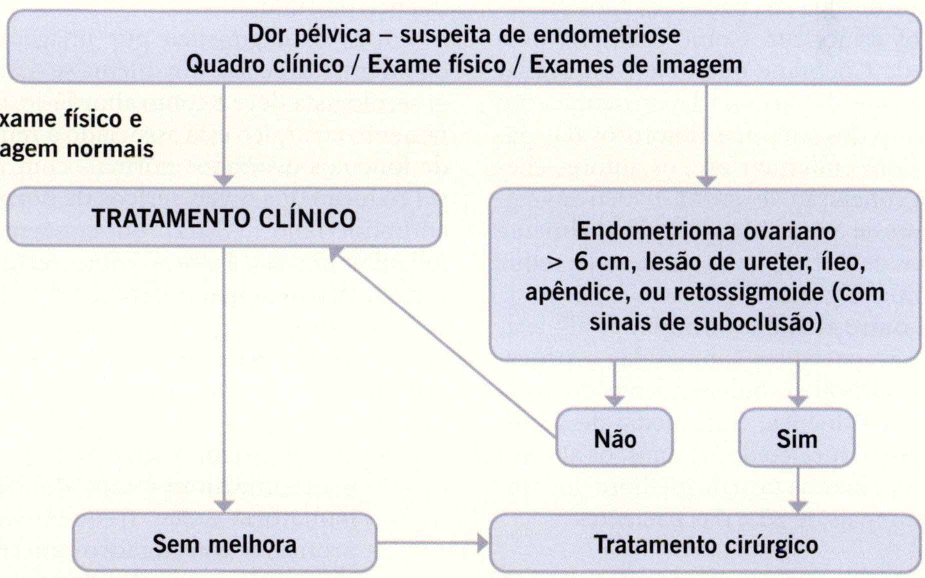

Fluxograma 1. Tratamento da dor pélvica na paciente com endometriose.

pacientes que iniciaram o tratamento clínico, o padrão desejado de controle álgico não será alcançado. Conforme o fluxograma de tratamento descrito no Fluxograma 1, a falha no tratamento é considerada após 6 meses, porém, não necessariamente o médico deve aguardar este período para indicar a cirurgia. Devemos considerar que, sendo a endometriose uma doença crônica, o tratamento clínico pode ser dificultado em virtude do alto custo e da interferência na fertilidade da paciente, além disso, efeitos colaterais importantes podem ocorrer, como padrão de sangramento desfavorável, diminuição da libido, ganho de peso, entre outros[9]. Esta é considerada a principal indicação do tratamento cirúrgico da doença.

Inúmeros trabalhos demonstraram o sucesso no controle álgico e melhora na qualidade de vida das pacientes após procedimentos cirúrgicos. Como exemplo, uma revisão da Cochrane que objetivou avaliar a efetividade da cirurgia laparoscópica no tratamento dos sintomas dolorosos das pacientes com endometriose, os autores chegaram à conclusão de que há evidências significativas de que a cirurgia, principalmente nos casos de doença leve e moderada, reduz os sintomas álgicos[10].

Em outro trabalho, Chopin et al., avaliaram 132 pacientes submetidas a procedimento cirúrgico, independente do local principal da doença, com média de seguimento pós-cirúrgico de 3,3 anos, os autores evidenciaram uma taxa de melhora dos sintomas em mais de 80% das pacientes[11].

2 – Endometriose e infertilidade – A endometriose é uma doença que apresenta relação com a infertilidade. O mecanismo pelo qual isso ocorre ainda é controverso, porém, alterações anatômicas causadas pelo processo inflamatório crônico levam à formação de aderências e, consequentemente, dificuldade na captação e condução do oócito, além de receptividade endometrial e fatores ovulatórios são discutidos[12].

Segundo protocolo da Febrasgo (Federação Brasileira das Associações de Ginecologia e Obstetrícia) – Fluxograma 2 – pacientes com endometriose associada à dor pélvica e que apresentem idade, reserva ovariana, tempo de infertilidade e outros fatores relacionados à fertilidade considerados de bom prognóstico, têm indicação de tratamento cirúrgico[3].

3 – Endometrioma ovariano – Os endometriomas são provavelmente a forma mais comum de diagnóstico da endometriose, visto a facilidade de visualização pelo ultrassom. Sua real prevalência é incerta, porém, são descritos de 17 a 44% das mulheres com endometriose. Atualmente, tem sido relatado como um marcador de doença profunda[13].

Após o diagnóstico por imagem, frequentemente ocorre um dilema se o médico ginecologista deve e como abordá-lo. O tratamento cirúrgico está associado à remoção de folículos ovarianos normais com possível redução dos níveis séricos de hormônio antimülleriano (AMH) ou contagem de folículos antrais. Fatores como fertilidade e risco de menopausa precoce devem ser considerados[14].

Existem duas indicações cirúrgicas principais:

- Cistos maiores que 6cm – como a endometriose é uma doença inflamatória e que, frequentemente, promove um quadro aderencial na pelve, a possibilidade de torção anexial é pequena, porém, não pode ser descartada e sua principal

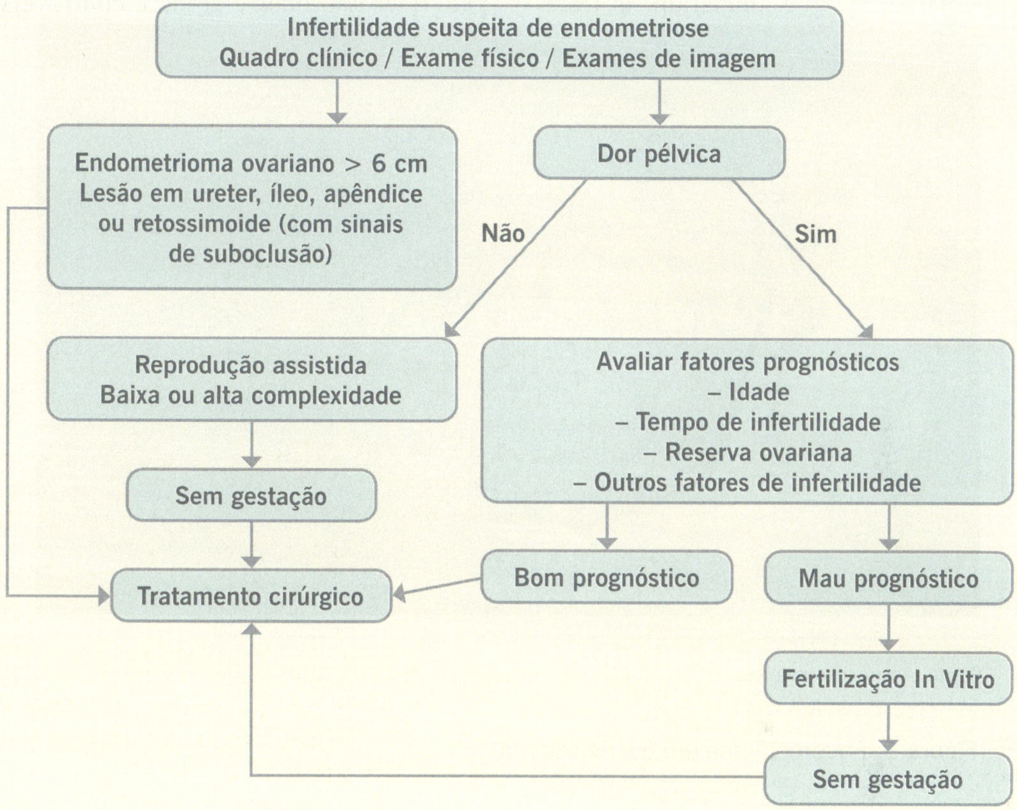

Fluxograma 2. Tratamento da infertilidade na paciente com endometriose.

consequência é o comprometimento reprodutivo da paciente. Além disso, a rotura de cisto pode ocorrer. Ambas as situações acarretam uma emergência ginecológica (Figura 1).

- Suspeita diagnóstica – endometriomas atípicos ou com suspeita de malignidade, embora raros, devem ser abordados.

A técnica cirúrgica, embora não seja o escopo da discussão, deve ser considerada pelo cirurgião. Cistectomia, ablação, energia bipolar ou monopolar, laser, são exemplos de abordagem ao endometrioma.

4 – Lesões de apêndice – Devido à natureza multifocal da endometriose, o apêndice deve ser sempre inspecionado durante procedimento cirúrgico. Estudos demonstram uma prevalência de 0,4 a 22% dos casos e a porcentagem é maior em pacientes com doença mais grave[15]. Geralmente, a lesão ou nódulo acomete a extremidade distal, deixando-a com aspecto de "bengala".

Quando o apêndice está acometido, a cirurgia é indicada visto seu diagnóstico diferencial com tumor carcinoide/

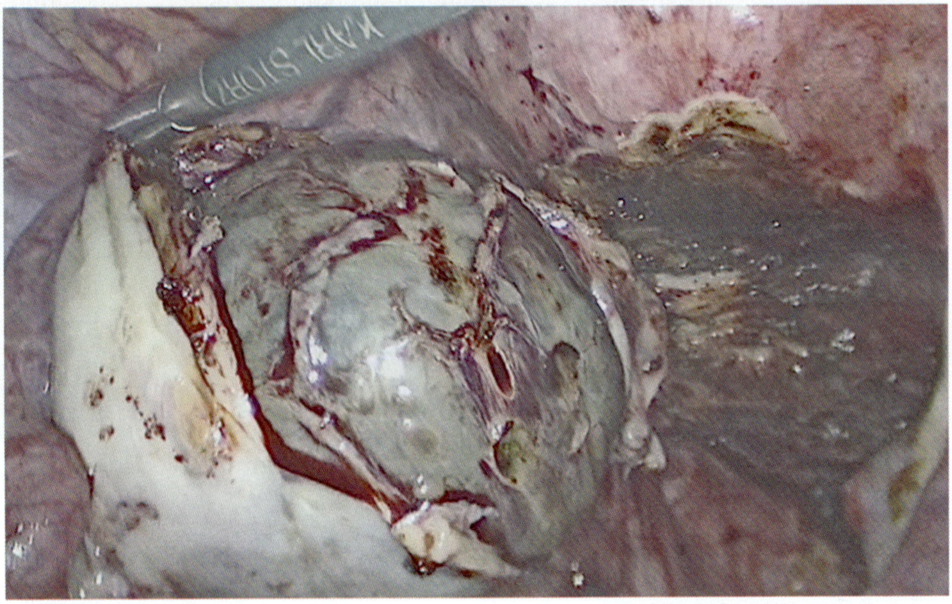

Fonte: Acervo dos autores.

Figura 1. Endometrioma em ovário esquerdo.

neuroendócrino, que é considerado a neoplasia mais comum do apêndice. Apesar do diagnóstico de endometriose ser o mais provável, exames de imagem, atualmente, não conseguem diferenciar de tumor carcinoide.

O prognóstico para pacientes com neoplasia neuroendócrina apendicular é bom e a taxa de sobrevida em cinco anos excede 95%.

Além do exposto acima, a cirurgia também é indicada, pois a endometriose de apêndice pode causar apendicite, perfuração ou intussuscepção e, assim, transformar-se em uma urgência[9].

5 – Lesões de ureter – O envolvimento de endometriose no trato urinário é infrequente e descrito entre 0,2 e 2,5% de todas as doenças profundas. Dentre estas lesões, aproximadamente 85% são relacionadas à bexiga e ao ureter[16].

Os ureteres podem estar comprometidos, geralmente, quando as lesões se encontram no compartimento posterior da pelve, próximos aos ligamentos uterossacros (Figura 2).

A cirurgia é indicada quando os ureteres estão acometidos pela doença, gerando obstrução e, consequentemente, hidronefrose. Tanto lesões extrínsecas, que geram fibrose e processo inflamatório local, quanto lesões intrínsecas que invadem a camada muscular com ou sem atingir o lúmen, podem causar hidronefrose e levar a uma perda completa da função renal ipsilateral.

Na maior parte dos casos, ureterolise, ou seja, a ressecção da lesão da parede normal do ureter, é o tratamento escolhido,

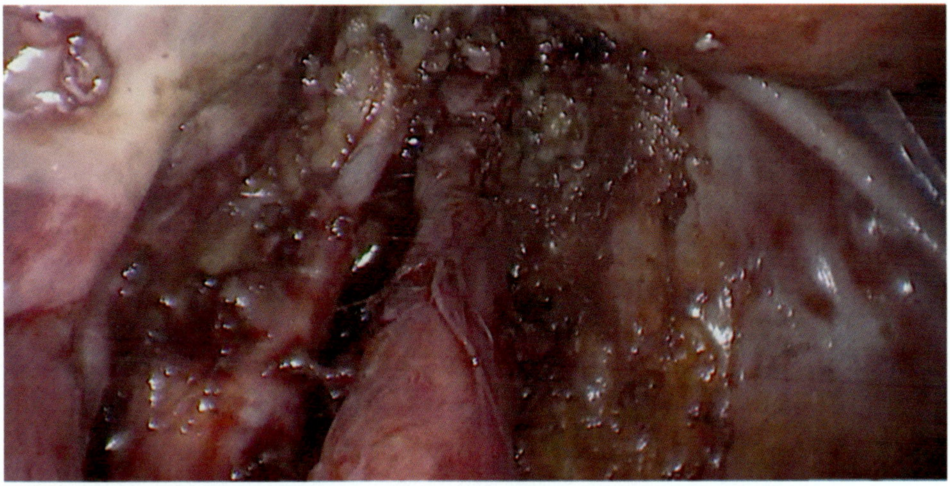

Fonte: Acervo dos autores.

Figura 2. Ureter esquerdo com e lesão intrínseca e dilatação a montante.

porém, dependendo do grau de comprometimento funcional e altura da lesão outras técnicas podem ser utilizadas como reimplante ureteral ou ressecção segmentar com *end-to-end anastomosis.*

6 – Lesões intestinais com sinais de suboclusão – A incidência de endometriose intestinal varia com relação aos trabalhos estudados, porém, estima-se que de 9 a 25% das pacientes com a doença apresente lesão em alguma porção do intestino. A principal localização é o reto (79%), seguido pelo sigmoide (24%). As demais localizações são raramente acometidas[17].

Pacientes com lesão intestinal, não necessariamente deverão realizar procedimento cirúrgico, porém, considerando a endometriose uma doença de caráter progressivo, sinais e sintomas de suboclusão intestinal, a cirurgia é mandatória (Figura 3).

A colonoscopia é um exame que pode ajudar no diagnóstico, pois identifica a estenose ou possíveis lesões intraluminais, que são raras, porém, não fornece informações suficientes sobre extensão e localização da endometriose na parede intestinal. Exames complementares devem ser solicitados como ultrassom ou ressonância.

Lesões de íleo terminal e ceco, em virtude do menor calibre (maior facilidade em obstrução na evolução da doença) e da possibilidade de intussuscepção ileocólica também são indicações de ressecção cirúrgica.

CONSIDERAÇÕES FINAIS

A endometriose é, atualmente, uma doença que vem chamando a atenção na comunidade científica por ter uma incidência elevada e comprometer de maneira significativa a qualidade de vida das mulheres afetadas. O

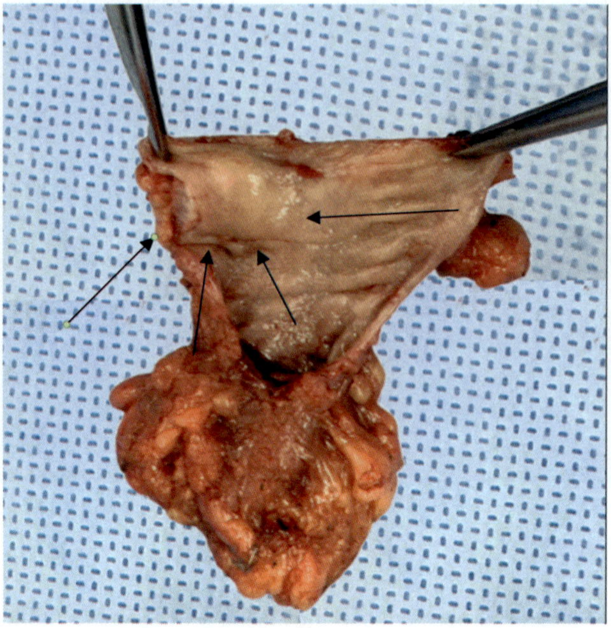

Fonte: Acervo dos autores.

Figura 3. Segmento de retossigmoide com lesão suboclusiva (seta).

ginecologista deve levar em consideração os principais sintomas relatados, perfil de efeitos colaterais, idade, bem como a extensão e localização da doença para, assim, escolher o melhor tratamento para sua paciente.

REFERÊNCIAS BIBLIOGRÁFICAS

1. Keckstein J, Becker CM, Canis M, Feki A, Grimbizis GF, Hummelshoj L, et al. Recommendations for the surgical treatment of endometriosis. Part 2: deep endometriosis. Hum Reprod Open. 2020;2020(1):hoaa002.
2. Bellelis P, Podgaec S, Abrão MS. Environmental factors and endometriosis: a point of view. Rev Bras Ginecol Obstet. 2014;36(10):433-5.
3. Podgaec S CD, Lobel A, Bellelis P, Lasmar BP, Lino CA, et al. São Paulo: Federação Brasileira das Associações de Ginecologia e Obstetrícia (Febrasgo), 2018. (Protocolo Febrasgo - Ginecologia nCoNEeE.
4. Nisolle M, Donnez J. Peritoneal endometriosis, ovarian endometriosis, and adenomyotic nodules of the rectovaginal septum are three different entities. Fertil Steril. 1997;68(4):585-96.
5. Becker CM, Missmer SA, Zondervan KT. Endometriosis. Reply. N Engl J Med. 2020;383(2):194.

6. Agarwal SK, Chapron C, Giudice LC, Laufer MR, Leyland N, Missmer SA, et al. Clinical diagnosis of endometriosis: a call to action. Am J Obstet Gynecol. 2019;220(4):354.e1-.e12.
7. Abrão MS, Gonçalves MO, Dias JA, Jr., Podgaec S, Chamie LP, Blasbalg R. Comparison between clinical examination, transvaginal sonography and magnetic resonance imaging for the diagnosis of deep endometriosis. Hum Reprod. 2007;22(12):3092-7.
8. Practice Committee of the American Society for Reproductive M. Treatment of pelvic pain associated with endometriosis: a committee opinion. Fertil Steril. 2014;101(4):927-35.
9. Podgaec S. Endometriose. 1. ed. Brasil: Elsevier Editora LTDA; 2014.
10. Duffy JM, Arambage K, Correa FJ, Olive D, Farquhar C, Garry R, et al. Laparoscopic surgery for endometriosis. Cochrane Database Syst Rev. 2014(4):CD011031.
11. Chopin N, Vieira M, Borghese B, Foulot H, Dousset B, Coste J, et al. Operative management of deeply infiltrating endometriosis: results on pelvic pain symptoms according to a surgical classification. J Minim Invasive Gynecol. 2005;12(2):106-12.
12. Practice Committee of the American Society for Reproductive M. Endometriosis and infertility: a committee opinion. Fertil Steril. 2012;98(3):591-8.
13. Busacca M, Vignali M. Ovarian endometriosis: from pathogenesis to surgical treatment. Curr Opin Obstet Gynecol. 2003;15(4):321-6.
14. Ata B, Uncu G. Impact of endometriomas and their removal on ovarian reserve. Curr Opin Obstet Gynecol. 2015;27(3):235-41.
15. Padovesi Mota IL, Klajner S, da Costa Gonçalves MO, Passman LJ, Podgaec S. Appendiceal nodules in the setting of endometriosis can be carcinoid tumors. JSLS. 2015;19(3).
16. Working group of ESGE ESHRaW. Recommendations for the surgical treatment of endometriosis Part 2: deep endometriosis. Facts Views Vis Obgyn. 2020;11(4):269-97.
17. Podgaec S. Endometriose. Coleção Febrasgo: Elsevier; 2014.

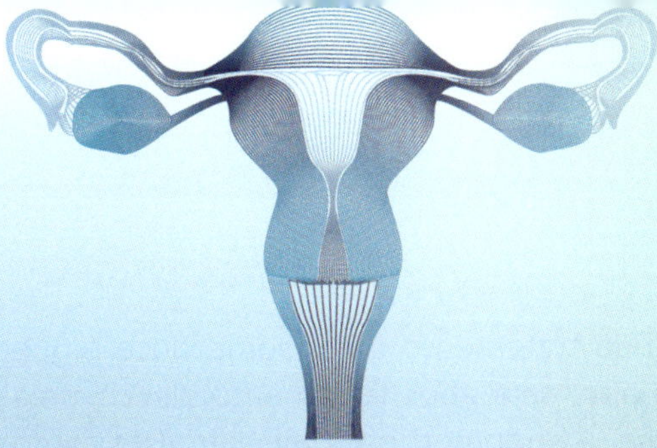

capítulo 4

Abordagem da paciente infértil

- Rui Alberto Ferriani
- Paula Andrea Navarro

INTRODUÇÃO

A endometriose é ainda uma das mais intrigantes doenças ginecológicas. A relação entre endometriose e subfertilidade tem sido motivo de debates por muitos anos. A presença de endometriose em mulheres inférteis é muito frequente, assim como mulheres com endometriose apresentam frequentemente infertilidade, o que torna evidente uma forte relação entre endometriose e infertilidade, seja nas formas mais leves da doença, seja nos quadros de endometriose infiltrativa e/ou ovariana. É bem sabido que pacientes com endometriose e com condições favoráveis de fertilidade (avaliação seminal normal, permeabilidade tubária, boa reserva ovariana) podem ter condições de concepção espontânea e natural, mas a percepção atual é que, se houver endometriose, há uma imprevisibilidade de evolução do quadro da doença, que pode levar a danos irreversíveis em relação à fertilidade, com perda de reserva ovariana.

Toda mulher em idade reprodutiva com endometriose que ainda não completou a prole deve ser alertada sobre risco potencial para menor reserva ovariana, insuficiência ovariana precoce e infertilidade futura. Sem causar pânico ou excesso de preocupações, deve haver uma discussão, respeitando as características individuais, sobre concepção precoce e estratégias de tentativa de preservação de fertilidade. As pacientes que teoricamente mais se beneficiariam do congelamento de óvulos/embriões seriam as com endometriomas ovarianos bilaterais, volumosos, com alto risco de recorrência, e com história prévia de cirurgia ovariana[1].

Um fato relevante em relação ao tratamento da endometriose é que o índice de recidiva da doença é alto, seja após tratamento clínico, seja após tratamento cirúrgico[2]. Por isso, a endometriose deve ser vista como uma doença crônica, com uma tendência à recorrência muito grande e com futuro reprodutivo incerto. A paciente tem o risco de perder todo ou parte do ovário pela presença dos endometriomas ou pelos procedimentos cirúrgicos e há poucos instrumentos sensíveis para realmente predizer esta capacidade reprodutiva.

Quando a endometriose está acompanhada de alterações mecânicas dos órgãos pélvicos, não há grandes dúvidas quanto a sua relação com a infertilidade. Nestes casos, as reconstruções cirúrgicas têm um certo grau de sucesso. Mas, mesmo na ausência de distorções anatômicas, a endometriose parece estar relacionada à infertilidade[3]. Entre os mecanismos, citam-se defeitos da foliculogênese, disfunção ovulatória e os defeitos da fase lútea. Elevações de PRL e prostaglandinas podem favorecer estes distúrbios ovulatórios. Existe na endometriose uma maior ativação macrofágica, com um processo inflamatório generalizado em fluido peritoneal. Este ambiente peritoneal adverso pode provocar maior fagocitose de espermatozoides, diminuir sua capacidade de penetração e prejudicar sua sobrevida. A presença de uma autoimunidade, prejudicando a implantação, também pode ser um fator associado à infertilidade.

DIAGNÓSTICO

A infertilidade conjugal é caracterizada como ausência de gravidez após um período de exposição sem anticoncepção, em geral de pelo menos 1(um) ano em mulheres mais jovens e de 6(seis) meses em mulheres com idade superior a 35 anos. A suspeita de endometriose concomitante deve ser feita por avaliação clínica, com anamnese detalhada e exame físico que, por si, podem fazer uma forte suspeição do diagnóstico[2]. Os exames de imagem, ultrassonografia com pesquisa específica da endometriose ou ressonância magnética, tem boa sensibilidade e especificidade para a endometriose infiltrativa e ovariana, e nas endometrioses mais superficiais o seu valor é limitado. Embora o diagnóstico definitivo seja a laparoscopia com resultado anátomo-patológico, hoje em dia, não se recomenda mais a laparoscopia apenas diagnóstica, e sim, como forma de possível terapêutica, visto ser a presunção clínica de forte valor para a tomada de conduta. Devido ao risco de cirurgias desnecessárias ou mal planejadas, deve-se evitar esse tipo de abordagem de maneira rotineira, a fim de que a mulher, se necessário, seja operada uma vez apenas, de forma mais definitiva e bem planejada, evitando causar lesões ovarianas que podem afetar a reserva ovariana.

TRATAMENTO - ABORDAGEM DA INFERTILIDADE NA MULHER COM ENDOMETRIOSE

Definir a melhor abordagem para o tratamento da infertilidade associada à endometriose é bastante difícil, visto que a maioria das recomendações é originada de estudos observacionais, que frequentemente trazem resultados conflitantes[4]. O tratamento deve ser sempre individualizado, levando em consideração alguns aspectos importantes, como a idade da paciente, sua reserva ovariana, o estadiamento da doença, a presença de dor pélvica, endometrioma de ovário e intervenções cirúrgicas prévias, a duração da infertilidade, a presença ou não de anormalidade tubária e a qualidade seminal do parceiro[1].

Os tratamentos clínicos, com progestogênios ou análogos do GnRH, não tem indicação para casos de infertilidade, e são bons para os quadros de algia pélvica, mas durante o seu uso a paciente permanece anovulatória. Usá-los para aumentar a fertilidade futura não tem indicação, pois não aumenta a fertilidade e pode retardar o tratamento por reprodução assistida.

A inseminação intrauterina (IUI) é considerada um procedimento de reprodução assistida de baixa complexidade, enquanto a fertilização *in vitro* (FIV) clássica e a injeção intracitoplasmática de espermatozoide (ICSI) são consideradas procedimentos de alta complexidade. Resumidamente, a IUI tem sido utilizada no tratamento da infertilidade relacionada à endometriose, especialmente nos estádios mínimo e leve. Por outro lado, uma importante parcela das mulheres com endometriose moderada ou grave precisa de TRA de alta complexidade quando desejam engravidar.

Técnicas de baixa complexidade

Apesar de a FIV ser o tratamento mais eficaz em pacientes inférteis e portadoras de endometriose, a maioria dos estudos existentes sugere algum benefício da IUI nos estádios iniciais da doença (estádios I e II)[5]. Estudos randomizados mostram que as pacientes que foram estimuladas com gonadotrofinas para realizar a IUI apresentaram taxa de nascidos vivos maior do que aquelas que tiveram conduta expectante[6], assim como o emprego da técnica de IUI comparado com a IUI associada à estimulação ovariana, demonstrou taxas maiores no grupo que foi estimulado com gonadotrofina[6]. Esses estudos sugerem que a associação de gonadotrofina à estimulação ovariana controlada em pacientes inférteis, portadoras de endometriose mínima ou leve, parece melhorar os resultados da IUI. Estudos futuros bem delineados e com maiores casuísticas são necessários para responder definitivamente a essa importante questão.

Outro aspecto importante é se seria recomendado ou não realizar o bloqueio hipofisário com agonistas do GnRH em ciclos estimulados para IUI em mulheres inférteis com endometriose mínima ou leve. Kim et al. (1996), em um RCT, compararam o uso do protocolo longo com o protocolo ultralongo, usando agonista de GnRH em 80 pacientes portadoras de endometriose que foram submetidas à IUI. Os autores não encontraram diferença significativa entre as taxas de gravidez desses dois protocolos em pacientes com estádio I/II de endometriose, sugerindo que o bloqueio hipofisário com agonistas do GnRH não traz benefícios em ciclos estimulados para IUI neste grupo de mulheres[7].

Podemos concluir que as pacientes inférteis, portadoras de endometriose mínima e leve, que forem submetidas à estimulação ovariana controlada seguida de IUI, podem apresentar aumento da taxa de nascidos vivos comparadas àquelas que optam por uma conduta expectante. Além disso, a IUI com estimulação ovariana controlada com gonadotrofina melhora as taxas de gravidez, quando comparada à IUI isolada[8].

Técnicas de alta complexidade

Devemos considerar o uso das TRA de alta complexidade em pacientes inférteis com endometriose nas seguintes situações [1,4,9]:

1. se a função tubária estiver comprometida;
2. se existir fator masculino envolvido;
3. e/ou se houve falha em outros tipos de tratamento.

Um ponto bastante controverso quando da indicação de FIV em mulheres inférteis com endometriose é se a presença da doença está associada a um prognóstico gestacional pior após a realização do procedimento, e se o avanço no estadiamento da doença piora ainda mais os resultados da FIV[10]. Estudos menores mostravam que a FIV com ciclo natural, ou seja, sem estimulação ovariana, as taxas de gravidez por ciclos iniciados, por oócito captado e por transferência embrionária eram similares entre as pacientes inférteis com endometriose e aquelas inférteis por fator tubário, mas significativamente maiores nas pacientes com ESCA[11].

Revisões mais recentes sugerem que as pacientes portadoras de endometriose, submetidas à estimulação ovariana para realização de FIV, apresentam menores taxas de gravidez quando comparadas às pacientes inférteis por fator tubário, com menores números de óvulos, maiores dificuldades à coleta de óvulos, taxas de fertilização menores mas parece que a taxa de nascidos vivos não apresenta diferenças. Ao se dividir as pacientes endometrióticas, levando-se em consideração o estadiamento da doença (endometriose mínima e leve – estádios I/II; e endometriose moderada e grave – estádios III/IV), observa-se que as pacientes portadoras de endometriose I/II apresentaram taxas de gravidez semelhantes àquelas com fator tubário e as pacientes com endometriose III/IV apresentaram taxas significativamente menores quando comparadas às pacientes sem a doença. Assim, mulheres com a doença mais avançada (ASRM III-IV) quando comparadas com mulheres sem endometriose têm menores taxas de nascidos vivos, taxas de gravidez clínica e número médio de oócitos recuperados. Resumidamente, parece haver menor número de oócitos captados em mulheres com endometriose comparadas a mulheres sem endometriose e taxas de nascidos vivos, possivelmente, menores apenas em mulheres com endometriose estágios III/IV quando comparadas a mulheres sem endometriose.

É importante ressaltarmos que as metanálises não avaliaram as taxas cumulativas de nascidos vivos por ciclo iniciado, nem o tempo médio para a gravidez em mulheres com endometriose em seus diferentes estágios comparadas a mulheres sem a doença, que são considerados os desfechos mais relevantes das TRA, de modo que não dispomos destas informações. Estudos futuros bem delineados e consistentes, avaliando casuísticas maiores, precisam ser conduzidos para elucidar o impacto da endometriose nestes desfechos.

Outra preocupação consiste em saber se os ciclos de reprodução assistida (RA) poderiam aumentar o risco de recorrência da doença, já que durante a estimulação ovariana controlada (EOC), os níveis de estradiol se encontram extremamente elevados, o que poderia, teoricamente, estimular a progressão da doença. Diversos autores mostraram que não houve essa associação[12].

Abordagem cirúrgica

Os tratamentos cirúrgicos para endometriose profunda são realizados principalmente em pacientes com dor pélvica ou em falta de resposta ao tratamento de Reprodução Assistida[1,4,2]. Vários estudos demonstram que a cirurgia, além de ter um efeito benéfico sobre o quadro doloroso da paciente, pode melhorar as chances de gravidez, especialmente se houver condições seminais e tubárias favoráveis. Há ainda controvérsia se a cirurgia previamente à FIV melhora seus resultados, e por isso os casos devem ter sua abordagem individualizada.

Cirurgia para endometriomas

Quando da presença de endometrioma ovariano à UStv ou RM, as evidências sugerem que a exérese cirúrgica possibilita melhora da fertilidade natural, sendo que a retirada da cápsula reduz a taxa de recidiva. Desta forma, considerar a cirurgia em mulheres sem idade avançada e sem comprometimento da reserva ovariana, que apresentarem permeabilidade tubária (avaliada pela histerossalpingografia ou histerossonossalpingografia) e cujos parceiros não apresentarem alterações seminais que *per se* já indiquem a FIV ou ICSI, com cautela máxima na prevenção de dano ao parênquima ovariano não acometido[6,9,12].

A cirurgia para endometriomas ovarianos pode reduzir a reserva ovariana por excisão ou ablação do parênquima ovariano ao redor do cisto, o que possivelmente tem efeitos negativos na fertilidade pós-operatória[12]. Esse risco é aumentado quando os endometriomas são grandes, recorrentes ou bilaterais. A avaliação da reserva ovariana pode ser útil antes da cirurgia para endometrioma e quando o tratamento cirúrgico for a opção, uma abordagem por via laparoscópica (comparada à via laparotômica) está associada a menos complicações pós-operatórias, menos dor pós-operatória, menor tempo de internação hospitalar e menor custo.

A técnica recomendada para o tratamento cirúrgico dos endometriomas é a cistectomia laparoscópica, mas em certas situações a cistectomia pode levar à ooforectomia parcial ou total devido a dificuldades intraoperatórias e as consequências para os aspectos reprodutivos podem ser bem negativas.

Nas mulheres que já foram submetidas à cirurgia para endometrioma, os resultados de FIV/ICSI (taxa de gravidez e taxa de nascidos vivos) permanecem inalterados, mas muitas revisões mostram que a cistectomia ovariana antes da FIV/ICSI pode, se feita de maneira não muito conservadora, promover queda de reserva, com menos oócitos recuperados e o uso de doses mais altas de gonadotrofinas. Por isso, a princípio não se deve indicar a retirada do endometrioma a fim de melhorar os resultados de FIV/ICSI. Não há também melhores resultados de FIV/ICSI para mulheres submetidas à aspiração de cisto guiada por ultrassom antes da estimulação ovariana controlada. A aspiração sistemática transvaginal guiada por ultrassom dos endometriomas antes da FIV/ICSI, a fim de aumentar as taxas de gravidez, não é recomendada. Se um endometrioma puder interferir na recuperação dos oócitos, ele pode ser drenado por aspiração transvaginal guiada por ultrassom, com ou sem injeção de etanol.

Deve-se lembrar que o endometrioma ovariano isolado é muito raro e há frequentemente associação com endometriose infiltrativa e, por isso, a avaliação e o tratamento de outras localizações pélvicas da endometriose são recomendados quando um endometrioma é descoberto ou durante seu tratamento cirúrgico. O risco de recorrência aumenta após cirurgia incompleta.

Desta forma, considerar a exérese cirúrgica de endometrioma em casais inférteis onde a mulher não tem idade avançada, comprometimento da reserva ovariana ou da permeabilidade tubária, cujos parceiros não apresentarem alterações seminais que *per se* já indiquem a FIV ou ICSI. A cirurgia para endometrioma deve ser planejada adequadamente, com boa avaliação de outros focos de endometriose, particularmente da doença infiltrativa e deve ser feita visando à maior preservação de tecido ovariano possível. Previamente à cirurgia, um mapeamento completo deve ser feito, e a paciente aconselhada sobre os riscos da cirurgia e os seus possíveis efeitos sobre a fertilidade futura.

ESCOLHA DA ABORDAGEM CLÍNICA OU CIRÚRGICA NA INFERTILIDADE ASSOCIADA À ENDOMETRIOSE PROFUNDA

A infertilidade relacionada à endometriose deve ser avaliada de maneira global, levando em consideração a presença de dor concomitante, assim como os outros fatores que possam estar envolvidos no processo de fertilização, tais como avaliação seminal, reserva ovariana e permeabilidade tubária. O tratamento clínico (progestogênios ou agonistas GnRH) tem efeitos benéficos sobre o quadro de dor, mas impede a concepção, e seu uso não melhora as chances de fertilidade futura, por isso deve ser avaliado no contexto do quadro geral da paciente. O tratamento clínico não é recomendado para pacientes com endometriose e infertilidade para aumentar as chances de gravidez espontânea, inclusive no pós-operatório[1, 2,3,4,10].

O tratamento cirúrgico, especialmente da endometriose profunda, tem efeitos benéficos sobre o quadro de dor e pode melhorar a fertilidade futura. As taxas de gravidez (espontânea ou após reprodução assistida) alcançadas após a cirurgia para lesões de endometriose profunda sem envolvimento colorretal variam de 40% a 85%. Após a cirurgia, especificamente para lesões endometrióticas colorretais, as taxas de gravidez (alcançadas espontaneamente e após a reprodução assistida) variam de 47 a 59%, dependendo do estudo, e são, portanto, semelhantes aos resultados obtidos na endometriose profunda não colorretal.

Ainda não é possível tirar conclusões sobre o valor do manejo cirúrgico das lesões profundas antes da FIV/ICSI, com base em estudos comparando as chances de gravidez após a fertilização *in vitro*, com ou sem cirurgia prévia, em pacientes que também não apresentavam sintomas de dor. Estes dados nos indicam que, uma vez indicada a cirurgia, a realização de FIV/ICSI posterior pode ser uma alternativa caso não ocorra a gestação após a cirurgia. Entretanto, indicar a cirurgia apenas para melhorar os resultados de FIV/ICSI não tem embasamento suficiente, já que parece que a cirurgia não oferece benefícios óbvios em relação às chances de gravidez por meio de FIV/ICSI e há o risco de complicações pós-operatórias imediatas e de redução da reserva ovariana (na presença de endometrioma). Poucos estudos abordaram o papel da cirurgia após falha de vários ciclos de FIV/ICSI, mas é possível que a cirurgia possa melhorar a taxa de gravidez por FIV/ICSI nestes casos de falha prévia e sucessivos ciclos de FIV/ICSI, embora não haja estudos controlados avaliando esta situação.

Não há dados de literatura que indiquem qual tratamento seja mais eficaz em termos de aumentar a chance de gravidez como primeira escolha (FIV/ICSI ou cirurgia), mas ambos podem ter indicação. Há maior tendência a se indicar inicialmente FIV/ICSI em casos de fatores masculinos associados, sem quadro doloroso importante, reserva ovariana já comprometida e se já houve tentativa cirúrgica prévia. A preferência por cirurgia inicial seria por casos com quadro doloroso importante, com boa possibilidade de gestação espontânea pós-cirurgia (levar em conta o índice de fertilidade), sem cirurgia prévia ou com risco de comprometimento oclusivo intestinal ou ureteral.

O uso de estimulação ovariana pós-operatória, com ou sem inseminação intrauterina, pode ser considerado para tratamento não FIV nos casos de endometriose mínima e leve (ASRM estágio I ou II), desde que avaliados os outros fatores de fertilidade associados, inclusive a idade da mulher. Entretanto, existem dados insuficientes na literatura para tirar conclusões sobre o papel dos tratamentos de baixa complexidade (estimulação ovariana, com ou sem inseminação intrauterina) em pacientes com endometriose pélvica profunda ou endometriomas, e nesses casos, em geral, prefere-se uma estratégia mais agressiva, com utilização de Reprodução Assistida.

Em suma, a primeira escolha para tratar a fertilidade em casos de endometriose III/IV (ASRM) pode ser a cirurgia ou a FIV/ICSI, pois ambas aumentam as chances de gravidez. A escolha deve ser feita baseada em avaliação de outros fatores associados e acesso ao tratamento. Não se recomenda conduta mais conservadora (expectante, indução de ovulação com ou sem IUI) nestes casos. Para os casos de endometriose leve, se o prognóstico de fertilidade for favorável, tratamento não FIV (indução/IUI) pode ser indicado.

No caso de falha do tratamento inicial, recorrência ou envolvimento de vários órgãos, recomenda-se um atendimento por equipe multidisciplinar, envolvendo ginecologistas experientes e proctologistas, além de outros profissionais. Deve-se evitar múltiplas cirurgias, e uma vez indicada, que ela seja a mais eficaz possível, com completo mapeamento de lesões no pré-operatório e intervenção a mais precisa possível. Havendo um contexto favorável para indicação cirúrgica, o uso de medicações no pós-operatório não aumenta a chance de gravidez e pode retardar a gravidez.

O tratamento cirúrgico prévio da endometriose profunda apenas para melhorar os resultados da fertilização *in vitro* não é recomendado, embora não haja estudos controlados para responder a esta indagação. Havendo condições pós-operatórias, a concepção espontânea deve ser tentada por período não muito longo (cerca de 6 a 9 meses), e no caso de insucesso, o emprego de FIV/ICSI está indicado. Havendo tentativas prévias com insucesso de FIV/ICSI, a possibilidade de intervenção cirúrgica para endometriose profunda pode ser oferecida, cotejando os riscos envolvidos. Não havendo condições satisfatórias de uma boa cirurgia, esta não deve ser indicada, já que seus efeitos podem ser maléficos para a fertilidade futura.

CONSIDERAÇÕES FINAIS

Pacientes inférteis têm uma probabilidade razoável de apresentarem endometriose. O tratamento da infertilidade associada à endometriose tem que ser individualizado, levando-se em consideração alguns aspectos importantes, como a idade da paciente, sua reserva ovariana, o estadiamento da doença, a presença de dor pélvica, endometrioma e intervenção cirúrgica prévia, a duração da infertilidade, a presença ou não de anormalidade tubária e a qualidade seminal do parceiro. Em pacientes com idade avançada e/ou indícios de comprometimento da reserva ovariana, a conduta expectante não deve ser a preferida, a menos que a paciente não tenha condições e recursos para ser submetida a abordagens mais intervencionistas, como as TRA.

Em pacientes com endometriose mínima ou leve, a exérese das lesões, associada à adesiólise durante a videolaparoscopia, parece ser mais efetiva do que a realização exclusiva de videolaparoscopia diagnóstica em termos na melhora da fertilidade natural. Se a paciente não apresentar idade avançada, tiver trompas pérvias e ausência de fator masculino grave, a conduta expectante ou a IUI seguida de indução da ovulação com gonadotrofinas podem ser consideradas como terapia de primeira linha. Se a paciente tiver idade avançada e/ou indícios de comprometimento da sua reserva ovariana, um tratamento mais intervencionista, como a IUI seguida de indução da ovulação com gonadotrofinas ou FIV, deve ser discutido.

Em mulheres com endometriose moderada ou grave, a terapia cirúrgica conservadora via laparoscopia ou laparotomia pode ser benéfica na melhora da fertilidade natural, sem, contudo, ser possível estimar de modo adequado as taxas cumulativas de gestação após o procedimento cirúrgico. Desta forma, caso a paciente não apresente idade avançada ou comprometimento da reserva ovariana, tenha trompas pérvias e ausência de fator masculino grave, a conduta expectante após a cirurgia pode ser adotada por 6 a 12 meses. Todavia, não temos evidências de que a realização de tratamento cirúrgico prévio melhore as taxas de sucesso das TRA e, nos casos de indicação de FIV/ICSI, não se recomenda a realização de tratamento cirúrgico com a finalidade de melhora do sucesso das TRA, reservando-se a cirurgia para situações de falhas anteriores das TRA. O uso de agonistas do GnRH por 3 a 6 meses antes da FIV parece melhorar a taxa de sucesso gestacional. Apesar de menos estudado, o uso de contraceptivos orais combinados consecutivamente por 6 a 8 semanas, previamente à realização da FIV, parece uma estratégia promissora, pois promove resultados gestacionais similares aos de mulheres sem a doença submetidas à FIV. Geralmente, não se recomenda nova abordagem cirúrgica com a finalidade de melhorar a fertilidade natural ou o sucesso gestacional após a FIV.

A exérese laparoscópica de endometriomas com diâmetros mais volumosos (maiores que 4 a 5 cm) melhora as taxas de gestação espontânea após a intervenção cirúrgica, quando comparada à drenagem e coagulação da pseudocápsula, estando ao mesmo tempo associada a um risco menor de recorrência do cisto. Todavia, esse procedimento cirúrgico não melhora as taxas de gestação após a FIV, não sendo recomendado com esta finalidade em mulheres em que a FIV já está indicada.

REFERÊNCIAS BIBLIOGRÁFICAS

1. Somigliana E, Vigano P, Benaglia L, Busnelli A, Berlanda N, Vercellini P. Management of endometriosis in the infertile patient. Semin Reprod Med. 2017;35(1):31-37.
2. Zondervan KT, Phil D, Becker CM, Missmer SA. Endometriosis N Engl J Med 2020;382:1244-56.
3. Tomassetti C, D'Hooghe T. Endometriosis and infertility: Insights into themcausal link and management strategies. Best Practice & Research Clinical Obstetrics and Gynaecology 2018; 51:25e33
4. Hodgson RM, Lee H, Wang R, Mol BW, Johnson N. Interventions for endometriosis-related infertility: a systematic review and network meta-analysis Fertil Steril. 2020;113:374-82.
5. NICE guideline [NG73]. Endometriosis: diagnosis and management. Published date: September 2017 (https://www.nice.org.uk/guidance/ng73/chapter/ Recommendations #endometriosis-symptoms-and-signs)
6. Collinet P, Fritel X, Revel-Delhom C, et al. Management of endometriosis CNGOF/HAS clinical practice guidelines

Short version. Journal of Gynecology Obstetrics and Human Reproduction. DOI: 10.1016/j.jogoh.2018.06.003 10.1016/j.jogoh.2018.06.003

7. Kim CH, Cho YK, Mok JE. Simplified ultralong protocol of gonadotrophin-releasing hormone agonist for ovulation induction with intrauterine insemination in patients with endometriosis. Hum Reprod. 1996;11(2): 398-402.
8. ASRM. Endometriosis and infertility: a committee opinion. Fertil Steril. 2012;98(3):591-8.
9. Mathieu-d'Argent E, Cohen J, Chauffour C, Pouly JL, Boujenah J, Poncelet C, et al. Endométriose profonde et infertilité. RPC endométriose CNGOF-HAS [Deeply infiltrating endometriosis and infertility: CNGOF-HAS Endometriosis Guidelines]. Gynecol Obstet Fertil Senol (2018), 10.1016/j.gofs.2018.02.006
10. Horton J, Sterrenburg M, Lane S, Maheshwari A, Li TC, Cheong Y. Reproductive, obstetric, and perinatal outcomes of women with adenomyosis and endometriosis: a systematic review and meta-analysis. Human Reproduction Update, 2019;1-41.
11. Benschop L, Farquhar C, Van der Poel N, Heineman MJ. Interventions for women with endometrioma prior to assisted reproductive technology. Cochrane Database Syst Rev. 2010(11):CD008571.
12. Maignien C, Santulli P, Bourdon M, Korb D, Marcellin L, Lamau MC, et al. Deep infiltrating endometriosis: a previous history of surgery for endometriosis may negatively affect assisted reproductive technology outcomes. Reproductive Sciences. Volume 2020;27:545-54.

capítulo 5

Seguimento e prevenção de recidiva

- Eduardo Schor
- Mariana Costa Rossette
- Alexander Kolpeman

INTRODUÇÃO

Uma das perguntas mais frequentes que escutamos no consultório após a indicação de uma cirurgia para endometriose é "Dr, depois da cirurgia a doença pode voltar?"

Antes de responder a esta pergunta, devemos deixar bem claro a diferença entre a recidiva da doença e a persistência da doença após a cirurgia.

A prevenção da recidiva se inicia em um pré-operatório e intraoperatório bem estruturado. A cirurgia para endometriose tem como princípio básico a citorredução total, ou seja, a retirada de todos os implantes da doença. Para tanto, um mapeamento da pelve para identificar as localizações de todas as lesões é imperativo. Este objetivo pode ser alcançado por meio de um exame de imagem especializado, seja a ressonância magnética ou ultrassonografia com preparo intestinal[1,2].

É fundamental também, do ponto de vista clínico, analisar a possibilidade de afecções concomitantes, visando dar à paciente a real perspectiva de melhora de qualidade de vida no pós-operatório[1,4].

Mesmo em casos nos quais a cirurgia é realizada de forma ideal, existe a possibilidade de recidiva após algum tempo[5]. Para podermos orientar à paciente quais as ferramentas que dispomos para tentar diminuir a chance de que isso ocorra, um pouco da etiopatogenia da moléstia deve ser entendida.

Atualmente, os mecanismos através dos quais ocorre a gênese da doença são pouco conhecidos, fatores genéticos, imunológicos e, provavelmente, ambientais estão envolvidos[1,6]. Um dos pontos que conhecemos sobre a etiopatogenia da doença é que há necessidade de menstruação para que a doença ocorra. Portanto, uma das ferramentas atuais disponíveis para diminuirmos a chance de recidiva é o bloqueio da menstruação no pós-operatório, além da redução os níveis séricos de estrogênio.

Estima-se que a recorrência da endometriose ocorra em cerca de 20% das pacientes nos primeiros 2 anos e em cerca de 40-50% após 5 anos do tratamento cirúrgico[5]. Contudo, esta estimativa é muito variável na literatura, principalmente devido à ausência de consenso terminológico quanto à definição de recorrência da doença. Além disso, o tratamento da endometriose é bastante heterogêneo, pois depende amplamente da habilidade do cirurgião em promover citorredução completa da doença e também do tipo, dose e duração do tratamento medicamentoso empregado no pós-operatório[1,5,6].

DIAGNÓSTICO

A detecção de recorrência da endometriose tem sido definida na literatura do ponto de vista clínico, radiológico ou cirúrgico. Clinicamente, podemos suspeitar da recorrência por meio do exame pélvico ginecológico ou por meio da queixa de piora da dor (dismenorreia, dispareunia ou dor pélvica)[5].

A definição de recorrência com base no exame clínico é subjetiva, depende da experiência do examinador e pode superestimar os achados à medida que um nódulo de fibrose pós-operatória pode ser confundido com um nódulo de endometriose[9]. Quanto ao parâmetro de piora da dor, utilizamos a escala visual analógica (EVA) como método de quantificação periódica dos sintomas dolorosos nas consultas de acompanhamento. Entretanto, devemos lembrar que a sensação da dor é um parâmetro subjetivo e também possui limitações. Além disso, podemos ter casos de franca evolução da doença em pacientes assintomáticas ou oligossintomáticas[1,5,6].

Outra maneira de caracterizarmos a presença de recidiva é através do ressurgimento de focos de endometriose em exames de imagem especializados (ressonância magnética de pelve ou ultrassonografia com preparo intestinal)[5,9]. Recomendamos a realização destes exames a cada seis meses nos primeiros dois anos e anualmente até completar cinco anos do procedimento cirúrgico. Uma das principais questões relacionadas aos exames de imagem é, se as imagens identificadas são, na verdade recidiva ou sequela pós-operatória.

Uma das melhores formas de diferenciar as duas situações é por meio da ressonância magnética na qual a recidiva se diferencia da fibrose pela identificação de imagens de hipersinal em T1. Por fim, o método confirmatório da recorrência da doença é o diagnóstico histopatológico de lesões de endometriose detectadas durante as reabordagens cirúrgicas[2,5].

Fator fundamental na avaliação clínica da possibilidade de recidivas é afastarmos outras possíveis causas de dor. Nem sempre a causa de uma eventual dismenorreia, dispareunia, distúrbios intestinais ou urinários indicam recidiva da doença. Outras afecções como adenomiose, alterações miofasciais, principalmente as de assoalho pélvico que levam, frequentemente, à dispareunia, a síndrome do intestino irritável e a síndrome da bexiga dolorosa devem ser avaliadas[2,4].

TRATAMENTO E PREVENÇÃO DA RECORRÊNCIA

As principais medidas para prevenção da recorrência da endometriose são a realização de uma cirurgia bem-feita com a exérese de todos ou o maior número possível de lesões, além do uso de medicamentos de supressão no pós-operatório, em curto e longo prazo (anticoncepcionais orais combinados, progestogênios, análogos do GnRh ou inibidores da aromatase)[3,5,6].

Em relação ao tratamento medicamentoso, observou-se que o uso por um curto período de tempo (seis meses) de pílulas orais contínuas não melhorou as taxas de recorrência dos sintomas em pacientes submetidas ao tratamento cirúrgico conservador. Em contrapartida, quando esta terapia medicamentosa é utilizada por longo prazo (> seis meses e idealmente > 24 meses) parece haver prevenção da recorrência dos sintomas, principalmente da dismenorreia[5]. Além disso, existe maior benefício com o uso contínuo de anticoncepcionais orais contínuos em detrimento do esquema cíclico[7]. O DIU de levonorgestrel também demonstrou reduzir a recorrência de dismenorreia no pós-operatório, porém, ele não previne o surgimento de endometriomas por não inibir a ovulação, mantendo o ovário em ambiente hiperestrogênico. Portanto, este método deve ser evitado em pacientes com diagnóstico ou antecedentes de endometriomas[8].

O controle da recorrência de dor pélvica crônica e dor pélvica acíclica, por outro lado, ainda é um desafio, pois não parece haver grande benefício com a terapia medicamentosa a longo prazo. Em relação à dispareunia, também não existe evidência de efeito positivo da supressão medicamentosa no pós-operatório, provavelmente, por envolver outros fatores como espasmos da musculatura do assoalho pélvico, questões psicológicas e psicossexuais[1,5,9]. O tratamento destas pacientes deve ser individualizado e incluir auxílio multiprofissional de fisioterapeutas, psicólogos e terapeutas sexuais[4].

Em relação à recorrência de endometriomas, foi demonstrado benefício do uso de contraceptivos orais cíclicos ou contínuos após a cirurgia. Entretanto, este efeito parece desaparecer rapidamente após a descontinuação do medicamento[9,10].

No que se refere ao uso do análogo do GnRH, seu benefício quando utilizado por curto período (três a seis meses) no pós-operatório ainda é controverso na literatura. O guideline da ESHRE (2013) recomenda o uso do análogo de GnRH por seis meses no pós-operatório por estar associado à redução da recorrência dos sintomas de endometriose por 12 a 24 meses[1]. Também já foi demonstrado por meio de metanálises que existe redução significativa das taxas de recorrência entre pacientes que fizeram uso do análogo de GnRH no pós-operatório por no mínimo seis meses[3]; esta conduta é habitualmente adotada no Setor de Endometriose da Unifesp, principalmente, nos casos de pós-operatório de doenças avançadas. Cumpre salientar que o uso dos análogos do GnRH deve, obrigatoriamente, ser acompanhado, após 15 dias da primeira aplicação de terapia de adição hormonal. Segundo a literatura, a adição de estrogênios conjugados (0,625), etinilestradiol (1mg) ou tibolona (2,5 mg) diminui os efeitos colaterais do hipoestrogenismo e impede a perda de massa óssea[1].

Além disso, a combinação do uso de análogos do GnRH por curto período (três a seis meses) em associação com o uso prolongado de contraceptivos orais parece ter impacto significativo na redução da recidiva de endometriomas[9]. Em nosso serviço fazemos uso do análogo do GnRH por seis meses após a cirurgia, a dose e o esquema adotado dependem do desejo gestacional da paciente. Damos preferência ao uso mensal (3,6mg) nas pacientes com desejo de gestação a curto ou médio prazo e à formulação trimestral (10,8mg) àquelas sem desejo de gestação.

Quando comparamos o tipo de terapia medicamentosa utilizada, não parece haver diferença significativa entre os contraceptivos orais combinados, diferentes tipos de progestogênios, DIU de levonorgestrel ou análogos do GnRH. O tempo de uso do tratamento clínico parece ser o principal fator que influencia na redução da recorrência dos sintomas e da doença no pós-operatório. Idealmente, a medicação deve ser continuada até o momento em que a paciente queira engravidar[1,5,9].

Após a recorrência da doença e dos sintomas, o que nos resta é a reavaliação do caso, podendo ser proposto o tratamento clínico conservador ou, em casos selecionados, a reabordagem cirúrgica, seguindo os mesmos preceitos da indicação observada previamente à primeira indicação. Caso a cirurgia seja indicada, pela qualidade de vida extremamente prejudicada pela doença e, desde que não haja desejo reprodutivo futuro, a cirurgia definitiva pode ser indicada, consistindo na histerectomia, de preferência com anexectomia bilateral[1]. Estima-se que cerca de 27% das pacientes sejam readmitidas para procedimentos cirúrgicos adicionais dentro dos primeiros quatro anos após a cirurgia[2]. A realização de múltiplas reabordagens cirúrgicas deve ser sempre desencorajada devido ao risco adicional de complicações que cada procedimento representa, como o risco de formação de fibrose pós-operatória com piora da dor e também de redução potencial significativa da reserva ovariana.

Nossa maior meta terapêutica deve ser reduzir o número de intervenções que a mulher com endometriose necessitará ao longo de sua vida e otimizar o tratamento clínico. Desta forma, o planejamento a longo prazo é ideal para que se reserve a realização da cirurgia para o momento em que esta paciente queira engravidar ou tenha repercussão significativa em sua qualidade de vida.

A possibilidade de predizermos o risco de uma paciente apresentar recorrência da doença no futuro é um desafio que futuros estudos devem se dedicar a desvendar. O tratamento personalizado possibilitaria a individualização do controle clínico e radiológico destas pacientes, prevenindo o sobretratamento de pacientes de baixo risco e aumentando a vigilância de pacientes de alto risco.

CONSIDERAÇÕES FINAIS

A possibilidade de recidiva da endometriose, bem como a necessidade de seguimento a longo prazo das mulheres operadas devido à doença, devem fazer parte da orientação pré-operatória de todas as pacientes com indicação de intervenção.

Todas as nuances relacionadas ao quadro devem ser observadas com cautela. Salientando que, nem sempre, a suspeita de recidiva indica a ocorrência da mesma. A avaliação do quadro como um todo faz parte de uma boa prática médica, visando minimizar o número de reintervenções desnecessárias e o impacto emocional causado pelo diagnóstico de reincidência da moléstia.

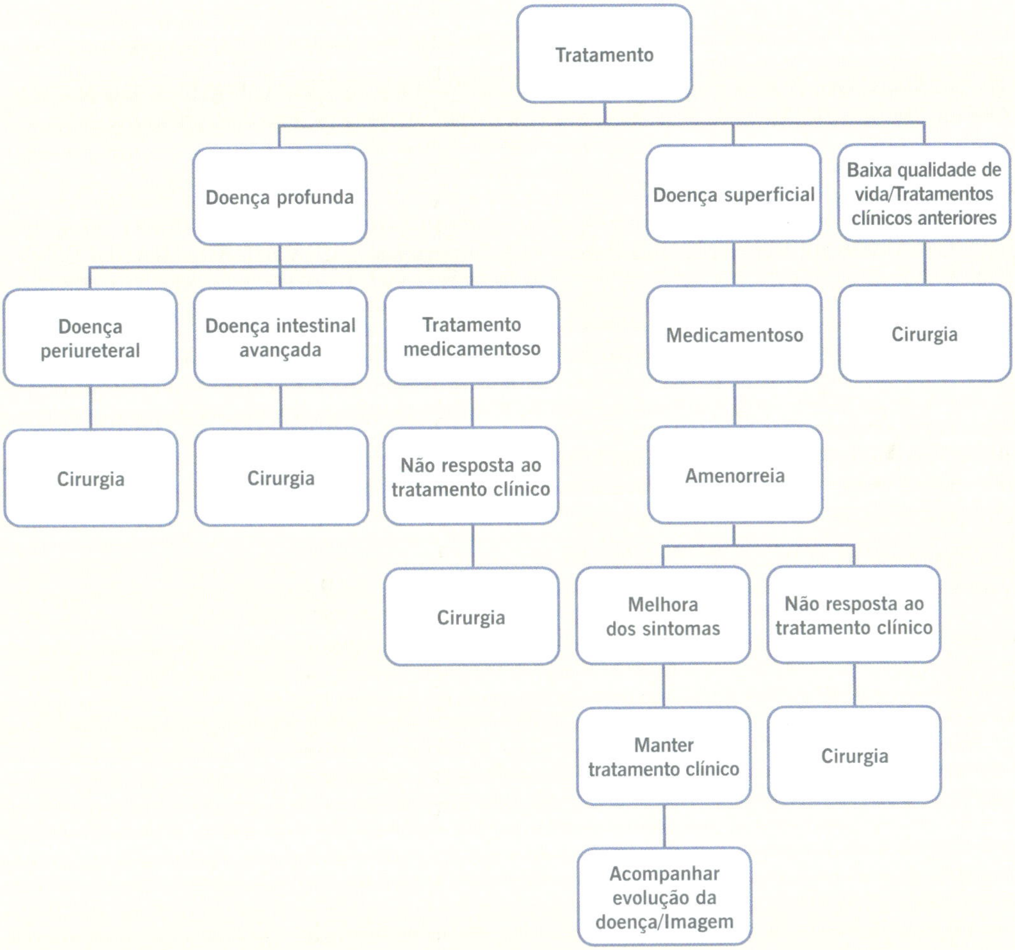

Fonte: Setor de Algia Pélvica e Endometriose da Universidade Federal de São Paulo – Escola Paulista de Medicina.

Figura 1. Fluxograma de tratamento e seguimento clínico da endometriose.

REFERÊNCIAS BIBLIOGRÁFICAS

1. Dunselman GA, Vermeulen N, Becker C, et al. ESHRE guideline: management of women with endometriosis. Hum Reprod. 2014;29(3):400-12.
2. Vercellini P, Crosignani PG, Abbiati A, Somigliana E, Viganò P, Fedele L. The effect of surgery for symptomatic endometriosis: the other side of the story. Hum Reprod Update. 2009;15(2):177-88.
3. Zheng Q, Mao H, Xu Y, Zhao J, Wei X, Liu P. Can postoperative GnRH agonist treatment prevent endometriosis recurrence? A meta-analysis. Arch Gynecol Obstet. 2016;294(1):201-07.

4. Dos Bispo AP, Ploger C, Loureiro AF, Sato H, Kolpeman A, Girão MJ, Schor E. Assessment of pelvic floor muscles in women with deep endometriosis. Arch Gynecol Obstet. 2016 Sep;294(3):519-23.
5. Ceccaroni M, Bounous VE, Clarizia R, Mautone D, Mabrouk M. Recurrent endometriosis: a battle against an unknown enemy. Eur J Contracept Reprod Health Care. 2019;24(6):464-74.
6. Falcone T, Flyckt R. Clinical management of endometriosis. Obstet Gynecol. 2018;131(3):557-71.
7. Muzii L, Di Tucci C, Achilli C, et al. Continuous versus cyclic oral contraceptives after laparoscopic excision of ovarian endome- triomas: a systematic review and metaanalysis. Am J Obstet Gynecol. 2016;214:203–211.
8. Abou-Setta AM, Houston B, Al-Inany HG, et al. Levonorgestrel- releasing intrauterine device (LNG-IUD) for symptomatic endometriosis following surgery. Cochrane Database Syst Rev 2013; 1:CD005072.
9. Koga K, Takamura M, Fujii T, Osuga Y. Prevention of the recurrence of symptom and lesions after conservative surgery for endometriosis. Fertil Steril. 2015 Oct;104(4):793-801. doi: 10.1016/j.fertnstert.2015.08.026. Epub 2015 Sep 4. PMID: 26354093.
10. Vercellini P, Somigliana E, Daguati R, Vigano P, Meroni F, Crosignani PG. Postoperative oral contraceptive exposure and risk of endometrioma recur- rence. Am J Obstet Gynecol 2008;198:504.e1–5.

Seção **2**

GESTAÇÃO, PARTO E ASSOALHO PÉLVICO: VISÃO DO UROGINECOLOGISTA

GESTAÇÃO, PARTO E ASSOALHO PÉLVICO: VISÃO DO UROGINECOLOGISTA

▶ Manoel João Batista Castello Girão

Poucos assuntos na área de conhecimento da Ginecologia oferecem tantos aspectos a serem considerados e sofreram tantas mudanças ao longo das últimas décadas como o impacto da gestação e do parto no assoalho pélvico. Inicialmente, necessário se faz salientar que este assunto deve ser analisado em sua totalidade e não apenas considerar pontos específicos em separado – pois, se assim o fizermos, poderemos chegar a conclusões errôneas. O eventual impacto do parto no assoalho pélvico não deve ser justificativa isolada para nortear condutas obstétricas, deve, sim, ser considerado dentro de um conjunto de elementos para embasar a tomada de decisão.

Isto posto, alguns pontos merecem considerações especiais. Vamos a eles.

As mudanças impostas pela gestação já são suficientemente intensas para induzir alterações no trato urinário e assoalho pélvico feminino. Assim, observamos sintomas frequentes ao longo da gestação, tais como aumentos de frequência miccional, urgência e até incontinência urinária. Alterações urodinâmicas, como diminuição da capacidade vesical e da pressão de fechamento uretral são descritas, tanto decorrentes da ação hormonal quanto das mudanças anatômicas.

O parto vaginal, por sua vez, também pode levar a mudanças significativas, a depender da capacidade de distensão tecidual, da proporcionalidade do tamanho do feto e da pelve de cada paciente, e do tempo de período expulsivo.

Uma discussão muito importante é sobre fazer ou não a episiotomia. De forma errada, ela vem sendo, por vezes, considerada como uma violência obstétrica. Um verdadeiro absurdo!!!! Bem indicada e bem realizada evita outros transtornos de grandes proporções, evita lesões que, em grau extremo, podem lesar esfíncter e canal anal, tornando um momento especial em um desastre.

Devemos considerar que os músculos do assoalho pélvico têm uma capacidade de distensão muito maior que os nervos e, portanto, quando rompem a inervação, esta já foi comprometida em proporção variável, podendo chegar a ser significativa. Assim, o momento de se decidir pela episiotomia já ficou para trás. Certos de que a decisão deve ser tomada com base na experiência de cada profissional, chamamos a atenção para os colegas mais novos que se capacitem adequadamente para evitar o viés de decisão de postergarem a episiotomia por insegurança com a técnica.

Precisamos considerar vários fatores como alertas para o risco de lesão do assoalho pélvico, entre eles, alguns devem sempre ser lembrados: tamanho do feto, apresentação fetal, idade materna, forma da pelve e peso materno. Mas também gostaríamos de chamar a atenção para um aspecto muitas vezes não tão valorizado que é o tempo de período expulsivo. O tempo em que a cabeça fetal fica comprimindo os tecidos maternos deve ser considerado pela potencial isquemia tecidual. Um tempo excessivo de isquemia poderá acarretar comprometimentos da inervação muscular que pode se manifestar tanto no pós-operatório imediato (com retenções ou incontinência urinária, incontinência fecal e até fístulas) ou tardiamente, com incontinências e distopias genitais.

Por fim, algumas palavras sobre prevenção. Claro que a cesárea fora de trabalho de parto evita a ação mecânica da passagem do concepto pelo canal de parto, mas esse procedimento não deve ser indicado apenas por esse motivo. Trata-se de procedimento cirúrgico e, como tal, também merece considerações ponderadas. Certamente, o preparo do assoalho pélvico durante a gestação deve ser considerado, mas, sem dúvida, é a experiência do obstetra na condução do parto que fará toda a diferença.

Aproveite a leitura!

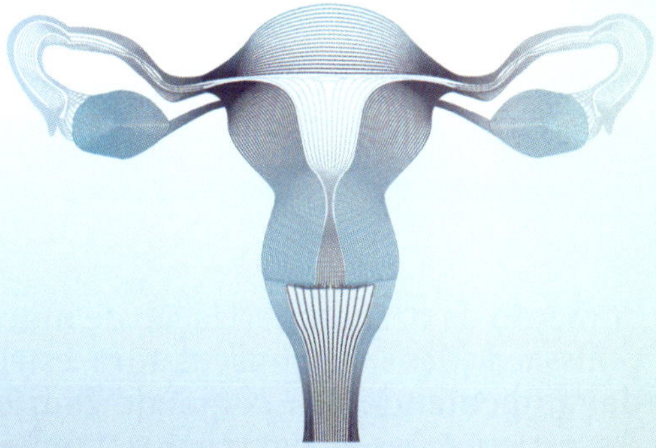

capítulo 6

O que a gestação faz no assoalho pélvico?

Virginia Roncatti

DESTAQUES OU INTRODUÇÃO

As disfunções do assoalho pélvico (DAP), levando a quadros como incontinência urinária, incontinência anal e prolapsos genitais, têm como um dos fatores etiológicos o parto vaginal. Mas em alguns casos, ocorrem estas disfunções mesmo com parto via alta[1]. Neste capítulo, relacionamos a gestação propriamente dita com essas alterações do assoalho pélvico, levando às disfunções, independente da via de parto.

ETIOPATOGENIA

As DAP mantêm-se frequentes, apesar dos avanços médicos. Atingem de 25 a 30% da população adulta e sua prevalência aumenta com a idade[2]. Até 20% destas pacientes necessitarão de uma cirurgia para correção[3]. Com o aumento da expectativa de vida mundial, supõe-se que haja um aumento de 50% no número de cirurgias para correção destes defeitos em 2050[4,5], fazendo-se extremamente útil sua prevenção.

Estudos epidemiológicos, robustos e observacionais mostram a relação entre paridade e DAP[6]. O que não está esclarecido, entretanto, é se a gravidez em si pode desenvolvê-las ou trazer consequências futuras com o envelhecimento.

Para que haja um armazenamento e eliminação adequada de fezes e urina, que não ocorra prolapsos e um coito possível, é necessária a integridade das estruturas do assoalho pélvico.

Bump et al., em seu trabalho clássico, sobre etiopatogenia das DAP, descreve as gestações e os partos como fatores iniciantes e idade como um fator descompensador[7].

Há uma relação direta entre o número de partos vaginais e prolapsos, mas não existe esta relação quando comparamos número de partos e presença de incontinência urinária, mostrando origens distintas entre as duas patologias[8]. O primeiro parto vaginal tem um papel mais importante na gênese das DAP[1].

Durante o parto vaginal, estão relacionadas lesões musculares, faciais, ligamentares e nervosas, mas, e na gestação?

O prolapso dos órgãos pélvicos (POP) está relacionado com uma avulsão dos músculos levantadores do ânus, aumentando a área do hiato genital e/ou uma lesão dos ligamentos que mantêm o útero em sua posição tópica: ligamentos uterossacros, cardinais e sua fixação no colo uterino. A incontinência urinária (IU) está relacionada com uma hipermobilidade na altura da uretra média e colo vesical[7].

Para melhor compreensão precisamos entender a origem destas lesões.

Durante a gravidez, ocorrem modificações maternas para adaptação ao crescimento e "eliminação" do concepto. Há um aumento da lordose para uma adaptação da mudança do seu eixo vertical devido ao crescimento uterino. A mulher é a única mamífera que carrega seu concepto em posição ereta completa, acentuando, assim o peso sobre seu assoalho pélvico[8].

Além disto, a proporção entre o peso do recém-nato e da mãe é maior que um mamífero quadrúpede como uma vaca por exemplo, 5,7% e 4,3% respectivamente.

Para estas adaptações ocorrem mudanças hormonais durante a gestação. Os efeitos das mudanças dos níveis hormonais de estrógeno, progesterona e relaxina, entre outros, no organismo materno, leva, entre outras coisas, a um aumento da despolimerização de mucopolissacarídeos na musculatura estriada, aumentando seu conteúdo hídrico. As articulações e ligamentos também sofrem este "edema" fisiológico com aumento da flexibilidade articular e até compressões nervosas, como na síndrome do túnel do carpo, comum no final da gestação. Este aumento hídrico da matriz extracelular que ocorre nos músculos leva a uma diminuição de sua função contráctil[9]. Tentou-se relacionar o aumento da flexibilidade ligamentar na gestante no termo com a distensão dos levantadores do ânus, sem entretanto, conseguir comprová-lo[10].

Mas, por outro lado, existe um aumento da mobilidade uretral, descida da junção ureteropélvica, diminuição da resistência uretral e da contratilidade muscular durante a gestação[1].

Modelos numéricos baseados em elemento finito, simulando as características estruturais dos ligamentos uterossacros e levantador do ânus, mostram um alongamento do primeiro e uma diminuição da espessura deste último com o evoluir da gestação e que não retornam ao seu nível pré-gestacional após o parto via alta[11].

A prevalência de IU durante a gestação é de 41% (18,6 a 60 %), aumentando a ocorrência como aumento da idade gestacional e é o principal fator de risco para IU no pós-parto, independente da via[12].

Em contraste com estudos sobre a mobilidade uretral e da junção, pouco se sabe sobre as mudanças sobre o esfíncter uretral (músculo estriado e vasos) durante a gravidez. E como a função uretral é proporcional ao seu volume, mudanças poderiam indicar maiores chances de IU. A ecogenicidade, medida com ultrassom, diminui depois da gestação, não importando a via do parto[13].

Estudo de revisão, mostrando impacto da gravidez e parto na função do assoalho pélvico, com medidas objetivas, mostra que a gravidez, principalmente a primeira, causa uma diminuição da função contráctil da musculatura, sendo um fator preditivo para a ocorrência de POP futuramente na sua vida. A gravidez está associada à descida da junção ureterovesical, aumento nas medidas de POP, diminuição da resistência uretral e perda de contratilidade da musculatura do assoalho pélvico. Mudanças estas, compatíveis com adaptação fisiológica. A maioria das mulheres recupera-se destas alterações, mas em algumas elas persistem podendo causar DAP tardiamente, com alterações degenerativas da idade e hipoestrogenismo[1].

Outro fator importante a se considerar é que a primeira gravidez tem um fator preponderante na gênese das alterações que podem levar às DAP, mas gestações subsequentes não aumentam este risco se os partos forem por via alta[14].

Durante a gestação, a paciente apresenta também alterações em sua qualidade de vida, relacionadas com sintomas gerados por alterações no assoalho pélvico, como IU, incontinência fecal, dor perineal e diminuição na atividade sexual[15].

CONSIDERAÇÕES FINAIS

Não somente o parto, mas a gestação em si causa alterações no assoalho pélvico que podem levar à DPA e consequente IU, POP e incontinência anal. Um completo entendimento destas desordens pode ajudar na conduta individualizada destas pacientes para evitar maiores lesões na escolha da via de parto e treinamento da musculatura durante e após o parto.

REFERÊNCIAS BIBLIOGRÁFICAS

1. Geelen HV, Ostergard D, Sand P. A review of the impact of pregnancy and childbirth on pelvic floor function as assessed by objective measurement techniques, International Urogynecology Journal. 2018;29:327-38.
2. Nygaard I, Barber MD, Burgio KL, et al. Prevalence of symptomatic pelvic floor disorders in US women. JAMA. 2008;300:1311-16.
3. Olsen AL, Smith VJ, Bergstrom JO, Colling JC, Clark AL. Epidemiology of surgically managed pelvic organ prolapse and urinary incontinence. Obstet Gynecol. 1997 Apr;89(4):501-06.
4. Fialkow MF, Newton KM, Lentz GM, Weiss NS. Lifetime risk of surgical management for pelvic organ prolapse or urinary incontinence Int Urogynecol J. 2008;19:437-40.
5. Wu JM, Matthews CA, Conover MM, Pate V, Funk MJ. Lifetime risk of stress incontinence or pelvic organ prolapse surgery. Obstet Gynecol. 2014;123(6):1201-06.
6. Kearney R, Miller JM, Ashton-Miller JA, DeLancey JO. Obstetric factors associated with levator ani muscle injury after vaginal birth. Obstet Gynecol. 2006;107(1):144 .
7. Bump RC, Norton PA. Epidemiology and natural history of pelvic floor dysfunction. Urogynecol and Pelvic Floor Disfunccion.1998, 25 (4):723-45.
8. Lavy L, Sand PL, Kaniel CI, Celnikier DH. Rewiew: Can pelvic floor injury secondary to delivery be prevented? Int Urogynecol J. 2012;23:165-73.
9. Gachon B, Desseauve D, Fradet L, et al. Changes in pelvic organ mobility and ligamentous laxity during pregnancy and

postpartum. Review of literature and prospects. Prog Urol. 2016;26:385-94.

10. Gachon B, Fritel X, Fradet L, et al. Is levator hiatus distension associated with peripheral ligamentous laxity during pregnancy? Int Urogynecol J. 2017;28:1223-31.
11. Gautier EJD, Mayeur O, Lepage J, Brieu M, Cosson M, Rubod C. Pregnancy impact on uterosacral ligament and pelvic muscles using a 3D numerical and finite element model: preliminary results. International Urogynecology Journal. 2018;29:425-30.
12. Sangsawang B, Sangsawang N, Stress urinary incontinence in pregnant women: a reviewof prevalence, pathophysiology, and treatment. Int Urogynecol J. 2013;24:901-12.
13. Waarsenburg MK, Van Hoogenhuijze NE, Grob ATM, Schweitzer KJ, Withagen MIJ, Van der Vaart CH. Method and reliability of measuring midurethral area and echogenicity, and changes during and after pregnancy. International Urogynecology Journal. 2018;29:1379-85.
14. Dietz HP, Scoti F, Subramaniam N, Friedman T, Shek KL, Impact of subsequent pregnancies on pelvic floor functional anatomy. International Urogynecology Journal. 2018; 29:1517-22.
15. Rogers RG, Ninivaggio C, Gallagher K, Borders A N, Qualls C, Leeman LM. Pelvic floor symptoms and quality of life changes during first pregnancy: a prospective cohort study. Int Urogynecol J. 2017;28:1701-07.

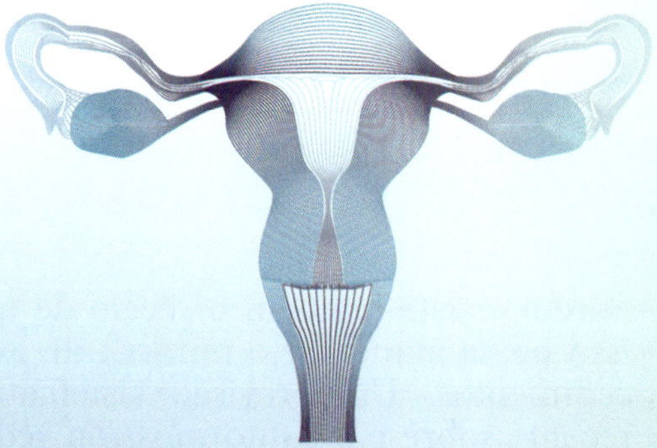

capítulo 7

Episiotomia: sim ou não? Eis a questão

- Luiz Gustavo Oliveira Brito
- Glaucia Miranda Varella Pereira

INTRODUÇÃO

A episiotomia é uma técnica cirúrgica e compreende a secção de 4-5 centímetros de comprimento da região vulvar, envolvendo a pele, mucosa vaginal, tecido subcutâneo, músculo bulbocavernoso e transverso do períneo. Existem várias modalidades (mediana, em J, médio-lateral, lateral), porém a mais recomendada, caso indicada (em virtude do seu caráter restritivo), e visando reduzir risco de trauma perineal severo (também chamado de OASIS – *obstetrics and anal sphincter injuries*), é a forma médio-lateral[1].

Ao longo dos anos, houve um declínio na realização da episiotomia em todo o mundo, e isso se deve às recomendações existentes na literatura sobre o fato de que a realização de forma rotineira desse procedimento aumenta em até 30% o risco para trauma perineal severo[2], definido como aquele que acomete o esfíncter anal ou esta estrutura e a mucosa anorretal[3].

Neste capítulo, iremos discutir o seu papel no intuito de reduzir o trauma perineal severo, o quanto esses dados vêm variando ao longo dos últimos anos, a discussão entre episiotomia seletiva e não realizar episiotomia, e o que se recomenda nos principais guidelines quanto a essa prática.

A EPISIOTOMIA COMO FATOR CONTROVERSO PARA LESÕES PERINEAIS SEVERAS

Inúmeros fatores entram na análise entre a associação entre episiotomia e lesão perineal severa: o momento da sua realização, o tamanho e profundidade do trauma, o ângulo com que foi promovido o corte, a presença de parto instrumental, a desaceleração do polo cefálico durante o parto, a presença de puxo dirigido, a posição de parto, a analgesia realizada, a presença de ocitocina, a realização de manobras de proteção perineal, o peso ao nascer, a duração do segundo período de parto. Essas variáveis são ditas confundidoras, e é difícil analisá-las de forma isolada, mesmo com técnicas refinadas de análise chamada multivariada.

Existem mulheres com trauma perineal severo que realizaram episiotomia, e um trabalho fotográfico com essas mulheres ao serem comparadas com mulheres sem trauma severo e terem realizado episiotomia. Conseguiu-se detectar que entre um grupo e outro, aquelas que tiveram a episiotomia realizada com uma profundidade de 16 mm ou mais, ângulo entre 30-60 graus, comprimento mínimo de 17 mm e distância da incisão central maior que 9 mm, tiveram menor risco para OASIS[4].

Sabendo que existe o risco de o procedimento ser realizado de forma não eficaz, existem instrumentos criados para realizar a episiotomia, como a Epi-Scissors-60, com intenção de reduzir esses erros. Essa tesoura apresenta uma haste que deve ser posicionada no centro do canal anal e as abas da tesoura ficariam formando um ângulo de 60 graus, realizando o corte de forma adequada. Porém, existe também o receio de que isso possa aumentar o número de procedimentos. Uma revisão sistemática recente sobre o assunto mostrou redução de OASIS com uso dessa tesoura, porém com dados de baixa qualidade de evidência[5]. Dessa forma, não temos evidência do benefício do seu uso.

As revisões sistemáticas apresentam variação dos resultados à medida que trabalhos científicos são acrescentados ao longo do tempo. Uma revisão de 2016 que havia incluído 16 artigos, com variação ampla de qualidade, sendo que sete apresentaram metanálise, evidenciou que a episiotomia mediolateral reduziu a incidência de OASIS na combinação dos dados, porém de forma não significante no subgrupo de nulíparas[6]. Uma atualização dessa revisão com mesmo propósito incluiu 43 estudos (nesse estudo todos os tipos de episiotomias foram inseridos), com 12 separados para metanálise, não evidenciou que a episiotomia mediolateral apresentava-se como fator protetor ou de risco para lesão perineal severa, diferente da episiotomia mediana (RR=2,88[1,79-4,65])[7]. É possível que esses resultados mudem novamente, e que o fator protetor seja novamente identificado.

Quando analisamos a episiotomia dentro do parto instrumental, temos dados em que a episiotomia mediolateral ou lateral reduziria a incidência de OASIS[8]. Porém, o efeito foi mais pronunciado quando a episiotomia foi feita em locais cuja prática é generalizada (episiotomia não seletiva), e o NNT (número necessário para tratar) para evitar um caso de OASIS foi de 18 episiotomias. Ou seja, mais trabalhos com análise de subgrupos são necessários[8].

EPISIOTOMIA SELETIVA *VERSUS* NÃO EPISIOTOMIA

De forma geral, a mediana de taxas de episiotomias seletivas é 32% (8-59%), segundo a última revisão da Cochrane[2]. A taxa de episiotomia seletiva em 2.761 partos realizados no CAISM-Unicamp foi de 18,73%[9]. Essa tem sido a política empregada pela maioria dos serviços após os resultados do estudo da Cochrane, e já temos trabalhos anteriores a ele[10] sugerindo que isso pode ser generalizável. Porém, existe a defesa de que a não realização em hipótese alguma de episiotomia (zero episiotomia) poderia ser o *standard of care*.

Em revisão sistemática e metanálise comparando os dois únicos estudos randomizados existentes até o momento, comparando episiotomia seletiva *versus* não episiotomia[11], não houve diferenças entre os grupos quanto à incidência de OASIS ou qualquer trauma perineal. Ademais, houve uma diferença de mais de 15% entre os dois estudos incluídos quanto à incidência de episiotomia no grupo "não episiotomia". Dessa forma, nenhuma das iniciativas que possam a vir a ser instituídas apresentam diferenças no que tange ao desfecho de trauma perineal severo, até o momento.

CONSIDERAÇÕES FINAIS

De acordo com os guidelines do Colégio Americano de Ginecologia e Obstetrícia (ACOG), não existem situações específicas em que a realização de episiotomia é essencial, e que a decisão de realizá-la é baseada em considerações clínicas[12]. Também, mostram que não existem evidências em recomendar para redução dos traumas perineais. O Colégio Britânico de Ginecologia e Obstetrícia (RCOG), coloca em seu guideline que os médicos devem explicar às mulheres que a evidência do efeito protetor da episiotomia é conflitante e que, se indicada, a técnica mais recomendada é a mediolateral[3]. Porém, ainda não existe nenhum trabalho mostrando a superioridade da não episiotomia, tanto que, nos únicos dois estudos randomizados sobre o assunto, houve casos de episiotomia nos grupos não episiotomia[11].

De qualquer forma, a baixa incidência de episiotomia em alguns serviços pode ser suprida, principalmente para os médicos em treinamento, com o acesso à simulação de práticas cirúrgicas, seja em modelos de esponja, ou bovinos ou porcinos. Ainda há necessidade de estudos futuros que venham a esclarecer o papel da episiotomia no trauma perineal severo, seja em caráter protetor ou que aumente o risco para essas lesões.

REFERÊNCIAS BIBLIOGRÁFICAS

1. Correia Junior MD, Passini Junior R. Selective episiotomy: indications, technique, and association with severe perineal lacerations. Rev Bras Ginecol Obstet. 2016;38(6):301-7.
2. Jiang H, Qian X, Carroli G, Garner P. Selective versus routine use of episiotomy for vaginal birth. Cochrane Database Syst Rev. 2017;2:CD000081. Doi: 10.1002/14651858.CD000081.pub3
3. Royal College of Obstetricians and Gynaecologists. The management of third- and fourth-degree perineal tears. Green-top Guideline. 2015 jun.; 29.
4. Stedenfeldt M, Pirhonen J, Blix E, Wilsgaard T, Vonen B, Olan P. Episiotomy characteristics and risks for obstetric anal sphincter injuries: a case-control study. BJOG. 2012;119(6):724-30.

5. Divakova O, Khunda A, Ballard PA. Episcissors-60 and obstetrics anal sphincter injury: a systematic review and meta-analysis. Int Urogynecol J. 2020;31(3):605-12.
6. Verghese TS, Champaneria R, Kapoor DS, Latthe PM. Obstetric anal Sphincter injuries after episiotomy: systematic review and meta-analysis. Int Urogynecol J. 2016;27:1459-67.
7. Perglialiotis V, Bellos I, Fanaki M, Vrachnis N, Doumouchtsis SK. Risk factors for severe perineal trauma during chilbirth: an updated meta-analysis. Eur J Obstet Gynecol Reprod Biol. 2020;247:94-100.
8. Lund NS, Persson LK, Jango H, Gommesen D, Westergaard HB. Episiotomy in vacum-assisted delivery affects the risk of obstetric anal sphincter injury: a systematic review and meta-analysis. Eur J Obstet Gynecol Reprod Biol. 2016;207:193-99.
9. Nobrega MA, Pereira GMV, Brito LGO, Luz AG, Lajos GJ. Severe perineal trauma in a Brazilian Southeastern Tertiary Hospital: a retrospective cohort study. Female Pelvic Med Reconstr Surg. 2020. doi:10.1097/SPV.0000000000000910
10. Lai CY, Cheung HW, Lao TTH, Lau TK, Leung TY. Is the policy of restrictive episiotomy generalizable? A prospective observational study. J Matern Fetal Neonatal Med. 2009;22(12):1116-21.
11. Pereira GMV, Hosoume RS, Monteira MV, Juliato CRT, Brito LGO. Selective episiotomy versus no episiotomy for severe perineal trauma: a systematic review with meta-analysis. Int Urogynecol J. 2020. doi:10.1007/s00192-020-04308-2.
12. Committee on Practice Bulletins-Obstetrics. ACOG Practice Bulletin n.198: prevention and management of obstetric lacerations at vaginal delivery. Obstet Gynecol. 2018;132(3):e87-e102.

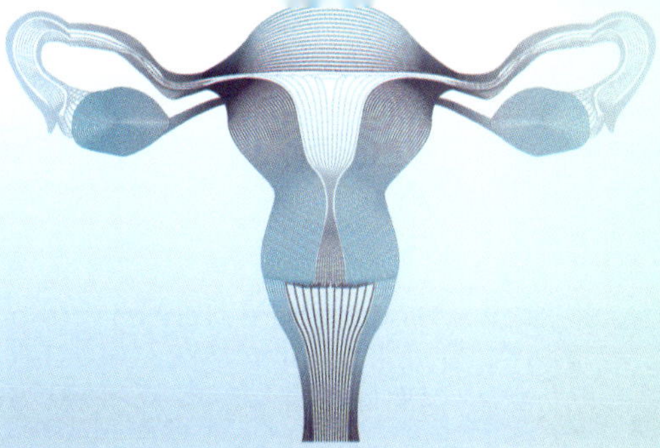

capítulo 8

Quais são os fatores de risco para OASIS?

- Antonio Pedro Flores Auge
- Sílvia da Silva Carramão

INTRODUÇÃO

A gestação e o parto são fenômenos fisiológicos que, embora muito desejados pela maioria das mulheres, podem trazer lesões ao corpo feminino. Entendendo a Medicina como ciência mutável, conforme a evolução dos conhecimentos adquiridos, e visando à melhor assistência à gestante e ao feto, revisões de condutas nos procedimentos obstétricos são necessárias.

A gestação e o parto são fatores de risco para disfunções do assoalho pélvico que incluem: Prolapso de Órgãos Pélvicos (POP), Incontinência Urinária (IU), Rotura Perineal (RP) e Incontinência Fecal (IF)[1,2,3]. A Incontinência Urinária (IU) é definida como qualquer perda involuntária de urina. O prolapso de órgãos pélvicos (POP) é definido como o deslocamento permanente, parcial ou total, de qualquer segmento vaginal ou órgão pélvico da sua localização habitual, abrangendo a procidência das paredes vaginais ou do útero e a IF é definida como a eliminação involuntária de flatos e/ou fezes[3].

Estima-se que 4% a 25 % das primíparas apresentem IF após o parto e aproximadamente 26% desenvolvem Incontinência Urinária de Esforço (IUE), enquanto 52% delas apresentam algum grau de POP[4,5].

Quadro 1. Fatores de risco para o desenvolvimento do Prolapso e Disfunções de Órgãos Pélvicos

Predisponentes	Iniciantes	Promotores	Descompensadores
Genética	Gestações	Obesidade	Idade
	Partos		
Raça branca	Neuropatias	Tabagismo	Menopausa
	Miopatias		
Sexo feminino		Doenças pulmonares obstrutiva crônica	Neuropatia
		Obstipação	Miopatias

Fonte: adaptado de Bump; Norton (1998)[6].

A etiopatogenia do POP e as disfunções do assoalho pélvico são multifatoriais, envolvendo a combinação de vários fatores de risco como predisponentes, iniciantes, promotores e descompensadores, que são sumarizados no Quadro 1[6].

Os principais fatores de risco para o POP, incluindo as lesões do corpo perineal e incontinência fecal, estão associados ao determinismo genético da qualidade do colágeno das fáscias, onde deve haver um equilíbrio entre fibras do tipo I e tipo III, para permitir uma adequada elasticidade vaginal com resistência tecidual[7,8]. A gestação e o parto têm sido frequentemente associados às distopias genitais, que podem ocorrer por lesões diretas da mucosa e fibras musculares (traumas obstétricos) e indiretas (isquemia da musculatura, lesões neurológicas), e seriam responsáveis por esta afecção. A multiparidade é um fator de risco, pelo aumento da pressão intra-abdominal e lacerações dos tecidos da região pélvica e perineal repetidamente. A distensão progressiva do nervo pudendo, causada por múltiplos partos pode levar à neuropatia pélvica, aumentando o risco para o prolapso das paredes vaginais, rotura perineal e incontinência fecal[7,8].

A pelve óssea feminina vista de fora para dentro é revestida pela pele, tecido subcutâneo e dois grandes grupos musculares, sendo o primeiro constituído pelo trígono urogenital e membrana perineal e o segundo grupo pelo diafragma pélvico. O trígono urogenital é formado pelos músculos isquiocavernosos, bulbocavernosos, transverso superficial e esfíncter anal, a membrana perineal, rica em colágeno envolvendo os músculos constritores do vestíbulo, transverso profundo, esfíncter uretral e compressor da uretra. O corpo perineal localiza-se no espaço entre a fúrcula vaginal e o ânus, sendo composto por fibras musculares e tendíneas dos músculos bulbocavernosos, transverso superficial, transverso profundo e o esfíncter anal[8,9].

A rotura perineal decorre de traumatismos pélvicos, geralmente ocasionados por lesões após partos vaginais. A laceração do corpo perineal, provoca a ruptura dos músculos bulbocavernosos, transverso do períneo; em partos mais traumáticos, a lesão rompe os esfíncteres anais externo e interno, e a mucosa anal. As principais queixas relatadas pelas mulheres portadoras destas lesões são o alargamento da rima vulvar, com sensação de vagina larga e incontinência fecal.

O termo OASIS é uma sigla inglesa para *Obstetric Anal Sphincter Injuries*, e vários estudos são publicados sobre este tema com o objetivo de diminuir a prevalência da incontinência fecal após o parto. A lesão do esfíncter externo pode ter como queixas desde a incontinência de flatos, evoluindo para a incontinência de fezes líquidas e/ou sólidas, conforme a gravidade da lesão dos esfíncteres anais[10,11].

Atualmente, utiliza-se a classificação de Sultan et al., recomendada pela *International Consultation on Incontinence*, por melhor descrever a gravidade da lesão do esfíncter anal[3,4,9,10].

Classificação das lesões do corpo perineal[3,4]

- **Primeiro Grau:** Lesão da pele perineal e/ou da mucosa vaginal.
- **Secundo grau:** Lesão perineal envolvendo os músculos perineais, mas não atinge os esfíncteres anais.
- **Terceiro grau:** A lesão atinge o esfíncter anal e se divide em:
  - **Grau 3a**: Atinge menos que 50% do esfíncter anal externo (EAE).
  - **Grau 3b:** A lesão atinge mais que 50% do EAE.
  - **Grau 3c:** Lesão atinge o EAE e o esfíncter anal interno (EAI).
- **Quarto grau:** A lesão atinge o complexo esfincteriano anal e a mucosa anorretal.

A maioria das roturas perineais situa-se entre o primeiro e segundo graus, envolvendo somente o períneo. As formas mais graves de rotura perineal de terceiro e quarto graus, envolvendo o esfíncter anal, têm incidência de 0,5 a 3%[12]. Infelizmente, estas mulheres têm alto índice de IF após o parto, em comparação àquelas que não apresentaram rotura perineal[11].

Segundo revisão de Walker et al.[13], a prevalência de IF entre as mulheres é de 7%. Cerca de 20% a 50% de mulheres que tiveram rotura perineal durante parto vaginal evoluem com queixa de incontinência fecal[14,15]. No Reino Unido, a incidência da rotura perineal de terceiro ou quarto graus após parto vaginal, aumentou de 1,8% no ano 2000 para 5,9% em 2011, sendo as primíparas as pacientes de maior risco[16].

Desse modo, torna-se fundamental que os médicos identifiquem a lesão do complexo esfincteriano anal no intraparto. O diagnóstico intraparto da lesão do esfíncter anal e a habilidade para a reconstrução anatômica do complexo esfincteriano e do corpo perineal previne a incontinência fecal no pós-parto, uma vez que os melhores resultados de correção da rotura perineal para manter a função de continência fecal ocorrem quando se realiza a cirurgia nas primeiras 72 horas após o parto[3,4]. Recomenda-se que, rotineiramente, após o parto vaginal se realize o toque retal para verificar a integridade da mucosa anal e retal e da anatomia do corpo perineal. Atualmente, em centros médicos bem equipados, também podemos realizar o diagnóstico da rotura perineal utilizando o ultrassom endoanal 3-D[8,9,10].

Os principais fatores de risco identificados para o OASIS são:

- Multiparidade
- Parto vaginal
- Macrossomia fetal: peso fetal > 4.000g
- Segundo estágio de trabalho de parto prolongado
- Despreendimento em occipto-posterior(ou occipto-sacral)
- Parto vaginal operatório
- Lacerações perineais
- Mecanismos de lesão obstétrica
- Lesões das fáscias e músculos do assoalho pélvico

A multiparidade, o parto prolongado ou obstrutivo, assim como a história de parto cirúrgico com fórceps ou extrator a vácuo durante a gestação, são fatores reconhecidos de risco para a mulher se tornar incontinente após o parto.

Alguns estudos mostram correlação positiva entre o peso do feto no nascimento e injúrias no assoalho pélvico[4,5,7]. Porém, não há limites precisos para evitarmos o parto vaginal sendo apenas contraindicado quando o peso do feto for superior a 4,0Kg. Lavy et al.(2012)[17] sugerem adotar como fator preditor do tamanho fetal a medida da circunferência cefálica; quando a mesma for superior a 35,5 cm estaria contraindicado o parto vaginal[18].

As lesões da musculatura pélvica durante a gestação podem ser agravadas pela insinuação do polo cefálico pela pelve, que infortunadamente causa distensão acentuada ou ruptura das fibras musculares. A descida progressiva do polo cefálico pelo canal vaginal pode comprimir a artéria pudenda provocando um período de isquemia prolongada durante o trabalho de parto. Como consequência, teremos a morte celular de fibras neurológicas e musculares do AP, assim como lesões da fáscia endopélvica, o que resulta na remodelação de tecido mole defeituoso substituído por tecido cicatricial fibrótico, sendo isso um dos mecanismos que podem explicar a associação entre parto vaginal e as disfunções do assoalho pélvico[7,8,18].

LESÃO POR DENERVAÇÃO

O nervo pudendo inerva o esfíncter anal externo e interno, portanto, desempenha um papel importante na manutenção da continência fecal. A lesão por distensão e compressão no nervo pudendo foi relatada em 38-42% dos partos vaginais[19]. Vários estudos relacionam a lesão do nervo pudendo no parto como etiologia para incontinência urinária e fecal após o parto[7,15,16]. A maioria das lesões do assoalho pélvico são reversíveis e a recuperação da inervação, como indicado pelo aumento da densidade de neurofilamentos em estudos, leva ao retorno da continência no pós-parto[20].

Em um estudo com mulheres primíparas que estavam em avaliação para incontinência fecal pós-parto, 31% das mulheres apresentavam evidência neurofisiológica de lesão do nervo pudendo[15]. Tetzschner et al. relataram que pacientes com latências motoras do nervo pudendo >2,0 ms, apresentaram risco 18% maior de incontinência fecal em comparação com pacientes com latências motoras do nervo puendal ≤2,0 ms, aos 3 meses após o parto[21,22].

A multiparidade, o parto prolongado ou obstrutivo, são reconhecidos fatores de risco para a mulher apresentar disfunções do assoalho pélvico[7]. As lesões neurovasculares da musculatura pélvica durante a gestação podem ser agravadas pela descida do polo cefálico pela pelve, que infortunadamente causa distensão acentuada ou ruptura das fibras musculares.

O músculo puboretal e a porção medial do pubococcígeo são estirados 3,26 vezes mais que outras fibras musculares do assoalho pélvico, durante a expulsão fetal, excedendo em 217% o ponto máximo de estiramento muscular sem risco de ruptura das fibras musculares de mamíferas não grávidas[23]. A avulsão do músculo puboretal tem um importante impacto na força muscular do assoalho pélvico[22].

As imagens de ressonância magnética mostram mulheres que, após seis semanas de puerpério com lesões do músculo puboretal, voltam a ter imagens normais apenas seis meses após o parto. Entretanto, não foi observada uma total recuperação em mulheres com lesões nos feixes do puboretal e do ileococcígeo[23,24,25]. Os estudos com imagem têm mostrado que 20% das mulheres que tiveram parto vaginal têm visíveis defeitos nos músculos levantadores do ânus, sendo que a maioria deles se localizam na porção pubovisceral do levantador. Estes defeitos podem ser uni ou bilaterais e estão associados com sintomas de incontinência urinária[24].

Mulheres portadoras de avulsão do levantador do ânus detectada por ultrassom 3D após o parto, apresentaram duas vezes maior porcentagem de POP estádio II ou maior, quando comparadas com aquelas que não apresentaram lesão do levantador do ânus após parto[25].

Há dados suficientes que nos permitem estabelecer a relação entre o tipo de parto e as disfunções do assoalho pélvico?

Com base no banco de dados de Registros de Nascimentos Suecos, mantido pelo Conselho Nacional de Saúde e Bem-Estar, que contém dados do pré-natal, obstétricos e neonatais de quase 99% das mulheres que dão à luz em hospitais suecos, Leijonhufvud et al. (2011)[26] executaram estudo de coorte com mulheres tendo em sua primeira e nas demais gestações subsequentes apenas parto cesárea (n = 33.167), comparadas com mulheres que tiveram apenas partos vaginais a partir da primeira gestação (n= 63.229). Concluíram que as mulheres que tiveram apenas partos vaginais apresentaram duas vezes maior risco de IUE (risco relativo= 2,9; intervalo de confiança 95% 2,4-3,6) e risco nove vezes maior para cirurgia de correção do POP (risco relativo = 9,2; 95% intervalo de confiança, 7,0-12,1) em comparação às mulheres que tiveram apenas partos cesáreas[26].

Partos usando instrumentos como os fórceps aumentam os riscos das DAP, principalmente lesões do esfíncter anal. Leijonhufved et al. (2011)[26] mostraram importante aumento do risco para cirurgia de correção do POP após fórceps, sendo duas vezes maior em comparação ao parto vaginal espontâneo e vinte vezes maior em comparação ao parto cesárea.

Existem controvérsias na literatura sobre a associação da episiotomia e as disfunções do assoalho pélvico (DAP). Alguns estudos sugerem que a episiotomia é um fator de risco para lesões do assoalho pélvico e não deve ser realizada de rotina[27,28]. Uma revisão sistemática de 2017 da Cochrane concluiu que a episiotomia não deve ser indicada rotineiramente, só deve ser realizada quando os benefícios superarem os riscos da lesão do assoalho pélvico[29]. Pereira et al. (2020) publicaram revisão sistemática demonstrando que a episiotomia de rotina não diminuiu o risco para rotura perineal (OR=0,90 [0,61-1,33]; I^2 = 0%, n=546, p=0,59), e também não diminuiu o risco para *OASIS* (OR=0,46 [0,15-1,39]; n=543; I^2 = 0%,p=0,17)[30].

Outro fator de risco pode ser a duração prolongada do segundo período de trabalho do parto, pois alguns estudos mostram maior frequência das lesões quanto maior o tempo de duração do trabalho de parto[31]. Durante o segundo período do trabalho de parto, recomenda-se não intervir para diminuir os riscos de lesão perineal, mas após a coroação do polo cefálico fetal, o desprendimento do mesmo pode ser controlado manualmente e a região do corpo perineal deve ser pressionada de modo a sustentá-la para reduzir o risco de lesão do esfíncter anal[32].

Lavy et al. (2012)[18] ao revisarem estudos da literatura sobre gestação e disfunções do assoalho pélvico (DAP), propuseram algumas condutas que hipoteticamente possam minimizar lesões do assoalho pélvico durante a gestação. Estas condutas incluem a orientação para exercícios perineais para fortalecimento da musculatura do assoalho pélvico, associado à massagem perineal, o que permitiria um relaxamento adequado do assoalho pélvico.

Os exercícios para o Fortalecimento da Musculatura do Assoalho Pélvico (FMAP) durante a gestação, a partir do primeiro trimestre de gestação e após o parto, diminuem o risco de incontinência urinária e fecal até 6 meses após o pós-parto, porém não há dados suficientes na literatura médica se o FMAP diminui o risco de IU e IF a longo prazo[32].

A massagem perineal digital diminui o risco de trauma perineal RR 0,91(95 CI, 0,86 a 0,96), apresenta menor índice de episiotomia RR 0,84(95%CI0,74 a 0,95) e menor taxa de dor perineal após o parto RR 0,45(95% CI0,24 a 0,87)[33].

Em resumo, todos esses fatores devem ser considerados na condução da gestação e trabalho de parto, no sentido de minimizar as chances de OASIS, proporcionando atenção preventiva dessas lesões.

CONSIDERAÇÕES FINAIS

Em resumo, os profissionais da saúde da mulher envolvidos na prática obstétrica devem ser aptos em identificar as mulheres com fatores de risco para lesões do assoalho pélvico durante o parto, (primiparidade, fetos macrossômicos, desproporção céfalo-pélvica) e proporcionar orientações que diminuam os riscos dessas lesões.

Desse modo, recomenda-se a alimentação saudável e controle do ganho de peso que diminuem os riscos de diabetes gestacional e o risco de feto macrossômico. Mulheres nulíparas apresentam maior risco para o OASIS, logo, o acompanhamento dessas mulheres com fisioterapeutas, pode diminuir esse risco, porque a realização de exercícios da musculatura do assoalho pélvico e a massagem perineal, mostram benefícios para o fortalecimento da musculatura do assoalho pélvico.

Recomenda-se a não realizar episiotomia de rotina e evitar o uso de fórceps.

REFERÊNCIAS BIBLIOGRÁFICAS

1. Lavy Y, Sand PK, Kaniel CI. Can pelvic floor injury secondary to delivery be prevented? Int Urogunecol J. 2012; 23:168-73.
2. Ward RM, Velez Edwards DR, Edwards T, Giri A, Jerome RN, Wu JM.
3. Geneticepidemiology of pelvic organ prolapse: a systematic review. Am J Obstet Gynecol. 2014 Oct; 211(4): 326–335. Published online 2014 Apr 12.doi:.1016/j.ajog.2014.04.006
4. Abrams P, Cardozo L, Fall M, Griffiths D, Rosier P, Ulmsten U, et al. The standardization of terminology of female pelvic organ prolapse and pelvic floor dysfunction. Am J Obstet Gynecol. 1996 Jul;175(1):10-7.
5. Harvey MA, Pierce M, Alter JE, Chou Q, Diamond P, Epp A, Geoffrion R, ,Larochelle A, Maslow K, Neustaedter G, Pascali D10, Schulz J, Wilkie D, Sultan A, Thakar R. Obstetrical anal sphincter injuries (OASIS): prevention, recognition, and repair. J Obstet Gynaecol Can. 2015;37(12):1131-148.
6. Walker GJA, Gunasekera P. Pelvic organ prolapse and incontinence in developing countries: review of prevalence and risk factors. Int Urogynecol J .2011. 22(2):127-35. doi 10.1007/s00192-010-1215-0.
7. Bump RC, Norton PA. Epidemiology and natural history of pelvic floor dysfunctions. Obstet Gynecol Clin North Am. 1998; 25:723-46.
8. Fitzpatrick M, O'Herlihy C. The effects of birth of labour and delivery on the pelvic floor. Best Pract & Res Clin Obstet Gynecol. 2001;15(1):63-79.
9. DeLancey JO. Anatomy and biomechanics of genital prolapse. Clin Obstet Gynecol. 1993 Dec;36(4):897-909.
10. Stepp KJ, Walters MD. Anatomy of the lower urinary tract, rectum, and pelvic floor. In: Walters MD, Karram MM, editors. Urogynecology and reconstructive pelvic surgery. 3th ed. St. Louis: Mosby Elsevier; 2007;17-30.
11. Sultan AH, Thakar R. Lower genital tract and anal sphincter trauma. Best Pract Res Clin Obstet Gynaecol. 2002;16:99-115.
12. Sultan AH, Kettle C. Diagnosis of perineal trauma. In: Sultan AH, Thakar R, Fenner DE, eds. Perineal and anal sphincter trauma. 1st ed. London (GB): Springer-Lerlag; 2009;13-19.
13. Sultan AH, Kamm MA, Hudson CN, Bartram CI. Third degree obstetric anal sphincter tears: risk factors and outcome of primary repair. BMJ. Apr 2 1994; 308(6933):887-91.
14. Walker GJA, Gunasekera P. Pelvic organ prolapse and incontinence in developing countries: review of prevalence and risk factors. Int Urogynecol J. 2011 Feb;22(2):127-35. doi: 10.1007/s00192-010-1215-0
15. Walsh CJ, Mooney EF, Upton GJ, Motson RW. Incidence of third degree perineal tears in labour and outcome after primary repair. Br J Surg. 1996;83:218-21.
16. Bek KM, Laurberg S. Risks of anal incontinence from subsequent vaginal delivery after a complete obstetric anal sphincter tear. Br J Obstet Gynaecol. 1992;99:724-26.
17. Gurol-Urganci I, Cromwell DA, Edozien LC, Mahmood TA, Adams EJ, Richmond

DH, et al. Third- and fourth-degree perineal tears among primiparous women in England between 2000 and 2012: time trends and risk factors. BJOG 2013;120:1516-25.

18. Lavy Y, Sand PK, Kaniel CI. Can pelvic floor injury secondary to delivery be prevented? Int Urogunecol J. 2012;23:168-73.

19. Dolan LM, Hosker GL, Mallett VT, Allen RE, Smith AR. Stress incontinence and pelvic floor neurophysiology 15 years after the first delivery. BJOG. 2003;110(12):1107-14.

20. Fitzpatrick M, O'Brien C, O'Connell PR, O'Herlihy C. Patterns of abnormal pudendal nerve function that are associated with postpartum fecal incontinence. Am. J. Obstet. Gynecol. 2003;189:730-35.

21. Lin YH, Liu G, Li M, Xiao N, Daneshgari F. Recovery of continence function following simulated birth trauma involves repair of muscle and nerves in the urethra in the female mouse. Eur. Urol. 2010;57(3):506-12.

22. Memon HU, Handa LV. Vaginal childbirth and pelvic floor disorders. Women's Health. 2013;9(3):265-77. ISSN 1745-5057.

23. Tetzschner T, Sørensen M, Rasmussen OO, Lose G, Christiansen J. Pudendal nerve damage increases the risk of fecal incontinence in women with anal sphincter rupture after childbirth. Acta Obstet. Gynecol. Scand. 1995;74(6):434-40.

24. Lien KC, Mooney B, DeLancey JOL, Ashton-Miller J. Levator ani muscle stretch induced by simulated vaginal birth. Obstet Gynecol. 2004;203(1):31-40.

25. Delancey JO, Kearney R, Chou O, Speights S, Birro S. The appearance of levanto rani muscle abnormalities in magnetic ressonance imagens after vaginal delivery. Obstet Gynecol. 2003;101(1):46-53.

26. Dietz HP; Simpson JM. Levator trauma is associated with pelvic organ prolapse BJOG. 2008;115(9):979-84.

27. Leijonhufvud A, Lundholm C, Cnattingius S, et al. Risks of stress urinary incontinence and pelvic organ prolapse surgery in relation to mode of childbirth. Am J Obstet Gynecol. 2011;204:70.e1-6.

28. Hornemann A. Advanced age is a risk factor for higher grade perineal lacerations during delivery in nulliparous women. Arch Gynecol Obstet. 2010;281:59-64.

29. Handa V. Pelvic floor disorders associated with pregnancy and childbirth. UpToDate. Available at 2010; http://www.uptodate.com/contents/pelvic-floor-disorders-associated-with-pregnancy-and-childbirth

30. Hudelist G et al. Factors predicting severe perineal trauma during childbirth: role of fórceps delivery routinely combined with mediolateral episiotomy. Am J Obstet Gynecol 2005;192(3):875-81.

31. Pereira GMV, Hosoume RS, Castro Monteiro MV, Juliato CRT, Brito LGO. Selective episiotomy versus no episiotomy for severe perineal trauma: a systematic review with meta-analysis. Int Urogynecol. J 2020. htps://doi.org/10.1007/s00192-020-04308-2

32. Altman MR, Lydon-Rochelle MT. Prolonged second stage of labor and risk of adverse maternal and perinatal outcomes: a systematic review. Birth. 2006;33:315-22.

33. Woodley SJ, Lawrenson P, Boyle R, et al. Pelvic floor muscle training for preventing and treating urinary and faecal incontinence in antenatal and postnatal women. Cochrane Database Syst Rev. 2020;5(5):CD007471. Published 2020 May 6. doi:10.1002/14651858.CD007471.pub4

34. Beckmann MM, Stock Om. Antenatal perineal massage for reducing perineal trauma (Review). Cochrane Database Syst Rev. 2013 Apr 30;(4):CD005123. doi: 10.1002/14651858.CD005123.pub3

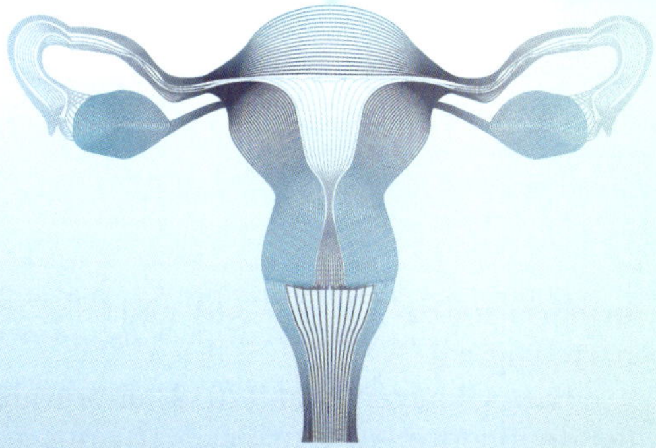

capítulo 9

A cesária protege o assoalho pélvico?

- Marair Gracio Ferreira Sartori
- Zsuzsanna Ilona Katalin Jármy Di Bella

Atualmente, há um grande movimento mundial para redução das taxas alarmantes de cesárea em vários países. A Organização Mundial da Saúde preconiza que a taxa de cesárea deveria estar entre 10% a 15% dos partos, já que taxas inferiores levam ao aumento da mortalidade materno-fetal e taxas superiores a 15% não apresentam redução desses eventos[W].

Uma das afirmações da OMS é que "Não há evidência de benefícios da cesárea para a mulher ou recém-nascido em que o procedimento não seja necessário". Cabe aqui uma série de reflexões, tais como:

- Para que o procedimento é necessário?
- Quem decide o que é necessário?
- Seria necessário somente se salvar vidas?
- E sobre assoalho pélvico? A cesárea é indicada para sua proteção?

Olhando números americanos, sabemos que cerca de 3 milhões de mulheres, na sua ampla maioria jovens e saudáveis, terão partos a cada ano. Aplicando-se as taxas de 10% de lesões graves de assoalho pélvico após o parto, que exigirão tratamento cirúrgico, calcula se que cerca de 300.000 mulheres necessitarão dessas cirurgias. Esse número é muito superior às taxas de lesão em atletas com indicação cirúrgica. Como exemplo, entre jogadores de futebol americano, esperam-se lesões em 3,6 a cada 100 atletas. Nas parturientes, esse número, como já mencionado, é de 10 em cada 100[2].

Está nas mãos dos profissionais que atendem as parturientes diminuir essa verdadeira epidemia de trauma de assoalho pélvico, seja por meio de adequada assistência, identificação dos fatores de risco e treinamento para evitar tais lesões. Ou seja, para evitar a lesão, é necessário conhecer os mecanismos de lesão.

Dentre os fatores de risco de apresentar lesões de assoalho pélvico, podemos elencar aqueles decorrentes do feto e da mãe.

Os fatores de risco fetais mais associados às lesões de assoalho pélvico são a macrossomia fetal, o diâmetro da cabeça fetal acima de 35,5cm, e posição ou flexão anormal da cabeça durante o parto. Estima-se que a cada 100g a mais no peso fetal, haveria aumento de 3% no risco de desenvolvimento de prolapso genital[3-5].

Dentre os fatores de risco maternos, destacam-se a história familiar de disfunção de assoalho pélvico, maior idade materna no primeiro parto, maior índice de massa corporal (IMC), a história de incontinência urinária em gestações prévias e o período expulsivo prolongado[3-5].

O risco de prolapso genital aumenta quanto maior a idade materna no primeiro parto, chegando a um risco relativo de 3,01 (1:35-6,65) naquelas com primeiro parto após os 35 anos de idade[3-5].

Calcula-se que haja 8% (6%-10%) de aumento de risco de incontinência urinária para cada unidade a mais de índice de massa corpórea, independentemente do modo de parto[4].

Além, disso, há um aumento de 6% de OASIS para cada 15 min de 2º estágio prolongado, particularmente, em decorrência da pressão uterina elevada no assoalho pélvico, levando a isquemia, denervação e disfunção[6].

Lavy et al. (2011) observaram que o risco de prolapso aumenta significativamente quanto maior o número de partos. Após quatro partos, o risco relativo de desenvolver prolapso genital é de 10,7 e de incontinência urinária de apenas 2,8[7].

Diez-Itza et al. (2011) compararam o tipo de parto com os estádios de prolapso genital, relatando que estádios II foram observados em 29% das mulheres com parto vaginal instrumentalizado, em 18% daquelas com parto vaginal espontâneo em apenas 7,7% das com cesárea[8].

Leijonhufvud et al. (2011) acompanharam 33.167 mulheres com cesáreas e 63.229 com partos vaginais em seguimento pós-parto de 26 anos. O risco relativo de cirurgia para prolapso genital ou incontinência urinária foi de 3,1 (2,5-3,8) naquelas com parto vaginal[5].

Para Gyhagen et al. (2012), a prevalência de incontinência urinária 10 anos após parto em 5.236 primíparas (sem outros partos) foi de 10,3% para parto vaginal e de 3,9% para cesárea. Após 20 anos, as taxas foram de 40,3% e de 28,8%, respectivamente. Ainda, 10 anos após um parto vaginal, haveria 275% de aumento risco de incontinência urinária[4].

Na Noruega, o estudo EPICONT mostrou que a queixa de perda de urina foi mais observada em mulheres com parto vaginal do que naquelas com cesáreas ou nulíparas. No entanto, observam que mulheres com cesáreas também tiveram mais queixas do que as nulíparas[9].

Estudo de Handa e colaboradores em 2011 mostrou o risco relativo das disfunções de assoalho pélvico 5 a 10 anos após o primeiro parto. Considerando-se como risco 1 o grupo que teve todos os partos por cesárea, mulheres que tiveram parto vaginal ou parto vaginal instrumentalizado apresentaram mais incontinência urinária e prolapso genital. Aquelas com pelo menos um parto vaginal operatório, apresentaram ainda, maior risco de incontinência anal e bexiga hiperativa[10].

A episiotomia pode ser considerada como um fator de risco para disfunções de assoalho pélvico, quando realizada de modo rotineiro. Há que se lembrar, no entanto, que a episiotomia mediolateral leva a apenas 2% de lesões obstétricas do esfíncter anal (OASIS), enquanto a perineotomia (ou episiotomia mediana) causa de 12% a 20%, devendo ser evitada[11].

CONSIDERAÇÕES FINAIS

Em relação à incontinência urinária de esforço, a cesárea, seja eletiva ou em trabalho de parto, oferece proteção apenas parcial. No entanto, se houver parto vaginal após cesárea, a proteção é anulada. Além disso, o risco de desenvolver incontinência urinária é maior naquelas com mais idade no primeiro parto, com quatro filhos ou mais e com maior índice de massa corpórea. Para o prolapso genital, a cesárea se mostra fator protetor. Já a incontinência anal é mais frequente nas mulheres com partos vaginais instrumentalizados.

Para prevenção de disfunções de assoalho pélvico na gestação e parto, é indicado informar à paciente a importância de reduzir a obesidade, gestar em idade mais jovem, realizar os exercícios funcionais de assoalho pélvico, muitas vezes com auxílio dos fisioterapeutas. Além disso, o profissional que atende a paciente deverá evitar o parto instrumentalizado, se possível; evitar parto vaginal em fetos macrossômicos; evitar manobras intempestivas, e realizar a episiotomia seletivamente ("nem nunca, nem sempre").

REFERÊNCIAS BIBLIOGRÁFICAS

1. WHO statement on caesarean section rates. Disponível em: https://www.who.int/reproductivehealth/publications/maternal_perinatal_health/csstatement/ en/OMS
2. Hootman JM, Dick R, Agel J. Epidemiology of collegiate injuries for 15 sports: summary and recommendations for injury prevention initiatives. J Athl Train. 2007;42(2):311-19.
3. Gyhagen M, Bullarbo M, Nielsen TF, Milsom I. Prevalence and risk factors for pelvic organ prolapse 20 years after childbirth: a national cohort study in singleton primiparae after vaginal or caesarean delivery. BJOG. 2013;120(2):152-60.
4. Gyhagen M, Bullarbo M, Nielsen TF, Milsom I. The prevalence of urinary incontinence 20 years after childbirth: a national cohort study in singleton primiparae after vaginal or caesarean delivery. BJOG. 2013;120(2):144-51.
5. Leijonhufvud A, Lundholm C, Cnattingius S, et al. Risks of stress urinary incontinence and pelvic organ prolapse surgery in relation to mode of childbirth. Am J Obstet Gynecol. 2011;204:70.e1-6.
6. Gurol-Urganci I, Cromwell DA, Edozien LC, et al. Third- and fourth-degree perineal tears among primiparous women in England between 2000 and 2012: time trends and risk factors. BJOG. 2013;120(12):1516-25.
7. Lavy Y, Sand PK, Kaniel CI, Hochner-Celnikier D. Can pelvic floor injury secondary to delivery be prevented?. Int Urogynecol J. 2012;23(2):165-73.
8. Diez-Itza I, Arrue M, Ibañez L, Paredes J, Murgiondo A, Sarasqueta C. Influence of mode of delivery on pelvic organ support 6 months postpartum. Gynecol Obstet Invest. 2011;72(2):123-29.
9. Rortveit G, Daltveit AK, Hannestad YS, Hunskaar S; Norwegian EPINCONT Study. Urinary incontinence after vaginal delivery or cesarean section. N Engl J Med. 2003;348(10):900-07.
10. Handa VL, Blomquist JL, Knoepp LR, Hoskey KA, McDermott KC, Muñoz A. Pelvic floor disorders 5-10 years after vaginal or cesarean childbirth. Obstet Gynecol. 2011;118(4):777-84.
11. Verghese TS, Champaneria R, Kapoor DS, Latthe PM. Obstetric anal sphincter injuries after episiotomy: systematic review and meta-analysis. Int Urogynecol J. 2016;27(10):1459-67.

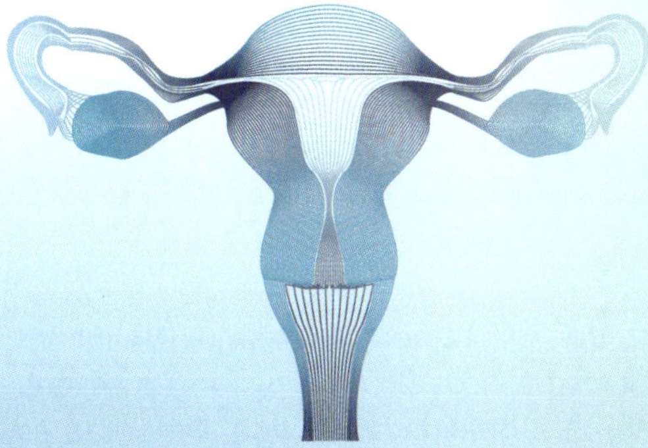

capítulo 10

Como prevenir as lesões de assoalho pélvico?

Marcia Maria Dias

INTRODUÇÃO

Lesão do assoalho pélvico é um desfecho indesejado, embora bastante comum, do parto vaginal e tem sido crescente em vários lugares do mundo, por motivos ainda não claramente esclarecidos.

Essas lesões podem acontecer em diferentes graus de gravidade, de acordo com a classificação adotada em nosso meio, em comum com o *Royal College of Obstetricians and Gynaecologists* (RCOG) e *American College of Obstetricians and Gynecologists* (ACOG):

- **Primeiro Grau –** atinge apenas pele e subcutâneo do períneo e/ou mucosa vaginal.
- **Segundo Grau –** extensão para fáscia e músculos.
- **Terceiro Grau –** extensão para esfíncter anal externo (EAE) e/ou interno (EAI).
    - < 50% do EAE
    - > 50% do EAE
    - EAE e EAI
- **Quarto Grau:** extensão para mucosa retal.

Em menor ou maior grau, lesões do assoalho pélvico podem trazer consequências para a saúde e bem-estar das mulheres acometidas, imediatas ou a longo prazo, como hemorragia, dor, incontinência urinária (IU), incontinência anal (IA), prolapso dos órgãos pélvicos (POP) e disfunção sexual, podendo influenciar significativamente a qualidade de vida. De notar, as lesões de terceiro e quarto grau, designadas pelo termo OASIS (*Obstetric Anal Sphincter Injuries*) já consagrado em nosso meio, podem modificar as taxas de IA pós-parto, de 1-10%[1] para 0-53%[2].

Assim, fica patente a necessidade de investigar e disseminar práticas que possam contribuir para a melhora de resultados da assistência obstétrica.

DIAGNÓSTICO

O diagnóstico das lesões perineais derivadas do parto vaginal é eminentemente clínico. Assim, deve-se proceder, imediatamente após o parto, um exame físico acurado das estruturas do assoalho pélvico, através de inspeção, palpação e toque retal.

Entretanto, por motivos variados, ocasionalmente tais lesões passam desapercebidas e, por isso, não são reparadas, resultando em sintomas do assoalho pélvico tardios, a curto ou a longo prazo. Isso é mais comum nas lesões do esfíncter anal ou mucosa retal, chamadas de OASIS oculta.

Para os casos de lesões ocultas ou complexas do assoalho pélvico, algumas ferramentas podem ser úteis para o diagnóstico:

- exame físico
- ultrassonografia endoanal
- ressonância magnética

TRATAMENTO

Identificadas as lesões, deve-se proceder o tratamento, de acordo com a gravidade e extensão das mesmas.

Lesões de primeiro e segundo graus nem sempre necessitam de reparo cirúrgico. Quando for conveniente, deve-se fazer hemostasia e/ou sutura das mesmas. Aqui, podemos citar a episiotomia como uma lesão de segundo grau, planejada, que deve ser prontamente suturada após o parto, como óbvio.

Nos casos de lesões mais severas, de terceiro e quarto graus, a preferência recai pelo reparo cirúrgico imediato, sempre que possível. Entretanto, devido a aspectos relacionados ao ambiente onde o parto aconteceu bem como à experiência dos profissionais envolvidos na sua assistência, por vezes, o tratamento cirúrgico será adiado para outro momento. Estudo randomizado comparando mulheres com OASIS que tiveram reparo cirúrgico imediato ou reparo após 8 a 12 hs após o parto, não evidenciou diferenças em relação à incontinência anal ou outros sintomas relacionados ao assoalho pélvico, entre os grupos, após 1 ano de seguimento[3].

Necessário se faz lembrar de tratamentos adjuntos ao reparo cirúrgico das lesões obstétricas do assoalho pélvico, indicados de forma personalizada para cada paciente, de acordo com suas necessidades, que podem incluir:

- antibióticos e analgésicos;
- cuidados locais da ferida operatória;
- mudanças comportamentais para evitar a obstipação intestinal

(ingestão de líquidos e fibras, educação intestinal, postura apropriada durante a defecação);

- uso de laxantes;
- fisioterapia.

PREVENÇÃO

Devido a importantes repercussões clínicas que lesões do assoalho pélvico consequentes ao parto vaginal podem produzir, conquanto não possam ser eliminadas, técnicas e estratégias utilizadas no pré-natal e durante a assistência ao parto têm sido investigadas com o intuito de diminuir sua incidência.

Cesárea

O papel da cesárea como fator de proteção do assoalho pélvico é discutido em parte específica deste Manual.

Assim, de maneira superficial, aqui cabe apenas considerar que a literatura sobre este tema é controversa. Nesta linha, Huser M. et al., em artigo publicado em 2017, encontraram diferenças apenas em relação à prevalência de IU, com taxas maiores após parto vaginal quando comparado à cesárea. Por outro lado, Blomquist JL. et al., 2018, concluíram que há maior associação de IU, IA, POP e bexiga hiperativa com partos vaginais do que com cesárea[4,5].

Fisioterapia

Técnica que tem sido amplamente avaliada durante o pré-natal, no parto e pós-parto, e associada com a diminuição das taxas de lacerações severas do assoalho pélvico bem como necessidade de episiotomia, com consequente menor taxa de dor perineal a curto e longo prazos no pós-parto.

Uma das ferramentas utilizadas pela fisioterapia para gestantes é o treinamento dos músculos do assoalho pélvico (TMAP). Esta modalidade da fisioterapia tem proporcionado educação e conscientização corporal, o que leva as gestantes a adotarem uma atitude mais proativa em relação ao parto e contribui para a descida e rotação da cabeça fetal no canal de parto. Uma revisão sistemática seguida de metanálise publicada em 2015 concluiu que o TMAP encurtou significativamente o primeiro e segundo períodos do trabalho de parto em primíparas. Por outro lado, não alterou as taxas de episiotomia, laceração perineal e parto instrumental[6].

Em relação ao papel do TMAP durante a gestação para prevenir IU e IA, a incerteza ainda prevalece. Nesta linha, revisão sistemática da Cochrane, de 2020, concluiu que essa modalidade da fisioterapia pode evitar o aparecimento de IU na gestação tardia bem como no pós-parto, em mulheres previamente continentes, mas com relação custo-benefício desconhecida. Também não há dados consistentes sobre a duração do efeito, em que grupo de mulheres funciona melhor e quais exercícios são os mais adequados, sendo necessárias mais pesquisas para esclarecer dúvidas sobre o que funciona para quem. Quanto à IA, poucos dados existem na literatura, não permitindo maiores conclusões[7].

Outra modalidade de fisioterapia que tem sido muito pesquisada em gestantes é a massagem perineal antenatal e durante o parto, com objetivo de aumentar a flexibilidade e diminuir a resistência dos músculos do assoalho pélvico, com consequente menor incidência de lesões perineais e/ou vaginais e suas possíveis repercussões clínicas. Revisão sistemática do instituto Cochrane, publicada em 2013, concluiu que a massagem perineal anteparto diminui a probabilidade de trauma perineal, principalmente episiotomia, com consequente diminuição de dor perineal pós-parto. Sendo assim, mulheres grávidas devem ser conscientizadas e esclarecidas sobre os benefícios dessa técnica e como realizá-la[8].

Associação de duas ou mais técnicas é frequentemente utilizada em programas de fisioterapia. Assim, o TMAP e a massagem perineal, durante a gestação e no parto, têm sido investigados quanto à probabilidade de diminuir lesões perineais e suas comorbidades subjacentes. Estudo randomizado publicado em 2020, comparando 400 gestantes com idade superior a 35 anos, distribuídas em um grupo intervenção (N=200) que recebeu fisioterapia antenatal (TMAP e massagem perineal) com um grupo controle (N=200) que não recebeu, encontrou diminuição significativa ($p < 0,05$) nas taxas de laceração perineal, episiotomia e dor perineal pós-parto, favorecendo o primeiro grupo, concluindo que essa programação de cuidados é recomendada para redução de complicações perineais[9].

O Epi-No® (Tecsana GMBH, Muenchen, Germany) é um aparelho idealizado para avaliar e aumentar a flexibilidade dos músculos do assoalho pélvico, diminuindo, desta forma, sua resistência, com o intuito de diminuir lesões do assoalho pélvico durante o parto vaginal. Seu uso é controvertido, sendo muito apreciado por vários profissionais da obstetrícia. Contudo, revisão da literatura seguida de metanálise publicada em 2015, concluiu que o uso de Epi-No® anteparto não reduziu as taxas de episiotomia e lesões perineais[10].

Posição materna

Desde há muito tempo, a posição da mulher no momento do parto tem sido discutida por especialistas em relação a vantagens e desvantagens para a paciente e o feto. Nas posições verticais, ressalta-se a facilitação do parto pelos efeitos da gravidade, contrações uterinas mais fortes e eficientes e redução de risco de compressão aorto-cava com melhora da oxigenação fetal. Por outro lado, as posições horizontais trazem mais conforto e comodidade às parturientes e facilitam o trabalho dos profissionais na assistência obstétrica, sendo mais frequente em nosso meio.

Pesquisas têm sido realizadas para esclarecer se há associação entre posição materna durante o parto vaginal com a presença e gravidade de lacerações perineais. Entretanto, a literatura diverge muito sobre este assunto, provavelmente pela heterogeneidade dos métodos de pesquisa, das populações estudadas e da experiência profissional.

Assim, para municiar os leitores deste Manual com o melhor da evidência científica, buscamos o artigo da literatura médica que contém a maior casuística e encontramos publicação de 2015, sobre estudo populacional envolvendo 113.000 partos vaginais na Suécia que concluiu que a posição lateral tem um ligeiro efeito protetor em mulheres nulíparas, comparado com a posição sentada, enquanto um risco maior foi notado na posição ginecológica, independente da paridade. Posição agachada (cócoras e ajoelhada) envolve um risco aumentado para mulheres multíparas[11].

Treinamento profissional

Em anos recentes, presenciamos um amplo esforço para implementar mudanças significativas nas práticas de assistência obstétrica. Sob a alegada necessidade da *humanização do parto*, temos assistido a um recuo em relação a abordagens médicas já consagradas, como episiotomia seletiva, posicionamento liberal da parturiente, desinstitucionalização do trabalho de parto e até mesmo discussão sobre atendimento *hands-on versus hands-off*.

Coincidentemente, neste mesmo período, tem sido crescente a ocorrência de lesões do assoalho pélvico, incluindo OASIS, em vários países do mundo, com suas consequentes repercussões clínicas. Isso realça a necessidade da implementação de estratégias que possam prevenir essas lesões, e, certamente, o treinamento profissional está neste escopo. Neste sentido, Naidu et al. publicaram, em 2017, resultados de uma pesquisa na qual profissionais (médicos e enfermeiros) receberam treinamento específico sobre suporte perineal no parto vaginal e concluíram que este programa de capacitação fez reduzir significativamente a taxa de OASIS[12]. Por sua vez, o programa SUPPORT, desenvolvido em dois hospitais do Serviço Nacional de Saúde do Reino Unido, no qual enfermeiros e médicos recebem treinamento específico para medir o corpo perineal e realizar episiotomia com ângulo padronizado de 60 graus, com a finalidade de diminuir taxas de lesões perineais, tem sido recomendado para implementação em outros centros de assistência ao parto[13].

Prevenção de lesões do assoalho pélvico para pacientes com OASIS anterior

É conhecido que mulheres que tiveram lesão do esfíncter anal durante o parto vaginal têm um risco aumentado em 3-5 vezes para nova lesão, e para IA, que pode ser até 10 vezes maior para 2 ou mais OASIS anteriores[14]. Entretanto, nem todas as mulheres com essas lesões vão desenvolver IA, especialmente, quando a lesão é reconhecida em seguida ao parto e prontamente reparada.

Há uma discussão corrente sobre como devemos aconselhar mulheres que tiveram OASIS em relação a qual é a melhor via para os partos subsequentes para diminuição do risco de novas lesões e/ou repercussões clínicas. Revisão sistemática seguida de metanálise publicada em 2017 concluiu não haver evidência de alta qualidade para sustentar o melhor modo para futuros partos de mulheres nessa condição, sendo necessários mais estudos[15].

Atualmente, a decisão sobre o modo de parto de gravidezes subsequentes à lesão perineal obstétrica, especialmente OASIS, deve ser compartilhada com a paciente, levando em conta sua experiência anterior, sintomas atuais e pregressos, cirurgia anti-incontinência anterior, expectativa, temores e preferência. Contudo, parece razoável oferecer uma cesárea eletiva para mulheres sintomáticas com OASIS anterior ou para qualquer mulher, sintomáticas ou assintomáticas com 2 ou mais OASIS pregressos.

CONSIDERAÇÕES FINAIS

Lesões obstétricas do assoalho pélvico são um problema de saúde maior, tendo em conta os riscos imediatos à saúde da mulher bem como repercussões clínicas a curto e longo prazos, contribuindo com a perda de qualidade de vida.

Resultante de partos vaginais, infelizmente, sua incidência tem crescido no mundo todo, na última década, por razões ainda não totalmente esclarecidas. Entretanto, coincide com mudanças da assistência obstétrica que têm proposto o abandono de práticas consagradas substituindo por procedimentos mínimos como a técnica *hands off*.

Diante deste cenário, é evidente a necessidade de pesquisar, discutir e efetivar técnicas que possam melhorar os resultados da assistência ao parto, entregando às gestantes confiança nos métodos, segurança, conforto e uma boa experiência. A evidência científica existente até o momento não responde a todos os questionamentos sobre quais práticas podem oferecer os melhores resultados, dentro das características de cada paciente. Por isso, mais pesquisas sobre este tópico ainda são necessárias.

REFERÊNCIAS BIBLIOGRÁFICAS

1. Andrews V, Shelmeridine S, Sultan AH, ThakarR. Anal and urinary incontinence 4 years after a vaginal delivery. Int Urogynecol J. 2013; 24-55.
2. Pollack J, Nordenstam J, Brismar S, et al. Anal incontinence after vaginal delivery: a five-year prospective cohort study. Obstet Gynecol. 2004; 104:1397-402.
3. Nordenstam J, Mellgren A, Altman D, Lopez A, Johansson C, Anzen B, Zhong-Ze Li, Zetterstrom J. Immediate or delayed repair of obstetric anal sphincter tears-a randomised controlled trial. BJOG. 2008; 115: 857-65.
4. Huser M, Janku P, Hudecek R, et al. Pelvic floor dysfunction after vaginal and cesarean delivery among singleton primiparas. Int J Gynaecol Obstet. 2017;137:170-73.
5. Blomquist JL, Munoz A, Carroll M, Handa VL. Association of delivery mode with pelvic floor disorders after childbirth. Jama. 2018; 320(23): 2438-47.
6. Du Y, Xu L, Ding L, Wang Y, Wang Z. The effect of antenatal pelvic floor muscle training on labor and delivery outcomes: a systematic review with meta-analysis. Int Urogynecol J. 2015; 26(10):1415-27.
7. Woodley SJ, Lawrenson P, Boyle R, Cody JD, Mørkved S, Kernohan A, Hay-Smith EJC. Pelvic floor muscle training for preventing and treating urinary and faecal incontinence in antenatal and postnatal women. Cochrane Database Syst Rev. 2020 May 6;5(5):CD00747.
8. Beckmann MM, Stock OM. Antenatal perineal massage for reducing perineal trauma. Cochrane Database Syst Rev. 2013; CD005123.
9. Dieb AS, Shoab AY, Nabil H, Gabr A, Abdallah AA, Shaban MM, Attia AH. Perineal massage and training reduce perineal trauma in pregnant women older than 35 years: a randomized controlled trial. Int Urogynecol J. 2020 Mar;31(3):613-19.
10. Brito LG, Ferreira CH, Duarte G, Nogueira AA, Marcolin AC. Antepartum use of EpiNo birth trainer for preventing perineal trauma: systematic review. Int Urogynecol J. 2015; 6(10):1429-36.
11. Charlotte Elvander, Mia Ahlberg, Li Thies-Lagergren, Sven Cnattingius, Olof Stephansson. Birth position and obstetric anal sphincter injury: a population-based study of 113 000 spontaneous births. BMC Pregnancy Childbirth. 2015;15:252-70.
12. Naidu M, Sultan AH, Thakar R. Reducing obstetric anal sphincter injuries using perineal support: our preliminary experience. Int Urogynecol J. 2017; 28(3):381-9.
13. Rahman N, Vinayakarao L, Pathak S, et al. Reducing obstetric anal sphincter injuries using perineal support: our preliminary experience Int Urogynecol J. 2017;28:403-7.
14. Edwards H, Grotegut C, Harmanli OH, et al. Is severe perineal damage increased in women with prior anal sphincter injury? The Journal of Maternal-Fetal and Neonatal Medicine. 2006;19(11):723-27.
15. Webb SS, Yates D, Manresa M, Parsons M, MacArthur C, Khaled M, Ismail K. Impact of subsequent birth and delivery mode for women with previous OASIS: systematic review and meta-analysis. Int Urogynecol J. 2017;28(4):507-14.

Seção 3

TERAPÊUTICA HORMONAL E COMORBIDADES

TERAPÊUTICA HORMONAL E COMORBIDADES

▶ Nilson Roberto de Melo

A longevidade da mulher aumentou de forma paulatina ao longo do tempo, porém, no século XX, houve uma elevação substancial em decorrência de vários fatores, dos quais pode-se nomear como os mais importantes: a água potável, o aparecimento das vacinas, dos antibióticos e o saneamento básico. Todos esses aspectos em conjunto reduziram drasticamente a mortalidade por causas infecciosas, que era a forma mais prevalente até pouco mais da metade do século passado.

Houve, ainda, uma grande evolução na área médica, fato que provocou o aparecimento de medicamentos e cuidados nas diversas áreas da medicina, inclusive aqueles que permitiram, em um primeiro momento, tratar as doenças, e depois com evolução dos medicamentos, prevenir enfermidades. Dessa forma, o enfoque da medicina no final do milênio passado já ampliava para a prevenção das doenças, e não apenas ao tratamento delas. Também deve-se ressaltar que houve grande avanço nas técnicas cirúrgicas, pois com o aparecimento das cirurgias minimamente invasivas, diminuiu-se as lesões ao corpo feminino, resultando em recuperação mais rápida, grande avanço nos cuidados pré e, principalmente, no pós-operatório.

Com todos esses avanços, a longevidade que era de 23 anos no ano 1 da Era Cristã, elevou-se para 27 anos após 1500 anos. No Brasil, segundo o IBGE, a expectativa de vida da população ao nascer em 1900 era de 33,7 anos e, em 2014, passou a ser de 75,4 anos e, segundo este mesmo instituto, em 2019, a expectativa de vida para as mulheres era de 80 anos e para os homens de 73 anos.

A taxa de fecundidade no país reduziu de 6,16 filhos por mulher em 1940 para 1,57 filhos em 2014, o que reduziu a sobrecarga que as gestações recorrentes, seguidas de amamentação, causavam no organismo feminino.

Resulta desses relatos que a mulher do século XXI vive 40% em regime de carência hormonal e ela deseja saúde e disposição para viver melhor, usufruir bem desse tempo a mais de vida que os tempos atuais lhe permitem.

A presença de comorbidades no período do climatério costuma ser mais frequente do que no período reprodutivo, o que resulta em dúvidas sobre a utilização da terapêutica hormonal (TH). A interação entre o tratamento e a enfermidade pode, às vezes, ser sub ou superestimada, o que pode causar conclusões equivocadas por parte dos médicos ou das pacientes e isto reflete de forma direta na correta prescrição ou contraindicação da TH. Deve-se, ainda, frente a essas situações clínicas específicas, considerar as diferentes formas de TH, que abrangem a natureza dos hormônios, a dose, as vias de administração e o juízo clínico baseado em evidências científicas consistentes.

Na prática, alguns questionamentos são pertinentes antes de iniciar a utilização da TH, dos quais se relatam os mais importantes:

- A comorbidade pode exacerbar-se com o uso da TH?
- Há contraindicação para o uso da TH?
- Os benefícios superam claramente os riscos da TH?
- A comorbidade preexistente condiciona o uso de diferentes esquemas ou vias de administração da TH?

Para começar, o Prof. Dr. Luciano de Melo Pompei discorrerá sobre obesidade, menopausa e TH. Deve-se ressaltar que a obesidade é uma verdadeira pandemia, incluindo nosso país, e que, por este motivo, é muito importante discutir se essa terapêutica tem algum aspecto especial.

A seguir, o Dr. José Arnaldo de Souza Ferreira abordará o tema da TH em mulheres com alto risco para câncer de mama, tema que gera muitas dúvidas, às vezes, com abordagens discordantes. O seu artigo trará esclarecimentos a esse respeito.

Na sequência, a Profa. Eliana Aguiar Petri Nahas dissertará sobre a TH após câncer, tema bastante complexo, com muitas nuances e que depende do órgão acometido, assim como do tipo da neoplasia a ser relatada.

Depois, o Dr. Luís Carlos Sakamoto relatará sobre TH e hipertensão arterial sistêmica, enfermidade clínica muito frequente com o aumento da idade das mulheres e que, portanto, é de fundamental importância saber se a TH deve ser feita e caso a resposta seja afirmativa, se tem alguma forma especial.

Por fim, o Prof. Dr. Luiz Francisco Cintra Baccaro descreverá o tema TH e diabetes mellitus, entidade nosológica, muito frequente, que causa muitas consequências negativas ao organismo humano e piora na qualidade de vida da mulher, por isso, é importante saber se a terapêutica hormonal poderá ou não ser realizada.

Ressalta-se que são cinco tópicos de comorbidades muito frequentes e que temos a obrigação de saber se a TH pode ou não ser administrada. Temos cinco ginecologistas da mais alta estirpe, com grande experiência profissional, que nos elucidarão sobre estas entidades clínicas.

Boa leitura!

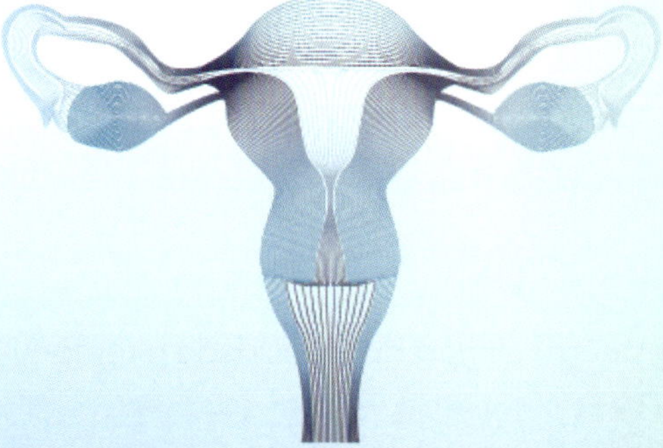

capítulo 11

Obesidade, menopausa e TRH

- César Eduardo Fernandes
- Luciano de Melo Pompei

INTRODUÇÃO

O excesso de peso corpóreo e obesidade vêm aumentando na população em nível mundial, tornando-os um problema de saúde pública.[1] No caso feminino, o hipoestrogenismo da pós-menopausa parece ter um papel relevante, pois a chegada da menopausa interfere na composição corpórea e na distribuição da gordura corporal, que se acumula mais na região abdominal, favorecendo o aparecimento de obesidade central.[2]

Dados brasileiros também apontam na direção do avanço rápido do sobrepeso e obesidade. A Pesquisa Nacional de Saúde (PNS) do IBGE de 2013, que avaliou 59.226 indivíduos, revelou que 21% apresentavam obesidade geral, definida como IMC ≥30 kg/m^2, porém, nas mulheres o percentual foi maior, 24%. No caso de obesidade abdominal, definida como circunferência abdominal ≥102 cm para sexo masculino e ≥88 cm para sexo feminino, a prevalência geral foi de 38% e no sexo feminino foi 52%[3].

Além da prevalência de sobrepeso e obesidade na população brasileira ser elevada, ela vem aumentando ainda mais, inclusive nas formas mais graves de obesidade. Um estudo transversal com dados da Vigilância de Fatores de Risco e Proteção para Doenças Crônicas por Inquérito Telefônico (Vigitel), revelou que a prevalência de obesidade grave grau III (IMC ≥40 kg/m^2) correspondia a 1,3% das mulheres brasileiras em 2006 e passou para 1,9% em 2017 e novamente para este parâmetro, as prevalências são maiores no sexo feminino do que no masculino[4].

Assim, cabe estudar as relações entre climatério, obesidade e terapêutica hormonal da menopausa.

PESO, IDADE E HORMÔNIOS

É importante destacar que, tanto para mulheres quanto para homens, o peso corporal sofre acréscimos com o processo de envelhecimento normal. Dados de quase 93 mil mulheres e cerca de 25 mil homens foram publicados por meio de estudo norte-americano revelando ganho médio de 341 gramas ao ano no sexo feminino e 285 no sexo masculino[5].

É natural pensar que os hormônios femininos possam ter algum papel no maior ganho de peso observado no sexo feminino, bem como na maior prevalência de sobrepeso e obesidade neste sexo, conforme mencionado antes. Sob esta ótica, em função dos elevados níveis hormonais femininos, a gestação deveria se associar fortemente a ganho de peso, e mulheres que gestaram deveriam ter maior massa corporal, todavia, um estudo norte-americano mostrou que o excesso de peso alcançado durante a gravidez era revertido no primeiro ano após o parto e o ganho de peso relacionado ao envelhecimento não se modificou pela ocorrência das gestações[6].

EFEITOS DOS ESTEROIDES SEXUAIS NA DISTRIBUIÇÃO DE GORDURA

Há uma diferença evidente na distribuição de gordura entre os sexos. No masculino, há predomínio da gordura central ou visceral, enquanto no sexo feminino, há predomínio da gordura periférica ou subcutânea. O hipoestrogenismo da menopausa favorece a centralização da gordura. Segundo um estudo que avaliou a composição corpórea de 2.529 mulheres, a massa gordurosa total e o percentual de tecido gorduroso era maior nas mulheres na peri e na pós-menopausa do que naquelas na menacme, além disso, para IMC similar em mesma faixa etária, as mulheres na peri e pós-menopausa apresentavam maior percentual de gordura do que as que estavam na menacme. Este estudo também mostrou maior tendência a centralização da gordura na pós-menopausa, demonstrando aumento da gordura no tronco e diminuição nos membros inferiores[7].

Na mesma direção, um estudo transversal avaliou a composição corpórea de 1.326 mulheres por meio de densitometria e concluiu que houve tendência de a menopausa aumentar a incidência de obesidade geral e abdominal, em comparação às mulheres na menacme[8].

Em resumo, o entendimento prevalente é de que a pós-menopausa por si só não provoque ganho de peso significativo ou de massa gordurosa, todavia, o hipoestrogenismo desta fase promove mudança na distribuição gordurosa com tendência à centralização da gordura, com aumento da circunferência abdominal[9].

Em relação ao efeito da terapêutica hormonal (TH) da menopausa, uma revisão sistematizada da Cochrane Library de 2000 e atualizada em 2011 relatou não haver evidência de que a TH, seja com estrogênios isolados ou associados aos progestagênios, tenha efeitos no peso corpóreo em mulheres na pós-menopausa[10].

Diversamente, um estudo brasileiro com 456 mulheres na pós-menopausa concluiu que não usar TH se associava à maior prevalência de sobrepeso, significando que a TH seria fator protetor contra o sobrepeso[11].

A tendência prevalente entre estudiosos do assunto é de se entender que a TH não interfira no peso corpóreo, mas sim, na distribuição da gordura[9,12]. Um estudo mencionado anteriormente, e que mostrou maior centralização da gordura em mulheres na pós-menopausa, revelou, por outro lado, que aquelas sob uso da TH apresentavam distribuição gordurosa similar à das mulheres antes da menopausa[7]. Estudos menores, porém, com longa duração, também mostraram que a TH reduziu o acúmulo gorduroso no tronco, portanto, dificultando a centralização gordurosa[13,14].

O *Women's Health Initiative* (WHI) teve um subestudo sobre ganho de peso e distribuição de gordura e, após três anos, revelou que a TH estroprogestacional composta por estrogênios conjugados e acetato de medroxiprogesterona, se associou à massa magra praticamente estável enquanto no grupo placebo houve perda, e com relação à massa gordurosa, não houve diferença entre os grupos hormonal e placebo, entretanto, no grupo hormonal houve redução da relação gordura tronco: membro inferior enquanto no grupo placebo houve aumento, mostrando que a TH dificultou a centralização da gordura (Figura 1)[15]. Há que se notar, contudo, que este efeito não permaneceu aos seis anos de seguimento, conforme publicação posterior. Os autores alegaram que a TH teria o papel de atrasar a perda de massa magra que se associa com o processo de envelhecimento[16].

Um grande estudo britânico, por sua vez, encontrou que as mulheres na pós-menopausa tratadas com estrogênios apresentavam menor relação cintura-quadril do

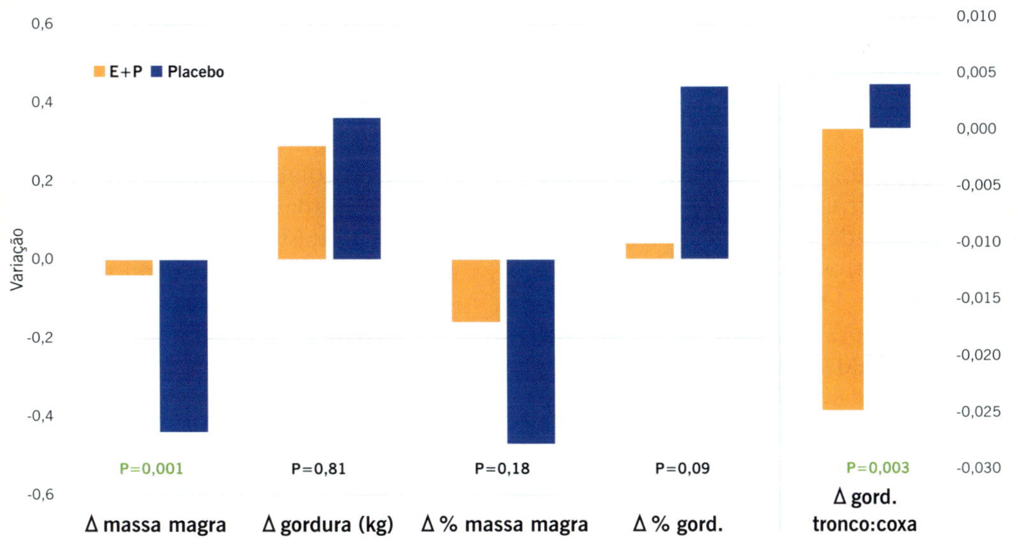

Fonte: adaptada de Chen et al. (2005)[5].

Figura 1. Efeitos da TH na composição corporal segundo o estudo WHI.

que não usuárias do esteroide, revelando, portanto, que a hormonioterapia teve efeito de melhorar a distribuição de gordura, dificultando a centralização adiposa[17].

TERAPÊUTICA HORMONAL DA MENOPAUSA E A MULHER COM OBESIDADE

Em função da elevada e crescente prevalência de sobrepeso e obesidade, conforme já mencionado, é natural questionar se a TH deva ser realizada de forma diferente nas mulheres com obesidade. Importante notar a ausência de estudos relevantes que tenham endereçado esta questão específica.

A obesidade por si só é fator de risco cardiovascular e para outras doenças. O aumento do IMC se associa ao aumento da mortalidade ou à redução da expectativa de vida[18]. Mais grave ainda é a obesidade central, que é um importante marcador de risco cardiovascular, mesmo após ajuste pelo IMC[19]. Assim, por lógica, seria de se esperar que a TH ao dificultar a centralização da gordura, pudesse ter efeito de redução do risco cardiovascular associado à obesidade.

A obesidade central é um elemento-chave da síndrome metabólica, síndrome esta com elevada prevalência. Um estudo brasileiro mostrou que 24% das mulheres na menacme e 44% das mulheres na pós-menopausa apresentavam síndrome metabólica segundo os critérios ATP-III[20].

Uma metanálise de 107 estudos, publicada em 2006, analisou os efeitos da TH nos componentes da síndrome metabólica em mulheres na pós-menopausa. Concluiu que o uso de TH se associou à redução de 0,8% na cintura abdominal, de 6,8% na gordura abdominal e a aumento de 3,3% na massa magra. Também ocorreu diminuição da resistência insulínica, elemento central da síndrome metabólica e associado a risco cardiovascular, em paralelo à melhora de vários parâmetros relacionados a esta síndrome [21].

Esta metanálise mostrou que a TH se associou ao aumento da lipoproteína de alta densidade (HDL) e redução da lipoproteína de baixa densidade (LDL), redução da pressão arterial e outros marcadores de risco cardiovascular. Revelou maior impacto dos estrogênios quando administrados por via oral do que pela via transdérmica, contudo, por via oral houve aumento dos triglicerídeos e diminuição da proteína S, alterações que podem se associar ao risco cardiovascular, enquanto pela transdérmica isso não ocorreu (Figura 2)[21]. Em função disso, nos casos de síndrome metabólica, há preferência pela via transdérmica para administração do estrogênio[22].

Logicamente, a prevalência da síndrome metabólica varia conforme características específicas da população estudada, contudo sua prevalência na pós-menopausa parece ser elevada globalmente. Um estudo coreano com 2.005 mulheres obteve prevalência de 22% nas mulheres na pós-menopausa e, da mesma forma, observou que o uso de TH se associou ao menor risco de ter esta síndrome[23].

Importante notar que o conceito de "janela de oportunidade" para início da TH é condição fundamental ao se pensar no efeito cardiovascular[22]. Vários estudos endereçaram esta questão, merecendo destaque o estudo randomizado que avaliou a espessura da íntima-média da carótida em usuárias de TH ou de placebo, sendo que no braço do estudo em que a TH foi iniciada pouco tempo após a menopausa, a hormonioterapia se associou à lentificação no processo de aterogênese em comparação ao grupo placebo, enquanto no braço do estudo em que a TH foi iniciada muitos anos após a menopausa, não houve este efeito benéfico[24].

Outra questão importante ao se lidar com a mulher na pós-menopausa com obesidade para a qual se pretenda iniciar a TH é o risco de trombose venosa. O aumento do IMC se associa

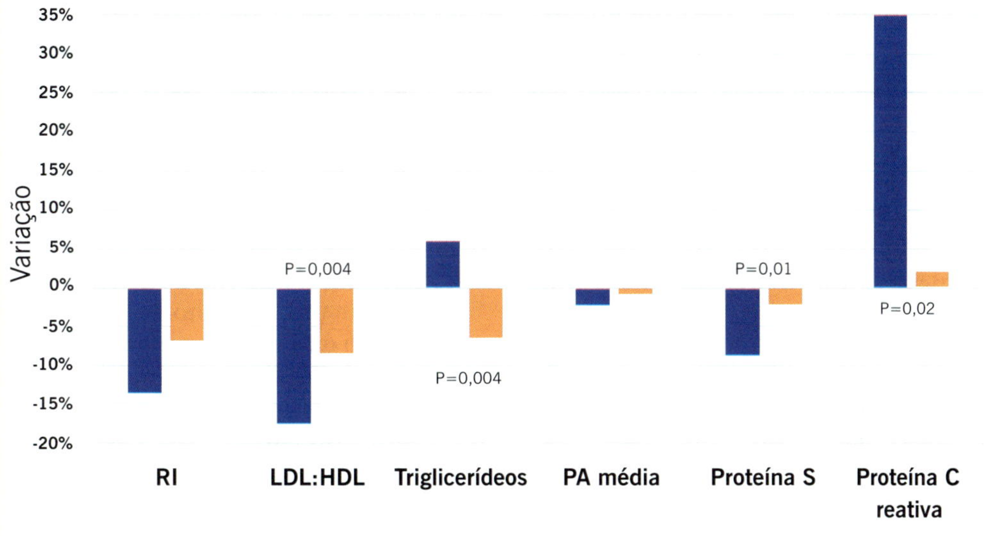

Notas: RI: resistência insulínica medida pelo índice HOMA-IR. LDL:HDL: quociente entre LDL e HDL. Valor de P não informado indica ausência de significância estática.

Fonte: adaptada de Salpeter et al. (2006)[21].

Figura 2. Efeitos da TH administrada pelas vias oral ou transdérmica sobre alguns componentes da síndrome metabólica em mulheres na pós-menopausa sem diabetes.

ao maior risco de eventos trombóticos venosos e mulheres com IMC ≥35 kg/m² apresentam chance cerca de 3,5 vezes maior de desenvolver trombose venosa do que as eutróficas[25].

O estrogênio pode ter efeitos no risco de doença trombótica venosa, entretanto, este efeito é dependente da via de administração do estrogênio. Uma metanálise de oito estudos observacionais e nove estudos randomizados, encontrou que o estrogênio administrado por via oral a mulheres na pós-menopausa se associou ao aumento do risco de trombose venosa, enquanto o estrogênio administrado pela via transdérmica não elevou o risco[26].

Um grande estudo a partir de um banco de dados britânico foi na mesma direção, concluindo que o estrogênio por via oral aumentou o risco de trombose venosa em mulheres na pós-menopausa, porém, quando por via transdérmica, o aumento não ocorreu[27].

O estudo *Estrogen and Thromboembolism Risk* (ESTHER) teve delineamento caso-controle e mostrou os mesmos resultados dos dois anteriormente mencionados, entretanto, ele também fez uma análise conforme a massa corpórea. Apesar de ser apenas um subgrupo dentro do estudo ESTHER, pode-se notar o mesmo comportamento do estrogênio no risco trombótico conforme a via de administração. O sobrepeso e a obesidade por si só se associaram ao maior risco de trombose venosa.

Quando o estrogênio era administrado por via oral, havia aumento do risco além do próprio risco atribuível ao excesso de massa gorda, porém, quando o estrogênio era administrado por via transdérmica, o risco permanecia essencialmente o mesmo basal, ou seja, não acrescentou risco (Figura 3)[28].

Desta forma, também por causa do risco trombótico, a via transdérmica parece ser mais apropriada para as mulheres com obesidade.

CONSIDERAÇÕES FINAIS

Aparentemente, a fase de pós-menopausa não acelera ganho de massa gordurosa além da observada mediante o processo normal de envelhecimento, entretanto, o hipoestrogenismo, que caracteriza esta fase, favorece mudança da distribuição da massa gordurosa, fazendo-a mais central, o que é fator de risco para doenças cardiovasculares.

A TH não aumenta nem reduz o peso corpóreo, contudo, dificulta a centralização da gordura, além disso, tem efeitos benéficos em parâmetros da síndrome metabólica, síndrome associada à obesidade central e com risco cardiovascular.

Apesar da ausência de estudos que avaliem diretamente as melhores formas de administração da TH para mulheres com obesidade, a administração estrogênica por via transdérmica para estas mulheres parece ser mais apropriada em função de seus efeitos cardiovasculares e de risco de trombose venosa. Deve-se também sempre observar a janela de oportunidade para início da TH da menopausa.

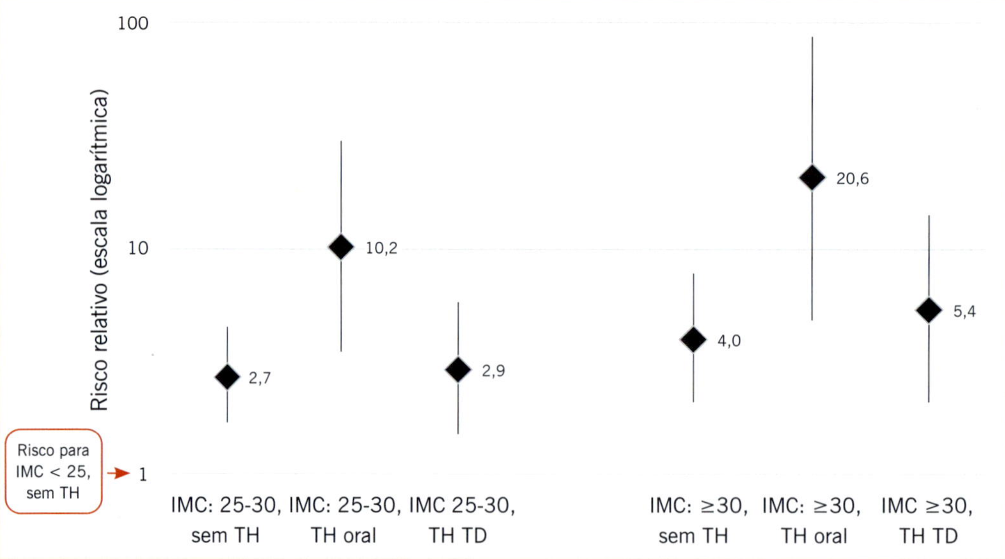

Notas: TH: terapêutica hormonal. TD: transdérmica.

Fonte: adaptada de Canonico et al. (2006)[28].

Figura 3. Riscos relativos para trombose venosa conforme IMC e via de administração do estrogênio.

REFERÊNCIAS BIBLIOGRÁFICAS

1. Wang YC, Colditz GA, Kuntz KM. Forecasting the obesity epidemic in the aging US population. Obesity. 2007;15(11):2855-865.
2. Douchi T, Kosha S, Uto H, et al. Precedence of bone loss over changes in body composition and body fat distribution within a few years after menopause. Maturitas. 2003;46:133-8.
3. Martins-Silva T, Vaz JDS, Mola CL, Assunção MCF, Tovo-Rodrigues L. Prevalence of obesity in rural and urban areas in Brazil: National Health Survey, 2013. Prevalências de obesidade em zonas rurais e urbanas no Brasil: Pesquisa Nacional de Saúde, 2013. Rev Bras Epidemiol. 2019;22:e190049.
4. Malta DC, Silva AGD, Tonaco LAB, Freitas MIF, Velasquez-Melendez G. Tendência temporal da prevalência de obesidade mórbida na população adulta brasileira entre os anos de 2006 e 2017. Cad Saúde Pública. 2019;35(9):e00223518.
5. Zheng Y, Manson JE, Yuan C et al. Associations of weight gain from early to middle adulthood with major health outcomes later in life. JAMA. 2017;318(3):255-69.
6. Yakusheva O, Kapinos K, Weiss M. Maternal weight after childbirth versus aging-related weight changes.Womens Health Issues. 2017;27(2):174-80.
7. Genazzani AR, Gambacciani M. Effect of climacteric transition and hormone replacement therapy on body weight and body fat distribution. Gynecol Endocrinol. 2006;22(3):145-50.
8. Goh VHH, Hart WG. Excess fat in the abdomen but not general obesity is associated with poorer metabolic and cardiovascular health in premenopausal and postmenopausal Asian women. Maturitas. 2018;107:33-8.
9. Baber RJ, Panay N, Fenton A; IMS Writing Group. 2016 IMS Recommendations on women's midlife health and menopause hormone therapy. Climacteric. 2016;19(2):109-50.
10. Kongnyuy EJ, Norman RJ, Flight IH, Rees MC. Oestrogen and progestogen hormone replacement therapy for peri-menopausal and post-menopausal women: weight and body fat distribution. Cochrane Database Syst Rev. 2000;(2):CD001018.
11. Gravena AA, Brischiliari SC, Lopes TC et al. Excess weight and abdominal obesity in postmenopausal Brazilian women: a population-based study. BMC Womens Health. 2013;13:46.
12. Davis SR, Castelo Branco C, Chedraui P, et al. Understanding weight gain at menopause. Climacteric. 2012;15(5):419-29.
13. Kritz-Silverstein D, Barrett-Connor E. Long-term postmenopausal hormone use, obesity, and fat distribution in older women. JAMA. 1996;275(1):46-9.
14. Kristensen K, Pedersen SB, Vestergaard P, Mosekilde L, Richelsen B. Hormone replacement therapy affects body composition and leptin differently in obese and non-obese postmenopausal women. J Endocrinol. 1999;163(1):55-62.
15. Chen Z, Bassford T, Green SB et al. Postmenopausal hormone therapy and body composition--a substudy of the estrogen plus progestin trial of the Women's Health Initiative. Am J Clin Nutr. 2005;82(3):651-6.
16. Bea JW, Zhao Q, Cauley JA et al. Effect of hormone therapy on lean body mass, falls, and fractures: 6-year results from the Women's Health Initiative hormone trials. Menopause. 2011;18(1):44-52.
17. Kwok S, Canoy D, Soran H et al. Body fat distribution in relation to smoking and exogenous hormones in British women. Clin Endocrinol (Oxf). 2012;77(6):828-33.
18. Prospective Studies Collaboration, Whitlock G, Lewington S, et al. Body-mass index and

cause-specific mortality in 900 000 adults: collaborative analyses of 57 prospective studies. Lancet. 2009;373(9669):1083-96.

19. Pischon T, Boeing H, Hoffmann K et al. General and abdominal adiposity and risk of death in Europe [published correction appears in N Engl J Med. 2010;362(25):2433]. N Engl J Med. 2008;359(20):2105-20.
20. Figueiredo Neto JA, Figuerêdo ED, Barbosa JB et al. Metabolic syndrome and menopause: cross-sectional study in gynecology clinic. Arq Bras Cardiol. 2010;95(3):339-45.
21. Salpeter SR, Walsh JM, Ormiston TM et al. Meta-analysis: effect of hormone-replacement therapy on components of the metabolic syndrome in postmenopausal women. Diabetes Obes Metab. 2006;8(5):538-54.
22. Fernandes CE, Nasser EJ, Pompei LM, et al. Quais os efeitos da terapêutica hormonal no risco cardiovascular em mulheres sem doença cardiovascular diagnosticada? E em mulheres que já apresentam a doença? In: Pompei LM, Machado RB, Wender MC, Fernandes CE (eds.). Consenso brasileiro de terapêutica hormonal da menopausa – Associação Brasileira de Climatério (Sobrac). São Paulo: Leitura Médica;2018:69-84.
23. Kim SM, Kim SH, Lee JR, et al. The effects of hormone therapy on metabolic risk factors in postmenopausal Korean women. Climacteric. 2011;14(1):66-74.
24. Hodis HN, Mack WJ, Henderson VW et al. Vascular effects of early versus late postmenopausal treatment with estradiol. N Engl J Med. 2016;374(13):1221-31.
25. Parkin L, Sweetland S, Balkwill A et al. Body mass index, surgery, and risk of venous thromboembolism in middle-aged women: a cohort study. Circulation. 2012;125(15):1897-04.
26. Canonico M, Plu-Bureau G, Lowe GD, Scarabin PY. Hormone replacement therapy and risk of venous thromboembolism in postmenopausal women: systematic review and meta-analysis. BMJ. 2008;336(7655):1227-31.
27. Renoux C, Dell'Aniello S, Suissa S. Hormone replacement therapy and the risk of venous thromboembolism: a population-based study. J Thromb Haemost. 2010;8(5):979-86.
28. Canonico M, Oger E, Conard J et al. Obesity and risk of venous thromboembolism among postmenopausal women: differential impact of hormone therapy by route of estrogen administration. The ESTHER Study. J Thromb Haemost. 2006;4(6):1259-65.

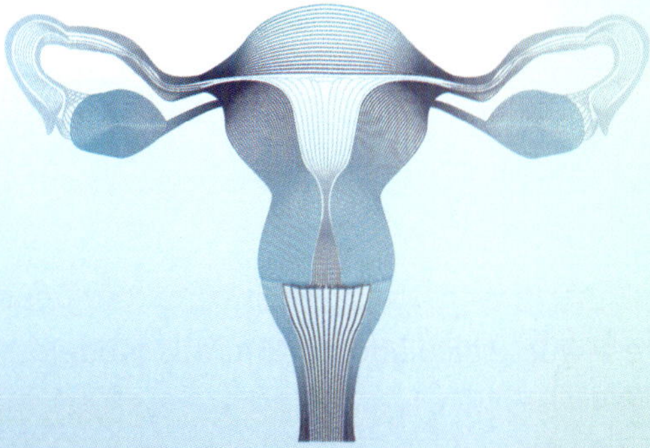

capítulo 12

Alto risco para câncer de mama

José Arnaldo de Souza Ferreira

INTRODUÇÃO

O câncer de mama é o tumor mais frequentemente diagnosticado em todo o mundo e é a causa mais prevalente de mortalidade[1]. A sua incidência vem crescendo em todos os países, inclusive naqueles em que a incidência era historicamente menor[2].

Para definir alto risco para câncer de mama é interessante estratificar as mulheres em dois grupos: aquelas com médio risco, que constituem as mulheres da população geral, ou seja, que não têm antecedentes familiares da doença e nem histórico pessoal de biópsias com diagnóstico de lesões de alto risco para câncer, como hiperplasia ductal atípica (HDA), hiperplasia lobular atípica (HLA) e carcinoma lobular ***in situ*** (CLIS). Estas mulheres têm um risco acumulado para câncer de mama durante a vida em torno de 12%, ou seja, uma em cada oito[3].

Por outro lado, as mulheres com alto risco são aquelas que têm frequentemente uma probabilidade quatro a cinco vezes ou mais em relação ao risco daquelas da população geral e estão incluídas em uma ou mais das seguintes condições: a) serem portadoras de mutação nos genes BRCA 1 e BRCA 2 ou terem um parente de primeiro grau com teste positivo para BRCA1/2; b) serem submetidas à irradiação torácica entre os 10 e 30 anos de idade; c) possuírem antecedentes pessoais de HDA, HLA ou CLIS; d) apresentarem risco acumulado para câncer de mama igual ou maior que 1,7% em cinco anos (segundo o modelo Gail de cálculo de risco) ou um risco igual ou maior que 20% durante a vida (calculado por um dos modelos de cálculo de risco existentes[4] (Tabela 1).

Assim sendo, o objetivo deste estudo de revisão foi identificar as mulheres que têm alto risco para câncer de mama e que nunca foram acometidas pela doença, para que possamos instituir medidas adequadas para reduzir o seu risco, impedindo o início do tumor e vigiá-las adequadamente para que a doença, se ocorrer, possa ser descoberta quando ainda é assintomática e o seu tratamento proporcione os melhores resultados.

DIAGNÓSTICO

É feito com base na identificação dos fatores que configuram o alto risco, por meio de uma boa anamnese. Esta nos permite verificar se a paciente tem antecedentes pessoais de mutação BRCA1/BRCA2 ou se tem algum parente de primeiro grau testado positivo para estas mutações. Mesmo que não tenha estes antecedentes, a história familiar pode identificar quais mulheres têm risco elevado para estas mutações e, caso de ser configurado o alto risco, as pacientes poderem ser encaminhadas para aconselhamento genético e testagem para presença de alguma mutação [5] (Quadro 1).

As mulheres com mutações BRCA1 e BRCA2 têm herança genética autossômica dominante e 50% dos seus descendentes são portadores das mesmas. Embora os tumores de mama com herança genética sejam responsáveis por 5-10% dos tumores de mama, 40% deles são causados por mutações nos genes supressores BRCA1 e BRCA2 (síndrome de câncer de mama e ovário), as quais conferem o maior risco acumulado de câncer de mama durante a vida entre todos os fatores de risco conhecidos. Para os tumores BRCA1, o risco acumulado para câncer de mama até os 70 anos é de 55-85% e para o câncer de ovário de 16-60%. A mutação BRCA2 confere riscos durante a vida de 37-85% e de 11-27% para os cânceres de mama e ovário, respectivamente. Existem ainda outras mutações em genes com alta expressividade que originam outras síndromes genéticas com alto risco para tumores de outros órgãos, além do tumor de mama, como mutações nos genes TP 53 (síndrome de Li-Fraumeni), PTEN (síndrome de Cowden), STK1/LKB1 (síndrome de Peutz-Jegher), CDH1 (E-cadherin: síndrome do câncer gástrico difuso hereditário), mas que são bem menos frequentes (1% dos tumores genéticos) do que as mutações nos genes BRCA1/BRCA2[6].

A anamnese pode ainda revelar mulheres com antecedentes de biópsias mamárias com lesões de alto risco para malignidade como HDA, HLA ou CLIS, descobertas por ocasião de mamografias de rotina que mostram geralmente microcalcificações agrupadas. Estima-se que estas lesões têm um risco em 10 anos para câncer de mama da ordem de 21% [6] e após 25 anos de seguimento têm um risco cumulativo de 30%[8]. A história clínica ainda pode detectar mulheres submetidas à irradiação torácica entre 10 e 30 anos de idade, geralmente por linfoma de Hodgkin, as quais podem ter um risco para câncer de mama de até vinte vezes maior do que as mulheres da população geral.

É de boa norma que durante a anamnese, com base nos fatores de risco levantados,

Tabela 1. Modelos de avaliação de riscos de câncer de mama comumente utilizados

Modelo	História familiar de câncer de mama	História pessoal	Suposição genética	Risco calculado	Usado para identificar candidatos para:
Gail (BCRAT)	Parente feminino de 1° grau, s/ referir idade início	Idade da menarca e do 1° filho, biópsias mamárias, incluindo HDA/HLA	Nenhuma	Até 5 anos e durante a vida até 90 anos, somente Ca invasivos	Quimioprevenção, baseada no risco em 5 anos ≥ 1,67%
Claus	Idade parente feminino de 1° e 2° grau afetados em combinações de até 2	Nenhuma	Gene autossômico dominante com penetrância idade-dependente	Durante a vida até 79 anos, incluindo Ca invasivo CDIS	Rastreamento com RMN
Tirez Cuzik (v8)	Idade de início em parente feminino de 1°, 2° e 3° grau, incluindo bilateral e parente masculino 1° grau	Idade: menarca 1° filho vivo e menopausa; uso TH, IMC, DM e biópsias, incluindo HLA, HAD e CLIS	BRCA 1/2 mais múltiplos genes de diferentes penetrâncias	Até 10 anos e durante a vida até 85 anos, incluindo Ca invasivos e CDIS	Rastreamento com RMN, baseado no risco durante a vida
BRCAPRO	Idade de início em parentes femininos e masculinos de 1°, 2° e 3° grau, incluindo Ca bilateral	Nenhuma	BRCA 1/2 (herança autossômica dominante)	Durante a vida até 84 anos, somente Ca invasivos	Rastreamento com RMN
BOADICEA	Idade de início em parentes femininos e masculinos de 1° e 2° grau, incluindo Ca bilateral	Nenhuma	BRCA 1/2 mais componente poligênico	Durante a vida até 80 anos, incluindo Ca invasivos e CDIS	Rastreamento com RMN

Fonte: adaptada de Lora et al. (2017)[9].

Quadro 1. Avaliação do risco de câncer de mama hereditário de acordo com os antecedentes familiares

Risco Alto	Risco Moderado	Risco Baixo
▪ Parente com mutação BRCA 1/2 ou ▪ $\geq$ 3 parentes do mesmo lado da família com Ca mama ou ovário (qualquer idade)* ou ▪ $\geq$ 2 parentes de 1º / 2º grau do mesmo lado da família com Ca mama $<$ 50 anos ou Ca ovário (qualquer idade)* ou ▪ $\geq$ 1 parente 1º / 2º grau com: – Ca mama $<$ 35 anos ou – Ca mama masculino ou – Ca ovário (qualquer idade) *Pode ser somente mama, ou ovário ou qualquer combinação de ambos	▪ $\geq$ 2 parentes de 1º / 2º grau do mesmo lado da família com Ca mama $\geq$ 50 $<$ 70 anos ou ▪ $\geq$ 1 parente 1º / 2º grau com: Ca mama entre 35 e 49 nos	▪ Nenhum dos critérios de riscos moderado e alto

Fonte: adaptado de Can Fam Physician (1999)[5].

que o médico determine por meio de um dos instrumentos para cálculo de risco existentes, se a paciente tem um risco acumulado durante a vida igual ou maior do que 20%[9] (Tabela 1).

TRATAMENTO

Uma vez verificado que a mulher tem alto risco para câncer de mama, devemos procurar a melhor conduta a ser tomada. Ela pode ser dividida em duas intervenções: 1) fazer uma vigilância mamária adequada para esta situação, a qual é um pouco diferente daquela realizada em mulheres de médio risco, visando detectar o tumor numa fase assintomática, ocasião em que o tratamento oferece os melhores resultados, ou seja, um bom *rastreamento mamário*. 2) procurar reduzir ao máximo o risco destas mulheres, tentando impedir que a doença aconteça, ou seja, fazendo-se uma boa *prevenção primária*.

RASTREAMENTO MAMÁRIO

O rastreamento em mulheres de alto risco é realizado pelo exame clínico das mamas e pelos exames de imagem, representados pela mamografia (MM) e pela ressonância magnética nuclear (RMN).

Exame Clínico das Mamas

Tem menor importância do que os exames de imagem por ter baixa sensibilidade, da ordem de 27-54%, a qual em mulheres de alto risco é ainda menor, em torno de 9-18% (exame negativo não afasta a doença). No entanto, tem maior especificidade (em exame positivo a doença é muito provável)[10]. Segundo o *National Comprehensive Cancer Network* (NCCN) o exame clínico deve ser realizado a cada 6-12 meses, iniciando-se entre os 20-25 anos, principalmente em casos de mulheres com mutações BRCA1/2, TP53 ou variantes patogênicas do PTEN [8](D) (Tabela 2).

Exames de Imagem

Mamografia

A MM deve ser realizada em associação com a RMN, principalmente em mulheres com menos de 40 anos de idade, quando a MM é menos sensível (20-55%), em virtude das mulheres apresentarem maior densidade mamária. A MM digital parece ter um melhor desempenho nestas situações.

A RMN tem sensibilidade alta (86-90%), mas especificidade menor (37-97%), podendo ser indicada a partir dos 25 anos e a MM a partir dos 30 anos e, desde então, podem ser utilizadas alternadamente a cada 6 meses. Por vezes, em casos de impossibilidade de realizar a RMN, a ultrassonografia poderá ser associada à MM, principalmente em mulheres com menos de 40 anos, para aumentar a acurácia diagnóstica. Em casos de lesões prévias de alto risco, com marcadores mais agressivos e dificuldade diagnóstica com a MM, pode-se indicar a tomossíntese para aumentar a eficácia do exame[11]. A RMN tem sido indicada em casos de mutação BRCA1/2 ou parente de primeiro grau com mutação confirmada, irradiação torácica entre os 10-30 anos de idade e risco acumulado para câncer de mama durante a vida igual ou maior que 20% (Tabela 2).

Tabela 2. Diretriz para rastreamento de câncer de mama em mulheres de alto risco, segundo a *National Comprehensive Cancer Network* (NCCN)

Definição de alto risco	Idade do início do rastreamento	Exame clínico das mamas	Mamografia	RMN
Tempo durante a vida > 20%	10 anos antes do tumor em idade mais precoce na família	Cada 6-12 meses	Anual, mas não antes dos 30 anos	Anual, mas não antes dos 25 anos
Irradiação tórax entre 10-30 anos	10 anos depois da exposição à erradiação	Cada 6-12 meses	Anual, mas não antes dos 30 anos	Anual, mas não antes dos 25 anos
BRCA1 / BRCA2	Entre 25-29 anos	Cada 6-12 meses	Anual, mas não antes dos 30 anos	Anual, mas não antes dos 25 anos

Fonte: adaptada de Lee et al. (2019)[11].

PREVENÇÃO PRIMÁRIA

As medidas preventivas em mulheres de alto risco podem ser efetuadas por meio de modificações do estilo de vida, prevenção farmacológica (quimioprevenção) e a prevenção cirúrgica (cirurgias redutoras de risco).

MODIFICAÇÕES DO ESTILO DE VIDA

É realizada pelo aumento da atividade física, redução do consumo de álcool, controle do peso (impedindo a obesidade) e evitando-se a terapia hormonal fora da janela de oportunidade (início após os 60 anos ou mais de 10 anos de pós-menopausa) e a longo prazo[12].

PREVENÇÃO FARMACOLÓGICA (QUIMIOPREVENÇÃO)

Os principais medicamentos em uso são os moduladores seletivos do receptor de estrogênio (SERMs) e os inibidores de aromatase (IA).

Moduladores Seletivos do Receptor de Estrogênio (SERMs)

Os SERMs utilizados na atualidade são o Tamoxifeno (TMX) e o Raloxifeno (RLX).

O TMX é um SERM de primeira geração, antagonista do receptor estrogênico na mama e agonista no endométrio. O principal estudo que avaliou a sua eficácia em mulheres de alto risco foi o *National Surgical Adjuvant Breast and Bowel Project* (NSABP--P1), no qual o TMX administrado na dose de 20mg por dia, durante cinco anos, em mulheres na pré-menopausa e pós-menopausa, reduziu o risco de câncer de mama em 49% e de hiperplasias atípicas em 85%[13]. Em uma análise de sete anos de seguimento, a redução do risco foi de 43% e, mesmo após a parada da medicação, a redução do risco de HA permaneceu em 75%[14]. Os seus efeitos adversos são ondas de calor, secura vaginal, aumento dos riscos de tromboembolismo venoso, catarata, acidente vascular isquêmico transitório e adenocarcinoma de endométrio. O TMX tem indicação para mulheres na pré e pós-menopausa.

O RLX é um SERM de segunda geração, antagonista do receptor estrogênico na mama e também no endométrio. O principal estudo que avaliou a sua eficácia foi o *Multiple Outcomes of Raloxifen Evaluation* (MORE), no qual o RLX administrado na dose de 60 mg por dia, durante quatro anos, mostrou redução do risco de câncer de mama semelhante ao do TMX, mas com efeitos colaterais menores[15]. Em um outro estudo, que comparou o TMX com o RLX, denominado NSABP P-2 *Study of Tamoxifen and Raloxifen* (STAR), os efeitos do RLX foram semelhantes aos do TMX na redução do risco de câncer de mama. Em uma análise mais atualizada deste estudo, com 81 meses de seguimento, os benefícios do TMX foram maiores, mas os efeitos adversos do RLX foram menores, tais como ondas de calor, secura vaginal, aumento dos riscos de tromboembolismo venoso/embolia pulmonar e aumento de peso. É indicado apenas para mulheres na pós-menopausa[16].

Inibidores de Aromatase (IA)

Os IA são substâncias que inibem a enzima aromatase, que transforma os androgênios em estrogênios, reduzindo drasticamente os seus níveis sanguíneos. Os mais utilizados são o Anastrozole e o Exemestano.

O principal estudo que avaliou a eficácia do Anastrozole para prevenção foi o estudo europeu IBIS II *Trial,* no qual o Anastrozole administrado na dose de 1mg por dia, durante cinco anos, reduziu o risco de câncer de mama em 53%[17].

Quanto ao Exemestano, o estudo que avaliou a sua eficácia foi o *Mamary Prevention* 3 (MAP 3) *Trial*, no qual o Exemestano sendo administrado na dose de 25 mg por dia, durante cinco anos, mostrou redução do risco de câncer de mama em 65%[18]. Os efeitos adversos principais dos IA são aqueles de um hipoestrogenismo intenso como sintomas menopausais, aumento da perda óssea, aumento do risco de doença cardiovascular e piora da qualidade de vida. São indicados apenas para mulheres na pós-menopausa (Tabela 3)

PREVENÇÃO CIRÚRGICA (CIRURGIAS REDUTORAS DE RISCO)

A prevenção cirúrgica em mulheres de alto risco é realizada pela mastectomia bilateral (MB) e a salpingo-ooforectomia bilateral (SOB).

A MB é indicada, basicamente, em mulheres com mutações BRCA1 e BRCA2. A sua indicação em neoplasias lobulares (HLA e CLIS) é ainda controversa segundo a NCCN, no entanto, indicações mais amplas podem ser feitas: segundo a *American Society of Surgical Oncology*, além de mulheres com mutações BRCA, o procedimento pode ser indicado também naquelas com HDA e HLA/CLIS que tenham história familiar de câncer de mama ou em mulheres com dificuldades na vigilância mamária (mamas clínica e mamograficamente densas)[19]. A MB promove redução do risco de até 90% em mutações BRCA1/2[20]. O procedimento mais realizado na atualidade é a MB subcutânea com conservação do

Tabela 3. Recomendações para redução de risco de câncer de mama em mulheres com alto risco, *segundo a National Comprehensive Cancer Network* (NCCN)

Categoria de risco	Opções de redução de risco
Portadores de mutação BRCA	Tamoxifeno / Raloxifeno Mastectomia bilateral Salpingo-ooforectomia bilateral
Risco durante a vida ≥ 20%, baseado na história familiar	Tamoxifeno / Raloxifeno
Risco em 5 anos ≥ 1,7%, baseado no modelo Gail modificado	Tamoxifeno / Raloxifeno
Exposição prévia à irradiação	
Biópsia de mama com HA ou CLIS	Tamoxifeno / Raloxifeno Mastectomia bilateral (controversa)

Fonte: adaptada de Griffin et al. (2010)[23].

complexo aréolo-papilar e reconstrução imediata com prótese retropeitoral.

A SOB é indicada principalmente em mulheres portadoras de mutações BRCA que já completaram a prole (entre 30-40 anos). Promove uma redução do risco de câncer de mama da ordem de 50% e do câncer de ovário da ordem de 80-95%. Os seus efeitos adversos são os sintomas de uma menopausa prematura cirúrgica como ondas de calor, atrofia genital, aumento da perda óssea, aumento do risco de doença cardiovascular e piora da qualidade de vida[21] (Tabela 3).

A terapia hormonal após a SOB para o tratamento das suas consequências, apesar de conflitante, é indicada pela grande maioria dos estudos existentes[22].

CONSIDERAÇÕES FINAIS

Embora se saiba que a maioria das mulheres não desenvolverão câncer da mama ao longo de sua vida, os conhecimentos atuais ajudarão o médico a reconhecer um subgrupo que está em alto risco, podendo ajudar essas pacientes com as opções melhoradas de rastreamento e prevenção agora disponíveis, a diminuir o seu risco impedindo que a doença se inicie ou, se não for possível, que possa ser diagnosticada e tratada o mais precocemente possível.

REFERÊNCIAS BIBLIOGRÁFICAS

1. Ferlay J, Soerjomataram I, Dikshit R, et al. Cancer incidence and mortality worldwide: sources, methods and major patterns in Globocan 2012. Int J Cancer. 2015, E359-E386.
2. De Santis CE, Fedewa SA, Goding Sauer A, et al. Breast cancer statistics, 2015: Convergence of incidence rates between black and white women. Cancer J. 2015.
3. Elmore JG, Armstrong K, Lehman CD, et al. Screening for breast cancer. JAMA. 2005;293:1245-56.
4. Nelson HD, Pappas M, Zakher B, et al. Risk assessment genetic counseling and genetic testing for BRCA genetic cancer in women: a sistematic review to update the US Preventive Task Force recommendation. Am Int Med. 2014; 160:255-66.
5. Warner E, Helsey RE, Goel V, et al. Risk Assessment of patients with a Family history of brest câncer. Can Fam Physician. 1999; 45:104-12.
6. Antonin A, Pharoah PD, Narod S, et al. Average risk of breast and ovarian cancer associated with BRCA1 or BRCA2 mutations, detected in case series unselected for family history: a combined analisys of 22 studies. Am J Hum Genet. 2003; 72:1117-30.
7. Coopey SB, Mazzola E, Buckey JM, et al. The role of chemoprevention in modifying the risk of breast cancer in women with atypical breast lesions. Breast Cancer Res Treat. 2012; 136:627-33.
8. Hartmann LC, Degnim AC, Santen RJ, et al. Atypical hyperplasia of the breast-risk asseessment and management options. N Engl J Med. 2015;372:78-89.
9. Lora D, Barke DO, Mary E, et al. Breast cancer risk assessment models and high risk screening. Radiol Clin N Am 2017;55:457-74.
10. Bryan T, Snyder E. The clinical breast exam: a skill that should not be abandoned. J Gen Int Med. 2013;28(5):719-22.
11. Lee TC, Reyna C, Shhaughessy E, et al. Screening of populations at high risk breast cancer. J Surg Oncol. 2019;1-11.
12. Mahoney MC, Bevers T, Linos E, et al. Opportunities and strategies for breast cancer prevention through risk reduction. Cancer J Clin. 2008; 58:347-71.

13. Fisher B, Constantino JP, Wickerham DL, et al. Tamoxifen for prevention of breast câncer: report of the National Surgical Adjuvant Breast and Bowel Project P-1 Study. J Natl Cancer Inst. 1998; 90:1371-88.
14. Fisher B, Constantino JP, Wickerham DL, et al. Tamoxifen for the prevention of breast cancer: current status of the National Surgical Adjuvant Breast and Bowel Project P-1 Study. J Natl Cancer Inst. 2005;97:195-62.
15. Cauley JA, Norton L, Lippman ME, et al. Continued breast cancer risk reduction in postmenopausal women treated with raloxifene: 4 years result from the MORE Trial. Multiple Outcomes of Raloxifene Evaluation. Breast Cancer Res Treat. 2001;65:125-34.
16. Vogel G, Constantino JP, Wickerham DL, et al. Update of the National Surgical Adjuvant Breast and Bowel Project Study of tamoxifen and raloxifene (STAR) P-2 Trial: Preventing Breast Cancer. Prev Res. 2010;3:696-706.
17. Cuzik J, Sestak I, Forbes JF, et al. Anastrozole for prevention of breast câncer in high risk postmenopausal women (IBIS-II): an international double blind randomized placebo-controled trial. Lancet. 2014;383:1041-48.
18. Goss PE, Ingle JN, Ales-Martinez JE, et al. Exemestane for breast cancer prevention in postmenopausal women. N Engl J Med. 2011;364:2381-91.
19. McCormak VA, dos Santos Silva I. Breast density and parenchimal patterns as markers of breast cancer risk: a metanalisys. Cancer Epidemiol Biomarkers Prev. 2006;15:1159-69.
20. Rebbeck TR, Friebel T, Lynch HT, et al. Bilateral prophylactic mastectomy reduces breast cancer risk in BRCA1 e BRCA2 mutations carriers: the Prose Study Group. J Clin Oncol. 2004;22:1055-62.
21. Rebbeck TR, Kauff ND, Domchek SM. Metanalisys of risk reduction estimates associated with risk reduction salpingo-oophorectomy in BRCA1 or BRCA2 mutation carriers. J Natl Cancer Inst. 2009;101:80-7.
22. Marchetti C, Iadarola R, Palaia I, et al. Hormone therapy in oophorectomized BRCA1/2 mutation carriers. Menopause. 2014;21:763-768.
23. Griffin JL, Pearlman MD. breast cancer screening in women at average risk and high risk. Obstetrics & Gynecology. 2010 Dec;116(6):1410-1421.

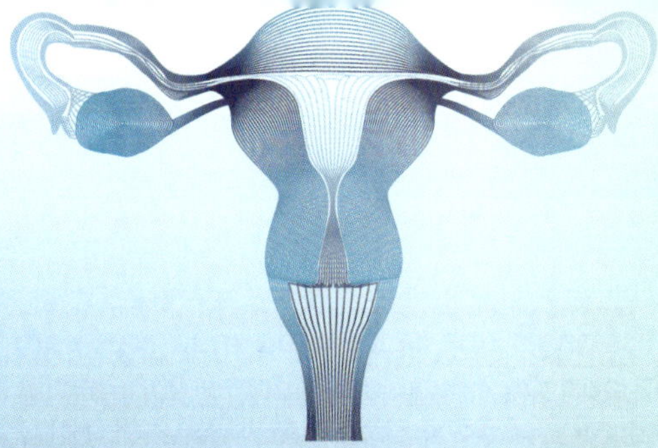

capítulo 13

Pós-câncer

- Eliana Aguiar Petri Nahas
- Jorge Nahas Neto

INTRODUÇÃO

Na última década, apesar das inúmeras controvérsias, a terapia hormonal (TH) foi considerada o tratamento mais eficaz para os sintomas vasomotores decorrentes da falência ovariana e, os benefícios superam os riscos para a maioria das mulheres sintomáticas com menos de 60 anos de idade ou dentro do período de 10 anos da pós-menopausa[1-3]. Por outro lado, em determinadas condições clínicas, TH não é recomendada ou é contraindicada. Entre essas condições são descritos os tumores reconhecidamente estrogênio-dependentes, como o câncer de mama e o câncer de endométrio[2,3]. Em 2020, foi publicada pelo Instituto Nacional de Câncer (INCA) a estimativa da incidência de câncer no Brasil, sendo o câncer de mama com a maior incidência entre as mulheres, correspondendo a 29,7% dos cânceres, seguido pelo câncer de cólon e reto, colo de útero, pulmão, tireoide, estômago, ovário, corpo do útero, linfoma não Hodgkin e sistema nervoso central (em ordem decrescente)[4] (Tabela 1).

Em recente Consenso Brasileiro de TH da Menopausa da Associação Brasileira de Climatério (Sobrac)[3], exceto o câncer de mama e de endométrio em que a TH está contraindicada, para os demais cânceres foi relatado que não há contraindicação, mas que nessas situações a escolha da via de administração, dose e regime terapêutico a serem empregados, bem como o tempo de tratamento são de crucial importância. Assim como, esclarecer a paciente quanto às limitações do conhecimento existentes em alguns casos e as razões que fundamentam ou não o emprego da TH para cada paciente individualizada[3]. Os profissionais que cuidam de mulheres com histórico de câncer estão em uma posição única, não apenas para aliviar os sintomas da menopausa em suas pacientes, mas também para impactar positivamente na qualidade de vida e diminuir as consequências da privação de estrogênio em longo prazo[5].

Tabela 1. Distribuição proporcional dos dez tipos de câncer em mulheres mais incidentes estimados para 2020, exceto pele não melanoma (INCA)[4]

Localização primária	Número de casos	Porcentagem
Mama	66.280	29,7%
Cólon e reto	20.470	9,2%
Colo do útero	16.590	7,4%
Traqueia, brônquio e pulmão	12.440	5,6%
Glândula tireoide	11.950	5,4%
Estômago	7.870	3,5%
Ovário	6.650	3,0%
Corpo do útero	6.540	2,9%
Linfoma não Hodgkin	5.450	2,4%
Sistema nervoso central	5.220	2,3%

Fonte: INCA[4].

TH PÓS-CÂNCER GINECOLÓGICO

Com os avanços no diagnóstico e tratamento, muitas mulheres sobrevivem ao câncer ginecológico e sofrem com as consequências dos tratamentos contra o câncer. Para muitas sobreviventes, tratamentos como ooforectomia bilateral, quimioterapia ou radioterapia resultam em menopausa cirúrgica ou insuficiência ovariana[5]. Os sintomas podem ser mais intensos e persistentes para mulheres no menacme que sofrem súbita deficiência de estrogênio decorrente do tratamento do câncer, com impacto significativo na qualidade de vida. Além disso, a privação precoce de estrogênio associa-se a consequências adversas, incluindo aumento do risco de doença arterial coronariana, osteoporose, transtornos do humor, disfunção sexual e até morte precoce[2].

Câncer de Mama

O câncer de mama é uma das neoplasias mais frequentes na mulher e atinge principalmente mulheres após os 50 anos de idade[4]. No momento atual, a TH estrogênica isolada ou combinada não é recomendada para mulheres com antecedente pessoal de câncer de mama[1-3]. Recente consenso da *North American Menopause Society* (NAMS) com a *International Society for the Study of Women's Sexual Health*, objetivando o tratamento da síndrome geniturinária da menopausa em mulheres com ou de alto risco para câncer de mama, relatou os tratamentos não hormonais como lubrificantes, hidratantes e o laser vaginal como sendo a primeira linha nessa população. O uso da terapia estrogênica vaginal de baixa dose pode ser uma opção para algumas mulheres que falham nos tratamentos não hormonais após uma discussão dos riscos e benefícios e revisão com o oncologista da paciente[6].

Apenas dois estudos prospectivos, abertos e randomizados avaliaram os efeitos da TH em mulheres tratadas de câncer de mama, o estudo *Hormonal Replacement Therapy After Breast Cancer – Is it safe?* (HABITS)[7] e o Estudo Estocolmo[8]. Ambos foram interrompidos antes da duração originalmente prevista por apresentarem maior taxa de recidiva no grupo de usuárias TH. No estudo HABITS, com 447 pacientes tratadas de câncer de mama, após dois anos de uso de TH, os resultados foram desfavoráveis ao grupo de usuárias de TH correspondendo a um risco relativo (RR) para recorrência do câncer de 2,4 (IC 95%: 1,3-4,2)[7]. No Estudo Estocolmo, com 378 mulheres tratadas de câncer de mama, após 4,1 anos de seguimento, o RR associado ao uso de TH foi de 0,82 (IC 95%: 0,35-1,9)[8]. Os diferentes resultados entre os estudos podem ser explicados pela heterogeneidade dos desenhos dos estudos e pelo viés inerente. Em vista da falta de confirmação de segurança da TH com estudos de maior evidência, a TH não deve ser recomendada para mulheres com antecedentes pessoais de câncer de mama[7,8].

Câncer de endométrio

O câncer de endométrio é sensível ao estrogênio em 90% dos casos (tipo I) e independente do estrogênio em apenas 10% (tipo II, mais comumente carcinoma papilar seroso). Embora o câncer de endométrio ocorra com maior frequência na pós-menopausa, cerca de 30% das pacientes estão na perimenopausa e 2,5% a 14,4% estão abaixo dos 40 anos[9]. Assim, um número de mulheres sofrerá início abrupto da sintomatologia da menopausa decorrente do tratamento que consiste em histerectomia total e ooforectomia bilateral, geralmente seguida de radiação ou quimioterapia. Uma metanálise avaliou o efeito da TH na taxa de recorrência de sobreviventes de câncer de endométrio. Foram incluídos um estudo randomizado e cinco estudos observacionais, com 896 mulheres que usaram TH e 1.079 não usuárias, indicando que não houve aumento significativo no risco de recorrência em sobreviventes de CE que usaram TH em relação ao grupo controle (OR: 0,53; IC 95%: 0,30-0,96). Os autores concluem que, embora com base principalmente em estudos observacionais, a literatura não fornece suporte para associação entre o uso da TH e o risco de recorrência do câncer de endométrio[10]. Embora os estudos tenham sido limitados pelo número reduzido de participantes e com câncer de endométrio tipo I em estádio inicial, a TH poderia estimular o crescimento do tumor em pacientes com doença mais avançada e que não existem dados suficientes sobre os cânceres de endométrio do tipo II[11]. O uso de baixas doses de estrogênio tópico poderia ser uma opção a mulheres tratadas de câncer de endométrio com síndrome geniturinária. Contudo, não existem estudos que especificamente tenham abordado a questão sobre o uso do estrogênio via vaginal nessas pacientes[3].

A progressão de um endométrio normal para hiperplasia simples, hiperplasia com atipia e carcinoma endometrial está associada à ação estrogênica sem oposição. Este é o principal argumento para a contraindicação de TH em mulheres com história de câncer de endométrio, mesmo na vigência da administração associada de progestagênios, pelo receio que os estrogênios possam acelerar o crescimento de metástases ocultas[3]. Em 2017, a *North Americam Menopause Society* (NAMS) relatou que o uso da TH pode ser considerado em mulheres sintomáticas com câncer endometrial em estádio inicial tratado cirurgicamente (baixo risco), se outras opções não forem eficazes, principalmente, em mulheres com menopausa cirúrgica precoce por apresentarem maior risco de consequências para a saúde. Terapias não hormonais são recomendadas para mulheres com câncer mais avançado ou endometrial de alto risco[2].

Câncer de ovário

O câncer de ovário tem a maior taxa de mortalidade de todos os cânceres ginecológicos, embora represente apenas 3% dos cânceres em mulheres[4]. No câncer de ovário, 75% das mulheres estão em estádio avançado no diagnóstico com sobrevida em cinco anos inferior a 25%. O alívio dos sintomas vasomotores e a melhora da qualidade de vida com a TH pós-tratamento cirúrgico parecem mais importantes que o medo de recorrência[3]. Não há dados claros demonstrando resultados adversos em pacientes com câncer de ovário em uso de TH[9]. Uma metanálise, avaliando o impacto da TH no prognóstico e recorrência de pacientes tratadas para câncer de ovário, incluiu seis estudos com um total de 1.448 pacientes (419 usuárias de TH e 1.029 não usuárias). Os dados confirmaram que a TH pós-operatória não foi associada a efeito negativo na sobrevida global (RR: 0,69; IC 95%: 0,61-0,79) e não aumentou o risco de recorrência entre as sobreviventes (RR: 0,83; IC 95%: 0,64-1,07)[12]. Mulheres que apresentam importantes sintomas climatéricos após tratamento do câncer de ovário poderiam realizar TH, sem interferir na sobrevida, além de melhorar a qualidade de vida[3].

Contudo, o câncer de ovário subtipo endometrioide é geralmente mencionado como um tipo que pode ser sensível ao estrogênio e, portanto, seria recomendável evitar a TH[13]. Existe também uma preocupação com relação à TH em outros tumores que provavelmente contêm receptores para estrogênio como as neoplasias estromais do cordão sexual (tumores das células da granulosa e tumores ovarianos de Sertoli-Leydig), mas os dados são muito limitados[2]. Em 2018, o Consenso da Sobrac refere que o uso de TH pós-tratamento de câncer de ovário não é contraindicado, exceto para o subtipo endometrioide[3].

Câncer de colo de útero

O câncer de colo de útero é a segunda neoplasia ginecológica mais comum no Brasil, com pico de incidência na faixa etária de 45 a 50 anos[4]. Durante o tratamento dessas pacientes, dependendo do estádio, idade e histologia da doença, elas têm grande probabilidade de serem submetidas à histerectomia radical sem preservação dos ovários ou radioterapia, levando ao início abrupto da menopausa[9]. A maioria dos cânceres do colo do útero (cerca de 80%) são carcinomas de células escamosas e os demais adenocarcinomas. Apesar de receptores estrogênicos estarem presentes nas células escamosas, o câncer de colo de útero não é considerado hormônio dependente e, portanto, a TH pode ser empregada em mulheres tratadas e tem se mostrado eficaz no controle dos sintomas da menopausa após tratamento para o câncer de colo de útero[3]. A radioterapia não só resulta na perda da função ovariana, mas também em significativa estenose vaginal. O uso de estrogênio vaginal tópico no pós-operatório é importante para preservar a função vaginal, sem evidência de piora na sobrevida em longo prazo[5]. As evidências em mulheres com adenocarcinoma do colo do útero são limitadas[3]. Em 2018, o Consenso da Sobrac recomendou que a TH pode ser empregada em mulheres tratadas de câncer de colo uterino escamoso[3].

TH PÓS-CÂNCER DO TRATO DIGESTÓRIO

O câncer colorretal é o segundo câncer mais comum em mulheres no Brasil[4]. O câncer colorretal apresenta formas menos graves em mulheres do que em homens, indicando um efeito protetor dos hormônios femininos[13]. Muitos estudos clínicos têm explorado a associação entre a TH e a incidência de câncer colorretal e apontam para redução no risco e na mortalidade pelo câncer entre as usuárias de TH[14]. Dados limitados sugerem que a TH pode ser indicada para sintomas da menopausa em mulheres após o diagnóstico e tratamento do câncer colorretal[11]. Um estudo, que utilizou dados da coorte do *Nurses' Health Study* demonstrou que o uso de TH na pós-menopausa após o diagnóstico de câncer colorretal estava associado à diminuição da taxa de mortalidade[15]. Recente estudo de base populacional na Suécia examinou o uso de TH no pós-diagnóstico sobre a taxa de mortalidade por câncer colorretal. Um total de 1.109 mulheres foram diagnosticadas com câncer colorretal e identificadas como usuárias de TH após o diagnóstico. Foi observada redução de 26% no risco de mortalidade pelo câncer (HR = 0,67, IC 95% 0,56-0,79) e redução de 30% no risco de mortalidade por todas as causas (HR = 0,68, IC 95% 0,59-0,77)[14]. Frente a esses resultados, não há dúvida de que a TH tem um efeito positivo no câncer colorretal e que as sobreviventes da doença que apresentam sintomas climatéricos devem receber a TH[13]. Consenso da Sobrac relatou que os dados que demonstraram redução no risco para essa neoplasia entre usuárias fundamentam a indicação para o uso da TH em mulheres com esse antecedente[3].

No Brasil, o sexto câncer de incidência em mulheres é o câncer de estômago[4]. Poucos estudos que avaliaram a relação entre TH e incidência de câncer gástrico não mostraram associação significativa[3]. Recente estudo examinou se o uso de TH diminui o risco de câncer gástrico, em coorte pareada de base populacional em mulheres que usaram TH na Suécia entre 2005-2012 e dados sobre câncer, comorbidade e mortalidade. Foram identificadas 290.186 usuárias e 870.165 não usuárias de TH. As usuárias apresentaram redução do risco de adenocarcinoma de estômago (OR=0,61, IC 95% 0,50-0,74)[16]. Contudo, pelo reduzido número de dados provenientes de estudos clínicos em mulheres sobreviventes de câncer do estomago, a TH deve ser utilizada com cautela[3]. E poderiam ser evitados especialmente no caso de tumores receptores positivos para o estrogênio ou para progesterona[13].

TH PÓS-CÂNCER DE PULMÃO

O câncer de pulmão é o quarto câncer mais comum em mulheres no Brasil[4]. Os dados relativos à interação entre a TH e o câncer de pulmão mostram resultados conflitantes em relação à presença de receptores hormonais[3]. Não está claro se a TH altera o risco de desenvolver o câncer de pulmão ou se afeta os resultados do câncer entre as mulheres diagnosticadas com esse câncer[11]. Foi sugerido um papel da TH na mortalidade por câncer de pulmão, mas as evidências são inconclusivas. Recente metanálise incluiu 11 estudos que relataram a associação da TH e mortalidade de casos de câncer de pulmão. O risco da TH em relação à mortalidade por câncer de pulmão foi de 0,97 (IC 95% 0,83-1,12) em todos os estudos e foi de 0,80 (IC 95%: 0,69-0,92) em estudos prospectivos de coorte. Os resultados desta metanálise foram robustos, observando-se um papel protetor do uso da TH na mortalidade por câncer de pulmão em coortes prospectivas combinadas, mas não em coortes retrospectivas combinadas e análises *post hoc* de ensaios clínicos randomizados. Estudos futuros que abordam o tabagismo, tipo de TH e histologia são necessários[17]. O tabagismo é um importante fator de risco nesse contexto; a cessação do tabagismo deve ser incentivada, com maior vigilância para fumantes em longo tempo, incluindo usuárias atuais ou anteriores de TH[1,2]. Em Consenso Sobrac foi relatado que antecedente de câncer de pulmão não constitui contraindicação à TH[3].

TH PÓS OUTROS CÂNCERES

O câncer da tireoide é mais frequente em mulheres que em homens. No Brasil, corresponde a quinta causa mais comum de câncer em mulheres[4]. O câncer de tireoide não deve ser considerado uma contraindicação a TH. Vários estudos epidemiológicos foram realizados sem evidência de relação entre TH e o câncer de tireoide[13]. As sobreviventes desse câncer geralmente recebem doses supressivas de levotiroxina para suprimir o TSH e, assim, diminuir o risco de recorrência. Sabe-se que esse "hipertireoidismo subclínico" aumenta o risco de doença cardiovascular e de perda óssea acelerada, portanto, a TH neutralizaria esses dois efeitos negativos[13]. A TH pode ser empregada em mulheres com antecedentes de câncer tireoideano[3].

Os cânceres hematológicos abrangem um grupo variado de doenças malignas que incluem leucemia aguda e crônica, linfoma de Hodgkin, linfoma não Hodgkin e mieloma múltiplo. Linfoma não Hodgkin corresponde ao nono câncer em incidência em mulheres brasileiras[4]. Mulheres na pré-menopausa que são submetidas à quimioterapia ou transplante de células-tronco para o tratamento de malignidades hematológicas têm probabilidade superior a 90% de desenvolver insuficiência ovariana[11]. Estudo que abordou diretamente a questão da TH após oncoterapia de doenças hematológicas malignas não observou aumento na recorrência da doença ou excesso de mortalidade, enquanto foi demonstrado alívio significativo dos sintomas da menopausa[18]. A TH é altamente recomendada para essas mulheres a fim de evitar consequências adversas à saúde em longo prazo da privação de estrogênio[11]. Essa prática não demonstrou estar associada a risco aumentado de recorrência de neoplasias hematológicas[13]. No Consenso da Sobrac, apesar da escassez de dados, a TH não representa contraindicação a mulheres que apresentam neoplasias hematológicas[3].

O melanoma é um dos tumores mais agressivos. Vários estudos observacionais examinaram a associação entre o uso de TH e o risco de melanoma e não suportam risco aumentado entre as usuárias[11]. Uma metanálise envolvendo 5.626 pacientes com informações sobre o uso de TH não demonstrou um risco aumentado de melanoma com o uso contínuo de TH. Os modelos de dose-resposta baseados no uso de TH por 5 anos não mostraram aumento do risco[19]. Não existem dados suficientes para orientar a tomada de decisão sobre o uso de TH em mulheres com histórico prévio de melanoma. Extrapolando a partir de dados observacionais, parece provável que seja seguro usar o TH para o tratamento de sintomas da menopausa em mulheres com histórico de melanoma localizado[11]. A segurança da TH em mulheres com melanoma metastático não é clara e seria recomendável evitar[13].

Dados conflitantes podem ser encontrados sobre o efeito da TH na incidência de tumores cerebrais em particular no meningioma[13]. A maior proporção de meningioma em mulheres e o crescimento acelerado durante a fase lútea e gravidez sugerem a participação dos esteroides sexuais sobre esse tumor benigno[3]. Mas, principalmente, indicam o papel do efeito da progesterona; 58-83% dos meningiomas expressam receptor de progesterona em oposição a 0-8% que expressam receptor de estrogênio[13]. Embora não existam evidências conclusivas quanto à contraindicação da TH em mulheres com meningioma, sugere-se precaução, particularmente com o uso dos progestagênios[3].

CONSIDERAÇÕES FINAIS

O avanço na medicina levou ao aumento da sobrevida das pacientes oncológicas. Cada vez mais, as mulheres sobreviventes do câncer atingem a idade natural da menopausa ou experimentam a insuficiência ovariana prematura como efeito colateral da oncoterapia, com sintomas vasomotores e efeitos negativos esqueléticos e cardiovasculares em longo prazo. Assim, um número cada vez maior de sobreviventes de câncer busca ajuda na forma de TH[13]. Conforme apresentado neste capítulo sobre os cânceres mais frequentes entre as mulheres, a avaliação de risco-benefício da TH pode basear-se em uma diferente gama de evidências científicas disponíveis até o momento. Portanto, em alguns casos, não é fácil avaliar os riscos extras relacionados à TH. Para ajudar na decisão do uso da TH é importante avaliar o risco de recorrência do tipo de câncer em questão, o estado geral e a expectativa de vida da paciente e a gravidade dos sintomas de hipoestrogenismo. Assim como reconhecer o medo subjetivo da recorrência do câncer presente nessas pacientes. Toda essa avaliação ajudará a encontrar a melhor decisão sobre o uso da TH para as mulheres sobreviventes de câncer, que sempre deve ser individualizada e tomada em conjunto com a paciente.

REFERÊNCIAS BIBLIOGRÁFICAS

1. Baber RJ, Panay N, Fenton A; IMS Writing Group. 2016 IMS Recommendations on women's midlife health and menopause hormone therapy. Climacteric. 2016;19:109-50.
2. North American Menopause Society (NAMS). The 2017 hormone therapy position statement of the North American Menopause Society. Menopause. 2017;24:728-753.
3. Pompei LM, Machado RB, Wender MCO, Fernandes CE. Consenso Brasileiro de Terapêutica Hormonal da Menopausa – Associação Brasileira de Climatério (Sobrac). São Paulo: Leitura Médica, 2018. Disponível em: http://www.sobrac.org.br
4. Instituto Nacional de Câncer José Alencar Gomes da Silva. Estimativa 2020: incidência de câncer no Brasil / Instituto Nacional de Câncer José Alencar Gomes da Silva – Rio de Janeiro: INCA, 2019. Disponível em: https://www.inca.gov.br/sites/ufu.sti.inca.local/files//media/document//estimativa-2020-incidencia-de-cancer-no-brasil.pdf

5. Kapoor E, Benrubi D, Faubion SS. Menopausal hormone therapy in gynecologic cancer survivors: a review of the evidence and practice recommendations. Clin Obstet Gynecol. 2018;61(3):488-95.
6. Faubion SS, et al. Management of genitourinary syndrome of menopause in women with or at high risk for breast cancer: consensus recommendations from The North American Menopause Society and The International Society for the Study of Women's Sexual Health. Menopause. 2018;25(6):596-608.
7. Holmberg L, Anderson H. HABITS (hormonalreplacement therapy after breast cancer – is it safe?), a randomised comparison: trial stopped. Lancet 2004;363(9407):453-5.
8. Von Schoultz E, Rutqvist LE; Stockholm breast cancer study group. Menopausal hormone therapy after breast cancer: the Stockholm Randomized Trial. J Natl Cancer Inst. 2005;97(7):533-5.
9. Angioli R, et al. Hormone replacement therapy in cancer survivors: utopia? Crit Rev Oncol Hematol. 2018;124:51-60.
10. Shim SH, Lee SJ, Kim SN. Effects of hormone replacement therapy on the rate of recurrence in endometrial cancer survivors: a meta-analysis. Eur J Cancer 2014;50:1628-37.
11. Kuhle CL, Kapoor E, Sood R, Thielen JM, Jatoi A, Faubion SS. Menopausal hormone therapy in cancer survivors: a narrative review of the literature. Maturitas 2016;92:86-96.
12. Li D, Ding CY, Qiu LH. Postoperative hormone replacement therapy for epithelial ovarian cancer patients: a systematic review and meta-analysis. Gynecol Oncol. 2015;139(2):355-62.
13. Deli T, Orosz M, Jakab A. Hormone replacement therapy in cancer survivors – review of the literature. Pathol Oncol Res. 2020;26(1):63-78.
14. Ji J, Sundquist J, Sundquist K. Use of hormone replacement therapy improves the prognosis in patients with colorectal cancer: a population-based study in Sweden. Int J Cancer. 2018;142(10):2003-10.
15. Chan JA, Meyerhardt JA, Chan AT, Giovannucci EL, Colditz GA, Fuchs CS. Hormone replacement therapy and survival after colorectal cancer diagnosis. J Clin Oncol 2006;24:5680-6.
16. Brusselaers N, Maret-Ouda J, Konings P, El-Serag HB, Lagergren J. Menopausal hormone therapy and the risk of esophageal and gastric cancer. Int. J. Cancer 2017;140:1693-99.
17. Li W, Lin X, Wang R, Wang F, Xie S, Tse LA. Hormone therapy and lung cancer mortality in women: Systematic review and meta-analysis. Steroids. 2017;118:47-54.
18. Yang X, Wang C, He X, Wei J, Wang Y, Li X, Xu LP. Hormone therapy for premature ovarian insufficiency patients with malignant hematologic diseases. Climacteric 2017;20(3):268-73.
19. Gandini S, Iodice S, Koomen E, Di Pietro A, Sera F, Caini S. Hormonal and reproductive factors in relation to melanoma in women: current review and meta-analysis. Eur J Cancer. 2011;47(17):2607-17.

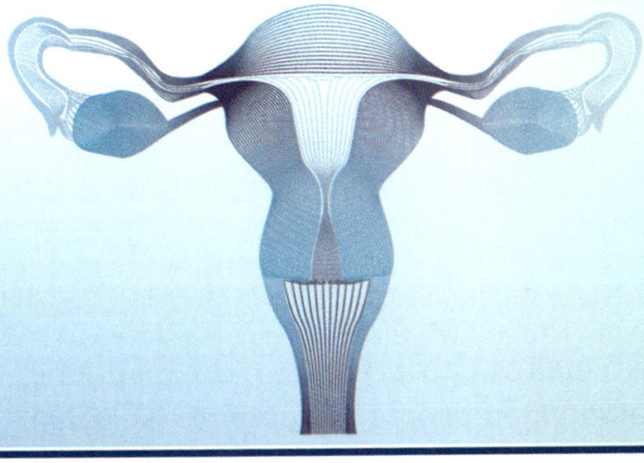

capítulo 14

Hipertensão arterial

▸ Luís Carlos Sakamoto

INTRODUÇÃO

A hipertensão arterial (HA) é uma condição multifatorial primária para doença cardiovascular (DCV), danos aos órgãos-alvo, invalidez e morte prematura em todo o mundo. Afeta cerca de 1,13 bilhão de pessoas em todo o mundo, com perspectivas de aumento estimado entre 15 e 20%, podendo atingir 1,5 bilhão até o ano de 2025[1]. A DCV é a principal causa de morte entre mulheres e homens no mundo, sendo responsável por 1 em cada 3 mortes nos Estados Unidos da América (EUA), devido em grande parte, secundária à HA[2,3,4]. No Brasil, a DCV foi responsável por 28% dos óbitos ocorridos no ano de 2013[5].

Em relação à terapêutica hormonal no climatério e pós-menopausa (TH), devemos respeitar a indicação de "janela de oportunidade" para o seu início, e utilizar os estrogênios por via não oral em mulheres com hipertensão arterial, quer através de adesivos, quer através de gel, pois não interferem sobre os níveis pressóricos. Esses hormônios não realizam a primeira passagem hepática por apresentar absorção direta na pele para a circulação sanguínea sistêmica e, consequentemente, não produzindo o substrato da renina que, por sua vez, não ativará o sistema renina-angiotensina-aldosterona (SRAA) a aumentar a reabsorção de sódio[6,7].

Alguns progestagênios podem interferir nos níveis pressóricos, a depender da sua origem, principalmente, os 19-norderivados, porque podem liberar angiotensina (ANG) e, consequentemente, causar retenção de sódio. Já, a progesterona micronizada e a didrogesterona não interferem nos níveis pressóricos por apresentarem efeitos natriuréticos. A drospirenona, por ser um derivado da espironolactona, apresenta um potente efeito antimineralocorticoide, podendo contrabalancear possíveis aumentos da aldosterona motivados pelos estrogênios[7].

DIAGNÓSTICO

Estrogênios e o risco de doença cardiovascular no climatério e pós-menopausa

O sexo biológico tem sido considerado um fator importante para o risco de DCV devido aos estrogênios produzidos pelas mulheres.

Desde meados da década de 1980, por matar mais mulheres que homens a cada ano, os esteroides sexuais, especificamente a deficiência dos estrogênios motivada pela menopausa, estariam relacionados ao risco de DCV. Nos EUA, somente em 2011, ocorreram cerca de 10.000 mortes a mais em mulheres que em homens, sendo que nos dias atuais, causa 1 morte em cada 5 mulheres[2,4].

Está bem estabelecido que o risco de DCV em mulheres na pré-menopausa com ovários intactos é menor que o de homens da mesma idade. No entanto, as mulheres na pós-menopausa têm o mesmo ou maior risco de DCV que os homens da mesma idade. Uma grande diferença entre as mulheres na pré e pós-menopausa com idades semelhantes, é a perda dos estrogênios devido à insuficiência ovariana. Quanto mais cedo a insuficiência ovariana ocorrer de forma natural ou por remoção cirúrgica dos ovários, maior é o risco de DCV[3].

Estudos observacionais iniciais concluíram que a terapia com estrogênios equinos conjugados (EEC) na pós-menopausa estava associada a um risco reduzido de 30 a 40% de doença cardíaca coronária (DCC), apoiando a hipótese de que o estrogênio poderia prevenir doenças cardíacas e, provavelmente, o acidente vascular encefálico nas mulheres. Este conjunto de evidências traduziu-se para a prática clínica de se recomendar a TH para todas as mulheres na pós-menopausa[4].

No entanto, os principais relatórios de grandes ensaios clínicos randomizados não confirmaram essas observações, resultando em uma queda drástica no uso da terapia estrogênica[8]. O estudo HERS investigou os efeitos da TH oral em mulheres com doença cardíaca coronária preexistente. O estudo WHI, em 2020, estudou o efeito da TH oral com EEC associado ao AMP em mulheres na pós-menopausa e EEC oral em mulheres histerectomizadas. Ambos os estudos falharam em evidenciar os benefícios cardiovasculares[3].

Estudos controlados observacionais e randomizados mostraram efeitos diferentes da TH sobre o risco de DCV, mais precisamente, em relação aos estrogênios: estudos observacionais sugeriram benefícios quase uniformemente, enquanto os ensaios randomizados mostraram danos, principalmente, em mulheres idosas e após muitos anos da menopausa, principalmente o estudo WHI. Múltiplas hipóteses foram propostas para explicar essas diferenças, dentre elas, destaca-se a "hipótese do tempo" que promoveu a "janela de oportunidade", na qual a TH teria um efeito cardioprotetor se iniciada no período perimenopausal ou pós-menopausal precoce e em mulheres não muito idosas, enquanto que, se iniciada tardiamente após a menopausa, aumentaria esse risco[2,3].

Uma consideração importante ao determinar a relação risco-benefício, não é apenas relatar sobre o aumento no risco relativo da doença, mas também, sobre o risco absoluto. O risco absoluto de uma mulher decorrente da TH por 10 anos a partir dos 50 anos de idade é de que 11,9 por 100 mulheres seriam poupadas, resultante de uma perda líquida da incidência de um evento cardiovascular adverso. Já, o número de pessoas salvas da morte associada a DCV é de 4,4 por 100 mulheres[3] (Figura 1).

A IMPORTÂNCIA DA HIPERTENSÃO ARTERIAL NA DOENÇA CARDIOVASCULAR

Características individuais como idade, raça, índice de massa corporal e fatores genéticos, bem como fatores ambientais, estilo de vida e hábitos alimentares, como ingestão de sal, podem contribuir para o desenvolvimento da HA e causar danos aos órgãos-alvo, ou seja, danos cardíacos, vasculares e renais[1].

A HA é o fator de risco modificável mais importante para todas as causas de morbimortalidade no mundo e está associada ao aumento no risco de DCV. A etiologia da HA envolve uma complexa interação de fatores ambientais e fisiopatológicos que afetam múltiplos sistemas, bem como a predisposição genética. A manutenção dos níveis fisiológicos da pressão arterial (PA) envolve uma interação complexa de vários elementos de um sistema neuro-humoral integrado que inclui SRAA, peptídeos natriuréticos e endotélio, sistema nervoso simpático (SNS) e sistema imunológico. Os mecanismos fisiopatológicos responsáveis pela HA atuam em um contexto genético, que envolve vários tipos de genes, que estão associados a um risco aumentado de desenvolver hipertensão primária e, em quase

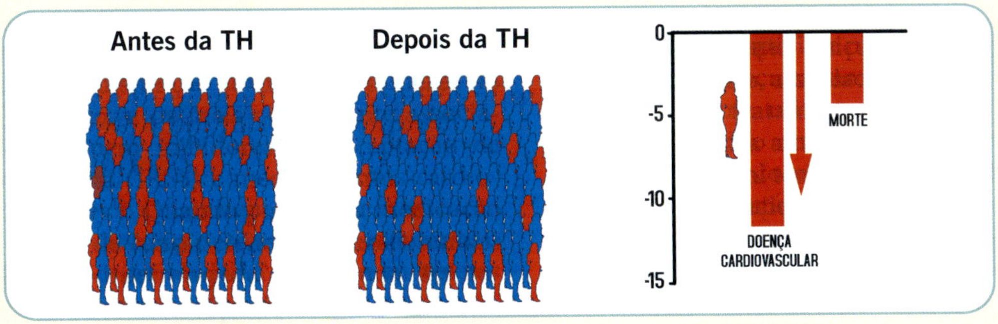

Notas: DCV: Doença cardiovascular; TH: Terapêutica hormonal do climatério e pós-menopausa.

Fonte: adaptada de Speth et al. (2018)[3].

Figura 1. Comparação entre o risco relativo e o risco absoluto de DCV em uso de TH.

todos os casos, ligados à história familiar presente. Essa predisposição genética, juntamente com uma série de fatores ambientais, como alta ingestão de sódio, má qualidade ou apneia do sono, ingestão excessiva de álcool e alto estresse mental contribuem para o desenvolvimento da HA. Por fim, a probabilidade de desenvolver HA aumenta com a idade, devido ao enrijecimento progressivo da parede vascular arterial causada pelo desenvolvimento lento de alterações no colágeno e aumento da aterosclerose. Fatores imunológicos também podem ter um papel importante, especialmente as doenças infecciosas ou reumatológicas, como artrite reumatoide. A teoria mosaica da HA descreve sua fisiopatologia multifacetada[1,8,9].

Durante a fase pré-menopáusica, as mulheres apresentam níveis adequados de PA e inferiores aos dos homens da mesma idade, assim como, menos doenças cardiovasculares. No entanto, em mulheres na pós-menopausa a PA aumenta, e são cada vez mais suscetíveis às doenças cardiovasculares, excedendo a incidência nos homens. A causa principal é a deficiência estrogênica[3].

A INFLUÊNCIA DOS ESTROGÊNIOS SOBRE A PRESSÃO ARTERIAL E OS VASOS

O estradiol (E2) é um poderoso hormônio com efeitos pleiotrópicos, isto é, possui controle sobre as manifestações de várias características, regulando o SNS, SRAA, função endotelial, massa corporal, além de possuir potente efeito antioxidante, reduzir a inflamação, induzir vasodilatação e alterar a expressão gênica nos vasos e no coração[1,8].

O papel do SNS no desenvolvimento da HA é mediado por nervos simpáticos renais, aumentando a liberação de renina, alterando a taxa de filtração glomerular e aumentando a reabsorção tubular de sódio. A atividade nervosa simpática diminui com a idade, mas aumenta na presença de ganho de peso e síndrome metabólica. Além disso, a atividade do nervo simpático difere significativamente entre homens e mulheres. O E2 exerce vários efeitos reguladores como maior sensibilidade ao barorreflexo e efeitos diretos nos centros autônomos do sistema nervoso central, levando a efeitos simpatoinibitórios[1].

O SRAA é um complexo sistema envolvido na regulação da PA através do balanço hídrico e eletrolítico e na preservação do tônus vascular. As propriedades vasoconstritoras do SRAA incluem a ativação da ANG II, potente vasoconstritor, também envolvido na proliferação celular, hipertrofia, geração de radicais oxidativos e inflamação. O ANG II estimula a secreção de aldosterona, aumentando a reabsorção de sódio e contribuindo para o aumento da pressão arterial. Esse sistema é afetado pelo sexo biológico. Os homens têm maior atividade de renina do que as mulheres, independentemente da idade e etnia, assim como, homens mais velhos apresentam menor atividade sérica da enzima conversora de aminopeptidase A e da enzima de conversão da angiotensina (ECA) em comparação com mulheres mais velhas, enquanto mulheres mais velhas têm maior atividade sérica da ECA2 do que mulheres mais jovens. Durante a ingestão de sódio, em comparação com as mulheres, também se constatou que os homens apresentavam significativamente mais altos de aldosterona, volume extracelular e pressão arterial sistólica, além de menor resposta adrenal ao ANG II exógeno[1].

Os estrogênios influenciam a atividade das células endoteliais através das vias de sinalização genômica e não genômica. Ao se ligarem ao receptor de estrogênio (RE), no caso o REα, os estrogênios aumentam a produção de agentes vasodilatadores, como óxido nítrico (ON), prostaciclina e prostaglandina E2 e reduzem o estresse oxidativo e as citocinas pró-inflamatórias. A ligação dos estrogênios ao REβ modula a expressão do REα e antagoniza alguns dos efeitos benéficos dos estrogênios. Além dos efeitos mediados pelas células endoteliais, os estrogênios podem causar vasodilatação dos vasos por influência dos canais de potássio dependentes de cálcio, e de canais de cálcio. A própria progesterona, quando ligada ao seu receptor, pode exercer efeitos vasodilatadores, dependendo do vaso e dos níveis do hormônio, e às vezes antagonizando o efeito dos estrogênios. Os estrogênios administrados de forma aguda e em altas doses exercem efeitos vasodilatadores, que desaparecem em mulheres com alterações do endotélio e após vários anos da menopausa. Nessa situação, a administração dos estrogênios parece ser prejudicial ao favorecer uma mudança para a produção de citocinas pró-inflamatórias[10].

A funcionalidade do endotélio coronariano também é mais saudável em mulheres jovens na pré-menopausa do que em mulheres mais velhas na pós-menopausa[3]. As alterações na parede dos vasos em decorrência da idade incluem alargamento e alongamento de grandes artérias, aumento do espessamento da média-íntima, enrijecimento dos vasos e disfunção endotelial. Nos homens, as diminuições relacionadas ao relaxamento vascular são caracterizadas por uma redução na resposta vasodilatadora dependente de óxido nítrico (ON) à acetilcolina (ACh). Além disso, o envelhecimento aumenta a atividade da arginase I, a suscetibilidade das células endoteliais à apoptose e à geração de espécies reativas de oxigênio (ERO), como superóxido e peroxinitrato, os quais diminuem a biodisponibilidade do ON. Alterações no músculo liso dos vasos prejudicam a vasodilatação. Em modelos animais, a ovariectomia leva a uma sensibilidade aprimorada aos agentes vasoconstritores e prejudica a vasodilatação. A perda dos estrogênios aumenta a vasoconstrição da fenilefrina e da ANG II através da regulação positiva do tipo I, que pode ser reduzida pela suplementação de 17β-estradiol (17β-E2). A perda dos estrogênios também aumenta a apoptose das células endoteliais.

A idade é parcialmente responsável pelo aumento do risco de doenças cardiovasculares, como hipertensão e aterosclerose. No endotélio adulto, o E2 pode retardar parcialmente a progressão em direção a esses estados doentes. Também o E2 anula a expressão de moléculas de adesão no endotélio em estados pró-inflamatórios. O envelhecimento em homens leva ao aumento da deposição de matriz extracelular e da rigidez dos vasos, mas o efeito do envelhecimento *versus* alterações hormonais nas mulheres ainda não foi bem caracterizado. A utilização de E2 *in vitro* diminui a produção de colágeno e aumenta a proporção de elastina, aumentando a distensibilidade arterial[8].

TRATAMENTO

Efeito do tratamento estrogênico sobre a pressão arterial

Além do efeito direto nas células endoteliais, a modulação complexa do SRAA, bem como do estímulo adrenérgico, devem ser levadas em consideração ao avaliar a possível influência dos esteroides sexuais ou de sua administração no controle da PA. Com base no conhecimento real, pode-se supor que, em mulheres na pós-menopausa, a administração de TH influencia o controle da PA. Este efeito pode variar dependendo do tipo, dose e via de administração do estrogênio utilizado, assim como, da molécula de progestagênio eventualmente associada. Mulheres na pós--menopausa recente *versus* tardia também podem diferir na resposta[6,10]. A hipótese da idade e do tempo de menopausa relacionadas ao início da terapia estrogênica afirma que, à medida que as mulheres na pós-menopausa envelhecem, o tempo determina mais aterosclerose e doença cardiovascular mais avançada, sendo menos responsivas às mudanças benéficas do estrogênio, apresentando um ambiente que permite maior progressão da aterosclerose e comprometimento vascular[8].

A maioria dos trabalhos não determina alterações do tratamento estrogênico associado a um progestagênio sobre a PA, tanto em mulheres normotensas quanto hipertensas. Entretanto, alguns trabalhos mostraram interferência negativa sobre a PA em subgrupos de mulheres na pós--menopausa com o uso estrogênios orais, em particular EEC. Os estrogênios administrados por via oral podem estimular a síntese hepática do SRAA, sendo que a ANG promove o aumento da aldosterona plasmática. Portanto, em mulheres com predisposição, os estrogênios orais podem causar retenção de sódio e água, promovendo aumento da PA. O 17β-estradiol é o principal estrogênio natural das mulheres, enquanto muitos estudos de TH usaram EEC purificados a partir de soro de cavalo, que contêm 10 ou mais estrogênios biologicamente ativos. Dois estudos relataram que o E2 é superior ao EEC em relação aos benefícios cardiovasculares[3]. Alguns estudos mostraram que a administração oral de E2 micronizado, tanto em mulheres normotensas, quanto hipertensas, diminuíram a PA[10].

O E2 transdérmico diminuiu a PA em mulheres normotensas em quase todos os estudos revisados[10], sendo mais adequados no controle da PA em mulheres pós-menopausa da normotensas e hipertensas[11].

Efeito do progestagênio sobre a pressão arterial em mulheres hipertensas

A administração concomitante dos progestagênios como o acetato de medroxiprogesterona (AMP) e o acetato de noretisterona (NETA), pode antagonizar o efeito vasodilatador dos estrogênios[10]. Os progestagênios, a depender da sua origem, principalmente os 19-norderivados, podem alterar os níveis pressóricos, liberando ANG e retenção de sódio[6,7].

Os progestagênios semelhantes à progesterona natural, como a progesterona micronizada e didrogesterona, não interferem sobre os efeitos dos estrogênios e possuem efeitos natriuréticos causando queda da pressão arterial, ou pelo menos, de não interferir nos níveis pressóricos[7,11].

A drospirenona, uma molécula derivada da espironolactona, apresenta um potente efeito antimineralocorticoide, podendo contrabalancear possíveis aumentos da aldosterona motivados pelos estrogênios, e ter melhores propriedades anti-hipertensivas[7,11].

O sistema intrauterino liberador contendo 52 mg de levonorgestrel (SIU), não apresenta efeito sistêmico, somente local, consequentemente, não apresentando alterações da PA, sendo indicado no tratamento combinado do climatério e pós-menopausa, por promover proteção eficaz contra a hiperplasia endometrial em associação ao tratamento estrogênico[12,13].

CONSIDERAÇÕES FINAIS

De forma geral, é importante:

- Respeitar a "janela de oportunidade" para realizar a terapêutica hormonal;

- A hipertensão arterial não é contraindicação para a utilização da terapêutica hormonal;
- Individualizar cada paciente ao iniciar a terapêutica hormonal;
- Devemos utilizar os estrogênios administrados por via do não oral em mulheres hipertensas, através de adesivo ou gel, pois não alteram os níveis pressóricos por não realizarem a primeira passagem hepática;
- Em relação aos progestagênios devemos preferir utilizar compostos como a progesterona micronizada, didrogesterona e o sistema intrauterino liberador de levonorgestrel.

REFERÊNCIAS BIBLIOGRÁFICAS

1. Sabbatini AR, Kararigas G. Estrogen-related mechanisms in sex differences of hypertension and target organ damage. Biol Sex Differ. 2020;11:31.
2. Giordano S, Hage FG, Xing D, Chen YF, Allon S, Chen CJ, Opari S. Estrogen and cardiovascular disease: is timing everything? Am J Med Sci. 2015 Jul; 350(1):27-35.
3. Speth RC, D'Ambra M, Ji H, Sandberg K. A heartfelt message, estrogen replacement therapy: use it or lose it. Am J Physiol Heart Circ Physiol. 2018; 315:H1765–H1778.
4. Wenger NK, Arnold A, Merz NB, Cooper-DeHoff RM, Ferdinand KC, Fleg JL, et al. Hypertension across a woman's life cycle. J Am Coll Cardiol. 2018 April 24;71(16):1797-1813.
5. Brasil, Ministério da Saúde. Indicadores de Saúde. [internet] 2015. [citado 2015 ago 13]. Disponível em: http://tabnet.datasus.gov.br/cgi/tabcgi. exe?sim/cnv/obt10uf.def
6. Mueck AO, Seeger H. Effect of hormone therapy on BP in normotensive and hypertensive postmenopausal women. Maturitas. 2004.49:189-203.
7. Pompei LM, Machado RB, Wender COM, Fernandes CE. Consenso Brasileiro de Terapêutica Hormonal da Menopausa – Associação Brasileira de Climatério (Sobrac). São Paulo: Leitura Médica;2018.
8. Stice JP, Lee JS, Pechenino AS, Knowlton AA. Estrogen, aging and the cardiovascular system. Future Cardiol. 2009, Jan;5(1):93-103.
9. Oparil S, Acelajado MC, Bakris GL, Berlowitz DR, Cífková R, Dominiczak AF, et al. Hypertension. Nat Rev Dis Primers. 2018 Mar 22;4:18014.
10. Go AS, Mozaffarian D, Roger VL et al. Heart disease and stroke statistics – 2013 update: a report from the American Heart Association. Circulation. 2013; 127:e6-e245.
11. Cannoletta M, Cagnacci A. Modification of blood pressure in postmenopausal women: role of hormone replacement therapy. Int J Womens Health. 2014;6:745-57.
12. Varila E, Wahlstöm T, Rauramo I. A 5-year follow-up study on the use of a levonorgestrel intrauterine system in women receiving hormone replacement therapy Fertil Steril. 2001;76(5):969-73.
13. Raudaskoski T, Tapanainen J, Toma´s E, Luotola H, Pekonen F, Ronni-Sivula H, et al. Intrauterine 10mg and 20mg levonorgestrel systems in postmenopausal women receiving oral oestrogen replacement therapy: clinical, endometrial and metabolic response. BJOG. 2002 Fev;109:136-44.

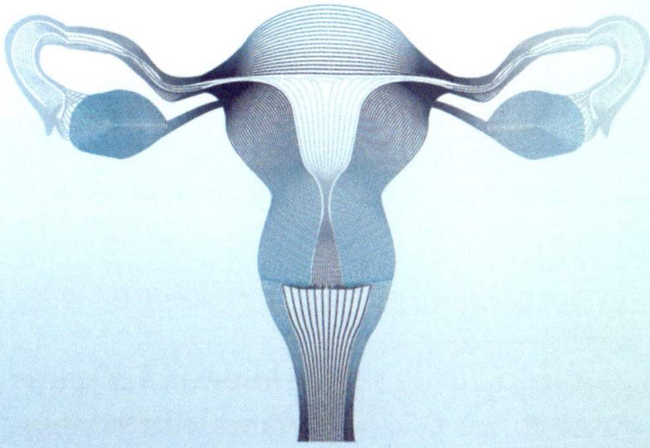

capítulo 15

Diabetes mellitus

▶ Luiz Francisco Cintra Baccaro

INTRODUÇÃO

O estrogênio é um hormônio com importante papel sobre o controle da gordura corporal e sensibilidade à insulina. Regula a homeostasia da glicose através de efeitos parácrinos nos adipócitos, ação central a nível cerebral, além de ação em órgãos periféricos como pâncreas, fígado e músculos esqueléticos[1]. A transição menopausal é acompanhada por uma série de alterações funcionais e metabólicas, como diminuição da atividade física e do gasto energético, que podem levar ao ganho de peso e ao aumento da gordura na região abdominal[2]. Apesar de o ganho de peso apresentar associação direta com o envelhecimento, o aumento observado na gordura abdominal visceral na transição menopausal é aparentemente relacionado ao hipoestrogenismo[3]. A queda dos níveis séricos de estradiol durante o climatério compromete a secreção e a sensibilidade à insulina, alterando a homeostasia da glicose e aumentando o risco de diabetes do tipo 2[4].

A associação entre hipoestrogenismo e maior risco de diabetes ficou clara em alguns estudos populacionais. Um estudo chinês avaliou 16.299 mulheres para investigar a associação entre a idade à menopausa e à prevalência de diabetes. Os autores concluíram que a cada ano de atraso na ocorrência da menopausa a frequência de diabetes era diminuída em 2%. Além disso, quando comparadas às mulheres que apresentaram a menopausa entre os 46-52 anos, aquelas com menopausa em idade ≤ 45 anos tiveram uma frequência 20% maior de DM2[5]. A análise de uma grande coorte de mulheres participantes do estudo WHI (***Women´s Health Initiative***) concluiu que mulheres que tiveram duração da menacme inferior a 30 anos apresentaram risco 37% maior de desenvolver DM2 quando comparadas a mulheres com duração da menacme de 36 a 40 anos[6].

ASSOCIAÇÃO ENTRE TERAPIA HORMONAL DA MENOPAUSA E DIABETES MELLITUS

A terapia hormonal da menopausa (TH) é a alternativa mais eficaz para o tratamento dos sintomas vasomotores associados ao climatério, sendo especialmente indicada a mulheres sintomáticas abaixo dos 60 anos ou com menos de dez anos de menopausa[7]. Neste capítulo, sua associação com diabetes mellitus será analisada por dois pontos de vista. Primeiramente, será analisado o efeito da TH sobre o risco de desenvolvimento de diabetes em uma mulher que ainda não tem o diagnóstico da doença. Em um segundo momento, serão analisados os efeitos da TH em uma mulher que já apresenta diabetes e necessita utilizar a medicação para tratar os sintomas do climatério.

TH E RISCO DE DESENVOLVER DIABETES MELLITUS

A associação entre uso de TH e desenvolvimento de diabetes foi bem demonstrada no ensaio clínico WHI. Mulheres com útero intacto foram randomizadas para receberem TH por via oral com estrogênios conjugados (0,625 mg/dia) associados a acetato de medroxiprogesterona (2,5 mg/dia) ou placebo; mulheres histerectomizadas foram randomizadas para receberem estrogênios conjugados por via oral (0,625 mg/dia) ou placebo. O período de intervenção durou em média 5,6 anos no grupo que recebeu TH combinada e 7,2 anos no grupo que recebeu estrogênios isolados. O período de seguimento cumulativo foi de 13 anos[8].

Durante o período de intervenção, tanto as mulheres que receberam TH combinada (HR 0,81; 95%IC 0,70-0,94) quanto as que receberam TH com estrogênio isolado (HR 0,86; 95%IC 0,76-0,98) apresentaram menor ocorrência de diabetes tratada em comparação às mulheres que receberam placebo. Entretanto, esse efeito protetor se dissipou no período após a intervenção, tanto no grupo que recebeu TH combinada (HR 1,02; 95%IC 0,93-1,12) quanto no grupo que recebeu estrogênios isolados (HR 0,94; 95%IC 0,85-1,04). Portanto, há evidência científica clara de que o risco de desenvolvimento de diabetes não aumenta em decorrência do uso de terapia hormonal da menopausa, seja ela à base de estrogênio isolado, ou combinada a progestágeno[8].

TH EM MULHERES COM DIABETES

Os efeitos do uso de TH por mulheres com diagnóstico conhecido de diabetes mellitus não são completamente compreendidos. Entretanto, sabe-se que mulheres com DM2 têm metade da probabilidade de usar TH quando comparadas a mulheres sem diabetes, possivelmente em decorrência das preocupações quanto ao risco cardiovascular[4]. Na sequência são relatados os resultados de alguns poucos ensaios clínicos de curta duração que analisaram os efeitos da TH sobre os parâmetros metabólicos e fatores de risco para doença cardiovascular em mulheres diabéticas.

Friday e colaboradores realizaram um ensaio clínico randomizado placebo controlado com 25 mulheres na pós-menopausa com diagnóstico de DM2. O objetivo foi avaliar os efeitos metabólicos do uso de estrogênios conjugados por via oral (0,625 mg/dia) utilizados de forma isolada por 8 semanas. As mulheres que receberam estrogênio apresentaram melhora em alguns parâmetros como glicemia de jejum, hemoglobina glicada, colesterol total, LDL-colesterol e glicemia pós-prandial durante o período da intervenção[9]. Os efeitos da administração de estrogênios conjugados (0,625 mg/dia) utilizados em combinação com acetato de medroxiprogesterona (2,5 mg/dia) foram avaliados por Manning e colaboradores em um estudo randomizado placebo controlado. Sessenta e uma mulheres foram randomizadas para receberem TH ou placebo por 6 meses. Entre as usuárias de TH a concentração de colesterol total caiu 7% e a de LDL caiu 12%. Não houve mudanças significativas nas concentrações de HDL e triglicérides[10]. Alguns parâmetros metabólicos de mulheres diabéticas que usaram estradiol (1 mg) associado a norestirenona (0,5 mg) por via oral durante 6 meses foram avaliados por Mckenzie e colaboradores em um ensaio clínico duplo-cego placebo controlado com 50 mulheres portadoras de DM2. As usuárias de TH apresentaram redução nos níveis de colesterol total, LDL-colesterol e glicemia de jejum quando comparadas às usuárias de placebo[11].

A TH administrada por via transdérmica evita a primeira metabolização dos hormônios no fígado. Com isso, há menor variabilidade nos níveis hormonais séricos, menor formação de sulfato de estrona, além de efeitos mínimos sobre a proteína C reativa e fatores de coagulação[12]. Pereira e colaboradores avaliaram os efeitos da administração de TH transdérmica para mulheres com DM2 em um ensaio clínico randomizado controlado por placebo com período de intervenção que durou 6 meses. Quarenta e três mulheres foram randomizadas para receberem estradiol na forma de um patch transdérmico (80mcg/dia) associado à norestirenona (1 mg/dia) por via oral ou para receberem placebo. Ao final do estudo, os autores não observaram mudança nos níveis séricos de glicose em jejum e de hemoglobina glicada, entretanto, notaram redução de 8% na concentração de colesterol total e de 22% na concentração de triglicérides. Além disso, observaram redução na atividade de alguns fatores de coagulação como o fator VII e o fator de von Willebrand[13].

Stojanovic e colaboradores conduziram um pequeno estudo prospectivo com 28 mulheres portadoras de DM2 durante um período de 12 meses. Dezenove mulheres receberam TH através de um patch transdérmico contendo 80 mcg de estradiol. Nas mulheres com útero intacto foi associado didrogesterona 10 mg/dia por via oral de forma cíclica. Nove mulheres não usaram TH e foram consideradas como controles. Houve uma queda significativa na hemoglobina glicosilada, no colesterol total e no LDL-colesterol após 6 meses de tratamento em mulheres usando a TH transdérmica[14].

A literatura é escassa em estudos que analisam o uso de TH por mulheres portadoras de diabetes tipo 1. Uma revisão sistemática sobre o tema [15] identificou apenas um ensaio clínico randomizado. Os autores do ensaio clínico randomizaram 150 mulheres portadoras de DM1 e DM2 para receberem TH (estradiol 2 mg associado a norestirenona 1 mg, administrados por via oral de forma contínua) ou placebo. Especificamente entre as portadoras de DM1, 27 receberam TH e 29 receberam placebo por um período de 12 meses. Não foram observadas diferenças significativas nos fatores de risco cardiovascular entre as mulheres que receberam TH e as que receberam placebo. Desfechos importantes como mortalidade geral, doença cardiovascular e complicações do diabetes não foram investigados[16].

Os efeitos da TH sobre o sistema cardiovascular feminino dependem da fase da vida na qual o hormônio é administrado. Em mulheres jovens, ou com pouco tempo após a menopausa, os receptores estrogênicos mediam uma série de efeitos benéficos levando à vasodilatação, menos reação inflamatória e provavelmente a uma menor progressão da aterosclerose[17]. Entretanto, em mulheres mais velhas ou com fatores de risco para doença cardiovascular, a aterosclerose já pode estar estabelecida. Nesses casos, a administração de estrogênio exógeno pode levar à desestabilização de placas de ateroma já existentes e aumentar o risco de acidentes vasculares cerebrais e eventos cardiovasculares[17].

Em mulheres diabéticas é fundamental avaliar cuidadosamente a evolução atual da doença, como a presença de possíveis lesões em órgãos-alvo, além de investigar comorbidades associadas à formação de placas de ateromatose, como tabagismo, dislipidemia e hipertensão arterial descontrolada antes de se decidir iniciar TH. Existem ferramentas auxiliares para quantificar a influência das diversas comorbidades sobre o risco cardiovascular. O Colégio Americano de Cardiologia desenvolveu uma ferramenta de cálculo de risco disponível para utilização via internet[18]. Com base nos resultados desses cálculos, alguns autores sugerem que mulheres com risco de apresentar evento cardiovascular ou acidente vascular cerebral maior do que 10% em 10 anos não devem iniciar o uso de TH. Para mulheres com risco inferior a 10%, a TH poderia ser administrada, preferencialmente por via transdérmica e com baixas doses de estrogênio[19,20]. Estudos observacionais sugerem que a via transdérmica tem menor risco de eventos tromboembólicos como TVP, e possivelmente AVC, quando comparada à via oral[21,22]. Baixas doses de estrogênio têm sido associadas à menor ocorrência de eventos tromboembólicos, mantendo os efeitos benéficos sobre os sintomas vasomotores e a massa óssea[23,24].

Mulheres com útero intacto necessitam receber progestágeno em doses adequadas para proteção endometrial. Os diversos progestágenos apresentam perfil de risco diferente para a ocorrência de eventos tromboembólicos. Uma revisão sistemática demonstrou maior risco de tromboembolismo venoso em usuárias de acetato de medroxiprogesterona quando comparado a outros progestágenos em usuárias de TH por via oral (RR 2,77; 95% IC 2,33-3,30). Entre usuárias de estrogênio transdérmico, a associação com progesterona natural micronizada por via oral não aumentou o risco de tromboembolismo venoso quando comparada a não usuárias de TH (RR 0,93; 95% IC 0,65-1,33). Porém, usuárias de estradiol transdérmico associado a progestágenos norpregnanos apresentaram maior risco quando comparadas a não usuárias de TH (RR 2,42; 95% IC 1,84-3,18)[25]. É possível que compostos com afinidade mais seletiva pelo receptor da progesterona, como a progesterona natural micronizada e a didrogesterona, tragam menor risco tromboembólico às mulheres diabéticas que utilizarem TH combinada[24,25].

CONSIDERAÇÕES FINAIS

A associação entre hipoestrogenismo e alterações metabólicas como diminuição do gasto energético e resistência à insulina predispõe mulheres no climatério a desenvolverem diabetes. O uso de terapia hormonal da menopausa por mulheres sem diagnóstico de diabetes não aumenta o risco de desenvolvimento da doença. Mulheres diabéticas podem apresentar ondas de calor que afetam a qualidade de vida. A TH pode ser uma boa alternativa de tratamento em casos selecionados, preferencialmente se administrada por via transdérmica, com baixas doses de estrogênio e com progestágenos com alta seletividade para os receptores da progesterona. Os sintomas e a presença de comorbidades devem ser reavaliados periodicamente. A paciente deve ser esclarecida sobre os riscos e benefícios da TH para que participe ativamente do processo de decisão compartilhada.

REFERÊNCIAS BIBLIOGRÁFICAS

1. Meyer MR, Clegg DJ, Prossnitz ER, Barton M. Obesity, insulin resistance and diabetes: sex differences and role of oestrogen receptors. Acta Physiol (Oxf). 2011;203(1):259-269. doi:10.1111/j.1748-1716.2010.02237.x
2. Thong EP, Codner E, Laven JSE, Teede H. Diabetes: a metabolic and reproductive disorder in women. Lancet Diabetes Endocrinol. 2020;8(2):134-149. doi:10.1016/S2213-8587(19)30345-6
3. Lovejoy JC, Champagne CM, de Jonge L, Xie H, Smith SR. Increased visceral fat and decreased energy expenditure during the menopausal transition. Int J Obes (Lond). 2008;32(6):949-58. doi:10.1038/ijo.2008.25
4. Slopien R, Wender-Ozegowska E, Rogowicz-Frontczak A, et al. Menopause and diabetes: EMAS clinical guide. Maturitas. 2018;117:6-10. doi:10.1016/j.maturitas.2018.08.009
5. Shen L, Song L, Li H, et al. Association between earlier age at natural menopause and risk of diabetes in middle-aged and older Chinese women: The Dongfeng-Tongji cohort study. Diabetes Metab. 2017;43(4):345-350. doi:10.1016/j.diabet.2016.12.011
6. LeBlanc ES, Kapphahn K, Hedlin H, et al. Reproductive history and risk of type 2 diabetes mellitus in postmenopausal women: findings from the Women's Health Initiative. Menopause. 2017;24(1):64-72. doi:10.1097/GME.0000000000000714
7. Pompei LM; Machado RB; Wender MC; Fernandes CE. Consenso brasileiro de terapêutica hormonal da menopausa – Associação Brasileira de Climatério (Sobrac). São Paulo: Leitura Médica;2018.
8. Manson JE, Chlebowski RT, Stefanick ML, et al. Menopausal hormone therapy and health outcomes during the intervention and extended poststopping phases of the Women's Health Initiative randomized trials. JAMA. 2013;310(13):1353-1368. doi:10.1001/jama.2013.278040
9. Friday KE, Dong C, Fontenot RU. Conjugated equine estrogen improves glycemic control and blood lipoproteins in postmenopausal women with type 2 diabetes. J Clin Endocrinol Metab. 2001;86(1):48-52. doi:10.1210/jcem.86.1.7094
10. Manning PJ, Allum A, Jones S, Sutherland WH, Williams SM. The effect of hormone replacement therapy on cardiovascular risk factors in type 2 diabetes: a randomized controlled trial. Arch Intern Med. 2001;161(14):1772-76. doi:10.1001/archinte.161.14.1772
11. McKenzie J, Jaap AJ, Gallacher S, et al. Metabolic, inflammatory and haemostatic effects of a low-dose continuous combined HRT in women with type 2 diabetes: potentially safer with respect to vascular risk?. Clin Endocrinol (Oxf). 2003;59(6):682-689. doi:10.1046/j.1365-2265.2003.01906.x
12. Goodman MP. Are all estrogens created equal? A review of oral vs. transdermal

therapy. J Womens Health (Larchmt). 2012;21(2):161-9.

13. Perera M, Sattar N, Petrie JR, et al. The effects of transdermal estradiol in combination with oral norethisterone on lipoproteins, coagulation, and endothelial markers in postmenopausal women with type 2 diabetes: a randomized, placebo-controlled study. J Clin Endocrinol Metab. 2001;86(3):1140-1143. doi:10.1210/jcem.86.3.7297
14. Stojanovic ND, Kwong P, Byrne DJ, et al. The effects of transdermal estradiol alone or with cyclical dydrogesterone on markers of cardiovascular disease risk in postmenopausal women with type 2 diabetes: a pilot study. Angiology. 2003;54(4):391-399. doi:10.1177/000331970305400402
15. Mackay L, Kilbride L, Adamson KA, Chisholm J. Hormone replacement therapy for women with type 1 diabetes mellitus. Cochrane Database Syst Rev. 2013;(6):CD008613. Published 2013 Jun 6. doi:10.1002/14651858.CD008613.pub2
16. Scott AR, Dhindsa P, Forsyth J, Mansell P. Kliofem study collaborative group. Effect of hormone replacement therapy on cardiovascular risk factors in postmenopausal women with diabetes. Diabetes Obes Metab. 2004;6(1):16-22. doi:10.1111/j.1463-1326.2004.00294.x
17. Lobo RA. Hormone-replacement therapy: current thinking. Nat Rev Endocrinol. 2017;13(4):220-31.
18. Goff DC Jr, et al. American College of Cardiology/American Heart Association Task Force on Practice Guidelines. 2013 ACC/AHA guideline on the assessment of cardiovascular risk: a report of the American College of Cardiology/American Heart Association Task Force on Practice Guidelines. Circulation 2014; 129(25 Suppl 2):S49-73.
19. Manson JE, et al. Algorithm and mobile app for menopausal symptom management and hormonal/non-hormonal therapy decision making: a clinical decision-support tool from The North American Menopause Society. Menopause 2015;22(3):247-53.
20. Kaunitz AM, Manson JE. Management of menopausal symptoms. Obstet Gynecol 2015;126(4):859-76.
21. Canonico M, Oger E, Plu-Bureau G, et al; Estrogen and thromboembolism risk (ESTHER) study group. Hormone therapy and venous thromboembolism among postmenopausal women: impact of the route of estrogen administration and progestogens: the ESTHER study. Circulation 2007;115:840-45.
22. Canonico M, Carcaillon L, Plu-Bureau G, Oger E, et al. Postmenopausal hormone therapy and risk of stroke: impact of the route of estrogen administration and type of progestogen. Stroke. 2016;47:1734-41.
23. The 2017 hormone therapy position statement of The North American Menopause Society. Menopause. 2017;24(7):728-53.
24. Oliver-Williams C, et al. The route of administration, timing, duration and dose of postmenopausal hormone therapy and cardiovascular outcomes in women: a systematic review. Hum Reprod Update. 2019;25(2):257-71.
25. Scarabin PY. Progestogens and venous thromboembolism in menopausal women: an updated oral versus transdermal estrogen meta-analysis. Climacteric. 2018;21(4):341-45.

Seção 4

MANEJO DAS DISFUNÇÕES SEXUAIS

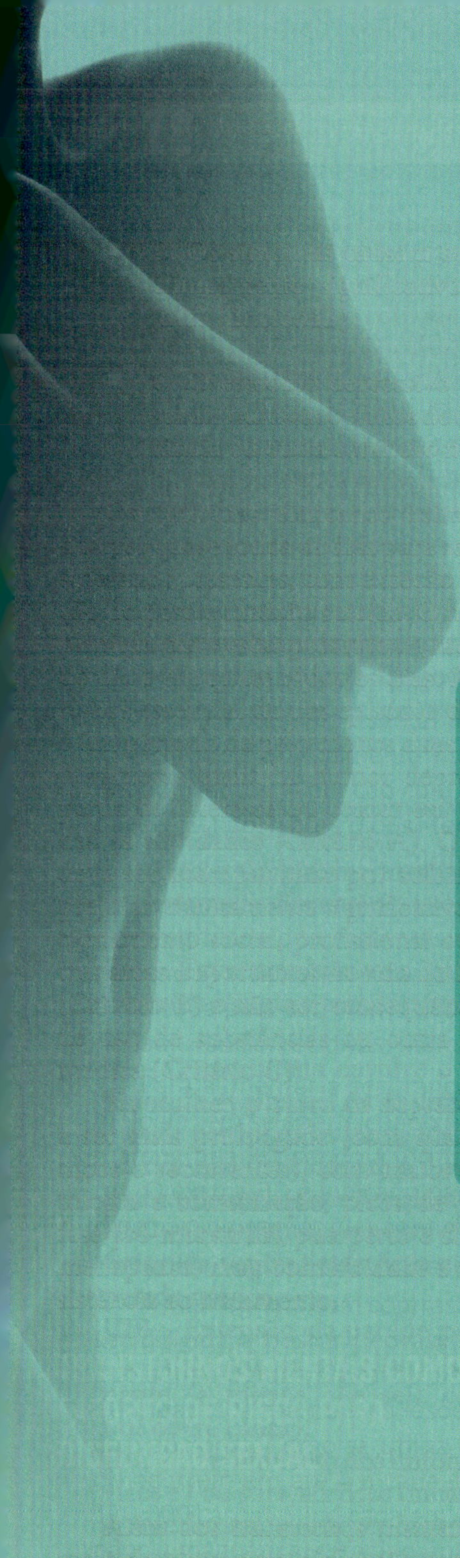

MANEJO DAS DISFUNÇÕES SEXUAIS

Nelson Gonçalves

O manejo da sexualidade, bem como das disfunções sexuais, vai variar conforme a época e o período da vida da mulher.

A abordagem para uma moça de 19 anos será diferente da que se faz a uma mulher de 49 anos. Para uma boa orientação tem que se levar em conta o peso de morbidades concomitantes (por ex., a endometriose), se há uso de drogas de forma continuada, se há disfunções do parceiro em jogo.

É fato que a sexualidade humana é bastante estudada pelas ciências e explorada exaustivamente pela mídia, tendo surgido padrões de comportamentos diversos, por vezes bem liberais.

Entretanto, paradoxalmente, permanece sendo um tema cercado de polêmicas, preconceitos, e até desconhecimento. Um fato que chama muita atenção: os médicos continuam indiferentes em relação às questões sexuais. Raramente avaliam a vida sexual de suas pacientes.

Ouvem, mas não escutam, não dão a atenção necessária!!!

O diagnóstico de disfunção sexual é puramente clínico. Nem exige exames subsidiários. A etiologia, o diagnóstico etiológico pode necessitar de alguns exames complementares: Prolactina, TSH e T4L.

Objetivamente, o manejo das disfunções sexuais compreende:

1. Estabelecer bom vínculo médico-paciente.

Destaco a relação médico-paciente: *É insubstituível!*

Ah, mas pode ser virtual? "Sim". Temos aprendido isso de forma gradativa e um tanto recente. Os psicólogos fazem consultas virtuais com bons resultados e satisfação dos pacientes.

Se possível, ao menos uma consulta presencial!

2. Anamnese ginecológica minuciosa, focalizando necessariamente os aspectos sexuais e a vida sexual. (Claro que no contexto existencial de cada pessoa.)

3. Abordar ou trazer questões sobre: a reposta sexual humana, anatomia genital, diversidade sexual e comportamentos sexuais. Uma técnica de abordagem da função sexual humana consagrada é o Modelo PLISSIT- composta por 4 elementos: Permissão, Informação limitada, Sugestão específica e Terapia sexual.

O médico deve investigar de rotina a função sexual da mulher? SIM.

O tratamento só deve ocorrer se for de interesse da paciente, se ela estiver motivada para isso.

Boa leitura a todos!

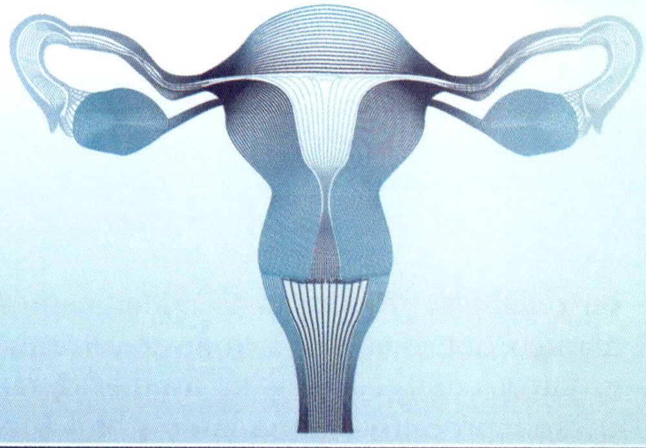

capítulo 16

Manejo DSH da mulher na fase reprodutiva

Lucia Alves da Silva Lara

INTRODUÇÃO

A queixa sexual é bastante prevalente, atingindo 49% das mulheres brasileiras[1] e 43% das americanas[2], sendo a redução do desejo sexual um dos principais motivos de procura por consultas ginecológicas[3]. Não obstante, menos de 9% dos ginecologistas perguntam ativamente sobre as queixas sexuais de suas pacientes[4,5], enquanto 70% das mulheres gostariam que fossem perguntadas sobre suas queixas sexuais[5]. Vale lembrar que o ginecologista é o médico com mais oportunidade para abordar essa queixa durante a consulta ginecológica de rotina. Dessa forma, o presente capítulo tem como objetivo apresentar um método de manejo do desejo sexual hipoativo (DSH) pelo médico ginecologista e obstetra (GO), em mulheres na fase reprodutiva, com base em evidências científicas.

DESEJO SEXUAL HIPOATIVO

O DSH refere-se à ausência ou redução acentuada do desejo ou motivação para se envolver em atividade sexual, persistente ou recorrente, com duração de 6 meses ou mais, associada ao sofrimento, manifestada por qualquer um dos seguintes critérios: *i*) desejo espontâneo reduzido ou ausente; *ii*) resposta reduzida ou ausente aos estímulos eróticos (toque, filmes, livros, cenas); *iii*) incapacidade de sustentar desejo ou interesse em atividade sexual, uma vez iniciada[6]. O desejo sexual (DS) é dito espontâneo (manifesta-se através de pensamentos, fantasias sexuais) ou responsivo quando é acionado por estimulo erótico externo ou de uma parceria[7].

O desejo sexual é regulado pela ação de vários neurotransmissores, em especial, a dopamina[8], melanocortina, ocitocina, vasopressina e noradrenalina que atuam no sistema nervoso central (córtex, hipotálamo e sistema límbico), como mediadores da motivação sexual, enquanto os opioides, a serotonina, os endocanabinoides e a prolactina são mediadores da inibição sexual [9].

Os esteroides sexuais estrogênio e testosterona são moduladores do desejo sexual por um mecanismo ainda pouco esclarecido,[7] porém, sabe-se que modulam a síntese e ação dos neurotransmissores envolvidos na resposta sexual.

O desejo sexual (DS) pode sofrer redução natural, com o progredir da idade em paralelo com a redução da dehidroepiandrosterona (DHEA) e da testosterona (T) que também declinam, naturalmente, com a idade[10]. Fora isso, o DSH ocorre devido à falha nos componentes biológico e/ou psíquico culminando com frustação, insatisfação sexual, distúrbio da autoimagem, redução da autoconfiança e autoestima, principalmente em mulheres na fase reprodutiva[11], levando a dificuldades relacionais, menor conectividade com seus parceiros e pior qualidade de vida[12].

O DS espontâneo (impulso sexual) é guiado pelo sistema límbico, a região do cérebro mais antiga onde encontram-se as áreas das pulsões[13]. Já o comportamento sexual é mediado pelo córtex cerebral[14]. Pessoas com alterações nas áreas cerebrais que controlam o comportamento e impulso sexual podem apresentar redução do desejo sexual e das sensações corporais prazerosas, autoimagem corporal distorcida e senso de atratividade sexual alterado[15].

FATORES RELACIONADOS COM O DESEJO SEXUAL HIPOATIVO NA FASE REPRODUTIVA

De maneira geral, os fatores que interferem na função sexual feminina no DS da mulher são saúde física e mental comprometida, problemas geniturinários, estresse, ser religiosa, problemas no relacionamento diádico, abuso sexual[16]. Pode-se estratificar os fatores mais comuns na mulher durante a fase reprodutiva como fatores biológicos, psíquicos, ambientais e comportamentais.

Fatores biológicos

Todas as condições que resultam em redução da síntese e ação dos neuropeptídeos, neurotransmissores e esteroides sexuais, que são ativadores da resposta sexual, vão interferir na resposta sexual.

Algumas mulheres se queixam de terem pouco ou nunca terem sentido desejo sexual. Esses casos podem estar associados à repressão sexual severa mas podem estar relacionados com alterações no componente biológico da resposta sexual. Sabe-se que a redução na densidade de receptores de dopamina bem como polimorfismos desses receptores podem influenciar na função sexual. Estudos experimentais em ratos evidenciam que haplotipos no lócus 5 do DRD4 da dopamina estão associados a alterações no fenômeno de ereção em ratos e, em humanos, está associado ao escores dos domínios do desejo e da excitação sexual. Polimorfismos nesses receptores podem estar associados à falta de interesse sexual e disfunção da excitação[17] em humanos.

As melanocortinas estão associadas à via excitatória da função sexual, promovendo o desejo sexual[18]. Alteração na concentração da melatonina leva à redução do interesse sexual.

A redução na concentração sanguínea e tissular, central e periférica do estrogênio, está associada a uma redução do desejo sexual. O estrogênio é responsável pela modulação de seus receptores, pela síntese e ação de neurotransmissores (polipeptídio intestinal vasoativo, óxido nítrico, entre outros), pela lubrificação vaginal e pela manutenção do trofismo genital[19]. Além disso, em experimentos animais, a concentração de receptores alfa do estrogênio (REα) no núcleo ventromedial do hipotálamo, está relacionada com a receptividade sexual[20]. Quando ocorre uma redução de 80% dos REα há uma redução na receptividade[21].

A redução dos androgênios promove a redução do impulso sexual e do DS responsivo[7]. Ocorre uma redução fisiológica dos androgênios dihidroepiandrosterona (DHEA), androstenediona e testosterona, em paralelo com o progredir da idade[10] e isso pode cursar com o DSH em mulheres na fase reprodutiva mais tardia. O DSH é uma queixa comum em mulheres submetidas à ooforectomia cirúrgica que promove uma redução abrupta da testosterona circulante produzida pelos ovários[22]. A insuficiência ovariana prematura (IOP) cursa com a redução dos androgênios[23] podendo cursar com a redução do DS. Os polimorfismos dos receptores de testosterona relacionados com o trinucleotídeo citosina-adenina-guanina estão associados à anorgasmia em mulheres [24] que pode impactar no DS.

Os métodos contraceptivos hormonais interferem na função sexual, especialmente, em mulheres mais maduras e naquelas em relacionamento de longa duração[25]. Os anticoncepcionais à base de etiniestradiol associado a um progestagênio, em especial a drospirenona[26], podem reduzir o desejo sexual espontâneo, a excitação sexual, e o prazer durante a relação sexual[27]. Porém, a satisfação sexual permanece preservada porque a mulher, após iniciar a relação ela consegue excitar-se e ter ou não orgasmo e terminar a relação com a sensação de saciedade [28].

As patologias crônicas: depressão, câncer, hipotireoidismo, hiperprolactinemia, diabetes descompensado, doença renal crônica, bem como o tratamento dessas condições, podem interferir no desejo sexual.

Os fármacos como inibidores seletivos da recaptação da serotonina (ISRS) interferem na ação do óxido nítrico, dopamina e noradrenalina e interferem no desejo sexual, na excitação e no orgasmo[29].

Fatores psíquicos

As condições psíquicas mais comuns relacionadas ao DSH são repressão sexual, violência sexual (abuso sexual na infância, estupro), distúrbios da autoimagem e rebaixamento da autoestima e conflitos relacionais.

A violência sexual constitui um evento traumático, mesmo quando não ocorre penetração e quando é praticado por um familiar[29]. A prevalência de violência sexual é difícil de ser estimada e varia em torno de 2 a 62% de acordo com a metodologia empregada nos estudos[30] e com as regiões estudas. Um estudo com adolescentes australianos entre 14 e 15 anos de idade evidenciou uma prevalência de 17%[31].

Mulheres vítimas de abuso sexual têm alta prevalência de disfunção sexual por medo da relação[32] e sensação de medo do parceiro[33]. Para muitas mulheres que sofreram abuso, o compartilhamento físico, emocional e psíquico com um parceiro podem ser aversivos[34] pelo resgate da memória da violência através de pensamentos sexuais intrusivos relacionados ao abuso[35]. Para algumas mulheres, o sexo se torna um ato obrigatório em vez de uma experiência íntima e prazerosa, e dificuldade de entrega na relação sexual[36].

As crianças que vivenciaram violência doméstica apresentam mais propensão aos relacionamentos disfuncionantes, porém, o suporte extrafamiliar, apoio social e psicológico podem mitigar os efeitos adversos dessa experiência[37].

A repressão sexual religiosa é fundamentada em ensinamentos negativos em relação à sexualidade e ao sexo. A rejeição do corpo é estimulada, e o prazer sexual que envolve pensamentos sexuais e o contato corporal para obter o prazer são pecaminosos[38]. Assim, as meninas vítimas da repressão sexual podem adquirir uma visão distorcida do sexo adulto, e apresentarem repertório sexual limitado, culpa, dificuldade de entrega, podendo levá-las ao DSH, anorgasmia e dor na relação sexual.

Fatores relacionais

As dificuldades relacionais consequentes da mágoa, dos desencantos, da insegurança, das relações conflituosas, da autoestima rebaixada e autoimagem distorcida podem cursar com disfunções sexuais[39]. Relações diádicas e a felicidade no relacionamento contribuem significativamente para promover a satisfação sexual dos parceiros [40]. Para aqueles casais em que o casamento é apenas um "porto seguro" e o excesso de responsabilidades, a rotina e previsibilidade do jogo erótico, a acessibilidade ao sexo (o proibido é mais excitante), a perda do romantismo, a redução do jogo erótico, tornam o casamento deserotizante[41].

O relacionamento de longa duração (RLD) leva à redução da frequência sexual, à redução do interesse e da procura por sexo[42]. Um estudo evidenciou que as mulheres com parceiros têm 4.6 (IC 4.1-5.2) vezes mais chances de terem DSH em relação às mulheres sem parceiro[43]. O RLD cursa com a rotina relacional, redução das preliminares, uso limitado do repertório sexual, e modulação da paixão com redução da motivação sexual. A paixão é definida como uma forte inclinação para uma atividade que a pessoa gosta, que considera importante e para a qual investe tempo e energia[44]. É uma motivação para o sexo.

A infidelidade conjugal é uma causa importante de disfunção sexual. Infidelidade é definida como qualquer violação das regras ou limites acordados mutualmente que leva à quebra da confiança nas relações interpessoais[45]. A infidelidade conjugal precisa ser avaliada dentro de uma perspectiva cultural devido a uma série de normas sociais, levando em consideração as normas de comportamentos sexuais estabelecidos pelo casal[46]. Assim, a prevalência de infidelidade entre os casais é extremamente variável a depender do tipo de pesquisa realizada (*face-to-face interview*, internet, telefone) e o que os participantes consideram infidelidade[47].

Diante da queixa de DSH em mulheres é necessário verificar a função sexual do parceiro, uma vez que as disfunções sexuais dos parceiros masculinos cursam com relacionamentos conjugais menos felizes e com insatisfação sexual para a mulher[48].

Fatores ambientais e hábitos

O trabalho excessivo promove o estresse e este é um fator consistente relacionado com a disfunção sexual[16]. O tabagismo, drogas ilícitas e álcool podem interferir no desejo sexual, porém, ainda faltam estudos para esclarecer o real impacto dessas substâncias na vida sexual da mulher[16].

DIAGNÓSTICO

O diagnóstico do desejo sexual hipoativo é clínico e deve considerar os critérios diagnósticos apontados no item 2 (um de três critérios, com duração de pelo menos seis meses e que causa desconforto). Uma ficha clínica deve ser utilizada para nortear o diagnóstico[49] (Quadro 1).

TRATAMENTO

Medidas gerais

São informações que podem ser oferecidas a todas as pacientes com queixa de DSH independente do fator causal[50] (Quadro 2).

Quadro 1. Ficha clínica de avaliação da queixa sexual
▪ Identificação: nome, idade, profissão, estado civil, tempo de relacionamento, escolaridade, religião, situação econômica. ▪ Cônjuge: idade, profissão, escolaridade, religião. ▪ Queixa principal. ▪ HMA: fase da resposta sexual comprometida (desejo, excitação, orgasmo, dor). Tempo de surgimento da queixa, fatores associados, fatores de melhora e piora, práticas sexuais (vaginal, oral, anal, outros). ▪ Qualidade da relação sexual: satisfatória, jogos sexuais, preliminares, repertório sexual, sentimento em relação à parceria (amor *vs* desamor, apego *vs* desapego). ▪ Antecedentes pessoais. ▪ Antecedentes gineco-obstétricos: menarca, última menstruação, paridade, ciclos menstruais (intervalo, duração, volume), patologias gineco-obstétricas, cirurgias gineco-obstétricas, anticoncepção prévia, anticoncepção atual, terapia hormonal. ▪ História sexual: sexarca, frequência de relações sexuais, número de parceiros, experiência sexual prévia positiva ou negativa, orientação sexual. ▪ Avaliação da resposta sexual individual (independente da parceria): impulso sexual, desejo sexual, excitação, orgasmo (com ou sem penetração), sonhos eróticos, fantasias sexuais, desejo sexual por terceiros, experiência homossexual, avaliação do parceiro pela paciente. ▪ Classificação do relacionamento diádico: adequado, satisfatório, assertivo, conflituoso, agressivo. ▪ Função sexual do parceiro: ejaculação precoce, ejaculação retardada, disfunção erétil, outros. ▪ Diagnóstico: disfunção sexual (ex: desejo sexual hipoativo). ▪ Conduta: exames laboratoriais (prolactina, TSH, testosterona, outros) devem ser solicitados quando houver uma condição clínica suspeita de ser a causa do DSH. ▪ Medidas gerais: informações sobre anatomia genital, áreas erógenas, resposta sexual, repertório sexual, fatores que interferem na resposta sexual. Oferecer sorologias. ▪ Medidas específicas: dependentes do fator causal.

O Quadro 3 evidencia medidas contidas no modelo TOP/EOP[50] sobre os temas que o GO pode discutir com a mulher com queixas sexuais.

Tratamento específico

O diagnóstico do DSH por si só não leva ao tratamento, sendo necessário conhecer o fator causal do DSH para que seja realizada a intervenção adequada. O Quadro 4 evidencia um resumo do manejo do DSH.

Manejo do DSH consequente a relacionamento de longa duração

Para o manejo do DSH, nesses casos, é necessário afastar, primeiramente, todas as causas de DSH. O ponto central é a perda do desejo sexual espontâneo pela mulher

Quadro 2. Abordagem geral da queixa sexual modificada[24]
■ Orientação sobre anatomia da genitália e mapa das áreas erógenas. ■ Discutir sobre diferenças de gênero quanto ao interesse sexual (mecanismos de sedução da mulher como vestimentas e postura são interpretados pelo homem atrativos para ele[51]. O homem sofre menos impacto moral no sexo em relação à mulher[52]. ■ Discutir a finalidade do engajamento sexual. A resposta sexual feminina foca na intimidade[53], enquanto o homem sinaliza razões como sentir-se jovem, sexuado, para alívio de tensão, entre outros.[54,55] ■ Resposta sexual feminina: o orgasmo, embora importante, não é marcador de satisfação sexual feminina. Mulheres que alcançam orgasmo na nas relações, mas que não sentem desejo, queixam-se de insatisfação sexual e referem disfunção sexual. ■ Resposta sexual masculina: orgasmo como marcador de satisfação sexual. ■ Práticas sexuais comuns: sexo oral, vaginal, anal, uso de toys. ■ Autopercepção do corpo e das próprias sensações: autoerotismo. ■ Comportamento assertivo em relação à parceria: observar pontos positivos do parceiro, mudar de atitude em relação aos conflitos relacionais. ■ Discutir direito ao exercício da sexualidade (fantasias, pensar em sexo, autoerotismo como autoconhecimento e prazer sexual, iniciar a relação). ■ Orientar jogos sexuais, relatar ao parceiro suas zonas erógenas. ■ Medidas educativas sexuais para o parceiro. ■ Biblioterapia (livros e filmes eróticos para melhorar o repertório sexual).

ao passo que o desejo sexual responsivo pode permanecer inalterado. Alguns casais são realistas e enxergam tais mudanças com naturalidade e apresentam mais facilidade para lidarem com essa condição[56]. Uma revisão sistemática evidenciou que as intervenções para resgatar o desejo sexual em relacionamentos de longa duração precisam atuar em três níveis: individuais, interpessoais e sociais que são fatores que articulam na gênese da redução do desejo sexual em relacionamentos de longa duração[57]. O modelo de tratamento envolve a quebra da rotina relacional. O algoritmo da fisiopatologia e tratamento dessa condição encontra-se na Figura 1.

DSH consequente da infidelidade conjugal

Essa queixa é comum no consultório ginecológico, mas exige cuidado para a abordagem porque muitas vezes, a mulher busca ajuda do médico com o viés da indignação. Esse momento não é o ideal para intervenção sobre a queixa sexual. Primeiramente, ela deveria ser referenciada para psicoterapia, mas um acolhimento do médico no momento em que ela expõe o problema que a aflige é fundamental.

O acolhimento é uma estratégia que envolve várias medidas de apoio, incluindo a escuta, validação da queixa, fornecimento de informações científicas sobre a

Quadro 3. Temas abordados no modelo EOP[50]

Acrônimo	Definição	Medidas educativas
E (T)	Ensinar sobre a resposta sexual *Teaching sexual response*	Ensinar sobre a anatomia dos órgãos genitais, mapeamento de áreas erógenas e a fisiologia da resposta sexual feminina com as definições do desejo, excitação e orgasmo.
O	Orientar sobre a saúde sexual *Orienting toward sexual health*	Discutir a construção da sexualidade desde a infância. Informar sobre a função sexual prazerosa a ser vivenciada como parte da qualidade de vida. Discutir fatores que interferem na construção da sexualidade: repressão familiar, social, religiosa, violência sexual e doméstica. Discutir fatores limitantes da expressão da sexualidade: vergonha, autoimagem negativa, autoestima rebaixada, conceitos distorcidos sobre sexo e sexualidade, mitos e crenças sexuais. Discutir medidas para quebrar a rotina no relacionamento de longa duração.
P	Permitir e estimular o prazer sexual *Permiting sexual pleasure*	Medidas para reduzir a culpa em relação ao sexo. Informar sobre os benefícios físicos, psíquicos e emocionais do prazer sexual. Discutir o direito ao prazer sexual, e a vivência sexual plena para potencializar a saúde sexual e as relações interpessoais.

Quadro 4. Ações para o manejo do Desejo Sexual Hipoativo

- Tratar patologia de base.
- Substituir anticoncepcional hormonal para método não hormonal dando prioridade ao DIU de cobre, SIU de levonorgestrel, progestagênio isolado – nessa ordem.
- Tratar sintomas depressivos.
- Terapia hormonal, se necessário.
- Tratamento de prova com a testosterona para os casos em que não há outra causa identificável do DSH em mulheres na fase reprodutiva mais tardia.
- Encaminhar para a psicoterapia.
- Encaminhar para a terapia sexual os casos complexos para os quais o GO não se encontra com formação adequada para abordar.

Notas: DSH= desejo sexual hipoativo; DIU= dispositivo intrauterino; SIU= sistema intrauterino; GO= ginecologista e obstetra.

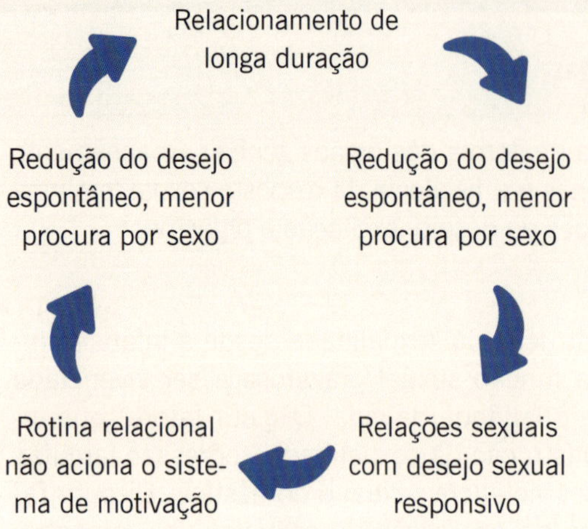

Conduta

- Medidas para melhorar a comunicação do casal: comunicação assertiva (planejamento de mudanças bilaterais, reconhecimento mútuo dos pontos positivos de cada parceiro).
- Mudar a rotina relacional através de momentos lúdicos a dois (viagem, encontros com amigos, jantar a dois).
- Maior tempo na relação sexual com preliminares mais eficientes.
- Ativar fantasias sexuais.
- Encaminhar para psicoterapia e ou terapia de casal.

Figura 1. Esquema da fisiopatologia e manejo do desejo sexual hipoativo consequente a relacionamento de longa duração.

Quadro 5. Manejo do Desejo Sexual Hipoativo consequente à infidelidade conjugal

- **Escuta:** Você disse que perdeu o desejo sexual porque seu parceiro a traiu.
- **Valida a queixa:** Você tem suas razões para se sentir incomodada com o que ocorreu.
- **Avalia a relação afetiva:** Qual o seu sentimento em relação à sua parceria?
- **Reflexão sobre a relação diádica:** Você acha que é possível restabelecer essa relação e seu interesse sexual pelo seu parceiro?
- **Informação científica:** Tem estudos científicos que evidenciam alta prevalência de infidelidade tanto de homens quanto de mulheres[48].
- **Sugere estratégias:** É importante você identificar a razão pela qual você está com essa pessoa, para tomar sua decisão sobre o futuro da sua relação. Para isso, seria bom você fazer uma lista de pontos positivos do seu parceiro para que você avalie melhor a sua relação.
- **Informa o possível resultado da estratégia:** Isso poderá reduzir seu sofrimento e lhe auxiliar a planejar o seu futuro.
- **Referenciar:** Como GO minha formação é limitada para lhe auxiliar com essa queixa. Vou lhe encaminhar para um profissional competente.

Notas: GO= ginecologista e obstetra.

queixa e encaminhamento ao profissional de saúde adequado. Não existe um padrão de abordagem da queixa sexual para esses casos. O Quadro 5 evidencia um exemplo de abordagem.

DSH consequente à repressão sexual religiosa e familiar

O manejo do DSH nesses casos depende da habilidade do GO para lidar com a fisiopatologia dessa condição (Figura 2).

Manejo do DSH consequente à violência sexual (abuso sexual, estupro)

A prevalência de distúrbio mental[58] e disfunção sexual[59] é alta em mulheres vítimas de abuso sexual. Sendo assim, o manejo do DSH nesses casos depende da habilidade do GO para lidar com a fisiopatologia dessa condição, que envolve sentimento de culpa com autopunição, rebaixamento da autoestima, desconfiança, autodefesa, pensamentos intrusivos em relação ao abuso sexual, levando à dificuldade de entrega e DSH. O Quadro 6 evidencia o manejo desses casos com base nos princípios do acolhimento.

TRATAMENTO FARMACOLÓGICO DO DSH

Prescrição da testosterona (Uso off-lable)

Em mulheres na fase reprodutiva, o uso da testosterona para o tratamento do DSH é restrito àquelas com IOP e ooforectomizadas[60]. A indicação formal para essa prescrição é para mulheres na transição menopausal ou na pós-menopausa[61], no entanto, em mulheres em fase reprodutiva mais tardia quando, sabidamente, já ocorre a redução gradual dos androgênios, pode-se realizar um tratamento de prova (nível de evidência D) se nenhuma outra causa de DSH é identificada. Porém, só oferecer a testosterona após, e se, as medidas conservadoras e o tratamento da doença de base não forem suficientes para melhorar as queixas de DSH. As contraindicações são as mesmas para a terapia estrogênica (tromboembolismo, infarto

Repressão sexual religiosa, familiar

↓

Relações sexuais com culpa, mulheres infantilizadas, dificuldade de entrega, repertório sexual limitado, culto à virgindade

↓

GO realiza acolhimento e informa sobre a fisiopatologia do DSH

↓

Psicoterapia, terapia sexual

Notas: GO= ginecologista e obstetra.

Figura 2. Manejo do desejo sexual hipoativo pelo GO consequente à repressão sexual.

Quadro 6. Acolhimento para mulheres com queixas sexuais consequentes à violência sexual (abuso, estupro)

- **Acolhe a queixa sem detalhar as circunstâncias da violência sexual:** você gostaria de me dizer se a pessoa (o perpetrador) é "próxima" de você?
- **Valida a queixa:** o abuso sexual pode ter consequências negativas para a saúde física, emocional, mental e sexual da mulher.
- **Informa a prevalência:** infelizmente o abuso sexual é muito frequente entre meninas.
- **Estratégias para reduzir o sentimento de culpa:** você sabia que é crime um adulto molestar sexualmente uma criança?
- **Valida o impacto negativo na vida sexual:** durante as relações sexuais as vivências do abuso podem emergir e isso traz desconforto com o sexo.
- **Questiona a persistência desse impacto:** Você acha justo não sentir prazer sexual devido a um acontecimento do qual você não teve culpa?
- **Trabalha a culpa:** a região genital tem terminações nervosas que dão prazer ao toque na criança e no adulto. Geralmente o abusador é alguém da família ou conhecido em quem a criança confia e a toca de forma sutil e a trata bem no início. A criança não tem capacidade para consentir ou não o toque. A culpa é do adulto que a molesta.
- **Permissão e sugestão:** você tem o direito de ter vida sexual saudável e prazerosa como toda mulher. Mas precisa trabalhar em terapia essa experiência ruim. Não foi culpa sua, e sim de quem a molestou. Você acha justo continuar vivenciando o mal-estar da violência sexual? A minha formação é limitada para lhe ajudar, mas vou encaminhá-la a um profissional qualificado para ajudá-la a superar o que lhe aconteceu. Após isso você retorna para conversarmos sobre sua função sexual.
- **Encaminhar para profissional da saúde mental.**

do miocárdio, angina instável, câncer de mama e endométrio, diabetes com lesão de órgão-alvo, hepatopatia em atividade, sangramento uterino anormal e porfiria)[62].

Prescrição

Propionato de testosterona 2% em 30 gramas de substrato não alcoólico (ex: creme CRODA, Lanette, gel aniônico: passar no clitóris, pequenos lábios e introito vaginal, uma quantidade correspondente a 0,5g uma vez ao dia.

Testosterona base em Pentravan (300 μg em 1g): Aplicar na pele diariamente, uma aplicação (1 vez/dia). A absorção da testosterona em Pentravam é em torno de 10%

Antes da prescrição, dosar a testosterona e fazer nova dosagem após três meses de uso para checar se o uso está adequado. Avaliar sinais clínicos de hiperandrogenismo como acne, alteração da voz e dimensões do clitóris e, se não houver alterações, esses regimes podem ser utilizados durante um ano.

Bupropiona

É efetiva quando o DSH está associado a sintomas depressivos. O efeito antidepressivo da bupropiona é fraco sendo, muitas vezes, necessário associar um antidepressivo mais potente. Na dose de 150-300 mg, a bupropiona pode ser utilizada em associação com os ISRS como tratamento de resgate, uma vez que estes podem cursar com disfunção sexual. É contraindicado em mulheres com hipertensão arterial.

Inibidor da 5 fosfodiesterase (PDE5i) (Sildenafila)

Melhora do desejo sexual em mulheres cujo DSH, não está associado a nenhuma comorbidade. Ocorre também melhora na excitação pelo efeito relaxante do óxido nítrico[63]. Promove relaxamento da musculatura lisa, resultando em aumento do fluxo sanguíneo genital e melhora a lubrificação.

Prescrição

Ingerir um comprimido de 50mg 1h antes da relação sexual planejada.

Inibidor da 5 fosfodiesterase (PDE5i) associada à testosterona sob demanda

Ocorre melhora objetiva e subjetiva da excitação sexual em mulheres com disfunção de excitação sexual[64].

Tribulus terrestres

Uma revisão recente evidenciou que o Tribulus terrestres melhora a função sexual após três meses de tratamento, porém, os estudos são de baixa qualidade o que deixa dúvida sobre o benefício. Mesmo assim, poderá ser prescrita para mulheres com DSH e disfunção de excitação não relacionados a comorbidades físicas e psíquicas[65].

Medicações não disponíveis no Brasil

DHEA

Melhora a função sexual em mulheres usuárias de pílula quando a DHEA é associada a anticoncepcionais combinados[66].

Flibanserina

Promove o aumento da liberação de noradrenalina e dopamina e redução de serotonina no córtex cerebral. Restaura o controle do córtex pré-frontal sobre as estruturas de motivação/recompensa do cérebro. Embora a Flibanserina promova melhora no escore dos questionários utilizados para avaliar a função sexual feminina, o efeito da droga não foi diferente do efeito placebo[67] e os efeitos adversos tontura e sonolência (40%), náuseas (23%) e fadiga (16%) foram muito prevalentes[68].

Bremelanotide

O bremelanotide ativa os receptores de melanocortina promovendo uma melhora significativa no desejo sexual e redução do desconforto com a vida sexual em mulheres na fase reprodutiva. O mecanismo no DSH é desconhecido.

Prescrição

Realizar uma injeção subcutânea no abdome pelo menos 45 min antes da relação sexual podendo ser utilizada uma dose a cada 24 horas. Os efeitos adversos leves e moderados ocorreram em 10% das mulheres[18]. Ocorre náuseas em 40% das mulheres[69,70]. Descontinuar o uso se não houver melhora.

CONSIDERAÇÕES FINAIS

O médico ginecologista e obstetra adquire conhecimentos para a abordagem das disfunções sexuais femininas durante a sua formação na residência médica, que é embasada por uma matriz de competências composta por vários temas, incluindo a saúde sexual e construção da sexualidade. Isso possibilita ao médico realizar o manejo de queixas sexuais de fundo emocional, psíquico e relacional através da escuta diferenciada e aconselhamento. Adicionalmente, o conhecimento do GO sobre os aspectos reprodutivos e a endocrinologia da mulher possibilita acessar uma gama enorme de fatores biológicos que interferem na resposta sexual feminina. O GO precisa estar atento e perguntar ativamente sobre a função sexual da mulher, porque, nem sempre a queixa sexual é espontânea devido o tabu que, historicamente, permeia essa temática.

REFERÊNCIAS BIBLIOGRÁFICAS

1. Abdo CHN, Oliveira WM, Moreira ED, Fittipaldi JS. Prevalence of sexual dysfunctions and correlated conditions in a sample of Brazilian women - results of the Brazilian study on sexual behavior (BSSB). Int. J. Impot. Res. 2004;16:160-66.
2. Laumann EO, Paik A, Rosen RC. Sexual dysfunction in the United States: prevalence and predictors. JAMA. 1999;281:537-44.
3. Abdo CHN, Oliveira Junior WM. O ginecologista brasileiro frente às queixas sexuais femininas: um estudo preliminar. RBM Rev. Bras. Med. 2002;59;179-86.
4. Smith LJ, Mulhall JP, Deveci S, Monaghan N, Reid MC. Sex after seventy: a pilot study of sexual function in older persons. J Sex Med. 2007; 4:1247-53.
5. Martinez L. More education in the diagnosis and management of sexual dysfunction is needed. Fertil. Steril. 2008; 89:1035.
6. ICD-11 - Mortality and morbidity statistics. Available: https://icd.who.int/browse11/ l-m/en#/http://id.who.int/icd/entity/1189253773
7. Goldstein I, et al. Hypoactive sexual desire disorder: International Society for the Study of Women's Sexual Health (ISSWSH) Expert Consensus Panel Review. Mayo Clin. Proc. 2017;92:114-28.
8. Melis MR, Argiolas A. Dopamine and sexual behavior. Neuroscience & Biobehavioral Reviews. 1995;19:19-38.
9. Georgiadis JR, Kringelbach ML, Pfaus JG. Sex for fun: a synthesis of human and animal neurobiology. Nat Rev Urol. 2012; 9:486-98.
10. Arlt W. Androgen therapy in women. Eur. J. Endocrinol. 2006;154:1-11.
11. Female sexual dysfunction: ACOG Practice Bulletin Clinical Management Guidelines for Obstetrician-Gynecologists, Number 213. Obstet Gynecol. 2019;134;e1–e18.
12. Kingsberg SA. Attitudinal survey of women living with low sexual desire. J Womens Health (Larchmt). 2014; 23:817-23.
13. Asiff M, et al. Hypersexuality as a neuropsychiatric disorder: the neurobiology and treatment options. Curr Drug Targets. 2018;19:1391-1401.
14. Baird AD, Wilson SJ, Bladin PF, Saling MM, Reutens DC. Neurological control of human sexual behaviour: insights from lesion studies. J. Neurol. Neurosurg. Psychiatry. 2007;78:1042-49.
15. Hibbard MR, Gordon WA, Flanagan S, Haddad L, Labinsky E. Sexual dysfunction after traumatic brain injury. NeuroRehabilitation. 2000;15:107-20.
16. McCool-Myers M, Theurich M, Zuelke A, Knuettel H, Apfelbacher C. Predictors of

female sexual dysfunction: a systematic review and qualitative analysis through gender inequality paradigms. BMC Womens Health. 2018;18:108.

17. Ben Zion IZ, et al. Polymorphisms in the dopamine D4 receptor gene (DRD4) contribute to individual differences in human sexual behavior: desire, arousal and sexual function. Mol. Psychiatry. 2006;11:782-86.
18. Kingsberg SA, et al. Bremelanotide for the treatment of hypoactive sexual desire disorder: two randomized phase 3 trials. Obstet Gynecol. 2019;134:899-908.
19. Lara LA, et al. The effects of hypoestrogenism on the vaginal wall: interference with the normal sexual response. J Sex Med. 2009; 6:30-39.
20. Clark AS, Pfeifle JK, Edwards DA. Ventromedial hypothalamic damage and sexual proceptivity in female rats. Physiol. Behav. 1981;27:597-602.
21. Spiteri T, et al. Estrogen-induced sexual incentive motivation, proceptivity and receptivity depend on a functional estrogen receptor alpha in the ventromedial nucleus of the hypothalamus but not in the amygdala. Neuroendocrinology. 2010; 91: 142-54.
22. Stanczyk FZ, et al. Circulating androgen levels before and after oophorectomy in premenopausal and postmenopausal women. Climacteric. 2019; 22;169-74.
23. Nappi RE, et al. Sexuality in premature ovarian insufficiency. Climacteric. 2019; 22:289-95.
24. Wåhlin-Jacobsen S, et al. Androgen receptor polymorphism and female sexual function and desire. J Sex Med. 2018;15:1537-46.
25. Mark KP, Leistner CE, Garcia JR. Impact of contraceptive type on sexual desire of women and of men partnered to contraceptive users. J Sex Med. 2016;13:1359-68.
26. Čiaplinskienė L, et al. The effect of a drospirenone-containing combined oral contraceptive on female sexual function: a prospective randomised study. Eur J Contracept Reprod Health Care. 2016; 21:395-400.
27. Zethraeus N, et al. Combined oral contraceptives and sexual function in women-a double-blind, randomized, placebo-controlled trial. J. Clin. Endocrinol. Metab. 2016;101:4046-53.
28. Rappek NAM, et al. Serotonin selective reuptake inhibitors (SSRIs) and female sexual dysfunction (FSD): hypothesis on its association and options of treatment. curr drug targets. 2018;19:1352-58.
29. Priebe G, Svedin CG. Child sexual abuse is largely hidden from the adult society. An epidemiological study of adolescents' disclosures. Child Abuse and Neglect. 2008;32:1095-1108.
30. Ezzati M, Lopez AD, Rodgers A, Murray CJL. Comparative quantification of health risks: global and regional burden of disease attributable to selected major risk factors. Geneva: World Health Organization. 2004.
31. Najma JM, Dunne MP, Purdie DM, Boyle FM, Coxeter PD. Sexual abuse in childhood and sexual dysfunction in adulthood: an Australian population-based study. Arch Sex Behav. 2005;34:517-26.
32. Leonard LM, Follette VM. Sexual functioning in women reporting a history of child sexual abuse: review of the empirical literature and clinical implications. Annual review of sex research. 2002;13:346-88.
33. Dennerstein L, Guthrie JR, Alford, S. Childhood abuse and its association with midaged women's sexual functioning. Journal of sex & marital therapy. 2004;30: 225-34.
34. Stephenson KR, Hughan CP, Mcston CM. Childhood sexual abuse moderates the association between sexual functioning and sexual distress in women. Child abuse & neglect. 2012; 36:180-89.

35. Rellini A. Review of the empirical evidence for a theoretical model to understand the sexual problems of women with a history of CSA. The journal of sexual medicine. 2008;5:31-46.
36. Hall K. Sexual dysfunction and childhood sexual abuse: Gender differences and treatment implications. In: Principles and practice of sex therapy, 4th ed. The Guilford Press, 2007:350-78.
37. Madigan S, Wade M, Plamondon A, Jenkins JM. Neighborhood collective efficacy moderates the association between maternal adverse childhood experiences and marital conflict. Am J Community Psychol. 2016; 57:437-47.
38. Ruether RR. Sex and the body in the Catholic tradition. Conscience. 2000;20: -12.
39. Lau JTF, et al. Gender power and marital relationship as predictors of sexual dysfunction and sexual satisfaction among young married couples in rural China: a population-based study. Urology. 2006;67:579-85.
40. Fisher WA, et al. Individual and partner correlates of sexual satisfaction and relationship happiness in midlife couples: dyadic analysis of the international survey of relationships. Arch Sex Behav. 2015;44:1609-20.
41. Sims KE, Meana, M. Why did passion wane? A qualitative study of married women's attributions for declines in sexual desire. Journal of Sex & Marital Therapy. 2010;36:360-80.
42. Sutherland SE, Rehman, US, Fallis EE. A descriptive analysis of sexual problems in long-term heterosexual relationships. J Sex Med. 2019;16:701-10.
43. Rosen RC et al. Correlates of sexually related personal distress in women with low sexual desire. J Sex Med. 2009; 6:1549-60.
44. APA PsycNet. https://doi.apa.org/doiLanding?doi=10.1037%2F0022-3514.85.4.756.
45. Feldman SS, Cauffman E. Sexual betrayal among late adolescents: perspectives of the perpetrator and the aggrieved. Journal of Youth and Adolescence. 1999; 28: 235-58.
46. Moller NP, Vossler A. Defining infidelity in research and couple counseling: a qualitative study. J Sex Marital Ther. 2015;41:487-97.
47. Luo S, Cartun MA, Snider AG. Assessing extradyadic behavior: a review, a new measure, and two new models. Personality and Individual Differences. 2010;49:155-63.
48. Rosen RC, Heiman JR, Long JS, Fisher WA, Sand MS. Men with sexual problems and their partners: findings from the international survey of relationships. Arch Sex Behav. 2016; 45: 159-73.
49. Lara LAS, Coelho Neto MA, Martins WP, Ferriani RA, Navarro PA. Assessment of Sexual function in infertile women in a gynecological care setting. J Sex Med. 2016;13:938-44.
50. Lara LAS, Scalco SCP, Troncon JK, Lopes GP. A model for the management of female sexual dysfunctions. Rev Bras Ginecol Obstet. 2017;39;184-94.
51. Wisman A, Shrira I. Sexual chemosignals: evidence that men process olfactory signals of women's sexual arousal. Arch Sex Behav. 2020;49:1505-16.
52. González-Álvarez J. Men dissociate sexual attraction from moral judgement more than women. Int J Psychol. 2017;52:381-88.
53. Basson R. Human sexual response. Handb Clin Neurol. 2015;130:11-18.
54. Dawson LH, Shih MC, de Moor C, Shrier L. Reasons why adolescents and young adults have sex: associations with psychological characteristics and sexual behavior. J Sex Res. 2008;45:225-32.
55. Gewirtz-Meydan A, Ayalon, L. Why do older adults have sex? Approach and avoidance sexual motives among older women and men. J Sex Res. 2019; 56:870-81.

56. Herbenick D, Mullinax M, Mark K. Sexual desire discrepancy as a feature, not a bug, of long-term relationships: women's self-reported strategies for modulating sexual desire. J Sex Med. 2014;11: 2196-2206.
57. Mark KP, Lasslo JA. Maintaining sexual desire in long-term relationships: a systematic review and conceptual model. J Sex Res. 2018;55:563-81.
58. Molnar BE, Buka SL, Kessler RC. Child sexual abuse and subsequent psychopathology: results from the National Comorbidity Survey. Am J Public Health. 2001; 91:753-60.
59. Rellini AH, Meston CM. Sexual self-schemas, sexual dysfunction, and the sexual responses of women with a history of childhood sexual abuse. Arch Sex Behav. 2011;40:351-62.
60. Davis SR, et al. Global consensus position statement on the use of testosterone therapy for women. Maturitas. 2019;128:89-93.
61. Achilli C, et al. Efficacy and safety of transdermal testosterone in postmenopausal women with hypoactive sexual desire disorder: a systematic review and meta-analysis. Fertil. Steril. 2017;107:475-82.e15.
62. The NAMS 2017 hormone therapy position statement advisory panel. The 2017 hormone therapy position statement of The North American Menopause Society. Menopause. 2017;24:728-53.
63. Gao L, et al. Systematic review and meta-analysis of phosphodiesterase type 5 inhibitors for the treatment of female sexual dysfunction. Int J Gynaecol Obstet. 2016;133:139-45.
64. Van Rooij K. et al. Toward personalized sexual medicine (part 3): testosterone combined with a Serotonin1A receptor agonist increases sexual satisfaction in women with HSDD and FSAD, and dysfunctional activation of sexual inhibitory mechanisms. J Sex Med. 2013;10:824-37.
65. Qureshi A, Naughton DP, Petroczi A. A systematic review on the herbal extract Tribulus terrestris and the roots of its putative aphrodisiac and performance enhancing effect. J Diet Suppl. 2014;11: 64-79.
66. Van Lunsen RHW, et al. Maintaining physiologic testosterone levels during combined oral contraceptives by adding dehydroepiandrosterone: II. Effects on sexual function. A phase II randomized, double-blind, placebo-controlled study. Contraception. 2018; 98:56-62.
67. Saadat, S. H. et al. Systematic Review and Meta-analysis of Flibanserin's Effects and Adverse Events in Women with Hypoactive Sexual Desire Disorder. Curr. Drug Metab. 2017;18:78-85.
68. Jaspers L, et al. Efficacy and safety of flibanserin for the treatment of hypoactive sexual desire disorder in women: a systematic review and meta-analysis. JAMA Intern Med. 2016;176:453-62.
69. Kingsberg, S. A. et al. Bremelanotide for the treatment of hypoactive sexual desire disorder: two randomized phase 3 trials. Obstet Gynecol. 2019;134:899-908.
70. Pfaus J, Giuliano F, Gelez H. Bremelanotide: an overview of preclinical CNS effects on female sexual function. J Sex Med. 2007; 4Suppl 4:269-79.

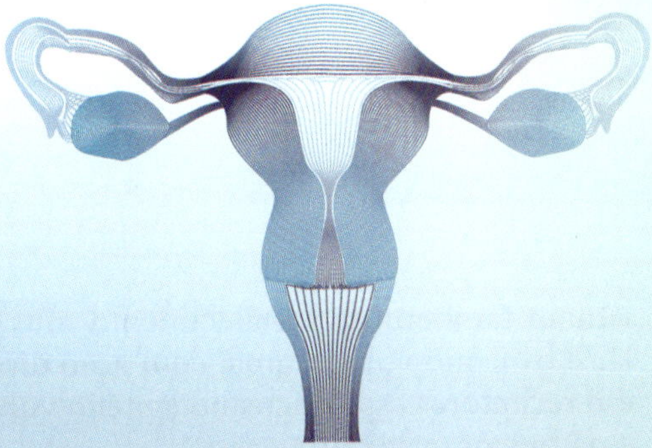

capítulo 17

Manejo do DSH na mulher climatérica

- Gerson Pereira Lopes
- Fabiene Bernardes Castro Vale

INTRODUÇÃO

O interesse sexual é mantido por muitas mulheres, independentemente do status da menopausa. Embora o sexo seja importante para mulheres na fase do climatério, a angústia sexual e a frequência sexual diminuem com a idade[1]. Na fase do climatério, várias alterações fisiológicas podem afetar a função sexual e a qualidade de vida em geral. É uma fase caracterizada por alterações hormonais, emocionais e, algumas vezes, sociais. O mecanismo fisiológico pelo qual a transição da menopausa afeta a saúde sexual envolve níveis decrescentes dos esteroides sexuais. A menopausa leva a uma redução dramática na produção de estrogênio, com um declínio de aproximadamente 95% na concentração de estradiol do estado pré-menopausa ao pós-menopausa[2]. Após a queda dos níveis de estradiol, a estrona, gerada principalmente pela aromatização dos androgênios, torna-se o principal estrogênio circulante na pós-menopausa. Já as concentrações séricas de testosterona diminuem gradualmente em mulheres em idade reprodutiva até a menopausa. Uma mulher de 50 anos tem aproximadamente metade da testosterona circulante que possuía nos 20 anos. Portanto, na pós-menopausa, os níveis séricos de androgênios permanecem relativamente constantes. Isso está relacionado à diminuição da globulina ligadora de hormônios sexuais associada ao hipoestrogenismo. No entanto, pode ser difícil observar diferenças significativas em níveis muito baixos de testosterona devido às limitações de sensibilidade dos testes de testosterona baseados em espectrometria[3,4].

FISIOPATOLOGIA DA DISFUNÇÃO SEXUAL NO CLIMATÉRIO

A queda fisiológica dos hormônios sexuais promove um impacto na resposta sexual feminina. O baixo desejo sexual, dificuldade de lubrificação e dor sexual são as queixas mais comuns nesta fase. O hipoestrogenismo pode, por si só, contribuir para uma disfunção sexual ou estar associado aos sintomas vasomotores e distúrbios do sono comuns nesta fase da vida. Os estrogênios sensibilizam os receptores específicos cerebrais responsáveis pela liberação de diferentes neurotransmissores que ativam o desejo sexual. Níveis baixos de estrogênio no SNC nas mulheres na pós-menopausa levam a uma dificuldade de responder aos estímulos sexuais, interferindo no domínio do desejo[5]. Isso também resulta em um afinamento da mucosa vulvovaginal, levando a atrofia e fragilidade do tecido vulvovaginal, comprometendo o domínio da excitação genital e lubrificação. A atrofia vulvovaginal (AVV) é um componente da síndrome geniturinária da menopausa (GSM) e geralmente resulta em dor sexual. A GSM inclui sintomas de secura genital, queimação e irritação; sintomas sexuais de dificuldade de lubrificação; vasocongestão reduzida durante a excitação sexual e dor durante a penetração peniana. Sintomas urinários de urgência, disúria e infecções recorrentes do trato urinário também podem interferir na atividade sexual[6]. O hipoandrogenismo, assim como o hipoestrogenismo, afeta a liberação e síntese dos neurotransmissores da resposta sexual bem como o trofismo vulvar e vaginal. Os androgênios, em especial, a testosterona, são responsáveis pela sensibilização dos receptores cerebrais do incentivo sexual. Age positivamente no desejo, propiciando mais capacidade de concentração e cognição, mais disposição e expressão de sentimentos de bem-estar. Atuam também no fortalecimento muscular e trofismo vulvovaginal com ação direta em receptores específicos no epitélio vulvar e na mucosa vaginal.[7]

DIAGNÓSTICO

O diagnóstico de uma Disfunção Sexual Feminina (DSF) é clínico e se dá através de uma história sexual detalhada, sendo necessária, algumas vezes, uma avaliação física. O diagnóstico pode ser baseado na classificação do *Fourth International Consultation on Sexual Medicine (ICSM /2015)*[8] que definiu os seguintes tipos de DSF:

- Disfunção de desejo sexual hipoativo: deficiência persistente ou recorrente ou ausência de pensamentos ou fantasias sexuais ou inexistência do desejo por atividade sexual.
- Disfunção da excitação sexual feminina: incapacidade persistente ou recorrente de atingir ou manter a excitação até a conclusão da atividade sexual, seja essa uma excitação subjetiva inadequada e/ou da genital - lubrificação.
- Disfunção orgásmica feminina: atraso acentuado ou ausência de orgasmo e/ou intensidade acentuadamente reduzida da sensação orgástica.
- Disfunção da dor genital-pélvica feminina: dificuldades persistentes ou recorrentes com pelo menos um dos seguintes itens:
  - dor na penetração vaginal durante a relação sexual;
  - dor vulvovaginal ou pélvica acentuada durante o contato genital;

- acentuado medo ou ansiedade em relação à dor vulvovaginal ou pélvica em antecipação, durante ou como resultado do contato genital;
- acentuada hipertonia ou hiperatividade dos músculos do assoalho pélvico com ou sem contato genital.

Na história sexual, é importante avaliar o nível de desejo sexual/interesse; capacidade de se tornar ou ficar excitado (lubrificação vaginal); capacidade de experimentar ou atingir a intensidade desejada de um orgasmo e/ou se apresenta secura vaginal, ardor ou dor genital durante a penetração peniana.

É importante também realizar a história médica com a finalidade de identificar comorbidades, uso de medicamentos, fatores psicológicos, questões de relacionamento e o estilo de vida que podem afetar a saúde sexual. A presença de patologias crônicas como hipertensão, diabetes, hipotireoidismo, depressão, doenças cardiovasculares, doenças neurológicas e doenças osteoarticulares estão comumente relacionadas com uma disfunção sexual. Deve-se também, investigar sintomas da menopausa, pois alguns podem estar associados ao problema sexual[9]. O uso de medicamentos pode ser considerado como uma possível fonte de disfunção sexual em mulheres no climatério, e os mais comumente associados incluem inibidores da recaptação de serotonina (IRSS) e medicamentos cardiovasculares[10]. Quando possível, a medicação suspeita de causar efeitos colaterais sexuais deve ser interrompida ou trocada. As pacientes devem ser questionadas sobre fatores psicológicos que afetam a saúde sexual, como depressão, ansiedade e outros distúrbios psiquiátricos. As mulheres também devem ser indagadas sobre os seus parceiros, a qualidade de seus relacionamentos e se seu parceiro tem problemas sexuais (por exemplo, falta de desejo ou disfunção erétil)[11]. É importante avaliar as mulheres climatéricas sobre a qualidade de vida em geral, se têm práticas saudáveis e não têm hábitos nocivos como, por exemplo, o uso de cigarro e álcool[12,13].

Exame pélvico às vezes se faz necessário, principalmente para avaliar disfunção da dor, sendo comum nesta fase de vida a síndrome geniturinária da menopausa (GSM). Testes laboratoriais e de imagens geralmente não são necessários para avaliar uma DSF[10,14].

TRATAMENTO

Medidas gerais

Aconselhar as mulheres na fase do climatério sobre os benefícios da prática de hábitos saudáveis. Uma alimentação equilibrada, atividade física regular, controle do peso e evitar fatores nocivos como o consumo de álcool e fumo são importantes na qualidade de vida em geral, refletindo em sua saúde sexual.

Aconselhamento psicológico

Aconselhamento psicológico, sozinha ou com o parceiro, associado ou não a combinação com tratamento farmacológico, pode ser útil para a mulher e o casal onde a disfunção sexual tem origens psicológicas profundas ou relacionais.

A terapia sexual tem como objetivo educar a mulher sobre o ciclo normal da resposta sexual, abordar preocupações culturais ou religiosas em relação à sexualidade e atribuir exercícios específicos para ajudar na função sexual[5,16].

A terapia de casal (TC) com enfoque sexual enfatiza a restauração de interações agradáveis e atividades compartilhadas em parceria. Permite ao casal melhorar a comunicação, diminuir os conflitos, e tende à resolução de problemas de relacionamento que contribuem para uma queixa sexual[17]. A TC em geral, inclui aconselhamento e propõe ao casal exercícios comportamentais, por exemplo, a terapia de foco sensorial. Essa contribui para o entendimento da sensação corporal nos processos neurofisiológicos da resposta sexual. Os exercícios de foco sensível ajudam os casais no incremento do prazer sexual mútuo e minimiza a importância da relação sexual focada no orgasmo sexual[16].

A Terapia Cognitiva Comportamental (TCC) é uma forma de psicoterapia orientada para um objetivo definido. No caso de uma disfunção sexual, o objetivo da TCC é identificar e modificar os pensamentos, emoções e comportamentos possibilitando uma melhoria sistemática dos problemas sexuais. É uma boa indicação para mulheres com distúrbios psiquiátricos associados à disfunção sexual depressão, ansiedade e psicose[16,18].

Terapia Hormonal com Estrogênio

A terapia hormonal local com estrogênio vaginal é indicada para o tratamento da dor sexual devido à síndrome geniturinária da menopausa (GSM). Melhora a lubrificação vaginal, facilita a excitação genital e reduz a dispareunia. As formulações vaginais de estrogênio em dose baixa são fornecidas em cremes e cápsulas. A absorção sistêmica é baixa e não é necessário o uso concomitante com uma progestina. A avaliação minuciosa de qualquer sangramento uterino deve ser realizada em mulheres que utilizam terapia local com estrogênio[19,20].

Mulheres que não querem terapia hormonal e/ou não manifestam atrofia moderada a grave podem fazer uso de hidratantes vaginais à base de ácido hialurônico, derivados de propileno ou derivados de policarbofila[19,20].

A TH sistêmica com estrogênios isolada ou em combinação com um progestagênio tem benefício para os sintomas sistêmicos da menopausa, mas não para o tratamento da DSF. Consequentemente, não é recomendada a abordagem sistêmica de TH para o tratamento exclusivo de uma DSF, incluindo o transtorno de interesse/excitação sexual feminino (HSDD), assim como mulheres com apenas GSM[21,22].

Terapia Hormonal com Testosterona

O uso de testosterona é indicado apenas para mulheres com baixo desejo sexual, respeitando os critérios diagnósticos para HSDD, embora se saiba que os domínios da excitação e do orgasmo também melhoram. A baixa da libido deve estar associada à angústia pessoal. A mulher deve ser fisicamente e psicologicamente saudável com um relacionamento estável e não apresentar contraindicação de terapia androgênica. Os níveis de testosterona sérica livre e total não são necessários para avaliação da função sexual feminina. O uso é *off-label* através de produtos manipulados de gel de testosterona. Não existem atualmente formulações de testosterona aprovadas pela FDA e pela Anvisa. Ao indicar a terapia com testosterona, é importantíssimo colocar para a paciente os possíveis benefícios e risco do tratamento, assim como a eficácia e segurança do uso por um curto prazo. Os efeitos colaterais que podem ocorrer são: hirsutismo, acne, voz grave e alterações do metabolismo como a redução do HDL-colesterol. As contraindicações incluem hirsutismo grave, acne grave, câncer de mama, câncer de endométrio, episódios tromboembólicos e doença cardiovascular[16,23].

Terapia Hormonal com Tibolona

Tibolona, esteroide sintético com propriedades estrogênicas, progestagênicas, e androgênicas, tem efeito relativamente positivo para a DSF em mulheres na pós-menopausa. Na resposta sexual, o uso da tibolona pode melhorar o desejo, a excitação, a frequência e a satisfação sexual, bem como um efeito positivo direto sobre o tecido urogenital. Indicado para as mulheres na pós-menopausa, dentro da janela de oportunidade, com DSF associado com sintomas vasomotores e/ou diminuição da densidade mineral óssea (DMO). Reduz os sintomas vasomotores (menos efetivo que a terapia com estrogênio) e tem um efeito benéfico na DMO. É contraindicada em mulheres com câncer de mama, câncer de endométrio, tromboembolismo agudo, hepatopatia aguda e/ou grave, cardiopatia grave e sangramento uterino sem causa diagnosticada[16,24,25].

Terapia com agentes serotoninérgicos ou dopaminérgicos

Bupropiona inibe a recaptação de dopamina e norepinefrina. Atua bloqueando os receptores da serotonina 5HT-2. Indicada para mulheres com DSF induzida por inibidor seletivo da recaptação de serotonina ISRS. A bupropiona deve ser administrada de manhã e as mulheres devem ser observadas cuidadosamente, pois pode aumentar a ansiedade, insônia e hipertensão. Contraindicado em pacientes com epilepsia, bulimia, anorexia[16].

Flibanserina é um agonista / antagonista do receptor de serotonina de ação central. É indicado para o tratamento do HSDD em mulheres na pré-menopausa. Não está indicado no tratamento da disfunção sexual em mulheres na pós-menopausa. O uso diário resulta na melhora do desejo sexual e um pequeno aumento na frequência de eventos sexuais satisfatórios. Os efeitos adversos comuns são sonolência, tontura e síncope. É contraindicado o uso em combinação com álcool ou certos medicamentos (por exemplo, antifúngico e antidepressivos). É aprovado pelo FDA, mas não pela Anvisa[16,26].

Terapia com agonista do receptor de melanocortina

Bremelanotide é um agonista do receptor de melanocortina aprovado pelo FDA para o tratamento de HSDD em mulheres na pré-menopausa. Não está indicado no tratamento da disfunção sexual em mulheres na pós-menopausa. O uso prévio à relação sexual aumenta o desejo e a satisfação sexual. Os efeitos adversos comuns são náuseas, vômitos, cefaleia e hiperpigmentação. É contraindicado em mulheres com hipertensão não controlada e/ou com doença cardiovascular. É aprovado pelo FDA, mas não pela Anvisa[27,28].

Fitoterapia

Várias ervas são divulgadas com o pretexto de aumentarem o desejo e o prazer sexual. A comprovação dos efeitos de várias ervas afrodisíacas na resposta sexual feminina, assim como a segurança e a eficácia estão sendo cada vez mais estudados. A erva que mais sugere o benefício na resposta sexual feminina é o *Tribulus terrestris.* Estudos recentes com formulação do fitoterápico *Tribulus terrestris,* respeitando os critérios de padronização mundial, em mulheres com DSF, indicam uma melhora dos domínios sexuais[29,30,31,32].

A Tabela 1 mostra os principais tratamentos do DSF em mulheres no climatério.

Tabela 1. Tratamentos da DSF em mulheres no climatério[16,18,19,20, 27,28,32]

Disfunção sexual	Tipos de intervenção		Nível de evidência
Disfunção Desejo Sexual Hipoativo (HSDD)	Terapia sexual		2
	Terapia de casal		2
	Terapia cognitivo comportamental		2
	Testosterona	Testosterona 300 μ g em patch: aplicar transdérmico uma vez ao dia (*off label*)	1
	Bupropiona	Oral 150 mg e 300 mg/dia	2
	Flibanserina	Oral 100 mg na hora de dormir	1
	Bremelanotide	Injeção subcutânea (1,75 mg) pelo menos 45 minutos antes da atividade sexual	1
	Tribulus terrestris	Oral 250 mg, 3 vezes ao dia	4
Disfunção da excitação	Terapia cognitivo comportamental		2
	Testosterona	Creme de testosterona (300 μ g propionato de testosterona com creme neutro ou pentravan): aplicar em vulva 1 vez a noite 3 vezes por semana (*off label*)	1
	Tibolona	Oral 2,5 mg/dia	2
Disfunção do orgasmo	Terapia sexual		2
	Terapia de casal		2
Disfunção da dor gênito-pélvica feminina (Síndrome Genitourinária da Menopausa)	Hidratante vaginal		1*
	Estrogênio vaginal	Estrogênio conjugado creme vaginal 0,625 mg/g	1
		Estriol creme vagina 1 mg/g	
		Promestrieno (cápsula ou creme) 10 mg	

*Sintomas leves de Síndrome Genitourinária de Menopausa

CONSIDERAÇÕES FINAIS

A abordagem da saúde sexual é essencial no cuidado de mulheres na fase do climatério. A maioria das mulheres nesta fase considera o sexo como uma parte importante de sua qualidade de vida (QV) e deseja manter uma vida sexual ativa e saudável. No entanto, à medida que as mulheres envelhecem, os níveis hormonais declinam e os sintomas da menopausa se apresentam. Ademais, com o avanço da idade, as mulheres estão mais susceptíveis a adquirir doenças que podem afetar negativamente a resposta sexual, sendo necessário o uso de medicações que podem interferir na função sexual. Fatores psicológicos e relacionais também são comuns. Descobrir a etiologia e identificar os fatores modificáveis que influenciam a função sexual nessa importante etapa de vida são importantes para definir o tratamento apropriado e melhorar a QV das mulheres climatéricas.

REFERÊNCIAS BIBLIOGRÁFICAS

1. Shifren JL, Monz BU, Russo PA, Segreti A, Johanneset CB. Sexual problems and distress in United States women: prevalence and correlates. Obstet Gynecol. 2008; 112:970.
2. Pandit L, Ouslander JG. Postmenopausal vaginal atrophy and atrophic vaginitis. Am J Med Sci. 1997;314(4):228.
3. Rothman MS, Carlson NE, Xu M, Wang C, Swerdloff R, Lee P, et al. Reexamination of testosterone, dihydrotestosterone, estradiol and estrone levels across the menstrual cycle and in postmenopausal women measured by liquid chromatography-tandem mass spectrometry. Steroids. 2011; 76:177.
4. Shifren JL, Davis SR. Androgens in postmenopausal women: a review. Menopause. 2017; 24:970.
5. Berman JR. Physiology of female sexual function and dysfunction. Int J Impotence Res. 2005; (17): S44-S51.
6. Portman DJ, Gass ML. Vulvovaginal Atrophy Terminology Consensus Conference Panel. Genitourinary syndrome of menopause: new terminology for vulvovaginal atrophy from the International Society for the Study of Women's Sexual Health and the North American Menopause Society. Menopause. 2014 Oct;21(10):1063-8.
7. Davis SR, Davison SL, Donath S, Bell RJ. Circulating androgen levels and self-reported sexual function in women. JAMA. 2005;(294):91-6.
8. McCabe MP, Sharlip ID, Atalla E, Balon R, Fisher AD, Laumann E, et al. Definitions of sexual dysfunctions in women and men: a consensus statement from the Fourth International Consultation on Sexual Medicine 2015. 2016 fev;13(2): 35-43.
9. Nappi RE, Wawra K, Schmitt S. Hypoactive sexual desire disorder in postmenopausal women. Gynecol Endocrinol. 2006; 22(6):318-23.
10. Ambler DR, Bieber EJ, Diamond MP. Sexual function in elderly women: a review of current literature. Rev Obstet Gynecol. 2012;5(1)16-27.
11. Leiblum SR, Koochaki PE, Rodenberg CA, Barton IP, Rosen RC. Hypoactive sexual desire disorder in postmenopausal women: US results from the Women's International Study of Health and Sexuality (WISHeS). Menopause 2006; 13:46.
12. Zaazaa A, Bella AJ, Shamloul R. Drug addiction and sexual dysfunction. Endocrinol Metab Clin North Am. 2013 Sep;42(3):585-92.
13. Biebel MG, Burnett AL , Sadeghi-Nejad H . Male sexual function and smoking. Sex Med Rev. 2016 Oct;4(4):366-375.

14. Basson R, Wierman ME, Lankveld JV, Brotto L. Summary of the recommendations on sexual dysfunctions in women. J Sex Med. 2010 Jan; 7 (1Pt 2): 314-26.

15. Al-Azzawi F, Bitzer J, Brandenburg U, Castelo-Branco C, Graziottin A, Kenemanset P, et al. Therapeutic options for postmenopausal female sexual dysfunction. Climacteric. 2010;13(2):103-20.

16. Kingsburg SA, Althof S, Simon JA, Bradford A, Bitzer J, Carvalho J, et al. Female sexual dysfunction-medical and psychological treatments, Committee 14. J Sex Med. 2017 Dec;14(12):1463-91.

17. Althof SE. Sex therapy and combined (sex and medical) therapy. J Sex Med. 2011; 8(6):1827-8.

18. Zemishlany Z, Weizman A. The impact of mental illness on sexual dysfunction. Adv Psychosom Med 2008; 29:89.

19. Stuenkel CA, Davis SR, Gompel A, Lumsden MA, Murad MH, Pinkerton JV, et al. Treatment of symptoms of the menopause: an Endocrine Society Clinical Practice Guideline. J Clin Endocrinol Metab 2015;100:3975.

20. The 2017 hormone therapy position statement of The North American Menopause Society.Menopause. 2017. Menopause: The Journal of The North American Menopause Society. 2017; 24(7):728-53.

21. Nastri CO, Lara LA, Ferriani RA, Rosa--e-Silva ACJ, Figueiredo JB, Martins WP. Hormone therapy for sexual function in perimenopausal and postmenopausal women. Cochrane Database Syst. Rev. 2013;5:CD009672.

22. Pinkerton JAV, Aguirre FS, Blake J, Cosman F, Hodis H, Hoffstetter S, Marchbanks P. The 2017 hormone therapy position statement of The North American Menopause Society. Menopause. 2018; 25:1362-87.

23. Davis S, Worsley R, Miller K, Parish S, Santoro N. Androgens and female sexual function and dysfunction - findings from the Fourth International Consultation of Sexual Medicine. J Sex Med. 2016;13(2):168-78.

24. Cayan F, Dilek U, Pata O, Dilek S. Comparison of the effects of hormone therapy regimens, oral and vaginal estradiol, estradiol + drospirenone and tibolone, on sexual function in healthy postmenopausal women. J Sex Med. 2008;5:132.

25. Nijland EA, Weijmar Schultz WC, Nathorst-Boös J, Lunsen RHWV, Palacios S, et al. Tibolone and transdermal E2/NETA for the treatment of female sexual dysfunction in naturally menopausal women: results of a randomized active-controlled trial. J Sex Med. 2008;5:646.

26. Simon JA, Thorp J, Millheiser L. Flibanserin for premenopausal hypoactive sexual desire disorder: Pooled analysis of clinical trials. J. Womens Health. 2019;28:769-77.

27. Clayton AH, Althof SE, Kingsberg S, DeRogatis LR, Kroll R, Goldstein I et al. Bremelanotide for female sexual dysfunctions in premenopausal women: A randomized, placebo-controlled dose-finding trial. Womens Health. 2016;12:325-37.

28. Koochaki P, Revicki D, Wilson H, Pokrzywinski R, Jordan R, Lucas J. Women's experiences with bremelanotide administered, on demand, for the treatment of hypoactive sexual desire disorder. J Sex Med 2019;16: S30.

29. Postigo S, Lima SMR, Yamada SS, Reis BF, Silva GMD, Aoki T. Assessment of the effects of tribulus terrestris on sexual function of menopausal women. Rev Bras Ginecol Obstet. 2016;38(3):140-46.

30. De Souza KZ, Vale FB, Geber S. Efficacy of tribulus terrestris for the treatment of hypoactive sexual desire disorder in postmenopausal women: a randomized, double-blinded, placebo-controlled trial. Menopause. 2016 Nov;23(11):1252-56.

31. Vale FBC, Zanolla Dias de Souza K, Rezende CR, Geber S. Efficacy of tribulus terrestris for the treatment of premenopausal women with hypoactive sexual desire disorder: a randomized double-blinded, placebo-controlled trial. Gynecol Endocrinol. 2018 May; 34 (5):442-45.
32. Clayton AH, Kingsberg SH, Goldstein I. Evaluation and management of hypoactive sexual desire disorder. Sex Med . 2018 jun;6(2): 59-74.

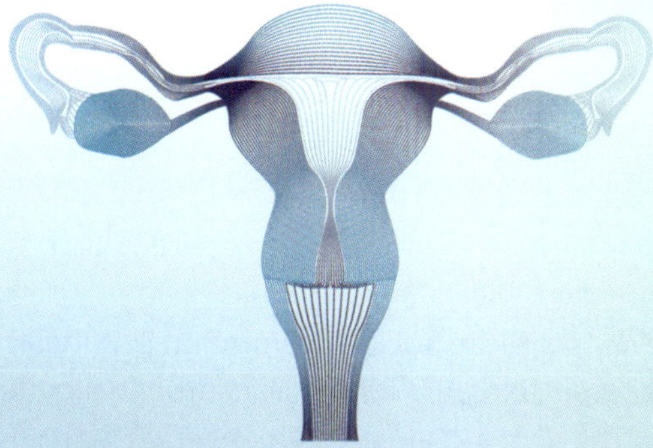

capítulo 18

Ansiedade, depressão e drogas psicoativas - O que o ginecologista deve fazer

Carmita Helena Najjar Abdo

INTRODUÇÃO

Ansiedade é um sentimento de apreensão e medo caracterizado por sintomas físicos, psicológicos e cognitivos. No contexto de estresse ou de perigo, essas reações são naturais. Algumas pessoas se sentem extremamente ansiosas com as atividades cotidianas, o que pode resultar em sofrimento e prejuízo significativo dessas atividades[1].

A ansiedade patológica corresponde à resposta inadequada, em intensidade e duração, frente a um determinado estímulo (situação, circunstância da vida, objeto), que impede um enfrentamento efetivo[1]. Ela será descrita em detalhes mais adiante nesse capítulo.

A expressão neurobiológica da ansiedade resulta, principalmente, da liberação de substâncias adrenérgicas (adrenalina e noradrenalina). A sensação de ameaça constante provoca a hiperatividade do sistema nervoso autonômico, desencadeando sintomas somáticos de ansiedade: apreensão (dificuldade de concentração, preocupações); tensão motora (inquietação, tremores, cefaleias); hiperatividade autonômica (taquicardia, taquipneia, sudorese, tontura, boca seca, náusea). Estes sintomas podem ocorrer associados ou isolados[2].

Por outro lado, a depressão é um transtorno complexo. Compõe-se de sintomas: psíquicos (tristeza, perda de interesse, sentimento de culpa, ideação suicida, irritabilidade e desesperança), físicos (falta de energia, mudanças no apetite, distúrbios do sono, distúrbios de concentração, alteração da capacidade psicomotora e dores) e funcionais (perda de produtividade, lentidão, menor capacidade de interação social, prejuízo do potencial interpessoal, isolamento e desinteresse sexual)[1]. Toda essa sintomatologia acaba por prejudicar a libido.

Depressão e ansiedade podem estar presentes em uma mesma mulher, apresentando inclusive algumas manifestações comuns a ambas as patologias, a saber: fadiga, baixa concentração, irritabilidade e insônia.

A depressão na mulher costuma eclodir quando, fisiologicamente, há baixa concentração de estrogênio circulante. Também é mais longa do que no homem, está associada a um número maior de sintomas, tem mais comorbidades (não necessariamente psiquiátricas), é mais resistente ao tratamento e envolve maior número de tentativas de suicídio.

A depressão tem repercussão não só sobre a saúde mental, mas representa também fator de risco para comorbidades médicas, abuso de substâncias e funcionamento psicossocial precário. Menor interesse e prazer em atividades é um sintoma central da depressão, o qual se aplica também à função sexual. Portanto, pacientes com depressão têm maior ocorrência de disfunção sexual do que a população geral, especialmente desejo sexual hipoativo nas mulheres, embora as três fases da resposta sexual (desejo/excitação/orgasmo) possam ser prejudicadas[3].

A disfunção sexual é a incapacidade de participar do ato sexual com satisfação, por impedimento em uma ou mais das fases do ciclo de resposta sexual. Em mulheres, a disfunção sexual se manifesta especialmente como: diminuição do interesse sexual (desejo hipoativo); alteração da excitação (inibição da sensação genital, falta de lubrificação); retardo ou ausência do orgasmo e dispareunia (dor à relação). Essa perturbação causa acentuado sofrimento e dificuldade interpessoal[1].

Para o ginecologista, em especial, os casos de depressão e ansiedade chegam ao consultório em função da alteração da libido que provocam.

A disfunção sexual também pode ser induzida por antidepressivos, em função da diminuição da dopamina nos centros límbicos de prazer, pelo aumento da prolactina, com consequente redução da testosterona e do desejo, pela inibição do reflexo medular (que retarda o orgasmo) e pela anestesia genital. No entanto, a intensidade dessa alteração pelo uso de antidepressivos varia entre as pacientes[4].

A doença mental é um dos fatores de risco mais importantes para a disfunção sexual em mulheres, inclusive no contexto das doenças crônicas que prejudicam o sistema neurovascular periférico. Ou seja, a doença mental, além da doença física e de suas complicações, é um fator que agrava a disfunção sexual em mulheres com diabetes, doença cardiovascular, alterações hormonais, dislipidemias, esclerose múltipla, insuficiência renal, doença reumática, bem como aquelas com história de abuso sexual na infância[3].

Apesar de a literatura confirmar que, em mulheres, depressão, ansiedade e disfunção sexual estão relacionadas, a direção causal ainda é discutida: a depressão e a ansiedade precipitam a disfunção sexual ou a disfunção sexual é uma causa frequente de transtorno mental? Uma terceira possibilidade seria a existência de vulnerabilidade subjacente a doenças psiquiátricas e disfunção sexual. Pesquisas recentes a respeito dessa comorbidade ao longo do tempo mostraram resultados consistentes com essa hipótese, ou seja, uma vulnerabilidade subjacente compartilhada[5]. Portanto, o rastreamento dessas comorbidades precisa se tornar habitual.

QUADRO CLÍNICO E DIAGNÓSTICO DA ANSIEDADE E DA DEPRESSÃO

Ansiedade

Os transtornos de ansiedade são um grupo de entidades clínicas em que um nível excessivo de ansiedade é o sintoma comum. Esse grupo inclui o transtorno de ansiedade generalizada, o transtorno do pânico, a fobia específica e a social, além da agorafobia[1].

O transtorno de ansiedade generalizada e o transtorno do pânico estão entre os mais comuns na população, razão porque merecem descrição detalhada neste capítulo.

O diagnóstico do transtorno de ansiedade generalizada é feito se, na maioria dos dias, por pelo menos seis meses, há apreensão e preocupação excessivas (expectativa apreensiva), com diversas situações ou atividades (por exemplo, desempenho profissional ou escolar, situação financeira, convívio social, saúde, relacionamento conjugal). A mulher não tem controle sobre essas preocupações, que estão associadas a pelo menos três dos seguintes sintomas: inquietação ou sensação de estar com os "nervos à flor da pele"; fadiga; dificuldade em concentrar-se ou sensações de "branco" no pensamento; irritabilidade; tensão muscular; distúrbios do sono (dificuldade em conciliar/manter o sono ou sono insatisfatório e inquieto)[1].

O transtorno de pânico caracteriza-se por surtos abruptos, inesperados e recorrentes de medo ou desconforto. Durante o ataque de pânico, que alcança o ápice em minutos, podem ocorrer quatro ou mais dos seguintes sintomas físicos e cognitivos: palpitações, taquicardia; sudorese; tremores ou abalos; sensações de falta de ar, sufocamento ou asfixia; dor ou desconforto torácico; náusea ou desconforto abdominal; sensação de tontura, instabilidade, vertigem ou desmaio; calafrios ou ondas de calor; anestesia ou sensações de formigamento; desrealização ou despersonalização (sensação de estar distanciado de si mesmo); medo de perder o controle ou "enlouquecer"; medo de morrer. Após o primeiro ataque de pânico, a paciente passa a se preocupar intensamente com os possíveis subsequentes e a temer suas consequências, retroalimentando a ansiedade.

Evolui, então, para mudança comportamental, de modo a esquivar-se de situações desconhecidas ou de contextos associados aos ataques anteriores[1].

A paciente pode evoluir de um tipo de ansiedade para outro, ao longo da vida, se o tratamento não for instituído. Por exemplo, pode iniciar com a ansiedade generalizada, evoluindo para o pânico.

Se a ansiedade patológica relacionada à relação sexual provoca um impedimento emocional para o desempenho da atividade sexual, também é possível que, na ausência de problemas sexuais específicos, altos níveis de ansiedade desencadeiem distrações cognitivas (preocupações não sexuais, obsessões, hipervigilância e sensações corporais somáticas) que podem interferir na resposta sexual[6].

Depressão

Os transtornos depressivos incluem transtorno disruptivo da desregulação do humor, transtorno depressivo maior (incluindo episódio depressivo maior), transtorno depressivo persistente (distimia), transtorno disfórico pré-menstrual, transtorno depressivo induzido por substância/medicamento, transtorno depressivo devido a outra condição médica, outro transtorno depressivo especificado e transtorno depressivo não especificado. A característica comum desses quadros é a presença de humor triste, irritável ou vazio, associado a alterações cognitivas e somáticas, que afetam significativamente a capacidade de funcionamento da mulher. O que difere nesses transtornos são a duração, o momento ou a etiologia presumida[1].

O transtorno depressivo (maior) representa a condição clássica desse grupo. É caracterizado por episódios de pelo menos duas semanas de duração (embora a maioria dos episódios dure mais tempo), envolvendo alterações na cognição, no afeto e nas funções neurovegetativas, com remissões entre os episódios[1].

A sintomatologia da depressão se manifesta por baixa autoestima, isolamento social, crises de choro, lentificação ou agitação psicomotora, dificuldade de concentração e decisão, prejuízo da memória, ideias de ruína e suicídio. Podem ocorrer, também, sintomas físicos: fadiga, alterações do apetite (perda ou aumento), do sono (insônia ou hipersonia), diminuição do interesse sexual, e dores generalizadas ou localizadas[1].

Os critérios diagnósticos para depressão, segundo o Manual Diagnóstico e Estatístico dos Transtornos Mentais, se dividem em A, B e C[1]:

- A. Cinco (ou mais) dos seguintes sintomas estiveram presentes durante duas semanas e representam mudança em relação ao funcionamento anterior; pelo menos um dos sintomas deve ser (1) humor deprimido e/ou (2) perda de interesse ou prazer em quase todas as atividades.

  Outros sintomas do Critério A que podem se somar aos sintomas (1) e (2) são: perda/ganho de peso significativo ou aumento ou diminuição do apetite por vários dias; insônia ou hipersonia; agitação ou retardo psicomotor (observado por outros); fadiga ou perda de energia; sentimentos de inutilidade ou culpa excessiva (que podem ser delirantes) ou inapropriada (não meramente autorrecriminação a respeito de estar doente); diminuição da capacidade de pensar/se concentrar ou indecisão; pensamentos recorrentes de morte ou ideação suicida recorrente.

- B. Os sintomas causam sofrimento clinicamente significativo ou prejuízo funcional.
- C. O episódio depressivo não pode ser atribuído aos efeitos de uma substância ou outra condição médica.

Os sintomas elencados acima devem ocorrer quase todos os dias para serem considerados presentes, com exceção de alteração do peso e ideação suicida. O humor deprimido deve estar presente na maior parte do dia e em quase todos os dias. A característica essencial de um episódio depressivo é um período de pelo menos duas semanas, durante as quais há humor depressivo ou perda de interesse ou prazer em quase todas as atividades (Critério A). O episódio deve ser acompanhado por sofrimento ou prejuízo clinicamente significativo no funcionamento social, profissional ou em outras áreas importantes da vida do indivíduo (Critério B) e não ser consequência direta de uso de substâncias ou outra condição médica (Critério C)[1].

Na mulher, o curso da depressão tende a ser mais prolongado (com quadros crônicos e recorrentes), com maior sintomatologia e somatização, picos de piora em fase pré-menstrual, puerpério e climatério/menopausa, mais comorbidade e maior resistência ao tratamento.

TRANSTORNOS MENTAIS COMO FATORES DE RISCO PARA DISFUNÇÃO SEXUAL

Além dos transtornos mentais, são fatores de risco para disfunção sexual: vida sedentária, baixa inserção social, educação sexual precária, doenças físicas, medicamentos e drogas de adição, relacionamento precário ou conflituoso, disfunção sexual do(a) parceiro(a) e estresse.

Entre os medicamentos e substâncias que afetam adversamente a função sexual citam-se: anti-hipertensivos, antialérgicos, alfabloqueadores (tansulosina), antilipidêmicos (genfibrozila, clofibrato), bloqueadores H_2 (cimetidina, ranitidina), anorexígenos, agentes quimioterapêuticos e radioterapia, alguns contraceptivos orais, diuréticos (tiazida, clortalidona, acetazolamida, indapamida, espironolactona), drogas de adição (inclusive nicotina) e hormônios (especialmente progesterona, corticoides)[7].

Dentre os psicotrópicos que inibem a função sexual, devem ser lembrados: inibidores seletivos da recaptação da serotonina (ISRSs) (fluoxetina, paroxetina, sertralina, fluvoxamina, por exemplo); venlafaxina; antidepressivos tricíclicos (clomipramina, amitriptilina, imipramina, nortriptilina, desipramina); ansiolíticos; benzodiazepínicos; inibidores da monoaminoxidase (IMAOs) (fenelzina, tranilcipromina); estabilizadores do humor/anticonvulsivantes (carbonato de lítio, valproato, carbamazepina, fenitoína, fenobarbital) e neurolépticos (clorpromazina, flufenazina, tioridazina, haloperidol, risperidona)[8,9].

ANSIEDADE, DEPRESSÃO E O IMPACTO SOBRE A FUNÇÃO SEXUAL DA MULHER

Transtornos de ansiedade são fatores de risco para baixo desejo, dificuldade de excitação sexual, problemas com orgasmo e dor à relação sexual. O aumento da atividade do sistema nervoso simpático na excitação, durante a congestão da vulva, envolve sensações não genitais que podem ser interpretadas como ameaçadoras por mulheres ansiosas, impedindo assim qualquer potencial prazer. Essas sensações físicas produzidas pelo aumento do estímulo simpático, incluindo falta de ar, aumento da temperatura, tensão muscular e palpitações, respondem pela "excitação ansiosa"[3].

Preocupações sexuais e não sexuais podem ser distratores potentes, limitando a excitação, quando mulheres com transtornos de ansiedade estão tentando ter prazer no sexo. Essa "excitação ansiosa" desencadeia dor no ato sexual, excitação subjetiva reduzida e lubrificação prejudicada.

Os danos resultantes à autoimagem e à autoconfiança sexual, o aumento da culpa e da responsabilidade pela deterioração do relacionamento, além da incapacidade de prazer com a penetração aumentam o estresse da mulher, mantendo o ciclo vicioso.

A associação entre depressão e interesse ou desejo sexual reduzido em mulheres já é conhecida, assim como os efeitos negativos da depressão na experiência orgástica e sua associação com comportamentos sexuais de risco[3].

A anedonia da depressão associa-se à ausência do desejo e de resposta sexual, bem como ao risco de dor à relação sexual. Mesmo sem depressão clínica, o humor negativo prejudica a função sexual, enquanto que experiências sexuais positivas e negativas determinam o humor correspondente na sequência ao encontro sexual.

Os fatores envolvidos no sexo com parceria, incluindo o relacionamento, a necessidade de comunicar as demandas sexuais e de cuidar da satisfação sexual do(a) parceiro(a), a preocupação com o resultado e com os sentimentos de inadequação não se aplicam ao sexo não compartilhado. Ou seja, pode haver autoestimulação (masturbação) com desfecho positivo, mesmo na ocorrência de depressão.

Mulheres com transtorno bipolar têm perfil diferente de função sexual, comparadas àquelas com depressão unipolar. As bipolares experimentam dificuldades com desejo, excitação e orgasmo, pela insegurança e inquietação, mas também se lançam em comportamentos sexuais de risco e trocam de parceiros com maior frequência do que aquelas com depressão unipolar[3].

ANTIDEPRESSIVOS E DISFUNÇÃO SEXUAL

A frequência da disfunção sexual decorrente de medicamentos antidepressivos e ansiolíticos é difícil de avaliar, uma vez que os efeitos sexuais adversos da ansiedade e da depressão se confundem aos efeitos sexuais adversos desses medicamentos.

Estudos que se baseiam no relato espontâneo de pacientes demonstram que a incidência de efeitos adversos sexuais é maior quando elas são inqueridas diretamente ou uma escala é utilizada na avaliação[9]. Além disso, há estudos que registram respostas de pacientes que não têm vida sexual, como indicação de ausência de dificuldades sexuais, decorrentes do uso de medicamentos[10]. Metanálise recente encontrou taxas de prevalência variando de 50% a 70%[4].

De fato, a disfunção sexual associada à medicação é uma preocupação desde o início do tratamento da depressão e da ansiedade e também na manutenção[4]. Os efeitos adversos sobre a função sexual tendem a ocorrer nas primeiras três semanas da medicalização, antes que se obtenha o benefício no quadro, arriscando assim a descontinuação precoce.

Estudos sugerem que a disfunção sexual é mais provável quando o mecanismo de ação do medicamento se dá pelo bloqueio da recaptação da serotonina nos receptores 5-HT – especialmente nos subtipos $5HT_2$ – enquanto a atividade do receptor $5\text{-}HT_{1A}$ parece ser pró-sexual. Os medicamentos que se concentram no aumento da captação de noradrenalina ou dopamina ou no bloqueio de receptores 5-HT_2 tendem a ter menos efeitos adversos sexuais. A supressão do desejo e da excitação sexual é comumente relatada pela paciente como retardo ou ausência de orgasmo. Lubrificação prejudicada e subsequente dor e desconforto são outras queixas menos frequentes[4].

TRATAMENTO DA DISFUNÇÃO SEXUAL ASSOCIADA ÀS DOENÇAS PSIQUIÁTRICAS

Uma vez que a saúde mental prejudicada é importante fator de risco para a disfunção sexual em mulheres, o primeiro passo é garantir a remissão da depressão e da ansiedade. Se a farmacoterapia for necessária para obter remissão, todos os esforços devem ser dirigidos à dose mais adequada possível e, se aplicável, à escolha de medicamentos sexualmente neutros. Uma vez otimizados os medicamentos, a psicoterapia pode abordar os pensamentos perturbadores, a autoimagem negativa e o medo das sensações físicas decorrentes do aumento da atividade nervosa simpática, comum em pacientes com depressão e ansiedade.

Manejo da disfunção sexual induzida por antidepressivos

Um melhor entendimento do mecanismo de ação dos medicamentos, bem como da fisiopatologia e da etiologia das disfunções sexuais, poderá conduzir a estratégias mais efetivas, resultando em melhor evolução, com adesão da paciente.

As estratégias propostas para solucionar a disfunção sexual induzida por antidepressivos incluem:[11]

- *aguardar pela tolerância*: o que exige algumas semanas de tratamento, com bons resultados em apenas 5-10% dos casos;
- *reduzir a dose do antidepressivo*: a redução deve ser lenta e gradual, em função do risco de dosagens subterapêuticas e recaídas;
- *interromper o uso do antidepressivo* nos finais de semana, quando a atividade sexual deve ser estimulada: pode gerar síndrome de descontinuação, se o antidepressivo não atingir doses adequadas;
- *substituir o antidepressivo por outro com menor prejuízo à função sexual* (trazodona, bupropiona, agomelatina, mirtazapina, vortioxetina, por exemplo): oferece maior risco de síndrome de descontinuação, se a substituição for abrupta, o que pode ser interpretado pela paciente como efeito adverso do novo medicamento, comprometendo a adesão deste. A substituição deve ser, portanto, gradual, monitorando os efeitos adversos e as interações medicamentosas;
- *utilizar outro antidepressivo associado, que atue como "antídoto"* para a disfunção sexual induzida pelo primeiro. Tem 66% de índice de sucesso, mas devem ser considerados possíveis efeitos adversos e interações medicamentosas.

O uso concomitante de outro medicamento que atue como "antídoto" para a disfunção sexual induzida por antidepressivo pauta-se

no estímulo a vias antagônicas às serotoninérgicas, aumentando os níveis de noradrenalina e dopamina no sistema nervoso central. A eficácia não é garantida e pode haver alteração (para mais ou para menos) do efeito terapêutico dos antidepressivos.
Drogas utilizadas como "antídotos" são administradas com o antidepressivo que está induzindo a disfunção sexual. A dose desse antidepressivo deve, neste caso, ser reduzida à metade. Por exemplo: fluoxetina (10 mg/dia) mais bupropiona (150 mg/dia).
Os "antídotos", doses e fases do ciclo de resposta sexual em que atuam são: bupropiona (150 - 300 mg/dia, atua sobre o desejo, a excitação e o orgasmo), buspirona (30 - 60 mg/dia, desejo e orgasmo), mirtazapina (15 - 45 mg/dia, orgasmo) e trazodona (200 - 400 mg/dia, desejo); a bupropiona tem contraindicações formais, detalhadas adiante;

- *tratamento não farmacológico*: terapia sexual e/ou de casal pode aliviar disfunção sexual secundária ao uso de antidepressivos.

É fundamental que, previamente à prescrição medicamentosa, seja feita a identificação de características da paciente que possam influir na adesão ao tratamento. Também deve-se ter o cuidado de investigar a função sexual da paciente, a qual pode já estar prejudicada, antes mesmo da administração do antidepressivo. Essas informações são prerrequisitos para a administração da queixa sexual da paciente.

Antidepressivos com baixo impacto sobre a função sexual

Entre os antidepressivos que não afetam a função sexual significativamente, citam-se: mirtazapina, trazodona, bupropiona, moclobemida, agomelatina e vortioxetina.

Mirtazapina é um noradrenérgico e serotoninérgico específico. Age antagonizando os auto e heterorreceptores alfa-2-noradrenérgicos e os receptores pós-sinápticos $5HT_{2A}$, $5HT_3$ e histamina H_1. Sua meia-vida é de 20 a 40 horas, sendo mais longa nas mulheres. Está indicada para o tratamento agudo e de manutenção do transtorno depressivo[13]. Deve-se iniciar com a dose de 15 mg/dia, aumentando gradativamente até 30-45 mg/dia. Apresenta boa tolerabilidade, baixa interação medicamentosa e ajuda no tratamento da insônia. Os principais efeitos adversos são sedação excessiva, ganho de peso e tontura[12].

Trazodona é um fraco inibidor da recaptação da serotonina e um potente antagonista dos receptores de $5\text{-}HT_{2a}$ e $5\text{-}HT_{2c.}$ Ao bloquear os receptores pós-sinápticos $5\text{-}HT_{2a}$ e $5\text{-}HT_{2c}$ e auto e heterorreceptores alfa-2 pré-sinápticos, melhora a neurotransmissão tanto de serotonina como de noradrenalina. Esse mecanismo de ação pode reduzir a probabilidade de disfunção sexual induzida pela serotonina. Está indicada para o tratamento da depressão com ou sem ansiedade[13]. Geralmente, é bem tolerada, com poucos efeitos anticolinérgicos, sendo os mais comuns: aumento de apetite, hipotensão ortostática, tontura, cefaleia, náusea e boca seca. No tratamento da depressão, a dose preconizada é de 150 - 300 mg/dia[12].

Bupropiona é um inibidor da recaptação da dopamina e da noradrenalina (IRDA), sem efeito significativo sobre a recaptação da serotonina. Está disponível nas apresentações de liberação imediata (IR) e liberação controlada (CR). Tem indicação para o tratamento da depressão[13], da depressão sazonal (que ocorre no inverno)[13] e da dependência de nicotina. Em ambas as formulações, a dose deve ser aumentada gradualmente e não exceder à máxima recomendada, para evitar risco de convulsão. Na formulação IR deve-se iniciar com 75 mg (duas vezes/dia), aumentando a cada 3 dias, até atingir (s/n) 450 mg/dia (dose máxima). Na formulação CR, inicia-se com 150 mg/dia pela manhã, podendo chegar a 300 mg/dia após 4 dias; a dose máxima é de 450 mg, uma vez ao dia. Os efeitos adversos comuns são agitação, insônia, cefaleia, convulsão, ansiedade, *rash* cutâneo, diminuição do apetite, boca seca e constipação intestinal. A bupropiona não está indicada para depressão acompanhada de ansiedade e insônia, se há uso simultâneo de álcool ou outras drogas (como IMAOs ou para pacientes que interromperam esse uso há menos de 14 dias) e em quadros bulímicos e anoréticos. Nesses casos, há risco de baixar o limiar convulsígeno e ocorrer convulsão, mesmo em quem não teve antes[12].

Moclobemida é um inibidor reversível da monoaminoxidase (MAO). Está indicada para o tratamento da depressão e do transtorno depressivo persistente (distimia)[13]. No tratamento da depressão, inicia-se com dose de 300 mg/dia, podendo titular até 600 mg/dia. A dose ideal para a maioria das pacientes é de 450 a 600 mg/dia, administrados 1 vez por dia ou dividindo em 2 tomadas. Não é recomendado aumento da dose na primeira semana de uso, porque a biodisponibilidade aumenta durante esse período. É bem tolerada, não apresentando efeitos colaterais anticolinérgicos, hipotensão postural ou ganho de peso. Seus efeitos adversos são: boca seca, dores de cabeça, desconforto gástrico, náuseas, sedação, sonolência e tontura. Não deve ser usada quando há administração concomitante de fármacos simpaticomiméticos e serotonérgicos (ISRSs, clomipramina, imipramina). Em caso de substituição da moclobemida por outro antidepressivo, deve-se aguardar 14 dias[12].

Agomelatina é um agonista de receptor melatoninérgico e antagonista 5-HT_{2C}. Esse mecanismo de ação promove a regularização do ritmo circadiano e melhora os sintomas depressivos e ansiosos por aumento indireto dos níveis de dopamina e noradrenalina no córtex frontal. Deve-se iniciar com a dose de 25 mg à noite. Após 2 semanas sem resposta, pode-se aumentar a dose para 50 mg/dia[13]. Benefício ao sono é observado na primeira semana de tratamento. Tem boa tolerabilidade e baixa toxicidade. Os efeitos adversos mais comuns no início do tratamento são náusea, cefaleia e tontura, geralmente leves ou moderados e transitórios, que não levam à interrupção do medicamento. Não está indicado uso concomitante de algum inibidor potente do citocromo 1A2 (fluvoxamina ou ciprofloxacino, por exemplo)[12].

Vortioxetina é o primeiro antidepressivo multimodal disponível no Brasil. Modula diferentes sistemas de neurotransmissores, aumentando as concentrações de serotonina, dopamina, noradrenalina, histamina, acetilcolina, glutamato e diminuindo o ácido gama-aminobutírico. Tem efeito contra depressão e ansiedade, além de melhorar a função cognitiva[13]. São recomendadas doses entre 10 mg e 20 mg/dia, devendo o tratamento ser iniciado com 5 mg/dia até chegar a 20 mg/dia. A retirada deve ser gradual, diminuindo a dose em 5 mg/dia a cada semana. Se utilizada concomitantemente com fortes inibidores do CYP2D6, como bupropiona, paroxetina ou fluoxetina, orienta-se reduzir a dose do fármaco pela metade. Tem efeito neutro sobre a função sexual. Os efeitos adversos mais comuns são náusea, cefaleia, tontura e boca seca. Está contraindicada quando houver uso atual de IMAOs, azul de metileno, linezolida e em caso de insuficiência hepática[12].

Em resumo, os antidepressivos têm eficácia comparável (não há diferença substancial quanto à efetividade e índices de resposta e remissão são similares aos dos ISRSs e novas classes). A segunda geração tem melhor tolerabilidade e segurança; alguns são mais indicados para sintomas específicos ou perfis de pacientes. Deve-se considerar o perfil de tolerabilidade, para obter adesão ao tratamento e evolução do quadro depressivo.

A paciente deve ser alertada que recuperar-se da depressão é prioridade maior que preservar a função sexual. Uma vez restabelecido o humor, o desempenho sexual melhora, mesmo na vigência do uso de antidepressivo. Só com a depressão superada pode-se avaliar o real comprometimento sexual. Por outro lado, se o antidepressivo utilizado não for adequado ao caso ou for interrompido precocemente, aumentam as chances de recaída da depressão e, com isso, o prejuízo à função sexual.

TRATAMENTO DA ANSIEDADE

Transtornos de ansiedade podem ser tratados em nível ambulatorial. Não devem ser medicados, quando os sintomas são leves, transitórios e sem comprometimento associado à função social e ocupacional. Entretanto, o tratamento medicamentoso está indicado se a paciente apresenta acentuado sofrimento ou complicações (depressão secundária, ideação suicida ou abuso de álcool) resultantes dos transtornos ansiosos.

Inibidores seletivos da recaptação da serotonina, que foram projetados para tratar a depressão, são eficazes para a maioria dos transtornos de ansiedade, que também respondem à buspirona e aos benzodiazepínicos.

Dentre os ISRSs, há eficácia semelhante entre escitalopram[14], paroxetina[14] e sertralina[14], sendo considerados tratamentos de primeira linha. Esses fármacos também são preferidos para pacientes que apresentam comorbidade com depressão, pânico e fobia social. As doses recomendadas são: escitalopram (até 20 mg/dia), paroxetina (20 - 60 mg/dia) e sertralina (50 - 200 mg/dia).

Doses de ISRSs para transtornos de ansiedade podem ser maiores do que aquelas usadas para depressão, mas devem ser iniciadas menores para minimizar a agitação de curto prazo, às vezes experimentada com esses medicamentos. A paciente deve ser orientada de que os efeitos adversos diminuem com o tempo.

A buspirona é um agonista do receptor de 5-hidroxitriptamina 1A ($5HT_{1A}$) indicada para o transtorno de ansiedade generalizada ou alívio em curto prazo de sintomas de ansiedade[14], sendo tão efetiva quanto os benzodiazepínicos, embora tenha início de ação mais lento e não possua propriedades sedativas. É, portanto, menos útil para a paciente ansiosa que precisa do efeito sedativo. A dose varia de 15 a 60 mg/dia divididos em duas tomadas. Não prejudica o estado de alerta e não possui potencial de abuso. Os efeitos adversos mais comuns são tontura, náusea, dor de cabeça, nervosismo, tontura e excitação[12].

Venlafaxina pertence à classe dos inibidores da recaptação de serotonina e noradrenalina (IRSN), sendo também um inibidor fraco da recaptação de dopamina. Este antidepressivo também está indicado para o tratamento de transtornos de ansiedade[14]. No transtorno de ansiedade generalizada, a dose inicial deve ser de 75 mg/dia (uma tomada); caso não haja resposta, pode-se aumentar até 225 mg/dia. No transtorno de pânico, a dose inicial deve ser de 37,5 mg/dia, durante 7 dias; em caso de não resposta pode-se aumentar até o máximo de 225 mg/dia. No transtorno de ansiedade social deve-se iniciar com dose de 75 mg/dia e, se necessário, aumentar até 225 mg/dia. Recomenda-se que as administrações sejam feitas junto às refeições[12].

Os benzodiazepínicos (alprazolam, clonazepam, por exemplo) têm propriedades sedativa, hipnótica, ansiolítica, relaxante muscular e anticonvulsivante. Para o transtorno do pânico, alprazolam é prescrito entre 0,5 a 1 mg, em doses divididas em 3 vezes ao dia, aumentando 0,5 mg a cada 3 dias até 4 a 6 mg. Como ansiolítico, as doses são menores (0,75 a 1,5 mg/dia)[14]. Quanto ao clonazepam, a dose inicial é de 0,5 mg, 1 a 2 vezes ao dia, com aumentos de 0,5 a 1 mg a cada 3 dias; a dose máxima é de 4 mg/dia[14]. Benzodiazepínicos fornecem alívio imediato dos sintomas motores e da hipervigilância. Entretanto, preocupação e ruminação são menos influenciadas por esses compostos e respondem melhor a antidepressivos, apesar de seus efeitos não serem imediatos, havendo necessidade de 2 a 3 semanas para que se perceba a melhora. Pode-se associar, então, benzodiazepínicos e antidepressivos, até que o efeito do antidepressivo se inicie. Os benzodiazepínicos são recomendados como segunda linha de tratamento, devido à incerteza da sua eficácia em longo prazo, do potencial de abuso e do risco de dependência.

A maioria dos ansiolíticos, por sua ação sedativa, interferem negativamente sobre a função sexual. Entretanto, essa ação sedativa pode ser benéfica em casos de dificuldade para o orgasmo devido à ansiedade.

CONSIDERAÇÕES FINAIS

O ginecologista deve saber identificar sintomas de depressão e ansiedade. Pode tratar, se estiver habilitado e seguro, encaminhando casos mais graves e duvidosos (transtorno bipolar, por exemplo) para o especialista.

A eficácia dos medicamentos para depressão e ansiedade é comparável. Não há diferença substancial quanto à efetividade, bem como nos índices de resposta e remissão.

Os antidepressivos de segunda geração têm melhor tolerabilidade e segurança. Alguns são mais indicados para sintomas específicos ou diferentes perfis de pacientes. Esse aspecto deve ser considerado.

Deve-se considerar, também, o perfil de tolerabilidade: baixa tolerabilidade afeta adesão ao tratamento e prejudica a evolução do quadro.

Vale lembrar que o tratamento da depressão e da ansiedade é soberano. Não se deve privilegiar a função sexual, prejudicando o tratamento do transtorno mental. Isso porque, estando em depressão ou ansiedade, a paciente não fará sexo de forma adequada, pelo próprio prejuízo da doença mental à atividade sexual.

REFERÊNCIAS BIBLIOGRÁFICAS

1. Associação Psiquiátrica Americana (APA). Manual diagnóstico e estatístico de transtornos mentais. (DSM-5). 5. ed. Porto Alegre: Artmed;2014.
2. Kalk NJ, Nutt DJ, Lingford-Hughes AR. The role of central noradrenergic dysregulation in anxiety disorders: evidence from clinical studies. J Psychopharmacol. 2011;25(1):3-16.
3. Basson R, Gilks T. Women's sexual dysfunction associated with psychiatric disorders and their treatment. Womens Health (Lond). 2018;14:1745506518762664.
4. La Torre A, Giupponi G, Duffy D, Conca A. Sexual dysfunction related to psychotropic drugs: a critical review – part 1: antidepressants. Pharmacopsychiatry. 2013;46:191-9.
5. Forbes MK, Baillie AJ and Schniering CA. A structural equation modeling analysis of the relationships between depression,

anxiety, and sexual problems over time. J Sex Res. 2016;53:942-54.

6. Bradford A, Meston CM. The impact of anxiety on sexual arousal in women. Behav Res Ther. 2006;44(8):1067-77.
7. Stadler TH, Bader M, Ückert S, Staehler M, Becker A, Stief CG. Adverse effects of drug therapies on male and female sexual function. World J Urol. 2006;24(6):623-9.
8. Glitin M. Sexual dysfunction with psychotropic drugs Expert Opin Pharmacother. 2003;4(12):2259-69.
9. Lorenz T, Rullo J, Faubion S. Antidepressant-induced female sexual dysfunction. Mayo Clin Proc. 2016;91:1280-6.
10. Reichenpfader U, Gartlehner G, Morgan LC, Greenblatt A, Nussbaumer B, Hansen RA, et al. Sexual dysfunction associated with second-generation antidepressants in patients with major depressive disorder: results from a systematic review with network meta-analysis. Drug Saf. 2014;37:19-31.
11. Clayton AH, West SG. The effects of antidepressants on human sexuality. Primary Psychiatry. 2003;10(2):62-70.
12. Cordioli AV, Gallois CB, Isolan L. (Org.) Psicofármacos: consulta rápida. 5. ed. Porto Alegre: Artmed; 2015.
13. Kennedy SH, Lam RW, McIntyre RS, Tourjman SV, Bhat V, Blier P, Hasnain M, et al. Clinical guidelines for the management of adults with major depressive disorder: Section 3. Pharmacological treatments. Can J Psychiatry. 2016;61(9):540-60.
14. Canadian Agency for Drugs and Technologies in Health. Short- and long-term use of benzodiazepines in patients with generalized anxiety disorder: A review of guidelines. Otawa: Canadian Agency for Drugs and Technologies in Health; 2014.

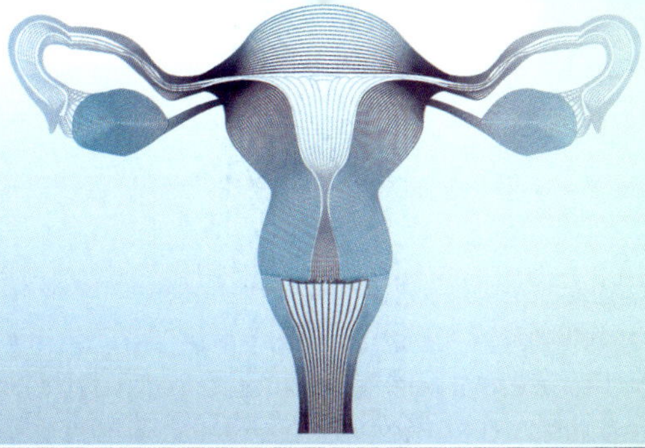

capítulo 19

Tratamento atual nas disfunções sexuais masculinas e suas repercussões nas mulheres

- João Afif Abdo
- Carmita Helena Najjar Abdo

INTRODUÇÃO

A função sexual masculina preservada corresponde à sua capacidade para participar do relacionamento sexual com satisfação. Para tanto, é preciso que ele tenha boa saúde física e psíquica, que esteja bem do ponto de vista cultural-socioeconômico, e que a sua parceira também seja saudável[1].

Portanto, a disfunção sexual se instala quando o homem não consegue participar da atividade sexual satisfatoriamente, causando sofrimento pessoal a ele ou ao casal, por pelo menos 6 meses consecutivos[1].

O ciclo de resposta sexual masculina consta de quatro fases, a saber: desejo, excitação, ejaculação/orgasmo e resolução. A ejaculação e o orgasmo, apesar de serem simultâneos são eventos distintos: a ejaculação é um fenômeno físico representado pela expulsão do esperma, enquanto o orgasmo é um fenômeno sensitivo (de prazer), o clímax da relação sexual. É possível, portanto, que um homem possa ejacular e não ter orgasmo e também que tenha orgasmo, mesmo sem ter ejaculado[2].

As disfunções sexuais masculinas são nomeadas de acordo com a fase do ciclo de resposta sexual em que ocorrem.

A fase do desejo pode estar prejudicada, ou seja, alterada para menos (desejo sexual hipoativo)[3].

Se o homem tem o desejo mantido, ele vai se excitar, o que o leva a ter ereção. Quando ele não consegue obter ereção adequada para a penetração caracteriza-se a disfunção erétil (DE)[3].

A ejaculação, quando não é satisfatória (adequada), pode ser muito rápida (ejaculação precoce) ou muito demorada (ejaculação retardada), pode inverter o seu caminho e depositar o sêmen na bexiga ao invés de lançá-lo para o exterior (ejaculação retrógrada) e pode também não ocorrer (anejaculação).

Quanto ao orgasmo disfuncional, pode estar diminuído, (hipo-orgasmia) ou não ocorrer (anorgasmia).

A dispareunia é a dor durante a atividade sexual, podendo ocorrer em qualquer das fases do ciclo de resposta sexual[3].

TRATAMENTO ATUAL DAS DISFUNÇÕES SEXUAIS MASCULINAS E SUAS REPERCUSSÕES NAS MULHERES

Alterações do desejo

O desejo sexual hipoativo também é provocado por doenças psiquiátricas (por exemplo, o transtorno bipolar, na fase de depressão), por uso de medicamentos que inibem a libido, por diminuição da concentração sanguínea do hormônio masculino e por problemas no relacionamento com a parceira. Esse desejo masculino prejudicado provoca na parceira suspeita de que o companheiro tem outro relacionamento ou até perda do desejo. O tratamento do desejo hipoativo depende da causa. Ou seja, tratar a patologia psiquiátrica, identificar e corrigir o medicamento que reduziu a libido, corrigir os níveis de testosterona, quando for o caso, e resolver o problema de relacionamento do casal[4].

Hipersexualidade

A excitação sexual hiperativa, geralmente causada por problemas psiquiátricos deve ser tratada cuidando-se da doença que a provocou (por exemplo o transtorno bipolar, na fase de mania) e esta disfunção causa um grande desconforto na parceira que não consegue acompanhar as necessidades do homem[1].

Disfunção erétil (DE)

O tratamento da DE deve seguir uma linha lógica e ética, evitando-se procedimentos cirúrgicos, como implantação de próteses, quando se poderia resolver a falha de ereção por meio da correção dos fatores de risco (doenças e medicamentos que provocaram a DE, maus hábitos de vida como o sedentarismo, obesidade, alcoolismo, uso de drogas ilícitas etc...). Faz-se então, a prescrição de drogas que facilitam a ereção como os inibidores da fosfodiesterase 5 (iPDE5). Os principais facilitadores da ereção disponíveis no Brasil são sildenafila, tadalafila, vardenafila e lodenafila. Vale lembrar que estes medicamentos não provocam a ereção, mas a alavancam, quando o processo se inicia com o desejo do homem. Portanto, não são efetivos nos indivíduos sem desejo ou com o desejo hipoativo. Convém salientar que eles podem ser associados a qualquer outro medicamento, exceto a nitratos, porque essa associação provocaria queda acentuada da pressão arterial e até parada cardíaca, podendo levar o indivíduo a óbito[5].

Independentemente de sua intensidade, a disfunção erétil tende a repercutir no relacionamento do casal: é comum a mulher se responsabilizar e ter sua autoestima abalada por imaginar que seu parceiro já não se sente mais atraído por ela. Outras vezes, ela desconfia que ele tem outra e por isso não consegue satisfazê-la como antes. Algumas passam a investigar o dia a dia dos parceiros, ressentidas porque eles não mais as procuram, desde que começaram a falhar[6,7].

Mais raramente, o homem não desiste da atividade sexual, mesmo falhando. Ele insiste, na expectativa de se recuperar e não ter sua autoimagem tão prejudicada. Não conseguindo êxito, frustra a si e a parceira, acarretando mais sofrimento a ambos[6,7].

Em geral, o homem não se explica nem divide com a parceira seu problema e seu sofrimento, porque acredita ser passageiro ou porque se sente muito constrangido. A parceira, por sua vez, pode chegar a conclusões precipitadas e também se afastar, extremamente ressentida e reivindicativa. Baixos índices de intimidade (seja emocional, social, sexual, recreacional ou intelectual) são referidos por homens com DE, bem como qualidade de vida insatisfatória[8,9].

Além disso, o homem com DE pode contribuir para o desenvolvimento de disfunção sexual na parceira. Um estudo que encontrou 62% de dificuldades sexuais entre as parceiras de homens com DE, sendo que em apenas 8% desses casos a disfunção sexual da mulher precedeu a disfunção erétil do parceiro[10]. O inverso também ocorre, ou seja, a DE no homem pode ser desencadeada pela disfunção sexual da parceira. Portanto, ainda que não se tenha possibilidade de estabelecer a relação causa-efeito, é bastante comum a interdependência entre a função sexual do homem e de sua respectiva parceira, em casais afetados pela disfunção erétil[10-12].

Quando procura tratamento para a DE, o homem está não só recuperando a ereção, como identificando e tratando o que a motivou e a mantém, ou seja: a hipertensão, o diabetes, as doenças da próstata, as cardiopatias, as doenças do aparelho urinário, a depressão, a ansiedade, entre outros problemas de saúde[13,14].

Estudos comprovam que, diante do parceiro com falta de ereção, a mulher tem um papel diferencial. Aquela que reconhece que ele pode estar com problemas de saúde e o incentiva a buscar tratamento torna-se uma aliada da recuperação masculina. Aquela que minimiza, se irrita ou fica indiferente, acaba contribuindo para a manutenção ou o agravamento da DE.

A parceira esclarecida reconhece na DE um problema de saúde física e/ou emocional. Reage com objetividade, incentivando o homem a diminuir a resistência de consultar o médico[6,15].

DISFUNÇÕES EJACULATÓRIAS

A ejaculação, quando é disfuncional, pode ser precoce, retardada, retrógrada ou não ocorrer (anejaculação). De todas estas alterações ejaculatórias, a mais comum e também a mais fácil de tratar é a ejaculação precoce que costuma melhorar com antidepressivos (em doses menores que as administradas para depressão) e terapia sexual. Já a ejaculação retardada é controlada quando a causa é o efeito colateral de medicamentos antidepressivos. Outras causas são mais complicadas para se resolver. A ejaculação retrógrada tem como causa doenças neurológicas (neuropatias diabética, alcoólica etc.) e iatrogenias (cirurgias do adenoma de próstata, por exemplo). Quando a ejaculação retrógrada é devida ao uso de medicamentos alfa-bloqueadores, ela é facilmente revertida pela retirada do medicamento. A anejaculação é mais complexa de se resolver, se a causa for iatrogênica (prostatectomia radical por câncer de próstata) e bastante trabalhosa, quando a causa é psicogênica.

Como reagem as mulheres diante destes distúrbios ejaculatórios? A parceira do homem com ejaculação precoce quase nunca consegue chegar ao orgasmo e com o tempo começa a se desinteressar pelo sexo. Por outro lado, cobra do parceiro, chegando a rotulá-lo de egoísta, imaginando que ele só se preocupa com o seu próprio prazer. No caso da ejaculação retardada ou seja, dificuldade em ejacular, a relação inicialmente prazerosa para a parceira passa a ser desagradável. Uma outra reação da parceira diante da ejaculação retardada e também da retrógrada e da anejaculação, é achar que o parceiro já não sente mais atração por ela e não consegue ter o orgasmo, devido à falta de atração[16].

Disfunções orgásmicas

Essa mesma sensação (se achar desinteressante e pouco desejada) ocorre, quando o parceiro revela que não chegou ao orgasmo (anorgasmia) ou que o prazer foi muito fraco (hipo-orgasmia). O tratamento desta disfunção (caso não haja concomitância de bloqueio do desejo, da ereção e da ejaculação) é por psicoterapia e ansiolítico se necessário[17].

Dispareunia

A dispareunia, ou dor à atividade sexual, pode ser causada por patologias urológicas tais como fimose, parafimose, balanopostite, prostatite, doença de Peyronie etc. Para corrigir a dispareunia é preciso tratar adequadamente as patologias urológicas que a causam. Essa disfunção impede ou faz com que o homem interrompa a atividade sexual, em função da dor e do desconforto, causando grande frustração na parceira[18].

CONSIDERAÇÕES FINAIS

Qualquer que seja a disfunção sexual que acometa o homem (desejo hipoativo, falha de ereção, distúrbios ejaculatórios, distúrbios do orgasmo e dispareunia) a função sexual da parceira estará prejudicada. Daí a importância do ginecologista interrogar a paciente, que se queixa de problemas sexuais, sobre o desempenho do parceiro.

Uma vez que suspeite de disfunção sexual do parceiro da sua paciente, cabe ao ginecologista orientar que ele procure um especialista para tratar tanto o quadro disfuncional quanto a causa que o originou, seja de base física (ex: diabetes, alteração hormonal, doenças cardiovasculares), seja de base psíquica (ex: depressão, ansiedade, transtorno bipolar etc.).

REFERÊNCIAS BIBLIOGRÁFICAS

1. Associação Psiquiátrica Americana (APA). Manual diagnóstico e estatístico de transtornos mentais. 2013.
2. Lue T. Erectile dysfunction. N Eng J Med 2000;342:1802-13.
3. Masters WH, Johnson VE. Human Sexual Inadequacy. Toronto; New York: Bantam Books; 1970 (modificado pela APA, 1987).
4. Meuleman EJ, van Lankveld JJ. Hypoactive sexual desire disorder: an underestimated condition in men. BJU Int 2005;95:291-6.
5. Janssen E, Everaerd W, Spiering M, Janssen J. Automatic processes and the appraisal of sexual stimuli: Toward and information processing model of sexual arousal. J Sex Res 2000;37:8-23
6. Fisher WA, Eardley I, McCabe M, Sand M. Erectile dysfunction (ED) is a shared sexual concern of couples II: association of female

partner characteristics with male partner ED treatment seeking and phosphodiesterase type 5 inhibitor utilization. J Sex Med. 2009;6(11):3111-24.

7. O'Connor E, McCabe M, Conaglen H, Conaglen J. Attitudes and experiences: qualitative perspectives on erectile dysfunction from the female partner. J Health Psychol. 2012;17(1):3-13.
8. Fisher WA, Meryn S, Sand M, Brandenburg U, Buvat J, Mendive J, Scott S, Tailor A, Torres LO. Communication about erectile dysfunction among men with ED, partners of men with ED, and physicians: the Strike Up a Conversation Study (Part I). J Mens Health Gend 2005;2(1):64-78
9. McCabe MP. Intimacy and quality of life among sexually dysfunctional men and women. J Sex Marital Ther. 1997;23(4):276-90.
10. Fisher WA, Rosen RC, Eardley I, Sand M, Goldstein I. Sexual experience of female partners of men with erectile dysfunction: the female experience of men's attitudes to life events and sexuality (FEMALES) study. J Sex Med. 2005;2(5):675-84.
11. Riley A. The role of the partner in erectile dysfunction and its treatment. Int J Impot Res. 2002;14 Suppl 1:S105-9.
12. McCabe M, Matic H, Sand M. Attitudes of men and their partners to erectile dysfunction and its treatment: the australian men's attitudes to life events and sexuality (Australian Males) study. Poster presented at the 10th Biennial Meeting of APSSIR, October, 2005 in Cairns, Queensland, Australia.
13. Burchardt M, Burchardt T. Anastasiadis AG, Kiss AJ, Shabsigh A, de La Taille A et al. Erectile dysfunction is a marker for cardiovascular complications and psychological functioning in men with hypertension. Int J Impot Res. 2001;13(5): 276-81.
14. Seftel AD, Sun P, Swindle R. The prevalence of hypertension, hyperlipidemia, diabetes mellitus and depression in men with erectile dysfunction. J Urol. 2004;171(6 Pt 1):2341-5.
15. Conaglen HM, Conaglen JV. Couples' reasons for adherence to, or discontinuation of, PDE type 5 inhibitors for men with erectile dysfunction at 12 to 24-month follow-up after a 6-month free trial. J Sex Med. 2012;9(3):857-65.
16. Waldinger MD, Schweitzer DH. The use of old and recent DSM definitions of premature ejaculation in observational studies: a contribution to the present debate for a new classification of PE in the DSM-V. J Sex Med 2008;5(5):1079-87.
17. Dandona P, Rosenberg MT. A practical guide to male hypogonadism in the primary care setting. Int J Clin Pract 2010;64(6):682-96.
18. Berman JR, Berman L, Goldstein I. Female sexual dysfunction: Incidence, pathophysiology, evaluation and treatment options. Urology 1999;54(3):385-91.

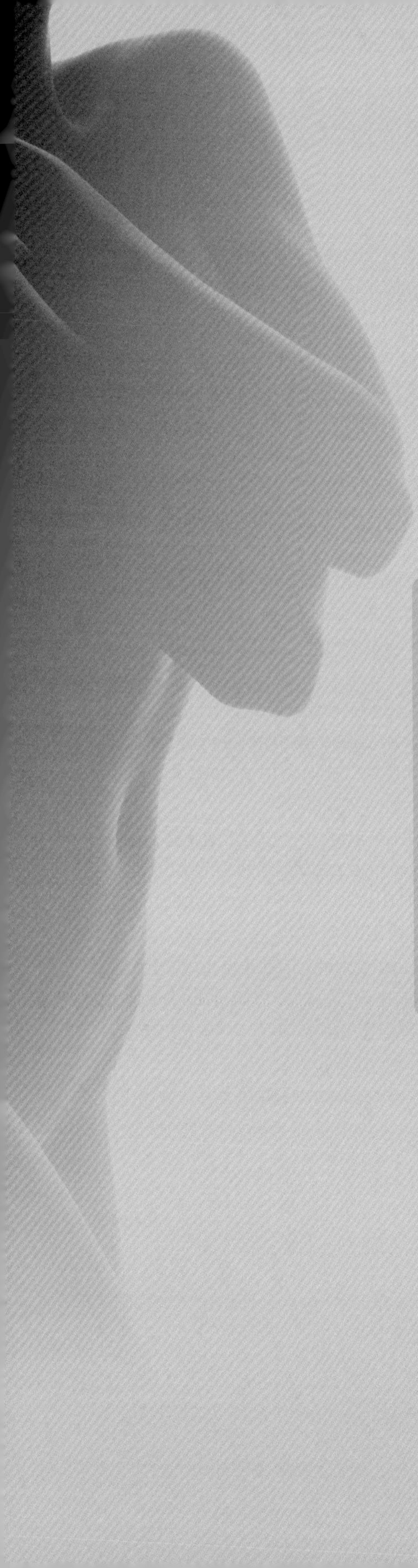

Seção 5

CÂNCER DO COLO DO ÚTERO

Luiz Carlos Zeferino

Falar da importância epidemiológica e clínica do câncer do colo do útero é desnecessário. Já é possível admitir que este câncer é potencialmente erradicável ou pelo menos parece possível reduzir sua morbidade e mortalidade a níveis desprezíveis, todavia esta ainda não será a realidade para a maioria dos países nas próximas décadas. Assim, precisamos avançar no conhecimento do diagnóstico e tratamento desta doença que ainda é uma relevante causa de morte entre as mulheres.

Inicialmente, teremos a Profa. Dra. Diama Vale que falará sobre o tratamento da NIC 3 e adenocarcinoma *in situ*, com certeza referindo-se àquelas mulheres que se beneficiam do rastreamento.

Na sequência, teremos a Profa. Dra. Walquíria Primo que abordará os novos critérios para estadiamento do câncer do colo do útero, que foi revisado pela FIGO em 2018. Ocorreram alterações importantes no estadiamento, que agora se baseia nos achados clínicos, cirúrgicos e patológicos.

Depois teremos o Prof. Dr. Ricardo dos Reis que falará sobre o tratamento do câncer do colo do útero inicial. O estádio I deste câncer teve importantes alterações na revisão de 2018 e é do interesse entender como o plano terapêutico se ajusta a este estadiamento revisado.

A seguir, teremos o Prof. Dr. Agnaldo Lopes da Silva que abordará os fatores prognósticos e tratamento adjuvante. Grande parte do avanço nos resultados terapêuticos dos cânceres mais avançados ou agressivos se deve à identificação de fatores prognósticos e adoção de tratamento adjuvante para os casos mais agressivos.

Por fim, teremos a Profa. Dra. Georgia Cintra que falará sobre os cuidados com as pacientes após quimio e radioterapia concomitantes. Infelizmente, estas mulheres apresentam alguma forma mais avançada deste carcinoma, porém ainda com possibilidades de cura. Abordá-las adequadamente se faz necessário.

São cinco apresentações por profissionais com importante experiência neste assunto e tenho certeza que será um privilégio lê-los.

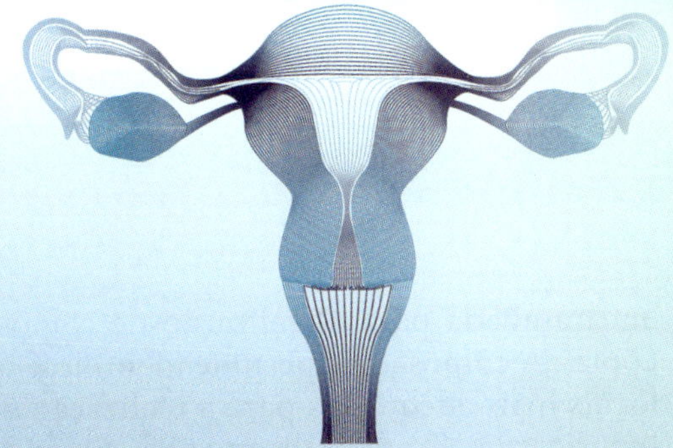

capítulo 20

Tratamento da NIC3 e adenocarcinoma *in situ*

- Diama Bhadra Andrade Peixoto do Vale
- Larissa Nascimento Gertrudes

INTRODUÇÃO

O câncer do colo do útero é uma doença com história natural longa e bem definida. Os muitos anos que precedem a forma invasiva são uma oportunidade para a interrupção do processo oncogênico através do tratamento das lesões precursoras. Este capítulo trata das indicações, métodos de tratamento e seguimento da Neoplasia Intraepitelial Cervical Grau 3 e do Adenocarcinoma *in situ*.

O QUE SÃO AS LESÕES PRECURSORAS DO CÂNCER DO COLO DO ÚTERO?

A história do câncer do colo do útero (CCU) se inicia com a infecção de uma mulher susceptível por um *Papillomavírus* (HPV) de alto risco oncogênico. Os tipos 16 e 18 são os mais relevantes. A maior parte das infecções acontece logo após o início da atividade sexual. Em até 4 anos, após a infecção tipo-específica cerca de 90% das mulheres eliminam o vírus. As mulheres com infecções persistentes são a população de risco para CCU.

Após o contato com o epitélio genital, o vírus infecta células da camada basal. A zona de transformação cervical com seu epitélio metaplásico é um ambiente bastante favorável à penetração e manutenção celular do vírus. O HPV utiliza a maquinaria celular do hospedeiro para se replicar e infectar novas células. Nesta fase, podem ser observadas alterações citológicas transitórias, como a coilocitose e a lesão intraepitelial de baixo grau (LIEBG).

Caso a mulher não elimine o vírus, a infecção persistente pode resultar na integração do DNA viral com o DNA do hospedeiro e o desencadeamento do processo carcinogênico. A manifestação citológica observada nessa fase é a lesão intraepitelial de alto grau (LIEAG) (epitélio escamoso ectocervical), ou o Adenocarcinoma *in situ* (AIS) (epitélio glandular endocervical). Os correspondentes histológicos são as Neoplasias Intraepiteliais Cervicais Graus 2 ou 3 (NIC2 ou NIC3) e o AIS.

A NIC2 é um diagnóstico intermediário que se assemelha mais a uma LIEBG em mulheres jovens, e a uma NIC3 nas mais velhas. A NIC3 e o AIS são as verdadeiras lesões precursoras do CCU. São intraepiteliais porque não ultrapassam a membrana basal do tecido. As neoplasias microinvasora (até 5 mm de profundidade de invasão) ou invasora ocorrem quando o estroma cervical é invadido. Os termos "microinvasor (a)" e "invasor (a)" serão tratados como "invasor (a)" neste capítulo.

DIAGNÓSTICO

A maioria das mulheres com lesões precursoras são assintomáticas, e o diagnóstico acontece no rastreamento. Quando presentes, os sinais são o sangramento pós-coito ou o sangramento uterino anormal, devido à fragilidade do epitélio acometido que se destaca facilmente expondo os vasos do estroma.

O rastreamento visa identificar as mulheres portadoras de lesões precursoras e tratá-las, evitando o aparecimento da forma invasiva. O teste mais utilizado no rastreamento no Brasil ainda é a citologia. Atualmente, é recomendado o rastreamento com o teste de detecção do DNA-HPV de alto risco (teste-HPV) isolado[1,2]. A citologia nessa estratégia só deve ser utilizada para a triagem dos casos de teste-HPV positivos. Apesar de estar disponível no Brasil, o teste-HPV até o momento não foi incorporado pelo Ministério da Saúde, devido à ausência de evidências de custo-efetividade que suportem sua adoção em nosso meio.

Diante de um resultado citológico LIEAG ou AIS, a paciente deve ser encaminhada para a realização de colposcopia[3]. A colposcopia permite identificar os locais mais adequados para a realização da biópsia, que é o teste diagnóstico. Quando o acesso ao serviço de saúde é difícil, é aceitável realizar o tratamento da LIEAG sem a confirmação diagnóstica (biópsia) (método "Ver e tratar")[3]. Nessa estratégia, o benefício de aumentar a adesão supera o risco de tratamentos desnecessários. Os critérios para a realização do método "Ver e tratar" são: colposcopia com achados maiores, junção escamo-colunar (JEC) visível, lesão restrita ao colo e ausente suspeita de invasão ou lesão glandular.

Dois dos testes-HPV são utilizados na prática clínica. A captura híbrida (CH) informa se a mulher é positiva ou negativa para tipos de HPV de alto risco. Se positiva, deve realizar citologia. Se a citologia evidenciar atipias em células escamosas/glandulares ou lesão mais grave (ASC/AGC+), deve realizar colposcopia[2,4]. A reação em cadeia de polimerase (PCR) identifica se a mulher é positiva ou negativa para os tipos "16", "18" e para "outros tipos de alto risco". Se positiva para o conjunto "outros tipos de alto risco", deve realizar citologia, e se o resultado for ASC/AGC+, realizar colposcopia[2,4]. Se positiva para os tipos "16" ou "18", deve realizar colposcopia e a citologia prévia pode ser evitada[2,4]. Se os testes-HPV forem negativos (CH ou PCR), deve repetir o rastreamento em 3 anos (se tiver antecedente de LIEAG/AIS) ou 5 anos (sem antecedentes)[5] (B). Se o teste-HPV (CH ou PCR) for positivo e a citologia negativa, deve repetir o teste-HPV em 1 ano[2,4].

O diagnóstico diferencial do adenocarcinoma no trato genital

A caracterização citológica das células glandulares é difícil, e o diagnóstico de células atípicas, pouco reprodutível. Diante de um resultado citológico AIS, o diagnóstico diferencial com patologias endometriais deve ser realizado em todas as mulheres acima de 35 anos, e naquelas mais jovens que apresentarem risco clínico de hiperplasia e câncer de endométrio[3,6]. Um teste-HPV negativo nessa situação aumenta o risco de doença extracervical[6].

TRATAMENTO

Por que e quando tratar a NIC3?

A NIC3 é a verdadeira lesão precursora do CCU de células escamosas (cerca de 80% dos casos). Sua presença indica que o processo de carcinogênese foi ativado. Nesta fase, a imunidade da paciente ainda é capaz de conter a lesão que pode regredir. Atualmente, não é possível, com os métodos diagnósticos disponíveis, identificar quais as pacientes que irão evoluir para a doença invasiva. Ao considerar os riscos e benefícios, toda NIC3 em mulheres acima de 30 anos deve ser tratada[2-4].

Pacientes com suspeita de invasão deverão realizar biópsia da área suspeita. Se o resultado não confirmar a suspeita, realizar método excisional como prosseguimento da investigação[3].

Indicações para o tratamento: LIEAG e NIC2/3

- Resultado citológico LIEAG e critérios para o método "Ver e tratar" em mulheres acima de 25 anos (>25 anos)[3,4].
- Resultado histológico NIC2/3 em >25 anos[3,4].
- Resultado histológico NIC3 em qualquer idade[3,4].

Situações especiais: mulheres jovens

Mulheres jovens apresentam taxas de regressão altas. Portanto, o benefício do tratamento nesse grupo é reduzido. A principal complicação do tratamento é a morbidade obstétrica[7], mais frequente em mulheres jovens. Assim, considerando os riscos e benefícios do tratamento, as condutas devem ser mais conservadoras nessas situações. Deve-se também considerar o papel da biópsia em ativar a imunidade local e favorecer a regressão da lesão.

As recomendações são claras para <25 anos. Para o grupo entre 25 e 30 anos as condutas devem ser individualizadas, considerando principalmente o risco de perda de seguimento. Em todas as situações, mas especialmente nesse grupo, é importante que a paciente participe da decisão, e que realmente o consentimento seja esclarecido.

Recomendações para <25 anos com lesão escamosa

- **Citologia LIEAG**: Encaminhar para colposcopia e biópsia[3] (A). O método "Ver e tratar" é inaceitável[3].
- **Histologia "sem neoplasia" ou NIC1**: Repetir citologia e colposcopia até obter dois resultados negativos[3].
- **Histologia NIC2**: Adotar manejo conservador com citologia e colposcopia a cada 6 meses. Se a lesão regredir (2 citologias negativas), rastreio citológico trienal até 30 anos. Se a lesão persistir por 24 meses ou progredir, realizar tratamento excisional[3,4,8,9].
- **Histologia NIC3**: Tanto o manejo conservador quanto o

tratamento são aceitáveis[3,8,9]. Considerar fortemente o risco de perda de seguimento.

Não é recomendável a realização do teste-HPV em <25 anos. A positividade nesse grupo é muito elevada, e geralmente representa infecção transitória.

Situações especiais: gestantes

As taxas de progressão em gestantes não são alteradas pelo curso da gestação, e podem até mesmo regredir. A deciduose do colo gravídico altera a vascularização local e, portanto, os procedimentos cervicais devem ser evitados pelo risco de sangramento excessivo. A biópsia deve ser evitada[3].

A presença da lesão não deve alterar a via de parto. É recomendável que o colposcopista ressalte no cartão de pré-natal que a via de parto é obstétrica. Em cerca de 45 dias após o parto os achados colposcópicos são os usuais.

Recomendações para gestantes com lesão escamosa

- **Citologia LIEAG ou Teste-HPV positivo para 16 ou 18**: Realizar citologia e colposcopia. Realizar biópsia na suspeita de invasão. Repetir citologia e colposcopia após 45 dias do parto[3,4,10].

- **Histologia NIC2/NIC3**: Repetir citologia e colposcopia após 45 dias do parto[3,4,10].

Situações especiais: imunossuprimidas

Ao contrário das jovens, as pacientes imunossuprimidas têm maiores taxas de progressão para doença invasiva e recidiva. As recomendações para mulheres imunossuprimidas são semelhantes às das imunocompetentes[3,4]. O seguimento deve ser rigoroso[3,4].

POR QUE E QUANDO TRATAR O AIS?

A abordagem do AIS do colo do útero é um desafio. O rastreamento citológico falha em detectar o AIS pela dificuldade de serem obtidas células glandulares no esfregaço cervical; pela pouca habilidade de citotécnicos na leitura dessas células; e pela topografia endocervical da lesão, muitas vezes inacessível à colposcopia. O teste-HPV melhora o desempenho do rastreamento na detecção das lesões glandulares.

No manejo do AIS é importante considerar que algumas pacientes apresentam doença multifocal, ou seja, quando há um espaço de cerca de 2mm entre focos de lesão. Além disso, mais da metade tem lesão escamosa concomitante: recomenda-se não descartar a possibilidade de lesão glandular diante de uma citologia AIS e uma biópsia com diagnóstico escamoso (D).

Indicações do tratamento do AIS

O AIS deve sempre ser tratado e o tratamento definitivo é a histerectomia simples[2-4,11]. A conização é diagnóstica e todo esforço deve ser realizado para afastar a presença de invasão[2-4,11]. O objetivo técnico é obter margens interpretáveis. A profundidade recomendada é de 20mm (excisão tipo 3)[3,4]. Na suspeita de invasão realizar biópsia. Caso a biópsia não confirme a suspeita, dar preferência à conização com bisturi convencional.

Indicações para a conização diagnóstica no AIS

- Resultado citológico AIS. Realizar conização mesmo se a colposcopia for normal ou apresentar achados menores/maiores em epitélio ectocervical[2-4,11].

- Resultado histológico AIS[2-4,11].

Quando uma ou ambas as margens da conização diagnóstica no AIS forem positivas, a interpretação diagnóstica estará incompleta, devido ao caráter multifocal da doença. Recomenda-se realizar a re-excisão (re-conização) após 6 semanas, que é o tempo necessário para cicatrização e melhor leitura histológica[2-4,11]. Todo esforço deve ser empreendido para realizar nova conização e evitar histerectomia, pelo risco de doença invasiva oculta. Pacientes com colo curto no exame clínico podem apresentar colo tecnicamente factível à nova conização após anestesia regional e tração do colo, por relaxamento dos tecidos paracervicais.

Indicações para histerectomia no AIS

- Conização diagnóstica com resultado AIS e margens livres[2-4,11].
- Doença do trato genital superior afastada[2,3,6].

Situação especial: paciente com prole incompleta e AIS

Nessa situação, o tratamento definitivo poderá ser adiado até a paciente completar sua prole desejada[2-4,11].

Indicação para o manejo conservador na paciente com AIS

- Conização diagnóstica com margens livres[2-4,11].
- Doença do trato genital superior afastada[2,3,6].
- Acesso garantido ao serviço de saúde e manifestação da paciente à adesão ao seguimento.

COMO TRATAR AS LESÕES PRECURSORAS?

Os objetivos do tratamento são eliminar a lesão e reduzir o risco de recidiva. Os métodos excisionais são preferíveis em relação aos destrutivos por possibilitarem a análise histológica. Métodos destrutivos ainda são utilizados em regiões com poucos recursos e, por isso, serão descritos nesse capítulo.

Métodos destrutivos

São eles a crioterapia, a coagulação a frio, a diatermocoagulação e a vaporização por laser[12]. A experiência do profissional e os custos devem ser avaliados para escolha. São candidatas ao tratamento com método destrutivo as pacientes que apresentarem colposcopia com JEC visível, sem suspeita de doença glandular ou invasão. Além de não fornecerem espécime para avaliação histológica, podem ocultar uma lesão invasiva.

A crioterapia utiliza uma sonda com nitrogênio líquido que promove o resfriamento da lesão, com o desencadeamento do processo de reparação tecidual local. A coagulação a frio utiliza uma sonda térmica que aquece o tecido, causando destruição local e hemostasia. São opções de tratamento em regiões sem acesso à energia elétrica, com curva de aprendizado baixa. A diatermocoagulação é uma técnica um pouco mais complexa, e que necessita de energia elétrica e anestesia local. Ela destrói o epitélio através de transmissor de ondas curtas com aquecimento do tecido. É uma opção quando a lesão se estende para vagina. Na vaporização por laser de CO_2, o calor transmitido ao tecido leva à coagulação e necrose. Com os métodos destrutivos é importante a destruição da cripta glandular (cerca de 6 mm), para evitar a persistência de doença no fundo da glândula.

Métodos excisionais

Os métodos excisionais são os métodos de escolha para tratamento das lesões precursoras. A conização é frequentemente usada como sinônimo de método excisional. Trata-se da retirada de um fragmento cilíndrico do colo do útero que contém parte da zona de transformação e do canal endocervical. É um método diagnóstico e terapêutico. Pode ser realizado com o laser, eletrocirurgia (conização por alta frequência - CAF) ou com o bisturi convencional (conização a frio)[12]. A histerectomia é uma técnica agressiva para o tratamento das lesões precursoras, sendo reservada para o tratamento definitivo do AIS.

Quando o método é indicado para retirar uma lesão que não se estende para além de 1cm do canal endocervical, o procedimento pode ser realizado ambulatorialmente sob anestesia local. É denominado Exérese da Zona de Transformação (EZT) ou excisão tipo 1, adequada para pacientes com Zona de Transformação do tipo 1 (ZT1)[3,13]. Na língua inglesa, é conhecida como LLETZ - *Large Loop Excision of the Transformation Zone.*

Quando a lesão acomete pacientes com ZT2/3, é necessária a retirada de porções maiores do canal endocervical. São recomendadas profundidades de excisão de 1,5-2,0cm para ZT2 (excisão tipo 2) e de 2,0-2,5cm para ZT3 (excisão tipo 3)[3,13]. A experiência do cirurgião, a estrutura do serviço e as características da paciente indicam se a excisão deverá ser realizada ambulatorialmente ou em unidade cirúrgica.

- **Laser:** Além da vaporização como método destrutivo, o laser de CO_2 também pode ser programado para cortar o tecido. É uma técnica que exige experiência e disponibilidade do equipamento, portanto, pouco realizado em nosso meio. Tem boa taxa de cura e rápida recuperação. É útil na concomitância de doença na vagina, vulva e região perianal, por preservar a anatomia e estética.

- **Conização por alta frequência (CAF):** O termo de CAF deve ser substituído por EZT nas excisões tipo 1. Refere-se à técnica conhecida como LEEP - *Loop Electrosurgical Excision Procedure*, na língua inglesa. Utiliza uma alça feita de arame fino que conduz uma corrente elétrica de baixa voltagem. A preferência é para a retirada de um fragmento único. O tamanho da alça deve ser selecionado de acordo com o tipo da ZT. Trata-se de uma técnica de fácil aprendizado e com altas taxas de cura. Na maior parte das situações clínicas deve ser a técnica de escolha, já que pode ser realizada ambulatorialmente sob anestesia local. É bem tolerada e com altas taxas de satisfação.

Exemplo de descrição cirúrgica de "Conização por alta frequência", sem intercorrências
Fonte: Hospital da Mulher Prof. Dr. José Aristodemo Pinotti - CAISM/ Unicamp, 2020

1) Paciente em posição ginecológica; 2) Inspeção dos genitais externos: ...; 3) Toque vaginal: ...; 4)

Introduzido espéculo recoberto por epóxi e por condon fenestrado, com aspirador de fumaça; 5) Colposcopia :...; 6) Bloqueio com lidocaína com epinefrina em 4 cantos cervicais; 7) Excisão da zona de transformação com alça de ...mm (tipo ...); 8) Hemostasia com percloreto férrico e cauterização com ponta bola; 9) Retirada do espéculo; 10) Material encaminhado para avaliação histológica.

- **Conização a frio**: A conização com o bisturi convencional permite a remoção de partes mais profundas do canal endocervical. Deve ser realizada sob anestesia regional ou sedação. A técnica inclui a ligadura das artérias cervicais e o pinçamento do colo com pinças de "Pozzi" nos lábios anterior e posterior para adequada tração. Nas situações de colo curto, comuns em reconizações, a tração sob analgesia e o relaxamento dos tecidos paracervicais facilita a exposição do colo. A inserção de uma vela de Hegar no canal endocervical facilita a orientação do bisturi para a exérese do fragmento cônico. A excisão deve retirar o tecido caudalmente às ligaduras cervicais para reduzir o risco de sangramento. A hemostasia pode ser obtida com a utilização do eletrocautério com ponta esfera ou com suturas hemostáticas. É o método de escolha na suspeita de invasão quando a biópsia ambulatorial não for diagnóstica, devido à possibilidade de sangramento por neovascularização do tumor.

- **Histerectomia:** A histerectomia é uma cirurgia de médio porte indicada no tratamento do AIS. Nas NIC2/3 devem ser evitadas uma vez que as taxas de cura da conização são elevadas às custas de menor morbidade. A histerectomia não elimina o risco de recidiva na mucosa vaginal.

Complicações dos tratamentos das lesões precursoras

As complicações podem ser imediatas, a médio e a longo prazo, e suas frequências variam de acordo com a técnica empregada[14]. Complicações graves são incomuns. Dor e sangramento são as mais comuns, ainda que pouco frequentes. O uso de anestesia local ou de medicação analgésica (anti-inflamatório não hormonal) antes e após o procedimento pode amenizar a dor. Em alguns casos, pode ser necessário sedação venosa.

Para o controle do sangramento pode ser necessário o uso de percloreto férrico a 50% em sangramentos discretos, eletrocauterização em sangramentos moderados, e suturas em vasos cervicais ou tamponamento em sangramentos de maior volume.

A complicação mais comum a médio prazo é a infecção. É importante que a paciente seja informada sobre os sinais e sintomas de alerta como dor e sangramento permanentes, febre e leucorreia de odor fétido. O coito deve ser evitado no primeiro mês e o condon utilizado por pelo menos 2 meses após o procedimento.

Já as complicações tardias estão relacionadas com a alteração da arquitetura do colo, entre elas, a estenose do canal cervical, mais comum na conização a frio e em pacientes na pós-menopausa. Quando o procedimento envolve a excisão de mais que 1,5 cm do canal endocervical, eleva-se o risco de trabalho de parto prematuro[7].

COMO INTERPRETAR OS RESULTADOS DOS TRATAMENTOS EXCISIONAIS?

As taxas de cura das pacientes tratadas por NIC3 e AIS são fortemente influenciadas pelo estado das margens cirúrgicas dos espécimes retirados. Nas conizações, todo esforço deve ser empreendido para a obtenção de margens interpretáveis. No CAF, a recomendação é utilizar a função corte na passagem da alça, deixando a função de coagulação para o momento da hemostasia. Também é importante a obtenção de fragmento único. Caso sejam obtidos múltiplos fragmentos, a reorientação destes com sutura auxilia a interpretação.

No tratamento da NIC3, a recidiva é observada em cerca de 10% das pacientes[15]. Ainda que significativamente maior nas margens positivas do que nas livres, a recidiva ainda é muito baixa, e o seguimento conservador é seguro[3-5].

As margens são consideradas positivas quando observadas lesões dos tipos NIC2/3 ou AIS. A presença de NIC1 indica lesão transitória e deve ser interpretada como livre. A margem endocervical positiva é mais relevante do que a ectocervical já que, durante o seguimento, lesões residuais na ectocérvice são mais facilmente identificadas pela citologia e/ou colposcopia.

É comum a percepção por parte das pacientes que a histerectomia seria o tratamento definitivo para as lesões cervicais escamosas. Essa percepção é falsa, já que a recidiva pode acontecer no epitélio escamoso vaginal (neoplasia intraepitelial vaginal de alto grau). Na histerectomia para o tratamento da AIS, é incomum a presença de margens positivas, já que as lesões são geralmente endocervicais, distantes da margem.

Recomendações após resultados dos tratamentos para NIC e AIS

- **NIC2/3 e AIS com margens livres ou sem lesão residual:** seguimento[2-4,11].
- **NIC2/3 com margem positiva:** seguimento[2-4]. Considerar reconização na impossibilidade de seguimento ou pacientes com imunossupressão.
- **AIS com margem positiva:** seguimento ou colpectomia parcial (considerar fortemente as condições clínicas da paciente).

COMO SEGUIR AS PACIENTES APÓS O TRATAMENTO?

Atualmente, considera-se que o principal fator que interfere com a recidiva é a persistência do HPV de alto risco. As recomendações mais recentes já incorporam o teste-HPV como parte fundamental do manejo pós-tratamento.

Entretanto, mesmo com teste-HPV negativo, é importante considerar que essas pacientes em um certo momento de suas vidas apresentaram uma lesão precursora, o que representa algum tipo de fragilidade imunológica, já que não foi capaz de eliminar a infecção como o faz a maioria das mulheres. Essa paciente tem risco de apresentar nova infecção persistente se for exposta a novo HPV de alto risco. Sugere-se que este risco elevado em relação à população em geral persista por até 25 anos após o tratamento. Nesse contexto, a vacinação para HPV deveria ser considerada, mesmo estando a paciente fora do grupo etário-alvo[16].

Quando o teste de HPV não estiver disponível, considerar que as recidivas são mais comuns logo nos dois primeiros anos após o tratamento. A chance de recidiva diminui com o tempo, então, o valor preditivo negativo dos exames também aumenta: a cada exame negativo no seguimento, sua chance de recidiva diminui.

Recomendações para seguimento com teste-HPV disponível

- Se tratamento para NIC2/3, realizar exame físico e o 1º teste-HPV em 6 meses; se tratamento para AIS exame físico e o 1º teste-HPV em 1 ano[2-4,11].

- **Teste-HPV negativo:** repetir o teste anualmente por 3 anos, depois trienal, até 64 anos (ou pelo menos 25 anos após o tratamento)[4,5,11,17].

- **Teste-HPV positivo:** realizar citologia e colposcopia/vaginoscopia com biópsia de áreas suspeitas. Se resultados negativos, repetir o teste após 6 meses. Se resultado ASC/AGC+, realizar nova conização ou colpectomia parcial[4,5,11].

Recomendações para seguimento sem teste-HPV disponível

- **NIC2/3 e margens negativas:** Citologia e colposcopia com biópsia de áreas suspeitas após 6, 12 e 24 meses do tratamento. Se resultado ASC/AGC+, realizar nova conização[3].

- **NIC2/3 e margem positiva:** Citologia e colposcopia com biópsia de áreas suspeitas após 6, 12, 18 e 24 meses do tratamento. Se resultado ASC/AGC+, realizar nova conização[3].

- **AIS tratado conservadoramente (conização):** Citologia e colposcopia com biópsia de áreas suspeitas após 6 e 12 meses do tratamento. Se resultados negativos, anualmente até tratamento definitivo[3-5,11]. Se resultado ASC/AGC+, realizar nova conização ou colpectomia parcial[3].

- AIS tratado com histerectomia: Citologia e colposcopia anual com biópsia de áreas suspeitas, até 5 anos após o tratamento[3-5,11]. Se resultado ASC/AGC+, realizar nova conização ou colpectomia parcial[3-5,11].

Após a alta, a paciente deverá retornar para rotina na atenção primária, com orientação de realizar citologia anual até os 64 anos (ou pelo menos 25 anos após o tratamento)[4,5,11,17].

CONSIDERAÇÕES FINAIS

Na próxima página, disponibilizamos um quadro-resumo com as recomendações tratadas neste capítulo.

REFERÊNCIAS BIBLIOGRÁFICAS

1. World Health Organization, ed. WHO Guidelines for Screening and Treatment of Precancerous Lesions for Cervical Cancer Prevention. World Health Organization; 2013.
2. Zeferino LC, Bastos JB, Vale DBAP do, et al. Guidelines for HPV-DNA Testing for Cervical Cancer Screening in Brazil. Rev Bras Ginecol E Obstet Rev Fed Bras Soc Ginecol E Obstet. 2018;40(6):360-68. doi:10.1055/s-0038-1657754
3. Instituto Nacional de Câncer. Diretrizes Brasileiras para o Rastreamento do Câncer do Colo do Útero 2016 - 2. ed. Published online 2016.

Tratamento da NIC3 e do AIS

- O método "Ver e tratar" deve ser considerado na LIEAG em >25 anos com achado maior na colposcopia, JEC completamente visível e sem suspeita de lesão glandular ou invasiva.
- Se a colposcopia evidenciar suspeita de lesão invasiva, a biópsia deve preceder a conização.
- A conização é a técnica indicada para o tratamento da NIC2/3.
- A conização é técnica diagnóstica no manejo do AIS, e a histerectomia simples o tratamento definitivo.
- O tipo da zona de transformação indica a profundidade da excisão na conização.
- O teste-HPV deve ser incorporado ao seguimento das pacientes tratadas por NIC2/3 e AIS.
- Nas pacientes com história de tratamento de NIC2/3 e AIS, o risco de recidiva e/ou nova lesão persiste por muitos anos.

4. Perkins RB, Guido RS, Castle PE, et al. 2019 ASCCP Risk-Based Management Consensus Guidelines for Abnormal Cervical Cancer Screening Tests and Cancer Precursors. J Low Genit Tract Dis. 2020;24(2):102-31. doi:10.1097/LGT.0000000000000525
5. Egemen D, Cheung LC, Chen X, et al. Risk Estimates Supporting the 2019 ASCCP Risk-Based Management Consensus Guidelines. J Low Genit Tract Dis. 2020;24(2):132-43. doi:10.1097/LGT.0000000000000529
6. Verdoodt F, Jiang X, Williams M, Schnatz PF, Arbyn M. High-risk HPV testing in the management of atypical glandular cells: A systematic review and meta-analysis. Int J Cancer. 2016;138(2):303-10. doi:10.1002/ijc.29424
7. Kyrgiou M, Athanasiou A, Paraskevaidi M, et al. Adverse obstetric outcomes after local treatment for cervical preinvasive and early invasive disease according to cone depth: systematic review and meta-analysis. BMJ. 2016;354:i3633.
8. Lee MH, Finlayson SJ, Gukova K, Hanley G, Miller D, Sadownik LA. Outcomes of conservative management of high grade squamous intraepithelial lesions in young women. J Low Genit Tract Dis. 2018;22(3):212-18. doi:10.1097/LGT.0000000000000399
9. Silver MI, Gage JC, Schiffman M, et al. Clinical outcomes after conservative management of cervical intraepithelial neoplasia grade 2 (CIN2) in women ages 21-39 Years. Cancer Prev Res Phila Pa. 2018;11(3):165-70. doi:10.1158/1940-6207.CAPR-17-0293
10. Mailath-Pokorny M, Schwameis R, Grimm C, Reinthaller A, Polterauer S. Natural history of cervical intraepithelial neoplasia in pregnancy: postpartum histo-pathologic outcome and review of the literature. BMC Pregnancy Childbirth. 2016;16:74. doi:10.1186/s12884-016-0861-8

11. Teoh D, Musa F, Salani R, Huh W, Jimenez E. Diagnosis and management of adenocarcinoma in situ: a society of gynecologic oncology evidence-based review and recommendations. Obstet Gynecol. 2020;135(4):869-878. doi:10.1097/AOG.0000000000003761
12. Basu P, Sankaranarayanan R. Atlas of Colposcopy – Principles and Practice: IARC CancerBase No. 13 [Internet]. Lyon, France: International Agency for Research on Cancer. Accessed July 20, 2020. https://screening.iarc.fr/atlascolpo.php
13. Bornstein J, Bentley J, Bösze P, et al. 2011 colposcopic terminology of the International Federation for Cervical Pathology and Colposcopy. Obstet Gynecol. 2012;120(1):166-72. doi:10.1097/AOG.0b013e318254f90c
14. Primo WQSP. Doenças do trato genital inferior (Coleção Febrasgo) – v. 1. 1. ed. São Paulo: Elselvier; 2016.
15. Alder S, Megyessi D, Sundström K, et al. Incomplete excision of cervical intraepithelial neoplasia as a predictor of the risk of recurrent disease-a 16-year follow-up study. Am J Obstet Gynecol. 2020;222(2):172.e1-172.e12. doi:10.1016/j.ajog.2019.08.042
16. Lichter K, Krause D, Xu J, et al. Adjuvant human papillomavirus vaccine to reduce recurrent cervical dysplasia in unvaccinated women: a systematic review and meta-analysis. Obstet Gynecol. 2020;135(5):1070-83. doi:10.1097/AOG.0000000000003833
17. Loopik DL, IntHout J, Ebisch RMF, et al. The risk of cervical cancer after cervical intraepithelial neoplasia grade 3: A population-based cohort study with 80,442 women. Gynecol Oncol. 2020;157(1):195-201. doi:10.1016/j.ygyno.2020.01.023

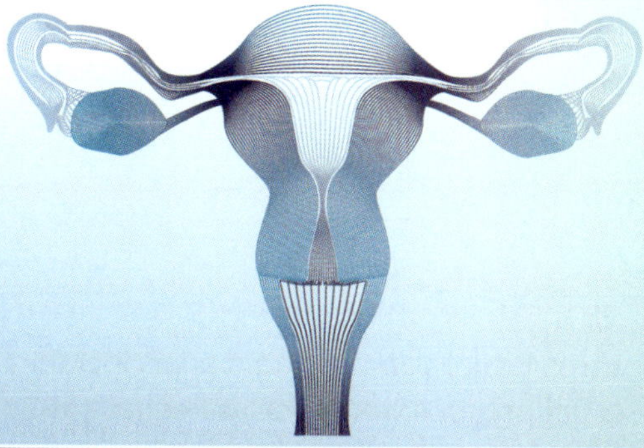

capítulo 21

Novos critérios para estadiamento do câncer do colo do útero

Walquíria Quida Salles Pereira Primo

INTRODUÇÃO

A história do câncer do colo do útero é bem conhecida e com etapas definidas. Programas de prevenção, rastreamento e diagnóstico precoce desta neoplasia são capazes de interromper o seu curso e são de fácil execução, pois o colo do útero é um órgão acessível. A doença quando detectada precocemente apresenta elevado índice de cura[1].

Globalmente, o câncer do colo do útero continua a ser um dos cânceres mais comuns entre as mulheres, sendo o quarto mais comum após câncer de mama, colorretal e de pulmão. Em 2012, estimou-se aproximadamente 527.600 novos casos de câncer do colo do útero, com 265.700 óbitos. É mais comum em países de baixa e média renda, sendo o segundo câncer mais comum em incidência e o terceiro mais comum em termos de mortalidade[2].

No Brasil, o câncer do colo do útero é o terceiro mais frequente. O número de casos novos esperados para cada ano do triênio 2020-2022, é de 16.590, com um risco estimado de 15,43 casos a cada 100 mil mulheres[3].

O carcinoma de células escamosas (CEC) é responsável por 85% de todos os cânceres do colo do útero. Os outros tipos histológicos não escamosos (adenocarcinoma, carcinoma adenoescamoso, carcinoma adenocístico, carcinoma indiferenciado, linfoma, dentre outros) são menos comuns (15%) e geralmente estão associados com pior prognóstico[4].

O principal fator de risco para o desenvolvimento de câncer do colo do útero é a infecção pelo papiloma vírus humano (HPV). O HPV é um fator necessário mais não o suficiente, outros fatores de risco adicionais incluem baixo nível socioeconômico, vida sexual precoce, múltiplos parceiros, imunossupressão e tabagismo[5].

RASTREAMENTO E DIAGNÓSTICO

Várias estratégias de rastreamento do câncer do colo do útero foram encontradas como eficazes em ambientes variados. Os testes utilizados amplamente incluem a citologia convencional (exame de Papanicolaou), nos últimos anos a citologia em meio líquido (CML), os testes de biologia molecular para HPV e, em países de baixa e média renda, a inspeção visual do colo do útero com ácido acético. Uma única modalidade de triagem nunca será universalmente aplicável, devido às questões econômicas de cada país. Enfim, a estratégia de rastreamento escolhida deve ser viável, simples, segura, precisa, aceitável e facilmente acessível às mulheres de maior risco[6].

O HPV está envolvido no desenvolvimento do câncer do colo do útero em cerca de até 99,7% dos casos. O restante é atribuído à mutação dos genes supressores, a algum subtipo de HPV ainda não detectado ou o DNA do HPV pode ter sido perdido durante o desenvolvimento do tumor[7].

A citologia convencional é um método utilizado há vários anos com eficácia comprovada, conseguindo uma redução acentuada na incidência do câncer do colo do útero, sobretudo em países onde a cobertura populacional foi adequada. Apresenta sensibilidade de 30% a 87% (média 47%) e especificidade de 86% a 100%[8].

Considerando as deficiências da citologia convencional, um número elevado de falsos negativos e resultados insatisfatórios, a citologia em meio líquido tem sido proposta como o método mais eficaz no rastreamento do câncer do colo uterino. Este método teria uma vantagem adicional, pois o meio coletor preserva tanto as células para avaliação morfológica quanto os ácidos nucleicos para testes biomoleculares. A melhor qualidade dos resultados da CML resultaria em uma sensibilidade potencialmente maior que a do teste de Papanicolaou para a detecção de doença pré-invasiva e câncer cervical. Contudo, a CBL não demostrou ser mais sensível nem mais específica para a detecção de neoplasia intraepitelial cervical de alto grau em comparação com a citologia convencional[9,10].

A colposcopia tem como principal indicação selecionar o local mais adequado para a realização da biópsia, na presença de uma citologia com alterações pré-malignas ou malignas, além de avaliar a extensão e a gravidade da lesão[11].

O exame físico com biópsia tem seu lugar na confirmação histológica de malignidade, ou seja, o laudo anatomopatológico é essencial para a definição diagnóstica, contudo, não oferece informação sobre a extensão da doença. O exame clínico ginecológico demostra uma sensibilidade baixa de 52% para avaliação parametrial. Considerando essas deficiências, fez-se necessário mudar o estadiamento do câncer do colo do útero[12,13].

ESTADIAMENTO

O estadiamento de câncer é uma das atividades fundamentais em oncologia e é de importância crucial para o tratamento adequado do câncer. O estadiamento é realizado para avaliar a extensão da doença e saber em qual fase de evolução ela se encontra. O exame físico tem historicamente servido como a ferramenta predominante para estadiamento e avaliação, em parte devido à falta de disponibilidade de recursos financeiros adicionais para métodos diagnósticos em muitas partes do mundo.

O conhecimento dos padrões de disseminação do câncer do colo do útero invasivo facilita a compreensão do estadiamento. O câncer cervical progride por extensão direta (continuidade e contiguidade), disseminação linfática e raramente via sanguínea. A progressão do tumor por extensão direta envolve a parte superior da vagina, os ligamentos cardinais e os uterossacros, até a parede lateral da pelve. A disseminação linfática segue um padrão razoavelmente previsível e de uma maneira progressiva. As células malignas disseminam-se pelos vasos linfáticos paracervicais até as cadeias de linfonodos pélvicos associados com os vasos obturador, ilíaco interno, ilíaco externo e ilíaca comum até para-aórticos[5].

A classificação de um tumor é geralmente delineada de modo que os critérios clínicos e/ou patológicos sejam estratificados em quatro estágios: o estágio I refere-se a um tumor estritamente confinado ao órgão de origem; o estágio II descreve a doença que avançou localmente além do sítio de origem para envolver órgãos ou estruturas adjacentes; o estágio III representa envolvimento mais extenso, isto é, ampla infiltração atingindo órgãos vizinhos; e o estágio IV representa claramente metástase a distância. Na presença de dúvida em que estágio o tumor se encontra, deve ser considerado um estágio menor[14,15].

Em 1928, a Subcomissão Radiológica da Comissão de Câncer da Organização da Saúde da Liga das Nações, com a tarefa de estudar a possibilidade de produzir informação padronizada sobre os resultados dos métodos de tratamento radioterápico para o câncer de colo uterino, além de perceberem a necessidade absoluta de um método uniforme para descrever a extensão da doença, criaram um sistema internacional de classificação para agrupar pacientes com câncer de colo de útero com base no exame clínico e, por conseguinte, na extensão anatômica do doença. Tais recomendações foram publicadas em 1929. A partir de 1950 a Federação Internacional de Ginecologia e Obstetrícia (FIGO) passou a definir e publicar aspectos importantes do estadiamento do câncer ginecológico. Ocorreram várias mudanças no estadiamento do câncer do colo do útero, quase todas referentes ao estádio I, e a última aconteceu durante o XXII Congresso Mundial da FIGO, em 2018, na cidade do Rio de Janeiro[16]; e alguns aspectos foram corrigidos em 2019[19].

Até 2018, o estadiamento do câncer do colo do útero era clínico e quando necessário, realizava-se urografia excretora, cistoscopia e retossigmoidoscopia. Contudo, o estadiamento de 2009 foi revisado pelo Comitê de Ginecologia Oncológica da FIGO e atualmente permite o uso de qualquer uma das modalidades de exames de imagem e patológicos, quando disponíveis, para determinar o estádio da doença. Referente aos exames de imagem, podem ser usadas a ultrassonografia, tomografia computadorizada, ressonância magnética e tomografia por emissão de pósitrons (PET), para fornecer informações sobre tamanho do tumor, status nodal e disseminação local ou sistêmica. E, o estadiamento deve ser determinado depois que os exames de imagem e o estudo patológico estiverem disponíveis[17,20].

Referente aos métodos de imagem para o câncer do colo do útero, a ressonância magnética (RM) é o melhor método de avaliação radiológica de tumor primário maior que 10 mm (estádio ≥ IB), além de proporcionar boa acurácia na avaliação da profundidade de invasão, na detecção de envolvimento dos paramétrios, do envolvimento vaginal, do planejamento do campo para radioterapia e de suspeita de recidiva. O plano sagital permite avaliação da extensão do tumor no corpo uterino ou na vagina, enquanto o plano axial é mais adequado para avaliar invasão parametrial[20,21].

A ultrassonografia (US) tem demonstrado boa precisão diagnóstica em mãos experientes que fazem a avaliação do tamanho, do volume e da profundidade de invasão estromal do câncer do colo do útero. Contudo, segundo Palsdottir et al. (2015), a avaliação subjetiva falhou em detectar muitos casos de metástase linfonodal, principalmente em mulheres com tumores pequenos[22].

O exame ultrassonográfico transretal é uma opção à inserção transvaginal da sonda no caso de tumor cervical volumoso porque a avaliação transretal reduz o risco de sangramento pela porção exofítica do tumor e permite melhor análise da parte distal do colo do útero – muitas vezes dificultada por contato da sonda vaginal que pode causar sangramento do tecido tumoral necrótico friável[12].

A tomografia computadorizada (TC) é mais interessante para diagnosticar metástase a distância. Apresenta algumas limitações: na visualização da extensão do tumor devido a iso ou hipoatenuação com o estroma cervical, na avaliação dos paramétrios e dos linfonodos. A TC é inferior a RM e US devido à baixa resolução de contraste de tecidos moles. Para a avaliação de invasão dos paramétricos e metástases para linfonodos pélvicos, as sensibilidades e especificidades são de 14 a 55% (77 a 100%) e 31-58% (92-97%), respectivamente, mostrando que a TC pélvica tem limitações na definição precisa da extensão do tumor pélvico no câncer cervical[13].

A tomografia computadorizada por emissão de pósitrons (PET-TC) é um exame que avalia as características morfológicas e metabólicas do tumor. É mais sensível para detecção de metástase linfonodal maior que 10 mm, do que a TC e a RM, com resultados falsos negativos de 4% a 15% dos casos; além da capacidade de diagnosticar metástases a distância e recidiva[22].

O estadiamento de pré-tratamento, a ultrassonografia e/ou ressonância magnética são os métodos para avaliação da extensão do tumor na pelve e a PET-CT ou TC têm um papel relevante para avaliar metástases linfonodais e metástase a distância[13].

O estadiamento por métodos patológicos por meio de citologia por aspiração com agulha fina guiada por imagem ou por espécime de peça cirúrgica, devem ser registrados. O estágio deve ser definido após todos os métodos de imagens e resultados patológicos estarem disponíveis.

O achado incidental de câncer do colo do útero, em peça de histerectomia realizada por doença benigna, não pode ser estadiado clinicamente ou incluído em estatística de tratamento[17].

Em 2019, foi publicada uma errata corrigindo as medidas referentes ao estadiamento de 2018[19].

Estadiamento clínico: FIGO (Rio de Janeiro, 2018) corrigido[19]:

I - O carcinoma é estritamente confinado ao colo uterino (a extensão ao corpo uterino deve ser desconsiderada).

IA - Carcinoma invasivo que pode ser diagnosticado apenas por microscopia, com profundidade máxima de invasão ≤ 5 mm[a]

- IA1 - Medida de invasão do estroma ≤ 3 mm em profundidade.
- IA2 - Medida de invasão do estroma > 3 mm e ≤ 5 mm em profundidade.

IB - Carcinoma invasivo com invasão profunda > 5 mm (maior que o estágio IA), lesão limitada ao colo uterino[b]

IB1 - Carcinoma invasivo > 5 mm de profundidade de invasão estromal e ≤ 2 cm na maior dimensão.

IB2 - Carcinoma invasivo > 2 cm e ≤ 4 cm na maior dimensão.

IB3 - Carcinoma invasivo > 4 cm na maior dimensão.

II - O carcinoma invade além do útero, mas não se estendeu para o terço inferior da vagina ou para a parede pélvica.

IIA - Limitado aos dois terços superiores da vagina sem envolvimento parametrial.

IIA1 - Carcinoma invasivo ≤ 4 cm em maior dimensão.

IIA2 - Carcinoma invasivo > 4 cm na maior dimensão.

IIB - Com envolvimento parametrial, mas sem atingir a parede pélvica.

III - O carcinoma envolve o terço inferior da vagina e / ou se estende até a parede pélvica e / ou causa hidronefrose ou rim não funcionante e / ou envolve linfonodos pélvicos e / ou para-aórticos.

IIIA - O carcinoma envolve o terço inferior da vagina, sem extensão para a parede pélvica.

IIIB - Extensão da parede pélvica e / ou hidronefrose ou rim não funcionante (a menos que seja conhecido por outra causa).

IIIC - Envolvimento dos linfonodos pélvicos e / ou para-aórticos (incluindo micrometástases[c]), independentemente do tamanho e extensão do tumor (com as notações r - radiologia e p - patologia)[d].

IIIC1 - Apenas metástase linfonodal pélvica

IIIC2 - Metástase nos linfonodos para-aórticos

IV - Tumor estende-se além da pelve verdadeira ou envolve clinicamente a mucosa da bexiga e/ou reto. O edema bolhoso não permite classificar como estádio IV.

Estádio IVa - Há extensão aos órgãos adjacentes.

Estádio IVb - Metástase a distância.

[a] O envolvimento de espaços vasculares / linfáticos não altera o estadiamento. A extensão lateral da lesão não é mais considerada.

[b] Exames por imagem e patologia podem ser utilizadas, quando disponíveis, para complementar os achados clínicos em relação ao tamanho e à extensão do tumor, em todas as fases.

[c] Células tumorais isoladas não mudam o estádio, mas devem ser referidas no laudo.

[d] Adicionando a notação de r (radiologia) e p (patologia) para indicar as descobertas que são usadas para definir o Estágio IIIC. Exemplo: se a imagem indica metástase linfonodo pélvico, a alocação de estágio seria Estágio IIIC1r, e se confirmada por achados patológicos, seria Estágio IIIC1p. O tipo de exame de imagem e a técnica do histopatológico usados devem sempre ser documentados. Em caso de dúvida, deve ser considerado o menor estadiamento.

No estádio IA, o diagnóstico dos estágios IA1 e IA2 é feito no exame microscópico de uma peça de colo do útero, conização ou EZT ou traquelectomia ou histerectomia, com a lesão inteira e em condições técnicas de se avaliar a profundidade de invasão, ou seja, espécime não fragmentado.[18]

Para o diagnóstico de microcarcinoma cervical o *National Comprehensive Cancer Network* (NCCN) orienta que o cone frio é o método diagnóstico excisional preferível, mas cirurgia de alta frequência (eletrocirurgia) é aceitável. [24]

A profundidade de invasão ≤ 3 mm é o estádio IA1 e ≤ 5mm, estádio IA2. A extensão lateral da lesão de 7 mm não é mais considerada no estádio 2018, por ter sido considerada uma avaliação subjetiva e propensa a erros. A invasão angiolinfática (espaço linfovascular) deve ser avaliada, porém quando presente não muda o estadiamento, contudo pode mudar o tratamento. A extensão da lesão para o corpo do útero não deve ser considerada no estadiamento, pois não altera o prognóstico nem o manejo terapêutico[5,19].

No estádio IB, a avaliação por imagem pode ser indicada além do exame clínico, onde os recursos permitirem. O estádio IB 2018 foi dividido em 3 subgrupos, IB1 ≤ 2 cm, IB2 ≤ 4 cm e IB3 > 4 cm. O estádio II permanece inalterado.

O estádio III foi revisado e o estádio IIIC se refere aos linfonodos. Quando os exames de imagem (r) ou de citologia ou biópsia (p) mostrarem linfonodos suspeitos pélvicos é o estádio IIIC1 ou se for os linfonodos para-aóticos, é o estádio IIIC2. Importante documentar o tipo de exame de imagem e o tipo de exame patológico que foram realizados.

Não houve mudança no estádio IV, no entanto, é relevante ressaltar que o envolvimento da bexiga ou do reto deve ser confirmado por biópsia e histopatológico. E, o edema bolhoso por si só não garante que um caso seja considerado estágio IV.

O estádio 2018 está mais alinhado com estadiamento preconizado pela União Internacional contra o Câncer (UICC) denominado sistema TNM de classificação dos tumores malignos. Sendo o "T" referente ao tamanho do tumor, o "N" estado linfonodal das cadeias de drenagem linfática do órgão de origem do câncer e o "M", ausência ou presença de metástases a distância. Geralmente são graduados de T0 a T4, de N0 a N3 e de M0 a M1. E, podem ser subclassificados em a, b ou c. As graduações numéricas e as alfabéticas expressam o nível de evolução dos tumores e dos linfonodos comprometidos. Essas categorias agrupadas ficam distribuídas em estádios, que variam de I a IV[25].

CONSIDERAÇÕES FINAIS

Um bom sistema de estadiamento deve ser válido, confiável e prático. As mudanças no estadiamento 2018, acrescentando quando disponível, métodos de imagem e estudos patológicos, durante o diagnóstico primário propiciam uma avaliação mais precisa referente à extensão da doença e, assim, melhores opções de tratamento. O estágio FIGO é diretamente relacionado ao prognóstico da doença e orienta o manejo terapêutico em diferentes regimes de tratamento, variando desde ressecção cirúrgica primária à quimiorradiação ou à quimioterapia paliativa.

REFERÊNCIAS BIBLIOGRÁFICAS

1. Pereira Primo WQS. Colo do útero. In: Pereira Primo WQS, Trindade ES. Manual de ginecologia oncológica. Rio de Janeiro: Editora Medsi; 2004:63-102.
2. Ferlay J, Soerjomataram I, Ervik M, et al. Globocan 2012 v. 1.0, Cancer incidence and mortality worldwide: IARC Cancer Base N. 11 [Internet]. Lyon, France: International Agency for Research on Cancer; 2013.
3. Estimativa 2020: incidência de câncer no Brasil / Instituto Nacional de Câncer José Alencar Gomes da Silva. Coordenação

de Prevenção e Vigilância. Rio de Janeiro: INCA, 2019. Disponível em: inca.gov.br. Acesso em: 30 mai. 2020.

4. OMS. Classificação histológica dos tumores do colo do útero. Disponível em: screening.iarc.fr. Acesso em: 5 jun. 2020.
5. Disaia PPJ, Creasman WTT. Clinical gynecology. 9. ed. Missouri: Mosby;2018:38-104.
6. Perkins RB, Guido RS, Castle PE et al. 2019 ASCCP Risk-Based Management Consensus Guidelines for Abnormal Cervical Cancer Screening Tests and Cancer Precursors. Journal of Lower Genital Tract Disease. 2020 abr.;24(2).
7. Harden ME, Munger K. Human papillomavirus molecular biology. Mutat Res/Rev Mutat Res. 2017 abr./jun.;772:3-12.
8. Nanda K, McCrory DC, Myers ER, et al. Accuracy of the Papanicolaou test in follow-up of cervical cytologic abnormalities: a systematic review. Ann Intern Med 2000;132(10):810-19.
9. Castro B, Pinheiro D, Oliveira J, et al. Rastreio do câncer do colo do útero: limites etários, periodicidade e exame ideal: revisão da evidência recente e comparação com o indicador de desempenho avaliado em Portugal. Ciênc. Saúde Coletiva. 2014 abr.;19(04) .
10. Pereira Primo WQS, Pereira Primo GR. Papiloma vírus humano. Aspectos clínicos. Femina. 2019;47(12):850-66.
11. Pereira Primo WQS, Valença JEC. Doenças do trato genital inferior. São Paulo: Elsevier; 2016:263.
12. Fischerová D. Cibula D. The role of ultrasound in primary workup of cervical cancer staging (ESGO, ESTRO, ESP cervical cancer guidelines). Ceska Gynekol. 2019 Winter;84(1):40-48.
13. Haldorsen IS, Lura N, Blaakær J, Fischerova D, Werner HMJ. What Is the Role of Imaging at Primary Diagnostic Work-Up in Uterine Cervical Cancer? Current Oncology Reports.2019;21:77.
14. Odicino F, Pecorelli S, Zigliani L, Creasman WT. History of the FIGO cancer staging system. Int J Gynaecol Obstet. 2008 May;101(2):205-10. doi: 10.1016/j.ijgo.2007.11.004. Epub 2008 Jan. 15.
15. Benedet JL, Pecorelli S. Why cancer staging? Int J Gynecol Obstet. 2006;95(Suppl l):S3.
16. Tropé C, Kristensen G, Onsrud M, Bosze P. Controversies in cervical cancer staging. CME J Gynecol Oncol. 2001;6:240-45.
17. Bhatla N, Aoki D, Sharma DN, Sankaranarayanan R. Cancer of the cervix uteri. Int J Gynecol Obstet. 2018;143 (Suppl. 2): 22-36.
18. Bhatla N, Berek J, Cuello M, et al. New revised FIGO staging of cervical cancer (2018). Abstract S020.2. Presented at the FIGO XXII World Congress of Gynecology and Obstetrics. Rio de Janeiro, Brazil, October 14-19, 2018. Int J Gynecol Obstet 2018;143(Suppl.3):DOI: 10.1002/ijgo.12584.
19. Corrigendum to "Revised FIGO staging for carcinoma of the cervix uteri" [Int J Gynecol Obstet 145(2019) 129-135]. Int J Gynaecol Obstet. 2019;147(2):279-280. doi:10.1002/ijgo.12969.
20. Bourgioti C, Chatoupis K, Moulopoulos LA. Current imaging strategies for the evaluation of uterine cervical cancer. World J Radiol. 2016 Apr 28;8(4):342-54.
21. Lee SI, Catalano OA, Dehdashti F. Evaluation of gynecologic cancer with MR imaging, 18F-FDG PET/CT, and PET/MR imaging. J Nucl Med. 2015;56(3):436-43. https://doi.org/10.2967/jnumed. 114.145011.
22. Palsdottir K, Fischerova D, Franchi D, Testa A, Di LA, Epstein E. Preoperative prediction of lymph node metastasis and deep stromal invasion in women with invasive cervical cancer: prospective multicenter

study using 2D and 3D ultrasound. Ultrasound Obstet Gynecol. 2015;45(4):470-75.

23. Kitajima K, Murakami K, Yamasaki E, Kaji Y, Sugimura K. Accuracy of integrated FDG-PET/contrast-enhanced CT in detecting pelvic and paraaortic lymph node metastasis in patients with uterine cancer. Eur Radiol. 2009;19(6):1529-36.
24. NCCN - Cervical Cancer Guidelines. Disponível em: www.nccn.org. Version 1.2020. 2020 jan. 14. Acesso em: 15 jun. 2020.
25. UICC. What is TNM? Disponível em: https://www.uicc. org/resources/tnm. Acesso em: 5 jun. 2020.

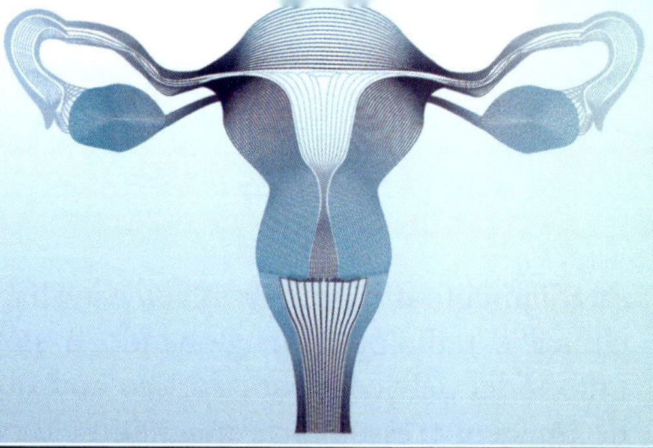

capítulo 22

Tratamento do câncer do colo do útero inicial

Ricardo dos Reis

INTRODUÇÃO

Nos países em desenvolvimento, o câncer de colo uterino (CCU) é a causa mais comum de morte por câncer em mulheres, e o maior número de anos de vida perdidos devido ao câncer. Esta neoplasia é mais comumente diagnosticada em torno da quinta década de vida, ou seja, vários anos mais precocemente que a média de idade para câncer de mama, pulmão e ovário. O CCU nos estádios iniciais é altamente curável quando tratado adequadamente (1) (D). Em 1912, Wertheim (Áustria, 1864-1920), que idealizou o tratamento cirúrgico para o CCU empregado até hoje (histerectomia radical), publicou seus primeiros resultados. Em 1944, Meigs (Estados Unidos, 1892-1963) agregou a linfadenectomia pélvica bilateral. O procedimento passou a chamar-se de cirurgia de Wertheim-Meigs. A cirurgia de Wertheim-Meigs inclui a remoção do útero, os 25% proximais da vagina, ligamentos útero-sacros, ligamentos útero-vesicais e ambos os paramétrios. Além disso, é realizada a linfadenectomia pélvica bilateral, que inclui os quatro maiores grupos de linfonodos: ureteral, obturador, hipogástrico e ilíaco. Este constitui o tratamento clássico dos estádios iniciais do câncer de colo uterino (2) (A).

A Sociedade de Câncer Americana projeta 13.800 novos casos entre mulheres nos Estados Unidos e 4290 mortes por CCU em 2020 (3) (D). Histerectomia radical com mapeamento do linfonodo sentinela ou linfadenectomia pélvica tem sido considerada o tratamento primário para pacientes com CCU limitado ao colo uterino (estadiamento IA2, IB1, IB2 e IIA1), com uma sobrevida geral variando de 70 a 90% (4) (A).

DIAGNÓSTICO

No diagnóstico de CCU, em estádios mais avançados, quando a lesão é visível a olho nu, a conização é contraindicada, e basta uma biópsia da lesão. O diagnóstico fica com a tríade citologia, colposcopia e histologia. A respeito da citologia, podemos dizer que ela é muito importante, deve conter, na lâmina, células da JEC e deve sempre ser colhida da ectocérvice (espátula) e da endocérvice. A colposcopia é um método muito importante para o diagnóstico, pois vai mostrar imagens sugestivas de invasão tumoral (vasos atípicos, necrose, erosões, aspecto vegetante e circunvoluções na lesão). O método ouro de diagnóstico é dado pela histologia, que pode ser realizada através de uma biópsia direta da lesão ou, em casos de lesão endocervical, com a curetagem do canal endocervical, que tem 50 % de falso-negativo, ou seja, deverá ser valorizada quando mostrar um resultado positivo; quando negativo, não afasta a possibilidade de haver um tumor. A conização é indicada quando invasão não pode ser descartada pela colposcopia e biópsia dirigida da lesão, quando a colposcopia é insatisfatória e os resultados do citopatológico mostram lesão intraepitelial de alto grau, ou em casos de não concordância entre os métodos diagnósticos, na suspeita de invasão. Por último, o toque vaginal poderá mostrar um colo uterino de aspecto irregular, tumoral e vegetante. O toque retal serve para fornecer o estadiamento do tumor em termos de invasão ou não dos paramétrios (1) (D).

ESTADIAMENTO

O sistema de estadiamento consagrado mundialmente é o da Federação Internacional de Ginecologia Obstetrícia (FIGO). Na última revisão publicada em 2018, o estadiamento do CCU envolveu a avaliação clínica e radiológica, englobando o status linfonodal pélvico e para-aórtico ao exame de imagem (ressonância magnética, tomográfica computadorizada ou PET-CT) (5) (D).

Estadiamento de colo uterino (FIGO – 2018) REF FIGO 2018 (5) (D).

- **Estágio I:** carcinoma estritamente confinado ao colo uterino (não considerar extensão para o corpo uterino).
  - **Estágio IA:** carcinoma invasivo diagnosticado apenas por microscopia, com profundidade máxima de invasão ≤ 5 mm.
    - **Estágio IA1:** invasão estromal ≤ 3 mm de profundidade.
    - **Estágio IA2:** Invasão estromal > 3 mm e ≤ 5 mm de profundidade.
  - **Estágio IB:** carcinoma invasivo com profundidade máxima de invasão > 5 mm (maior que no Estágio IA), lesão restrita ao colo uterino.
    - **Estágio IB1:** carcinoma invasivo com profundidade de invasão estromal > 5 mm, e ≤ 2 cm em sua maior dimensão.
    - **Estágio IB2:** carcinoma invasivo > 2 cm e ≤ 4 cm em sua maior dimensão.
    - **Estágio IB3:** carcinoma invasivo > 4 cm em sua maior dimensão.
- **Estágio II:** Carcinoma invade além do útero, mas sem extensão ao terço inferior da vagina ou à parede da pelve.
  - **Estágio IIA:** acometimento limitado aos dois terços superiores da vagina, sem invasão de paramétrios.

- **Estágio IIA1:** carcinoma invasivo com ≤ 4 cm em sua maior dimensão.
- **Estágio IIA2:** carcinoma invasivo com > 4 cm em sua maior dimensão.

- **Estágio IIB:** com invasão paramétrial mas sem extensão à parede da pelve.
- **Estágio III:** carcinoma acomete o terço inferior da vagina e/ou se estende à parede da pelve e/ou causa hidronefrose ou perda de função renal e/ou invade os linfonodos pélvicos e/ou para-aórticos.
- **Estágio IIIA:** carcinoma acomete o terço inferior da vagina, mas sem extensão à parede pélvica.
- **Estágio IIIB:** extensão à parede da pelve e/ou hidronefrose ou perda de função renal (exceto quando sabidamente decorrente de outras causas).
- **Estágio IIIC:** invasão dos linfonodos pélvicos e/ou para-aórticos, independentemente do tamanho e extensão do tumor.
  - **Estágio IIIC1:** metástase somente em linfonodos pélvicos.
  - **Estágio IIIC2:** metástase em linfonodos para-aórticos.
- **Estágio IV:** carcinoma estende-se além da pelve verdadeira ou envolve (com confirmação em biópsia) a mucosa da bexiga ou do reto. (Edema bolhoso, por si só, não permite que o caso seja classificado como Estágio IV).
- **Estágio IVA:** disseminação para órgãos pélvicos adjacentes.
- **Estágio IVB:** disseminação para outros órgãos à distância.

TRATAMENTO

Papel do linfonodo sentinela

O mapeamento linfático e biópsia do (s) linfonodo (s) sentinela (s) têm por objetivo identificar a drenagem linfática e, principalmente, evitar a linfadenectomia pélvica bilateral total. Caso o linfonodo sentinela seja metastático, no anátomo-patológico de congelação, a cirurgia radical, na maioria dos centros, será suspensa, em favor do tratamento com radioquimioterapia. A biópsia do linfonodo sentinela (LS) no tratamento do CCU está crescendo em importância nos últimos anos, substituindo a linfadenectomia pélvica sistemática, com intuito de reduzir a morbidade cirúrgica e permitir a realização do ultra estadiamento dos linfonodos sentinelas na busca por metástases de baixo volume (< 2mm). Uma metanálise publicada recentemente evidenciou que a prevalência de metástases nos LS em estágios iniciais foi de 21%. A sensibilidade do método foi de 94% com um valor preditivo negativo que varia de 91–100%, tendo um índice de falso negativo de 1,5% (6) (A). O mapeamento linfático no câncer de colo uterino pode ser realizado através da injeção no colo uterino de corantes (azul patente, verde indocianina) e de radiofármaco (tecnécio 99). Atualmente o melhor corante/marcador usado isoladamente é o verde de indocianina, com altas taxas de detecção e raros efeitos adversos, como reações alérgicas. Devemos aguardar futuros ensaios clínicos (*SENTIX trial*) e (*SENTICOL III trial*) para termos mais respostas quanto a possibilidade de uso isoladamente da pesquisa do LS em substituição a linfadenectomia pélvica sistemática.

Tratamento Estágios IA1, IA2, IB1, IB2, IIA1

Estádio IA1

Pacientes com estádio IA1 devem ser diagnosticadas com base em uma conização para diagnóstico da profundidade, extensão tumoral, envolvimento de margens e presença ou não de envolvimento dos espaços linfo-vasculares. Se os espaços linfo-vasculares não estão envolvidos, há menos de 1% de risco de disseminação linfonodal. Estas pacientes podem ser tratadas, conservadoramente, por uma histerectomia simples ou por conização, com margens livres, se desejarem preservar a fertilidade. A importância do envolvimento dos espaços linfo-vasculares no estádio IA1 não está clara e é um tema controverso, porém a maioria dos serviços opta por cirurgia radical ou radioterapia, se este achado estiver presente (7) (B).

Estadio IA2, IB1, IB2 e IIA1

Histerectomia radical com mapeamento linfático ou linfadenectomia pélvica é considerado o tratamento primário para pacientes com CCU clinicamente confinado ao colo uterino, ou envolvimento do terço superior de vagina, (FIGO IA2, IB1, IB2 e IIA1), até 4 cm, com uma sobrevida geral que varia de 70 a 90% (4) (A). Um ensaio clínico randomizado que comparou cirurgia primária e radioterapia primária, em estádios IB-IIA mostrou que a sobrevida livre de doença e sobrevida geral para os dois grupos foi a mesma (2) (A). A partir deste ensaio clínico ficou definido que radioterapia ou histerectomia radical tem a mesma taxa de sucesso em termos de tratamento oncológico, porém com padrões de sequelas e complicações bem diferentes. Nas pacientes jovens, normalmente sem comorbidades médicas, em que desejamos preservar a função sexual e preservar a função ovariana, tende-se a indicar a cirurgia, por outro lado, nas pacientes de mais idade, em que não objetivamos mais tanto preservar função hormonal e sexual e que a cirurgia radical pode trazer riscos importantes, tendemos a indicar a radioterapia.

A primeira histerectomia radical laparoscópica com linfadenectomia pélvica e paraórtica foi realizada por Nezhat e colaboradores em 1989 e descrita na literatura no início dos anos 90 (8) (B). Nas últimas duas décadas houve uma incorporação importante da via minimamente invasiva (laparoscópica ou robótica) para a realização da histerectomia radical. Há diversos estudos observacionais demonstrando prognósticos semelhantes entre a via laparotômica e minimamente invasiva. Comparando a histerectomia radical abdominal *versus* a laparoscópica, os resultados demonstram que a via laparoscópica esteve associada a menor sangramento transoperatório, menos tempo de hospitalização, mais rápida recuperação e menores taxas de complicações pós-operatórias (9) (B). A maioria dos estudos que compararam as duas vias de acesso foram retrospectivos e não focaram como objetivo principal o prognóstico oncológico.

Recentemente, um ensaio clínico randomizado foi publicado comparando a sobrevida livre de doença entre a histerectomia radical aberta e a minimamente invasiva. O estudo "A abordagem laparoscópica do câncer do colo do útero (*LACC Trial*)" é um estudo multicêntrico, randomizado, de não inferioridade e controlado. É o primeiro estudo que comparou prospectivamente a histerectomia radical aberta minimamente invasiva (laparoscópica ou robótica) *versus* abdominal aberta, e avaliou a sobrevida livre de doença, a taxa de recorrência e a sobrevida global entre os dois grupos. Os resultados deste estudo foram inesperados e mostraram menor taxa de sobrevida livre de doença e sobrevida global no braço da cirurgia minimamente invasiva (10) (A). Desde a publicação deste estudo histórico, outros estudos observacionais foram recentemente publicados que também demonstraram que a histerectomia radical minimamente invasiva foi associada a menor sobrevida global comparado a cirurgia aberta em mulheres com CCU em estágio IA2-IB2. Melamed et al. compararam em uma coorte baseada no banco de dados SEER (*Surveillance, Epidemiology and End Results*), pacientes com CCU IA2 ou IB1 (FIGO 2014) submetidos a histerectomia radical aberta *versus* minimamente invasiva. Neste estudo, a via minimamente invasiva foi associada a um risco aumentado de morte em 4 anos em comparação à histerectomia radical aberta (9,1 vs. 5,3%) e observaram que a adoção da via minimamente invasiva nos Estados Unidos, a partir de 2006, coincidiu com o início de uma declínio nas taxas de sobrevida em 4 anos (11) (A). Como resultado do estudo LACC e desses estudos recentes, as Diretrizes da ESGO (*European Society of Gynaecological Oncology*) e as Diretrizes da NCCN (*National Comprehensive Cancer Network*) foram revisadas recentemente para refletir o fato de que a abordagem aberta agora é considerada o padrão recomendado para realizar uma histerectomia radical.

Cirurgia preservadora da fertilidade

Com o aumento da incidência do CCU em faixas etárias mais jovens e, por vezes, sem prole definida, as técnicas preservadoras da fertilidade tornaram-se uma demanda para o cirurgião e ao mesmo tempo uma esperança para as pacientes. Realizada por Daniel Dargent desde 1987, a traquelectomia radical inicialmente foi descrita pela via totalmente vaginal. Inclui a remoção do colo uterino, os paramétrios e o manguito vaginal, mantendo o corpo, o fundo uterino e os anexos uterinos. Também é realizada a pesquisa do linfonodo sentinela e/ou linfadenectomia pélvica para avaliação linfonodal pélvica. As indicações para o procedimento são: idade ≤ 45 anos, desejo de preservar a fertilidade, paciente fértil, estágios IA1 com invasão dos espaços linfovasculares, IA2, e IB1 (≤ 2 cm), com ressonância magnética demonstrando ausência de invasão parametrial e sem evidência de metástases para linfonodos ou à distância. Fatores como invasão do espaço linfovascular, tumores de alto grau e o diâmetro maior que 2 cm podem ser considerados contraindicações para cirurgia preservadora de fertilidade. A laparotomia passou a ser utilizada para a realização da traquelectomia radical durante a década passada. Em torno de 50% das pacientes com CCU abaixo dos 40 anos, podem ser candidatas a este procedimento. Os índices de cura são comparáveis aos da histerectomia radical e as pacientes que tentam gestar tem mais de 50% de chance. A traquelectomia radical, apresentada por Dargent em 1994, está assumindo um papel muito importante, no tratamento do CCU em estádio inicial, nessas pacientes. Esta técnica pode ser realizada por via vaginal ou por via abdominal (12) (B). Em um estudo caso-controle observacional que comparou pacientes tratadas por traquelectomia radical (vaginal ou abdominal) com pacientes submetidas a histerectomia radical, em tumores menores que 4 cm, a sobrevida livre de recorrência e a sobrevida de doença específica foram semelhantes, demonstrando que o prognóstico oncológico dos dois procedimentos é semelhante (13) (B).

Papel da Parametrectomia

As indicações corretas para histerectomia radical e o papel da extrema radicalidade na efetividade de cura em pacientes com CCU ainda permanecem discutíveis.

Grande parte da morbidade da histerectomia radical está relacionada a parametrectomia, pois fibras nervosas autonômicas associadas com a bexiga, intestino e função sexual cruzam por dentro dos paramétrios. Tentativas têm sido realizadas no sentido de identificar subconjuntos de pacientes com CCU invasivo precoce, adequados para cirurgias menos radicais. Frumovitz et al. avaliaram a incidência de envolvimento parametrial em mulheres com CCU em estágio inicial, que foram submetidas a histerectomia radical. Foram incluídas pacientes com histologia escamosa, adenocarcinoma ou adenoescamoso, todos os graus, com tamanho tumoral até 2 cm e sem invasão dos espaços linfovasculares. Nesse grupo de pacientes, não houve evidência histológica de envolvimento parametrial em nenhuma das pacientes (14) (B).

Com relação ao verdadeiro papel da necessidade de parametrectomia em pacientes com CCU com tamanho tumoral de 2cm ou menos, devemos aguardar a publicação de três ensaios clínicos (SHAPE, CONCERV e GOG 278) que estão avaliando esse objetivo.

CONSIDERAÇÕES FINAIS

O tratamento do CCU inicial, até 4 cm, está evoluindo muito e se modificando. Recentemente um ensaio clínico evidenciou que a histerectomia radical realizada por via minimamente invasiva (laparoscópica ou robótica) esteve associada a pior prognóstico oncológico. Além disso, existem estudos em andamento avaliando a real necessidade de parametrectomia em pacientes com tumores ≤ 2cm e também avaliando o papel da pesquisa do linfonodo sentinela em pacientes com CCU inicial. Atualmente, na maioria dos países industrializados, as pacientes com CCU se beneficiam dos avanços, em termos de técnicas de imagem, melhores tratamentos (radioquimioterapia) e tratamentos cirúrgicos mais conservadores. O ideal é propiciar todos estes avanços, aos países em desenvolvimento, pois 85% dos casos ocorrem nestas populações. No futuro, o melhor caminho para diminuir a mortalidade e morbidade do CCU talvez seja investir na prevenção primária, com vacinas profiláticas contra o HPV de alto risco, pois como já foi citado, quase 100% dos tumores atualmente têm o HPV de alto risco como principal fator causal.

REFERÊNCIAS BIBLIOGRÁFICAS

1. Waggoner SE. Cervical cancer. Lancet. 2003;361(9376):2217-25.
2. Landoni F, Maneo A, Colombo A, Placa F, Milani R, Perego P, et al. Randomised study of radical surgery versus radiotherapy for stage Ib-IIa cervical cancer. Lancet. 1997;350(9077):535-40.
3. 2020 ACSCFF. www.cancer.org. 2020.
4. Landoni F, Maneo A, Cormio G, Perego P, Milani R, Caruso O, et al. Class II versus class III radical hysterectomy in stage IB-IIA cervical cancer: a prospective randomized study. Gynecologic oncology. 2001;80(1):3-12.
5. Bhatla N, Aoki D, Sharma DN, Sankaranarayanan R. Cancer of the cervix uteri. International journal of gynaecology and obstetrics: the official organ of the International Federation of Gynaecology and Obstetrics. 2018;143 Suppl 2:22-36. Epub 2018/10/12.
6. Tax C, Rovers MM, de Graaf C, Zusterzeel PL, Bekkers RL. The sentinel node procedure in early stage cervical cancer, taking the next step; a diagnostic review. Gynecologic oncology. 2015;139(3):559-67. Epub 2015/09/30.
7. Bekkers RL, Keyser KG, Bulten J, Hanselaar AG, Schijf CP, Boonstra H, et al. The value of loop electrosurgical conization in the treatment of stage IA1 microinvasive carcinoma

of the uterine cervix. International journal of gynecological cancer : official journal of the International Gynecological Cancer Society. 2002;12(5):485-9. Epub 2002/10/09.

8. Nezhat CR, Burrell MO, Nezhat FR, Benigno BB, Welander CE. Laparoscopic radical hysterectomy with paraaortic and pelvic node dissection. American journal of obstetrics and gynecology. 1992;166(3):864-5. Epub 1992/03/01.
9. Frumovitz M, dos Reis R, Sun CC, Milam MR, Bevers MW, Brown J, et al. Comparison of total laparoscopic and abdominal radical hysterectomy for patients with early-stage cervical cancer. Obstetrics and gynecology. 2007;110(1):96-102. Epub 2007/07/03.
10. Ramirez PT, Frumovitz M, Pareja R, Lopez A, Vieira M, Ribeiro R, et al. Minimally invasive versus abdominal radical hysterectomy for cervical cancer. The New England journal of medicine. 2018;379(20):1895-904. Epub 2018/11/01.
11. Melamed A, Margul DJ, Chen L, Keating NL, Del Carmen MG, Yang J, et al. Survival after minimally invasive radical hysterectomy for early-stage cervical cancer. The New England journal of medicine. 2018;379(20):1905-14. Epub 2018/11/01.
12. Plante M, Gregoire J, Renaud MC, Roy M. The vaginal radical trachelectomy: an update of a series of 125 cases and 106 pregnancies. Gynecologic oncology. 2011;121(2):290-7. Epub 2011/01/25.
13. Diaz JP, Sonoda Y, Leitao MM, Zivanovic O, Brown CL, Chi DS, et al. Oncologic outcome of fertility-sparing radical trachelectomy versus radical hysterectomy for stage IB1 cervical carcinoma. Gynecologic oncology. 2008;111(2):255-60. Epub 2008/08/30.
14. Frumovitz M, Sun CC, Schmeler KM, Deavers MT, Dos Reis R, Levenback CF, et al. Parametrial involvement in radical hysterectomy specimens for women with early-stage cervical cancer. Obstetrics and gynecology. 2009;114(1):93-9. Epub 2009/06/24.

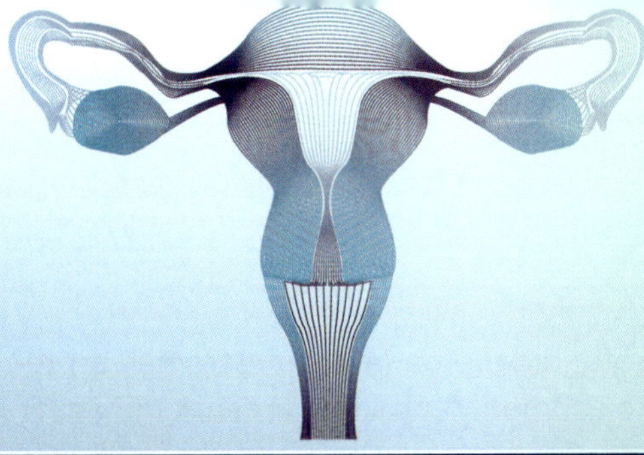

capítulo 23

Fatores prognósticos e tratamento adjuvante

- Agnaldo Lopes da Silva Filho
- Aline Evangelista Santiago

INTRODUÇÃO

O câncer do colo uterino representa um grande problema de Saúde Pública, representando o segundo câncer mais comumente diagnosticado e a terceira principal causa de morte por câncer entre mulheres em países menos desenvolvidos. Quase 90% das mortes por câncer cervical ocorrem em partes em desenvolvimento do mundo, e mesmo nos países desenvolvidos, mais de 58.000 novos casos de câncer do colo do útero são diagnosticados, e 24.000 mulheres morrem na Europa todos os anos. A grande variação geográfica nas taxas de câncer cervical reflete diferenças na disponibilidade de rastreamento e na prevalência de infecção por papilomavírus humano (HPV)[1]. O número de casos novos de câncer do colo do útero esperados para o Brasil, para cada ano do triênio 2020-2022, será de 16.710, com um risco estimado de 16,35 casos a cada 100 mil mulheres[2].

O prognóstico para pacientes com câncer cervical é fortemente afetado pela extensão da doença no momento do diagnóstico. Mais de 90% dos casos de câncer cervical podem ser detectados precocemente com o uso do teste de Papanicolaou e do teste de HPV[3]. Os sistemas de estadiamento do câncer são revisados periodicamente para incorporar novas informações sobre fatores prognósticos[4].

O estádio clínico como fator prognóstico é complementado por vários achados patológicos macroscópicos e microscópicos em pacientes tratados cirurgicamente[3]. Constituem fatores prognósticos no carcinoma invasor do colo uterino o tamanho tumoral, o tipo histológico, o grau de diferenciação, a invasão linfovascular (LVSI), a profundidade da invasão estromal, a presença de metástases linfonodais e o acometimento de margens cirúrgicas[5]. Em um grande estudo relatado pelo ***Gynecologic Oncology Group*** (GOG), os fatores mais proeminentemente relacionados às metástases linfonodais e a uma diminuição na sobrevida livre de doença foram a invasão linfovascular, o tamanho tumoral e a profundidade da invasão do estroma, sendo esta última a mais importante[3].

ESTADIAMENTO

Estadiamento clínico

O estadiamento tumoral, conforme preconizado pela Federação Internacional de Ginecologia e Obstetrícia (FIGO), representa um dos fatores prognósticos mais importantes[1]. A taxa de sobrevida em cinco anos varia entre 97,5%, nos tumores estádio IA1, e 9,3%, no estádio IVB. No entanto, a presença de outros fatores de risco deve ser considerada, principalmente, no emprego de terapia adjuvante[6].

A classificação de estadiamento revisada da FIGO 2018 (Tabela 1) inclui os achados clínicos tradicionais e incorpora achados cirúrgicos patológicos e de imagem avançados. O novo sistema tem potencial para uma designação de estágio mais precisa, o que pode influenciar o aconselhamento da paciente[4].

As definições para tamanho da lesão e microinvasão para o estádio I foram revisadas. Para o estádio IA, a extensão lateral da lesão não afeta mais o estadiamento. O estádio IB foi dividido em 3 subgrupos: IB1 inclui carcinomas invasivos ≥5 mm e <2 cm no maior diâmetro; IB2 inclui tumores de 2-4 cm; e IB3 inclui tumores ≥4 cm. A consideração da metástase linfonodal também foi revisada. Os achados de radiologia (r) ou patologia (p) podem ser usados para avaliar o envolvimento linfonodal retroperitoneal, que passou a ser designado como estágio IIIC, que é subdividido em IIIC1, para apenas linfonodos pélvicos, e IIIC2 para envolvimento de linfonodo para-aórtico[7].

Avaliação Patológica

Fatores cirúrgicos e patológicos podem ser usados para orientar a extensão do estadiamento cirúrgico e as decisões de tratamento. Elementos importantes da avaliação do tumor primário incluem o local do tumor; volume do tumor primário; tipo histológico e grau; invasão estromal; status da margem cirúrgica; e a presença de invasão linfovascular. Quando ressecados, o número de linfonodos com células tumorais isoladas, micrometástases e macrometástases deve ser registrado. Quando o mapeamento do linfonodo sentinela (SLN) é realizado, os SLNs devem passar por ultraestadiamento para detecção de metástase de baixo volume. Outros fatores importantes incluem o envolvimento tumoral de tecidos/órgãos como o paramétrio, o manguito vaginal, as tubas uterinas, os ovários e outros[7].

Doença microinvasiva

O diagnóstico dos estádios IA1 e IA2 é feito no exame microscópico de um

Tabela 1. Estadiamento FIGO do câncer do colo do útero (2018)[8]

Estádio	Descrição
I	**O carcinoma é estritamente confinado ao colo do útero.**
IA	Carcinoma invasivo que só pode ser diagnosticado por microscopia, com profundidade máxima de invasão < 5 mm[a].
IA1	Invasão estromal < 3 mm de profundidade.
IA2	Invasão estromal ≥ 3 mm e < 5 mm de profundidade.
IB	Carcinoma invasivo com invasão ≥ 5 mm, lesão limitada ao colo uterino[b].
IB1	Carcinoma invasivo ≥ 5 mm de profundidade de invasão estromal e < 2 cm na maior dimensão.
IB2	Carcinoma invasivo ≥ 2 cm e < 4 cm na maior dimensão.
IB3	Carcinoma invasivo ≥ 4 cm na maior dimensão.
II	**O carcinoma invade além do útero, mas não se estende para o terço inferior da vagina ou para a parede pélvica.**
IIA	**Envolvimento limitado aos dois terços superiores da vagina sem envolvimento parametrial.**
IIA1	Carcinoma invasivo < 4 cm na maior dimensão.
IIA2	Carcinoma invasivo ≥4 cm na maior dimensão.
IIB	Com envolvimento parametrial, mas não até a parede pélvica.
III	**O carcinoma envolve o terço inferior da vagina e/ou se estende até a parede pélvica e/ou causa hidronefrose ou rim não funcionante e/ou envolve linfonodos pélvicos e/ou para-aórticos[c].**
IIIA	O carcinoma envolve o terço inferior da vagina, sem extensão para a parede pélvica.
IIIB	Extensão para a parede pélvica e / ou hidronefrose ou rim não funcionante.
IIIC	Envolvimento de linfonodos pélvicos e / ou para-aórticos, independentemente do tamanho e extensão do tumor (com notações r e p)[c].
IIIC1	Metástase para linfonodo pélvico apenas.

Continua...

... continuação

Tabela 1. Estadiamento FIGO do câncer do colo do útero (2018)[8]

Estádio	Descrição
IIIC2	Metástase para linfonodo para-aórtico.
IV	**O carcinoma se estende além da pelve verdadeira ou envolve (biópsia comprovada) a mucosa da bexiga ou reto.**
IVA	Metástase para órgãos pélvicos adjacentes.
IVB	Metástase a distância.

Notas: [a]Imagens e patologia podem ser usadas, quando disponíveis, para complementar os achados clínicos com relação ao tamanho e extensão do tumor, em todos os estágios.
[b]O envolvimento dos espaços vasculares/linfáticos não altera o estadiamento. A extensão lateral da lesão não é mais considerada.
[c]Adicionando notação de r (imagem) e p (patologia) para indicar os achados que são usados para alocar o caso no estádio IIIC. Exemplo: Se a imagem indica metástase de linfonodo pélvico, o estágio seria IIIC1r e, se confirmada por achados patológicos, seria estádio IIIC1p.

Fonte: adaptada de FIGO Cancer Report 2018[8].

procedimento de excisão eletrocirúrgica em alça (LEEP ou CAF) ou por biópsia em cone, que inclui toda a lesão. Também pode ser feito em uma amostra de traquelectomia ou histerectomia. A profundidade da invasão não deve ultrapassar 3 mm ou 5 mm, respectivamente, da base do epitélio, escamoso ou glandular, de onde se origina[8].

Deve-se ressaltar o comprometimento do espaço linfovascular, que não altera o estágio, mas pode afetar o plano de tratamento. A extensão ao corpo uterino também é desconsiderada para fins de estadiamento, uma vez que não altera por si só o prognóstico ou o manejo. As margens devem ser relatadas como negativas para doença. Se as margens da biópsia em cone forem positivas para câncer invasivo, a paciente é alocada para estádio IB1. Lesões clinicamente visíveis, e aquelas com dimensões maiores, são alocadas para Estágio IB, subdividido no último estadiamento como IB1, IB2 e IB3 com base no diâmetro máximo da lesão[8].

Doença invasiva

No caso de lesões visíveis, a definição do estadiamento se inicia pela avaliação clínica, seguida por uma avaliação por imagem. Podem ser usadas qualquer uma das modalidades de imagem de acordo com os recursos disponíveis, ou seja, ultrassom, tomografia computadorizada (CT), ressonância magnética (RNM), tomografia por emissão de pósitrons (PET), para fornecer informações sobre o tamanho do tumor, status linfonodal e disseminação local ou sistêmica. A RNM é o melhor método de avaliação radiológica de tumores primários maiores que 10 mm. No entanto, a ultrassonografia também demonstrou ter boa precisão diagnóstica quando realizada por um especialista[8].

Estádio IB1

O estádio IB1 é considerado de baixo risco quando o maior diâmetro do tumor é menor que 2 cm, a invasão do estroma cervical é menor que 50% e nenhum linfonodo é suspeito na imagem. O tratamento padrão é uma histerectomia radical tipo C, mas a histerectomia radical modificada pode ser considerada nesses casos. A linfadenectomia pélvica deve sempre ser incluída devido à alta frequência de envolvimento dos linfonodos[8].

Estádios IB2 e IIA1

A sobrevida nesses estádios parece estar relacionada à via cirúrgica. O estudo LACC (Abordagem Laparoscópica para Câncer Cervical) comparou a sobrevida global com laparotomia *versus* laparoscopia ou cirurgia robótica em câncer cervical em estádio inicial e mostrou uma sobrevida global diminuída nas pacientes submetidas à via minimamente invasiva, concluindo que a histerectomia por uma via minimamente invasiva se associa às taxas mais altas de recorrência[8].

Estádios IB3 e IIA2

Nesses estádios, os tumores são maiores e a probabilidade de fatores de alto risco, como linfonodos positivos, paramétrios positivos ou margens cirúrgicas positivas é alta. Esses fatores aumentam o risco de recorrência e requerem radiação adjuvante após a cirurgia. Além disso, no caso de tumores maiores que 4 cm, mesmo que os linfonodos sejam negativos, o risco de recorrência pélvica é maior. Nesses casos, radioterapia pélvica adjuvante reduz a taxa de recidiva local e melhora a sobrevida livre de progressão em comparação com pacientes tratadas apenas com cirurgia. No entanto, o tratamento com modalidade dupla aumenta o risco de morbidade para a paciente[8].

A quimiorradiação simultânea à base de platina é a preferida opção de tratamento para lesões em estádio IB3 a IIA2. O prognóstico é mais favorável com quimiorradiação, quando comparado à radioterapia isolada ou como terapia adjuvante pós-operatória, tanto quanto à sobrevida global quanto à sobrevida livre de progressão e recorrências locais e a distância[8].

Estádio IIB a IVA

Estudos de imagem radiológica (incluindo PET/CT) são recomendados, especialmente para avaliação de acometimento linfonodal ou extrapélvico. A RNM é útil para descrever a extensão local da doença e auxiliar no planejamento do tratamento por radiação. No entanto, a biópsia por agulha pode ser considerada para achados de imagem questionáveis[7].

Para pacientes sem doença linfonodal ou com doença limitada à pelve, o tratamento consiste em radioterapia pélvica com quimioterapia contendo platina e braquiterapia concomitantes[7]. Quando comparada à radioterapia isolada, a quimiorradiação está associada ao aumento na sobrevida em cinco anos de 7% no estádio IIB e de 3% nos estádios III a IVA[9].

No entanto, para pacientes com linfonodos para-aórticos e pélvicos positivos por imagem, recomenda-se exames de imagem para doença metastática. A radioterapia de campo estendido, quimioterapia contendo platina concomitante e braquiterapia são recomendadas[7].

As pacientes com doença em estádio IVA raramente têm apenas doença central, sem envolvimento da parede pélvica lateral ou disseminação a distância. Nesses casos, ou em caso de recorrência, a exenteração pélvica pode ser considerada, mas geralmente apresenta mau prognóstico[8].

Estádio IVB

Para pacientes que apresentam doença metastática a distância, o tratamento primário geralmente é a quimioterapia contendo platina. Nessas situações, a radioterapia individualizada pode ser considerada para o controle de doenças pélvicas e outros sintomas[7].

TAMANHO TUMORAL

O tamanho do tumor maior que 4 cm é um fator de risco bem conhecido. Desde 2009, foi incorporado ao sistema de estadiamento da FIGO como estádio IB2 e na revisão de 2018, alterado para estádio IB3. A literatura recente, especialmente com o advento de cada vez mais cirurgias que poupam a fertilidade, sugere que o tamanho do tumor maior que 2 cm é um fator prognóstico relevante[8]. A sobrevida é de 95% para tumores menores que 2 cm; 79% para tumores entre 2 e 3 cm; e 47% quando maiores que 4 cm[10]. A forma do crescimento tumoral também é determinante da sobrevida, sendo os tumores *barrel-shape* associados a pior prognóstico[11].

As opções terapêuticas das mulheres com tumores com diâmetro superior a 4 cm incluem histerectomia radical associada à LN pélvica, quimiorradiação ou quimiorradiação associada à histerectomia adjuvante[7]. As pacientes submetidas à cirurgia como tratamento primário se beneficiam de terapia adjuvante na presença de LVSI ou invasão estromal maior que um terço[12]. Estudos sugerem que a quimiorradiação seja superior à radioterapia nesse grupo de pacientes[9].

TIPO HISTOLÓGICO

Os tumores não epidermoides apresentam pior prognóstico em comparação ao carcinoma de células escamosas (CCE)[5,6]. A taxa de sobrevida em cinco anos de pacientes nos estádios IB e IIA tratadas cirurgicamente é de 72,2% para os tumores adenoescamosos ou adenocarcinoma, e de 81,2% para os tumores escamosos[13].

Acredita-se que essa diferença possa ser resultado de maior resistência à radioterapia, propensão ao acometimento intraperitoneal e maior incidência de metástase linfonodal e a distância. A ocorrência de metástase ovariana é maior nos adenocarcinomas e está associada ao tamanho do tumor, enquanto nos tumores escamosos, a metástase ovariana se associa ao estádio da doença[5].

Pacientes jovens com CCE são candidatas à preservação dos ovários[3]. Nos adenocarcinomas, a ooforectomia deve ser realizada, pelo risco de até 5,3% para metástase ovariana[14].

O tipo histológico não define o planejamento terapêutico isoladamente[3]. No entanto, naquelas mulheres submetidas à radioterapia adjuvante pela presença de outros fatores de risco, a redução das taxas de recorrência local foi mais acentuada nos casos de tumores adenoescamosos e nos adenocarcinomas em comparação ao CCE[12].

GRAU DE DIFERENCIAÇÃO

O grau de diferenciação como fator prognóstico independente é controverso, principalmente pela falta de padronização e alta subjetividade evidenciadas pela fraca concordância intra e interobservador[5,15]. Enquanto alguns autores correlacionam o grau de diferenciação histológica com o pior prognóstico, outros não encontram diferença na sobrevida livre de doença após ajuste com outros fatores, como metástase linfonodal e tamanho tumoral[16]. Sua classificação deve ser estimulada; entretanto, não deve alterar o tratamento[17].

Os graus histopatológicos do carcinoma cervical são: 1) GX: não pode ser avaliado; 2) G1: bem diferenciado; 3) G2: moderadamente diferenciado; 4) G3: fraca ou indiferenciada[8].

INVASÃO LINFOVASCULAR

O diagnóstico da presença de LVSI é menos sujeito a falhas, apresentando uma concordância intra e interobservador muito boa[15]. A presença de LVSI está associada à metástase nos linfonodos pélvicos, ao acometimento parametrial e vaginal[18].

No estádio IA2, a presença de LVSI indica a realização de histerectomia radical e linfadenectomia pélvica. Aquelas sem LVSI são candidatas à histerectomia extrafascial[17]. Nos carcinomas invasores do colo uterino, a presença de LVSI associada ao diâmetro tumoral maior que 4 cm e/ou invasão estromal maior que um terço indica radioterapia adjuvante com melhora nas taxas de recorrência, tempo livre de doença e sobrevida[12].

INVASÃO ESTROMAL

A profundidade da invasão estromal pode ser definida em termos absolutos por milímetros ou por terços de invasão uterina. Esse achado histopatológico constitui um fator prognóstico independente, associado à sobrevida livre de doença e à presença de metástase linfonodal[5].

Em pacientes nos estádios IB e IIA submetidas a tratamento cirúrgico, a presença de invasão estromal maior que um terço associada à ILV e/ou tumor maior que 4 cm indica a radioterapia adjuvante[12].

METÁSTASE LINFONODAL

O acometimento linfonodal é um dos fatores histopatológicos mais importantes no prognóstico do carcinoma invasor do colo uterino[5]. Pacientes nos estádios IB e IIA apresentam sobrevida em cinco anos de 95% na ausência de metástase linfonodal e de 78% na presença deste fator[19]. O número de linfonodos e os segmentos acometidos também são de grande importância[5]. A taxa de sobrevida em cinco anos é de 85% e 50% para as pacientes que apresentaram apenas um e dois ou mais linfonodos comprometidos, respectivamente[19]. O acometimento de linfonodos para-aórticos e ilíacos foi associado à sobrevida de 20%, enquanto o comprometimento de linfonodos abaixo desse nível foi associado à sobrevida de 84% em cinco anos[19].

A histerectomia radical nos casos com acometimento linfonodal diagnosticado durante a intervenção cirúrgica é controversa[20]. No entanto, a associação entre a histerectomia radical e a radioterapia adjuvante aumenta a morbidade e não modifica a sobrevida em relação aos casos em que o procedimento é abortado[17,21].

Nos casos de diagnóstico histopatológico de metástase linfonodal pélvica, a quimiorradiação adjuvante está associada à diminuição nas taxas de recidiva local e ao aumento na sobrevida em cinco anos[21]. Caso haja acometimento de linfonodos para-aórticos, é indicada a radioterapia de campo estendido associada à cisplatina[7].

MARGENS CIRÚRGICAS

Mulheres submetidas à histerectomia radical com acometimento parametrial e/ou margens vaginais comprometidas ou inferiores a 0,5 cm apresentam maior taxa de recorrência tumoral e menor tempo livre de doença e sobrevida em cinco anos[22].

Para as pacientes com carcinoma invasor do colo uterino submetidas à histerectomia radical com diagnóstico de acometimento parametrial e/ou margens cirúrgicas comprometidas ou exíguas (menor que 0,5 cm), é indicada a quimiorradiação[20,23].

MARCADORES MOLECULARES

As células neoplásicas demonstram algumas características biológicas, como evasão da apoptose, resistência aos fatores inibidores de crescimento, emissão de seus próprios sinais mitogênicos, perda da diferenciação, aquisição de neovascularização e, em casos de tumores mais avançados, capacidade de invasão e metastatização. A identificação de novos marcadores tumorais pode ser valiosa no seguimento das pacientes, para a definição daquelas que se beneficiariam de terapia adjuvante ou de um tratamento primário mais agressivo[24].

O estudo de marcadores moleculares no carcinoma invasor do colo uterino é promissor, mas, até o momento, não apresenta aplicação na prática clínica. A expressão das proteínas p53, KI-67 e CD31 e da atividade da telomerase no tumor e nas margens vaginais de pacientes submetidas a tratamento cirúrgico para neoplasia invasora do colo uterino parecem se associar a outros fatores prognósticos[25,26,27]. O papel das micrometástases parametriais, identificadas por imunohistoquímica para citoqueratinas, em pacientes com parâmetrios livres ao exame histopatológico, necessita de melhor definição[28].

CRITÉRIOS DE RISCO PARA RECIDIVA

Os grupos de risco, intermediário e alto risco, foram definidos de acordo com a significância prognóstica de cada fator[29].

Risco intermediário

Os "critérios de Sedlis" (Tabela 2) são os fatores de risco intermediários e incluem invasão do estroma, envolvimento do espaço linfático capilar e tamanho tumoral[7,30]. O grupo de risco intermediário foi definido usando várias combinações desses três fatores em um estudo prospectivo, que foi conduzido pelo *Gynecologic Oncology Group* (GOG). Essa abordagem resultou nos seguintes critérios: a) LVSI + invasão profunda do estroma, b) LVSI + invasão média do estroma + tumor ≥ 2 cm, c) LVSI + invasão superfical do estroma + tumor ≥ 5 cm, d) ausência de LVSI, com invasa⊠o média ou profunda do estroma e tumor ≥ 4 cm[7,29].

Entretanto, fatores de risco potencialmente importantes para recorrência podem não estar limitados aos critérios de Sedlis. Fatores de risco adicionais a serem considerados incluem histologia do tumor (por exemplo, componente de adenocarcinoma) e margens cirúrgicas exíguas ou positivas[7].

Alto risco

Os "critérios de Peters" (Tabela 2) são os fatores de alto risco e incluem linfonodos pélvicos positivos, invasão parametrial e margem cirúrgica positiva. Metástase linfonodal é um fator de alto risco bem conhecido (Tabela 3)[31]. Pacientes com nódulo linfático têm um aumento em sua taxa de recorrência de até 40% no contexto pós-operatório em comparação com àqueles sem acometimento linfonodal. O nível anatômico de envolvimento nodal também parece estar relacionado ao risco de recorrência, com taxas de recorrência maiores quando há envolvimento linfonodal ilíaco comum ou para-aórtico, em relação a quando os linfonodos envolvidos estão confinados à pelve[29]. Estudos que avaliaram o estadiamento cirúrgico do linfonodo

Tabela 2. Critérios de risco para recidiva

Risco intermediário (critérios de Sedlis)	Alto risco (critérios de Peters)
Invasão linfovascular + invasão profunda do estroma	Margens positivas
Invasão linfovascular + invasão média do estroma + tumor ≥ 2 cm	Metástase linfonodal
Invasão linfovascular + invasão superfical do estroma + tumor ≥ 5 cm	Acometimento parametrial
Invasão média e profunda do estroma e tumor ≥ 4 cm	

Fonte: adaptada de Sedlis et al. (1999)[30]; Peters et al. (2000)[20].

Tabela 3. Risco de recorrência ganglionar

Estádio clínico	Pélvico	Periaórtico
IA1	< 1%	
IA2	6 - 7%	< 3%
IB	15%	10%
IIB	30%	20%

Fonte: adaptada de Piver et al. (1975)[31].

para-aórtico pré-tratamento constatou que cerca de 18% das pacientes com câncer cervical no estágio IB-IVA tinham metástase linfonodal para-aórtica[8].

TRATAMENTO ADJUVANTE

O tratamento adjuvante é indicado após histerectomia radical, dependendo dos achados cirúrgicos e do estádio da doença. A observação é apropriada para pacientes com doença em estádio IA2, IB ou IIA1 que têm linfonodos negativos, margens negativas, paramétrios negativos e nenhum fator de risco presente após histerectomia radical (Critérios de Sedlis). No entanto, o tratamento adjuvante é indicado após a histerectomia radical se fatores de risco patológicos forem encontrados[7].

A radioterapia (RT) pode ser usada como terapia adjuvante para pacientes operados para prevenir a recorrência locorregional, embora o uso da "modalidade dupla" seja desencorajado. Além disso, pode ser usada como terapia paliativa para alívio de sintomas em pacientes com doença avançada sem proposta terapêutica. A RT pós-operatória consiste em RT pélvica para atingir o leito tumoral e drenar a topografia linfonodal. Uma dose de 45–50 Gy é geralmente prescrita. A terapia de radiação modulada por intensidade (IMRT), uma técnica avançada e refinada de irradiação, vem sendo explorada no cenário pós-operatório para reduzir a toxicidade, e com bons resultados até o momento[8].

A RT pélvica externa é recomendada para pacientes de risco intermediário com quaisquer dois dos três fatores (tamanho do tumor maior que 4 cm, LVSI, invasão estromal profunda). Pacientes após histerectomia radical sem nenhum fator de risco para recidiva são consideradas pacientes com doença de baixo risco e não precisam de nenhuma terapia adjuvante[8].

A RT pélvica pós-operatória com quimioterapia concomitante com platina com (ou sem) braquiterapia vaginal é recomendada para pacientes com linfonodos pélvicos positivos, margem cirúrgica positiva e/ou paramétrio positivo. Quando esses fatores estão presentes, a doença é considerada de "alto risco". Os regimes de radiossensibilização recomendados incluem cisplatina (preferencial), carboplatina (se a paciente for intolerante à cisplatina) ou cisplatina/fluorouracil. Estudos mostraram melhora da sobrevida global e da sobrevida livre de doença com o uso da RT pélvica adjuvante, após acompanhamento das paciente a longo prazo (12 anos)[7].

O papel de reforço da braquiterapia vaginal após a RT pélvica não está claro. No entanto, pode ser considerada para pacientes com margens positivas, tumores grandes ou com invasão profunda do estroma, envolvimento parametrial ou vaginal ou LVSI extensa. A braquiterapia do manguito vaginal é geralmente aplicada no terço superior da vagina residual e inclui duas frações semanais de 6 Gy cada[8].

No caso de linfonodos para-aórticos positivos, e na ausência de metástases a distância, o tratamento recomendado é a RT de campo estendido (incluindo linfonodos pélvicos e para-aórticos) com quimioterapia concomitante contendo platina e com (ou sem) braquiterapia. Para pacientes com metástases a distância, o tratamento recomendado é a quimioterapia sistêmica com (ou sem) RT[7].

CONSIDERAÇÕES FINAIS

Constituem fatores prognósticos no carcinoma invasor do colo uterino: o estádio clínico, o tamanho tumoral, o tipo histológico, o grau de diferenciação, a LVSI, a profundidade da invasão estromal, a presença de metástases linfonodais e o acometimento de margens cirúrgicas.

O tratamento adjuvante pode ser indicado após histerectomia radical, dependendo desses fatores prognósticos. A RT pélvica externa é recomendada para pacientes de risco intermediário com quaisquer dois dos três fatores (tamanho do tumor maior que 4 cm, LVSI, invasão estromal profunda).

No caso de linfonodos para-aórticos positivos, deve ser considerada a RT de campo estendido. A RT pélvica com quimioterapia concomitante é indicada para mulheres com linfonodos positivos, margens cirúrgicas comprometidas e paramétrios positivos.

REFERÊNCIAS BIBLIOGRÁFICAS

1. Marth C, Landoni F, Mahner S, McCormack M, Gonzalez-Martin A, Colombo N, ESMO Guidelines Committee. Cervical cancer: ESMO Clinical Practice Guidelines for diagnosis, treatment and follow-up. Ann Oncol. 2017 Jul 1;28(suppl4):iv72-iv83.

2. Instituto Nacional do Câncer [Internet]. Tipos de câncer. Câncer do colo do útero. Ministério da Saúde: INCA; 2018 [cited 2020 Ago 12]. Avaiable from: https://www.inca.gov.br/tipos-de-cancer/cancer-do-colo-do-utero/ profissional-de-saude
3. National Cancer Institute [Internet]. Cancer types. Cervical Cancer. NIH [cited 2020 Ago 12]. Avaiable from: https://www.cancer.gov/ types/cervical/hp
4. Grigsby PW, Massad LS, Mutch DG, Powell MA, Thaker PH, McCourt C, et al. FIGO 2018 staging criteria for cervical cancer: Impact on stage migration and survival. Gynecol Oncol. 2020 Jun;157(3):639-43.
5. Singh N, Arif S. Histopathologic parameters of prognosis in cervical cancer--a review. Int J Gynecol Cancer. 2004;14(5):741-50.
6. Quinn MA, Benedet JL, Odicino F, Maisonneuve P, Beller U, Creasman WT, et al. Carcinoma of the cervix uteri. FIGO 6th Annual Report on the Results of Treatment in Gynecological Cancer. Int J Gynaecol Obstet. 2006;95 Suppl 1:S43-103.
7. National Comprehensive Cancer Network [Internet]. Clinical practice guidelines in oncology. Cervical cancer. Washington: NCCN; 2020 [cited 2020 Ago 12]]. Avaiable from: http://www.nccn.org/ professionals/physician_gls/f_guidelines.asp
8. Bhatla N, Aoki D, Sharma DN, Sankaranarayanan R. FIGO Cancer Report 2018. Cancer of the cervix uteri. Int J Gynaecol Obstet. 2018 Oct;143 Suppl 2:22-36.
9. Vale C, Tierney JF, Stewart LA, Brady M, Dinshaw K, Jakobsen A, et al. Chemoradiotherapy for cervical cancer meta-analysis collaboration. Reducing uncertainties about the effects of chemoradiotherapy for cervical cancer: a systematic review and meta-analysis of individual patient data from 18 randomized trials. J Clin Oncol. 2008;26(35):5802-12.
10. Robert ME, Fu YS. Squamous cell carcinoma of the uterine cervix: a review with emphasis on prognostic factors and unusual variants. Semin Diagn Pathol. 1990;7(3):173-81.
11. Trimbos JB, Lambeek AF, Peters AA, Wolterbeek R, Gaarenstroom KN, Fleuren GJ, et al. Prognostic difference of surgical treatment of exophytic versus barrel-shaped bulky cervical cancer. Gynecol Oncol. 2004;95(1):77-81.
12. Rotman M, Sedlis A, Piedmonte MR, Bundy B, Lentz SS, Muderspach LI, et al. A phase III randomized trial of postoperative pelvic irradiation in Stage IB cervical carcinoma with poor prognostic features: follow-up of a gynecologic oncology group study. Int J Radiat Oncol Biol Phys. 2006;65(1):169-76.
13. Lai CH, Hsueh S, Hong JH, Chang TC, Tseng CJ, Chou HH, et al. Are adenocarcinomas and adenosquamous carcinomas different from squamous carcinomas in stage IB and II cervical cancer patients undergoing primary radical surgery? Int J Gynecol Cancer. 1999;9(1):28-36.
14. Shimada M, Kigawa J, Nishimura R, Yamaguchi S, Kuzuya K, Nakanishi T, et al. Ovarian metastasis in carcinoma of the uterine cervix. Gynecol Oncol. 2006;101(2):234-37.
15. Noviello MB, Silva-Filho AL, Traiman P, Triginelli SA, Noviello M, Pedrosa MS, et al. Inter- and intraobserver variability in the assessment of tumor grade and lymphovascular space invasion in patients with squamous cell carcinoma of the cervix. Eur J Obstet Gynecol Reprod Biol. 2008;138(2):246-48.
16. Stock RJ, Zaino R, Bundy BN, Askin FB, Woodward J, Fetter B, et al. Evaluation and comparison of histopathologic grading systems of epithelial carcinoma of the uterine cervix: Gynecologic Oncology Group studies. Int J Gynecol Pathol. 1994;13(2):99-108.
17. Denny L, Hacker NF, Gori J, Jones III HW, Ngan HYS, Pecorelli S. Staging classifications

and clinical practice guidelines for gynaecologic cancers [Internet]. London: International Federation of Gynecology and Obstetrics. Committee on Gynecologic Oncology; 2006 [cited 2020 Jul 20]. Available from: http://www.figo.org/publications

18. Silva-Filho AL, Reis FM, Traiman P, Pedrosa MS, Miranda D, Triginelli SA. Clinicopathological features influencing pelvic lymph node metastasis and vaginal and parametrial involvement in patients with carcinoma of the cervix. Gynecol Obstet Invest. 2005;59(2):92-6.
19. Kim SM, Choi HS, Byun JS. Overall 5-year survival rate and prognostic factors in patients with stage IB and IIA cervical cancer treated by radical hysterectomy and pelvic lymph node dissection. Int J Gynecol Cancer. 2000;10(4):305-312.
20. Peters WA 3rd, Liu PY, Barrett RJ 2nd, Stock RJ, Monk BJ, Berek JS, et al. Concurrent chemotherapy and pelvic radiation therapy compared with pelvic radiation therapy alone as adjuvant therapy after radical surgery in high-risk early-stage cancer of the cervix. J Clin Oncol. 2000;18(8):1606-13.
21. Richard SD, Krivak TC, Castleberry A, Beriwal S, Kelley JL 3rd, Edwards RP, et al. Survival for stage IB cervical cancer with positive lymph node involvement: a comparison of completed vs. abandoned radical hysterectomy. Gynecol Oncol. 2008;109(1):43-8.
22. Wright JD, Grigsby PW, Brooks R, Powell MA, Gibb RK, Gao F, et al. Utility of parametrectomy for early stage cervical cancer treated with radical hysterectomy. Cancer. 2007;110(6):1281-6.
23. Viswanathan AN, Lee H, Hanson E, Berkowitz RS, Crum CP. Influence of margin status and radiation on recurrence after radical hysterectomy in Stage IB cervical cancer. Int J Radiat Oncol Biol Phys. 2006;65(5):1501-07.
24. Hahn WC, Weinberg RA. Rules for making human tumor cells. N Engl J Med. 2002;347(20):1593-603.
25. Silva-Filho AL, Traiman P, Triginelli SA, Reis FM, Pedrosa MS, Miranda D, et al. Expression of p53, Ki-67, and CD31 in the vaginal margins of radical hysterectomy in patients with stage IB carcinoma of the cervix. Gynecol Oncol. 2004;95(3):646-54.
26. Santos-Filho AS, Triginelli SA, Traiman P, Cunha-Melo JR, Silva-Filho AL. Missing association between telomerase activity and clinicopathological features in patients with early stage carcinoma of the cervix. Arch Gynecol Obstet. 2007;275(1):13-7.
27. Silva-Filho AL, Traiman P, Triginelli SA, Reis FM, Pedrosa MS, Miranda D, et al. Association between CD31 expression and histopathologic features in stage IB squamous cell carcinoma of the cervix. Int J Gynecol Cancer. 2006;16(2):757-62.
28. Cândido EB, Silva-Filho AL, Triginelli SA, Pedrosa MS, Macarenco R, Porto L, et al. Histopathological and immunohistochemical (cytokeratins AE1/AE3) study of the parametrium of patients with early stage cervical cancer. Eur J Obstet Gynecol Reprod Biol. 2008;141(1):58-63.
29. Takekuma M, Kasamatsu Y, Kado N, Kuji S, Tanaka A, Takahashi N, et al. The issues regarding postoperative adjuvant therapy and prognostic risk factors for patients with stage I-II cervical cancer: A review. J Obstet Gynaecol Res. 2017 Apr;43(4):617-626.
30. Sedlis A, Bundy BN, Rotman MZ, Lentz SS, Muderspach LI, Zaino RJ. A randomized trial of pelvic radiation therapy versus no further therapy in selected patients with stage IB carcinoma of the cervix after radical hysterectomy and pelvic lymphadenectomy: A Gynecologic Oncology Group Study. Gynecol Oncol. 1999 May;73(2):177-83.
31. Piver MS, Chung WS. Prognostic significance of cervical lesion size and pelvic node metastases in cervical carcinoma. Obstet Gynecol.1975 Nov;46(5):507-10.

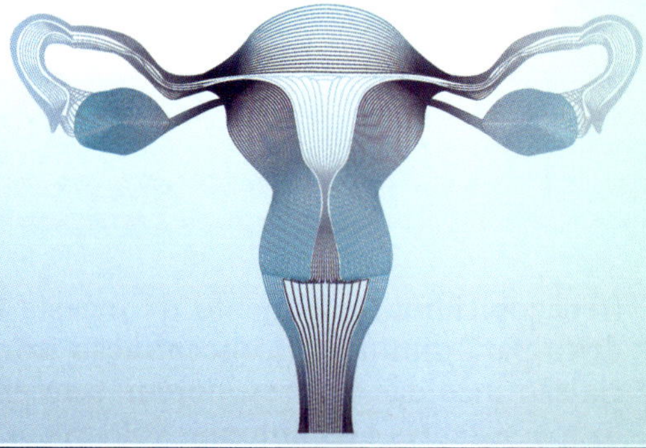

capítulo 24

Cuidados com a paciente após quimioterapia e radioterapia concomitante

▶ Georgia Fontes Cintra

INTRODUÇÃO

O câncer de colo do útero (CCU) é o 3º câncer mais prevalente em mulheres no Brasil. Comparado com outros cânceres ginecológicos, o CCU afeta mulheres mais jovens, com o pico de incidência ocorrendo na faixa etária de 45 a 50 anos[1]. Com a tendência secular de postergar a maternidade e a maior participação feminina no mercado de trabalho, os impactos sociais e econômicos causados por esta neoplasia são evidentes: dados do estudo EVITA com 593 mulheres de 16 centros brasileiros mostraram que, após o tratamento do CCU, as mulheres tinham um risco maior de perderem o emprego e se divorciarem[2].

Felizmente, o refinamento das técnicas cirúrgicas e o desenvolvimento de novas tecnologias na radioterapia têm promovido um aumento na sobrevida destas pacientes, mesmo em tumores localmente avançados[3]. Por isso, as mulheres sobreviventes do tratamento do CCU podem viver muitos anos com as consequências do tratamento oncológico, sendo fundamental que o médico ginecologista que esteja realizando o seguimento saiba reconhecer os sinais e sintomas das complicações e manejá-las.

As principais complicações do tratamento com quimioterapia e radioterapia concomitantes são: disfunção urinária, disfunção intestinal, disfunção sexual, disfunção hormonal (falência ovariana prematura), linfedema, fadiga e transtornos psicológicos[3].

DISFUNÇÃO URINÁRIA

A incidência de disfunção urinária persistente após tratamento com quimioterapia e radioterapia concomitantes varia entre os estudos, mas estima-se que, em torno de 20% mantenham sintomas urológicos após 2 anos do tratamento[4]. A radioterapia provoca dano celular nos tecidos adjacentes ao órgão-alvo com consequente necrose e/ou fibrose, o que pode causar:

- Lesão neural com hipo ou hiperatividade do detrusor;
- Fibrose com diminuição da capacidade vesical;
- Ulcerações na mucosa vesical;
- Fístula vesicovaginal ou ureterovaginal;
- Estenose ureteral com consequente hidronefrose e perda de função renal.

Os principais sintomas relatados pelas pacientes são polaciúria, urgência miccional, disúria, hematuria e incontinência urinária.

A prevalência dos sintomas diminui após dois anos[5], e por isso, tenta-se manejo conservador nos primeiros meses após o tratamento.

Sintomas irritativos como disúria e polaciúria são frequentemente confundidos com infecção do trato urinário. Deve-se evitar antibioticoterapia empírica, com preferência de confirmação da infeção com urocultura, uma vez que alterações no exame de urina (elementos anormais do sedimento) não são incomuns. Afastada causa infecciosa, alternativas medicamentosas como analgésicos do trato urinário (fenazopiridina) e aumento da ingesta hídrica para diminuir a concentração urinária são medidas eficazes, porém, sem efeitos persistentes e os sintomas voltam com a descontinuação do tratamento.

Fístula vesicovaginal radioinduzida pode ser manejada de forma conservadora com cateterismo vesical de demora, porém, com taxa de sucesso de 15% e apenas em fístulas pequenas[6].

Estenose ureteral pode ser manejada inicialmente com colocação de cateter ureteral (duplo-J) ou nefrostomia. A causa (fibrose), no entanto, não é resolvida e frequentemente recidiva após a retirada do cateter. Reimplante ureteral é uma alternativa, porém, com maiores taxas de complicação devido à hipovascularização do tecido irradiado[6].

Hematúria franca e com repercussão inicialmente deve ser conduzida com irrigação vesical com soro fisiológico gelado. Se o sintoma for recorrente, a alternativa mais eficiente é a oxigenoterapia em câmara hiperbárica[3,5].

DISFUNÇÃO INTESTINAL

Até 90% das pacientes relatam alterações do hábito intestinal após a radioterapia pélvica e até 50% afirmam que esses sintomas afetam negativamente a qualidade de vida. A fisiopatogenia da retite/colite/enterite actínica é a endarterite obliterante radioinduzida com consequente isquemia crônica da mucosa, o que provoca atrofia e fibrose. As consequências são diarreia, esteatorreia, mucorreia, urgência, tenesmo, incontinência fecal e hematoquezia[7]. A diarreia e a esteatorreia podem ser causadas por disabsorção, supercrescimento bacteriano ou redução crônica na absorção de sal biliar. O sangramento retal é o sintoma mais comum, ocorrendo em 29% a 51% das pacientes.

O tratamento dos sintomas crônicos da proctite actínica deve ter como foco a melhoria da qualidade de vida.

Supercrescimento bacteriano deve ser tratado com antibioticoterapia com cobertura para gram-negativos por 2 semanas e, eventualmente, antibiótico profilático dois a três dias por mês. Diarreia disabsortiva deve ser tratada com dieta pobre em triglicerídeo de cadeia média, com agentes antidiarreicos pré-prandiais como a loperamida e/ou sequestrador de ácidos biliares, como a colestiramina[8]. O tratamento para a incontinência fecal por radiação não está bem estabelecido, mas pode incluir fisioterapia pélvica, biofeedback, uso criterioso de medicamentos antidiarreicos e agentes formadores de volume de fezes. O apoio social, incluindo maior acesso a banheiros públicos, é essencial para reduzir o impacto na qualidade de vida. Se todas as outras modalidades de tratamento falharem e o impacto na qualidade de vida for justificável, pode-se propor colostomia.

Perfuração actínica é rara, porém, potencialmente letal. As pacientes devem ser alertadas a procurarem a emergência caso apresentem dor abdominal persistente, parada na eliminação de gazes, náuseas e vômitos ou febre.

Pacientes com hematoquezia devem ser avaliadas por retossigmoidoscopia ou colonoscopia. Confirmada a retite actínica, enema de sucralfato é a primeira linha de tratamento, sendo mais eficaz do que os corticosteroide ou mesalazina retais. Sangramentos persistentes podem ser manejados por intervenção endoscópica: coagulação com plasma de argônio, terapia a laser ou aplicação de formalina. Em casos refratários, a oxigenioterapia em câmara hiperbárica parece ter a capacidade de reverter pelo menos parcialmente as alterações isquêmicas induzidas pela radiação por meio do estímulo de angiogênese[9]. A limitação é o acesso a esta tecnologia.

DISFUNÇÃO SEXUAL

A maioria das pacientes com CCU tratadas com radioterapia terá alguma disfunção sexual[10]. Como já mencionado, a radioterapia provoca endarterite obliterante com consequente isquemia crônica da mucosa, atrofia e fibrose, causando perda da elasticidade, sinéquia e encurtamento vaginal. Além disso, a radioterapia pélvica provoca falência ovariana prematura e hipoestrogenismo e síndrome geniturinária associada. As mulheres relatam dispareunia, sinusorragia, secura vaginal, falta de libido e dificuldade de ter prazer no ato sexual. Tais sintomas, apesar de frequentes e com impacto documentado na qualidade de vida[10], são repetidamente negligenciados pelos profissionais de saúde, o que obriga as mulheres a conviverem com desconforto sexual e prejuízos no relacionamento íntimo. A sexualidade feminina ainda é vista como um tabu e muitas mulheres não se queixam espontaneamente quando apresentam disfunção sexual. Por isso, é fundamental que o profissional de saúde faça indagações direcionadas de forma acolhedora e com a intenção de intervir sempre que possível.

Poucas intervenções foram estudadas e não há nenhum ensaio clínico randomizado tratando deste assunto, sendo assim, as orientações são baseadas em estudos observacionais com os vieses inerentes.

Das intervenções conhecidas, o uso de dilatadores vaginais parece ser o de maior impacto na minimização dos efeitos adversos da radioterapia, melhorando o comprimento vaginal e a elasticidade. Quanto mais precoce inicia-se a dilatação, melhores resultados são alcançados. Recomenda-se iniciar a dilatação 4 a 6 semanas após o término da radioterapia e

Tabela 1. Principais sintomas após radioterapia e intervenções possíveis. Avaliação individualizada e com enfoque na melhora da qualidade de vida é fundamental

	Sintomas	Tratamento
Disfunção urinária	Cistite actínica com sintomas irritativos	Analgésicos urinários (fenazopiridina)
	Bexiga hiperativa	Anticolinérgicos
	Hematúria	Irrigação vesical Intervenção endoscópica Oxigenioterapia hiperbárica
Disfunção intestinal	Hematoquezia	Enema de sucralfato Intervenção endoscópica Oxigenioterapia hiperbárica
	Diarreia	Re-educação alimentar Antidiarreicos pré-prandiais Colestiramina
	Incontinência fecal	Fisioterapia Bio feedback Derivação intestinal (ostomia)
Disfunção sexual	Secura vaginal	Lubrificantes Estrógeno vaginal
	Sinéquia e encurtamento vaginal	Dilatadores vaginais
	Perda de líbido	Terapia de reposição hormonal Terapia comportamental Yoga, meditação, Mindfulness

utilizar em uma frequência de 3 vezes por semana durante 10 minutos[11]. A sinéquia e o encurtamento vaginal podem ocorrer mesmo anos após o término do tratamento e, por este motivo, não há prazo para interromper a dilatação.

Uso de lubrificantes deve ser encorajado para diminuir a sensação de secura vaginal, dispareunia e sinusorragia. Outras intervenções estudadas são a fisioterapia pélvica e a prática regular de atividade física. Apesar de o laser de CO_2 e a radiofrequência terem apresentado resultados promissores no tratamento da atrofia secundária ao hipoestrogenismo, não há estudos mostrando eficácia ou segurança em pacientes submetidas à radioterapia.

É importante ressaltar que o antecedente de câncer de colo de útero não é contraindicação para uso de reposição hormonal, mesmo nos adenocarcinomas[12]. Pacientes sintomáticas podem receber estrogênio tópico e sistêmico, com a ressalva de que, quando não foram histerectomizadas, mesmo após radioterapia pélvica, deve-se associar progestagênio.

CONSIDERAÇÕES FINAIS

Pacientes que trataram o câncer de colo de útero são diagnosticadas em sua maioria em idade jovem e sofrem por longos anos as consequências do tratamento, com impacto emocional, social e profissional. O médico responsável pelo acompanhamento tem como objetivo realizar a vigilância oncológica, mas também garantir que esta paciente tenha a vida mais plena e com menor impacto possível do tratamento oncológico.

REFERÊNCIAS BIBLIOGRÁFICAS

1. Instituto Nacional de Câncer. Estimativa 2020. Incidência do Câncer no Brasil. Rio de Janeiro: INCA;2020.
2. Nogueira-Rodrigues A, Melo A, Calabrich A, et al. 42 Social and economic impact of cervical cancer in Brazil: analysis of EVA/EVITA cohort study (LACOG 0215) International Journal of Gynecologic Cancer. 2019;29:A25.
3. Krista SP, Lari W, Mindy BM, Kristine RP. Cervical cancer survivorship: long-term quality of life and social support. Clinical Therapeutics. 2015; 37(1).
4. Klee M, Thranov I, Machin D. The patients' perspective on physical symptoms after radiotherapy for cervical cancer. Gynecol Oncol. 2000;76:14.
5. Denton AS, Clarke NW, Maher EJ. Non-surgical interventions for late radiation cystitis in patients who have received radical radiotherapy to the pelvis. Cochrane Database Syst Rev 2002.
6. Wit EM, Horenblas S. Urological complications after treatment of cervical cancer. Nature Reviews Urology. 2014 Feb;11(2):110-17.
7. Johnston MJ, Robertson GM, Frizelle FA. Management of late complications of pelvic radiation in the rectum and anus: a review. Diseases of the colon and rectum. 2003 Feb;46(2):247-59.
8. Andreyev J. Gastrointestinal symptoms after pelvic radiotherapy: a new understanding to improve management of symptomatic patients. The Lancet Oncology. 2007 Nov;8(11):1007-17.
9. Bennett MH, Feldmeier J, Hampson N, Smee R, Milross C. Hyperbaric oxygen therapy for late radiation tissue injury. The Cochrane database of systematic reviews. 2012.
10. Bergmark K, Avall-Lundqvist E, Dickman PW, et al. Vaginal changes and sexuality in women with a history of cervical cancer. N Engl J Med. 1999;340:1383.
11. Miles T, Johnson N. Vaginal dilator therapy for women receiving pelvic radiotherapy. Cochrane Database of Systematic Reviews. 2014, Issue 9.
12. Rees M, Angioli R, Coleman RL, et al. Int J Gynecol Cancer. 2020;30:428-33.

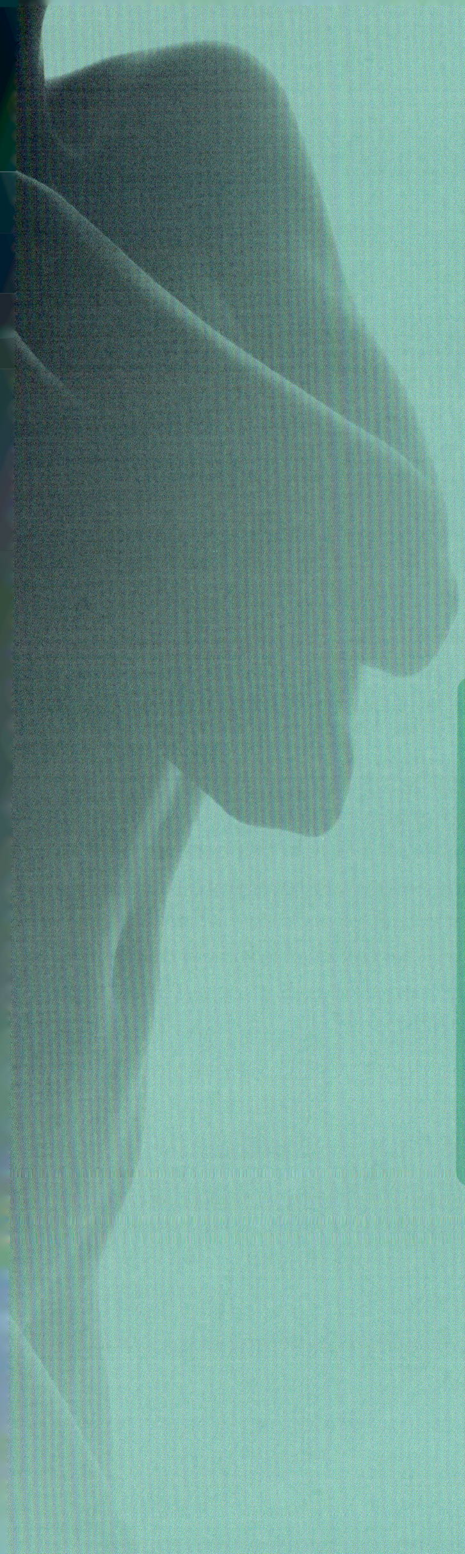

Seção **6**

DIAGNÓSTICO EM MASTOLOGIA. O QUE EU PRECISO SABER?

DIAGNÓSTICO EM MASTOLOGIA. O QUE EU PRECISO SABER?

▶ Ivo Carelli

O ginecologista é, por excelência, o médico da mulher. E um dos aspectos fundamentais da consulta ginecológica é a detecção precoce do câncer de mama, realizada principalmente pelo exame de mamografia na população de risco habitual e, associada à ressonância magnética nos casos de alto risco[1]. O exame físico apesar de diagnosticar casos mais avançados e palpáveis, é o início e o básico para o planejamento terapêutico.

O autoexame, apesar dos estudos não demonstrarem diminuição nas taxas de mortalidade, tem seu valor à medida que, muitas mulheres brasileiras não realizam mamografia de rastreamento. Sendo assim, é melhor diagnosticar um tumor perceptível pela paciente com 2 cm do que 6 cm. O câncer de mama é a maior causa de mortalidade por câncer entre as mulheres (500 mil mortes/ano)[2]. É o que apresenta maior evidência de benefícios no rastreamento. No entanto, a grande incerteza, é qual o tipo de população que deveria ser rastreada.

Dados controversos são: devemos considerar somente a população com fatores de risco, idade do início, término e periodicidade? E qual o método ideal? Outro fator polêmico está relacionado com o ***overdiagnosis,*** falso positivo e eficácia do tratamento sistêmico. Consenso robusto e universalmente recomendado é o rastreamento mamográfico entre 50 e 69 anos[3]. Dúvidas e ausência de unanimidade existem na periodicidade (anual, bianual, trianual), idade entre 40 e 49 anos e, pacientes idosas acima dos 74 anos. Na população de alto risco, a ressonância magnética a partir de 25 anos associada à mamografia após os 30 anos, anualmente, é o padrão ouro[4].

Após indicar o rastreamento adequado para cada tipo de paciente, o ginecologista receberá o laudo da mamografia e deverá estar familiarizado com o método de classificação das imagens em mastologia (BIRADS)[5], que apresenta sete categorias sendo as principais:

- **Categoria 0** – necessita de exames adicionais (magnificação, compressão localizada, ultrassonografia).
- **Categoria 1 e 2** – achados benignos.
- **Categoria 3** – lesões provavelmente benignas (98%). Necessitam de controle por imagem em 6, 12 e 24 meses (verificar estabilidade da lesão).
- **Categoria 4** – suspeita de malignidade. Necessitam de biópsia preferencialmente por agulha grossa (core biopsy ou mamotomia).
- **Categoria 5** – alta probabilidade de malignidade.
- **Categoria 6** – lesões malignas diagnosticadas que retornam de tratamento neoadjuvante para verificar a resposta e planejamento cirúrgico.

O ultrassom é o método auxiliar da mamografia. É indicado em mamas com maior densidade mamográfica; na diferenciação de lesões sólidas/císticas; caracterização de massas palpáveis; para gestantes e lactantes; fluxo papilar e pacientes jovens. É padrão ouro na orientação de biópsias de mamas ou linfonodos axilares com lesões visualizadas pelo ultrassom. Tem como achados: tumores de limites regulares com largura maior que a altura, tipo ovalada que normalmente são benignas. Tumores suspeitos com limites irregulares, margens anguladas, altura maior que largura podendo ter ou não atenuação do feixe acústico sonoro (sombra acústica posterior). Apresentam reforço acústico posterior na presença de líquido (cistos). Nas lesões intraductais podem diferenciar tumores vascularizados de secreções espessas, com auxílio do doppler. A biópsia de mama é método de diagnóstico definitivo do tipo de doença mamária, quer seja citológica ou principalmente histológica. Pode ser realizada por punção com agulha fina, grossa ou cirúrgica. Atualmente, a imensa maioria das pacientes tem seu diagnóstico confirmado, antes da cirurgia, por biópsia de agulha grossa (core biopsy). A punção aspirativa com agulha fina (paaf) é método simples, econômico e muito útil em serviços que dispõem de citologistas habilidosos. Não é o que acontece com a imensa maioria dos locais. Podem apresentar altas taxas de material insuficiente e falsos negativos. Tem forte indicação atualmente na biópsia de linfonodos suspeitos antes de tratamentos neoadjuvantes. A punção com agulha grossa é padrão ouro na presença de massas palpáveis ou não. A core biopsy tem indicação em tumores acima de 5 mm e, a mamotomia em tumores menores ou calcificações amorfas (BIRADS)[5].

A ressonância magnética é método importante para detecção de câncer, verificação de integridade dos implantes e extensão da doença (extensão do tumor, focos adicionais incidentais). Apresenta maior sensibilidade nos carcinomas infiltrativos. Portanto, é indicada para carcinoma oculto, extensão da doença e contralateralidade, resposta à neoadjuvância, recidivas, mamografias ou USG duvidosas e, no alto risco[6].

Para aumentar a segurança do diagnóstico do câncer de mama, os exames de radiologia têm se aperfeiçoado e usado a tomossíntese mamária, também conhecida por mamografia 3D, sendo a forma mais moderna e eficaz para rastrear nódulos ou tumores. O exame 3D é indicado para rastrear qualquer tipo de lesão na mama, pois tem as mesmas indicações que a mamografia 2D, além de apresentar maior sensibilidade com taxas maiores de detecção e menor índice de reconvocações[7].

A mamografia com contraste (MCC), que se assemelha à ressonância magnética por ser dirigida a buscar neovascularização, tem sensibilidade e especificidade melhores que a mamografia digital convencional. A interpretação dos achados não é afetada pela densidade da mama e as lesões são mais facilmente discriminadas que a mamografia convencional. Como se utiliza o contraste iodado, reações graves de hipersensibilidade ocorrem em até 4 a cada 10.000 injeções, sendo fatais em uma a cada 100.000 a 170.000 casos[8]. É indicada em situações específicas, como as atendidas hoje pela ressonância magnética: estadiamento, rastreamento de mulheres de altíssimo risco, esclarecimento de achados de mamografia de difícil análise.

REFERÊNCIAS BIBLIOGRÁFICAS

1. Bleyer A, Welch HG . Effect of three decades of screening mammography on breast-cancer incidence. N Engl J Med. 2012 Nov;367(21):1998-2005.
2. Forouzanfar MH, Foreman KJ, Delossantos AM, Lozano R, Lopez AD, Murray CJ, Naghavi M . Breast and cervical cancer in 187 countries between 1980 and 2010: a systematic analysis. Lancet. 2011 Oct;378(9801):1461-84. Epub 2011 sep. 14.
3. Nelson HD, Fu R, Cantor A, Pappas M, Daeges M, Humphrey L. Effectiveness of breast cancer screening: systematic review and meta-analysis to update the 2009 US Preventive Services Task Force Recommendation. Ann Intern Med. 2016 Feb;164(4):244-55. Epub 2016 jan. 12.
4. National Comprehensive Cancer Network. NCCN Clinical Practice Guidelines in Oncology. Genetic/familial high-risk assessment: Breast and ovarian. Available from: https://www.nccn.org/professionals/ physician_gls/pdf/genetics_bop.pdf. Acesso em: 04 fev. 2020.
5. D'Orsi CJ, Sickles EA, Mendelson EB, Morris EA, et al. (Eds). American College of Radiology. American College of Radiology Breast Imaging Reporting and Data System BIRADS, 5th ed. American Colege of Radiology, Reston, VA 2013.
6. DeMartini WB, et al. Breast MRI in community practice: equipment and imaging techniques at facilities in the Breast Cancer Surveillance Consortium. J Am Coll Radiol. 2010;7(11):878.
7. Digital tomosynthesis in breast imaging. Niklason LT, et al. Radiology. 1997;205(2):399.
8. Mori M, Akashi-Tanaka S, Suzuki S, Daniels MI, Watanabe C, Hirose M, Nakamura S. Diagnostic accuracy of contrast-enhanced spectral mammography in comparison to conventional full-field digital mammography in a population of women with dense breasts. Breast Cancer. 2017;24(1):104. Epub 2016 mar. 4.

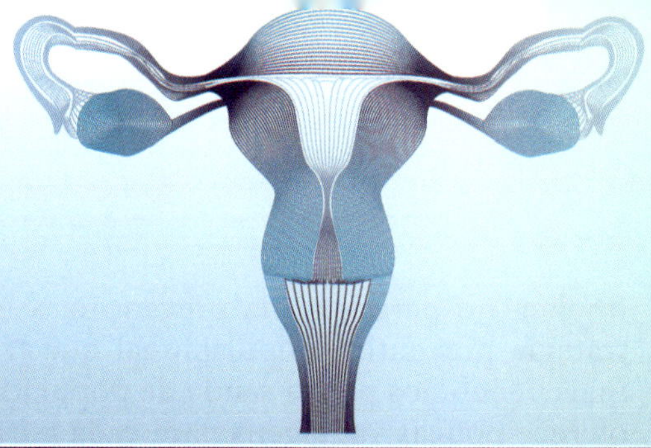

capítulo 25

Rastreamento atual do câncer de mama: realidade x *fake news*

- Giuliano Tavares Tosello
- Henrique Lima Couto
- Nayara Carvalho de Sá

INTRODUÇÃO

A incidência e mortalidade por câncer vêm aumentando rapidamente em todo mundo. Em 2018, foi estimado 18 milhões de casos novos e 9 milhões de mortes no mundo por câncer. O principal motivo para o aumento da incidência de câncer é o envelhecimento da população mundial.

O câncer de mama é o mais frequente e o que mais causa morte por câncer entre as mulheres no mundo com estimativa de aproximadamente 2 milhões de casos novos e 600 mil mortes em 2018[1]. O Instituto Nacional de Câncer (INCA) estimou no Brasil, para o ano de 2020, 66 mil casos novos e 17 mil mortes por câncer de mama[2]. Dessa forma, o câncer de mama é um problema de saúde pública em todo o mundo o que justifica os esforços para sua prevenção e diagnóstico em estádio inicial.

Segundo a Organização Mundial de Saúde (OMS), o rastreamento do câncer de mama compõe as estratégias de detecção precoce da neoplasia e está baseado na realização sistemática da mamografia em mulheres assintomáticas. O objetivo do rastreamento é identificar lesões pré-malignas ou carcinomas pré-clínicos, com a possibilidade de mudar a história natural da doença e reduzir a mortalidade específica[2].

PROGRAMA DE RASTREAMENTO ONCOLÓGICO

O rastreamento oncológico tem a função de prevenção secundária, ou seja, detectar a doença em um estágio pré-clínico, sendo possível tratar com terapias mais eficazes, menos agressivas e mais custo efetivo. O principal objetivo do rastreio é reduzir a mortalidade em decorrência da doença e os benefícios de um programa dependem da extensão temporal e da adesão da população às suas recomendações e aos exames de triagem[3].

O rastreamento da população com risco habitual depende de grandes esforços para sensibilizar a população assintomática a realizar a mamografia, da disponibilidade de mamógrafos, de recursos humanos e financeiros destinados a esse propósito. A abordagem populacional implica no paradoxo da prevenção: a estratégia preventiva populacional que traz mais benefícios para a saúde da população oferece poucas vantagens para cada participante individualmente[4].

MAMOGRAFIA

A mamografia é a pedra fundamental no rastreamento do câncer de mama e o único método isolado com comprovada redução da mortalidade pela neoplasia apresentada por vários estudos randomizados controlados[6,7,8]. Dados mais recentes, na análise de mais de meio milhão de mulheres entre 40 a 69 anos, o rastreamento reduziu em 34% a mortalidade e em 25% a incidência de câncer em estádio avançado (Figuras 1 e 2). Não existem estudos randomizados controlados que comprovem a diminuição de morte

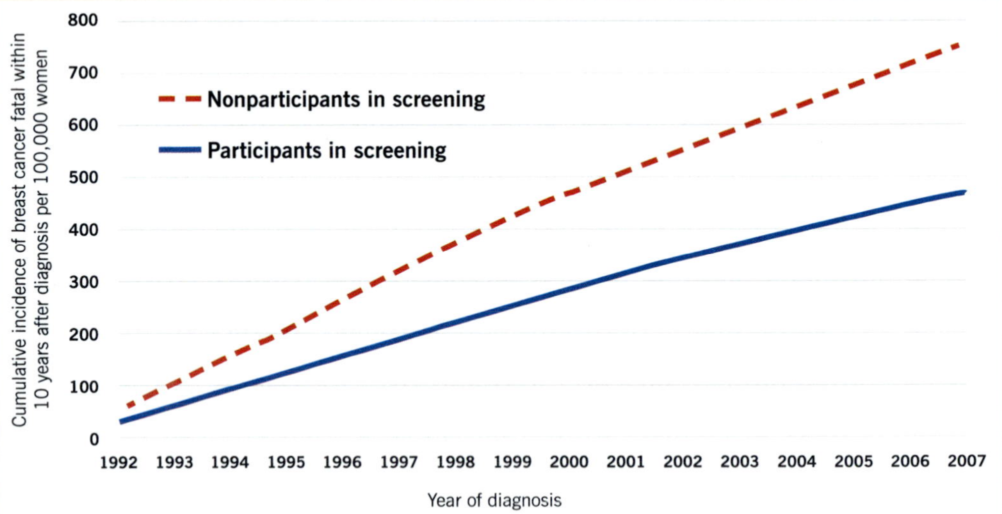

Fonte: Duffy et al. (2020)[12].

Figura 1. Incidência cumulativa de câncer de mama fatal em mulheres submetidas e não submetidas a rastreamento mamográfico.

específica para câncer de mama utilizando outros métodos de imagem isoladamente. Apesar disso, existem estudos que comprovam o aumento de taxa de detecção de câncer de mama em populações específicas como a utilização da ultrassonografia em conjunto com a mamografia em mulheres com mamas densas ou a incorporação da ressonância magnética a mulheres de alto risco[9,10].

Sabemos da diminuição da sensibilidade da mamografia em mulheres abaixo dos 50 anos, principalmente nas com mamas densas. Estudos recentes também comprovam a redução da mortalidade em mulheres rastreadas com mamografia entre 40 anos e 50 anos. Um ensaio clínico randomizado britânico publicado em 2020, com 23 anos de seguimento, avaliou o efeito do rastreamento mamográfico anual em mulheres entre 40 a 48 anos e demonstrou redução de 25% na mortalidade por câncer de mama nos primeiros 10 anos de rastreamento (Figura 3).

Essa informação é de extrema importância e valida a mamografia como método de rastreamento eficaz entre 40 e 50 anos. A população brasileira tem câncer de mama em idade mais precoce quando comparada às populações dos Estados Unidos e Europa. Aproximadamente 1/3 de todos os cânceres de mama diagnosticados no Brasil e América Latina são em mulheres abaixo dos 50 anos, enquanto nos Estados

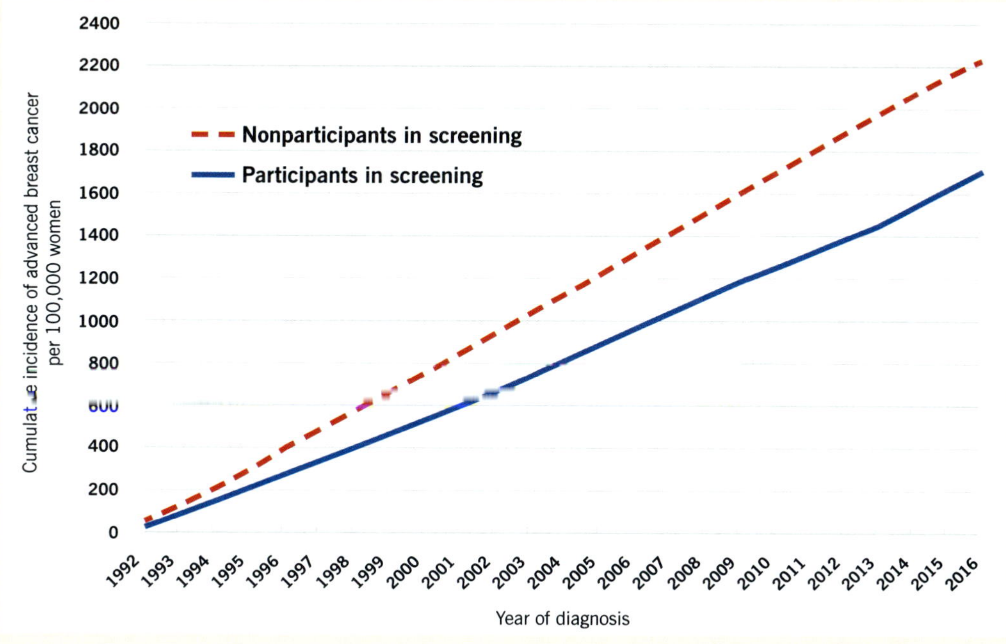

Fonte: Duffy et al. (2020)[12].

Figura 2. Risco cumulativo de câncer de mama avançado em mulheres submetidas e não submetidas ao rastreamento mamográfico.

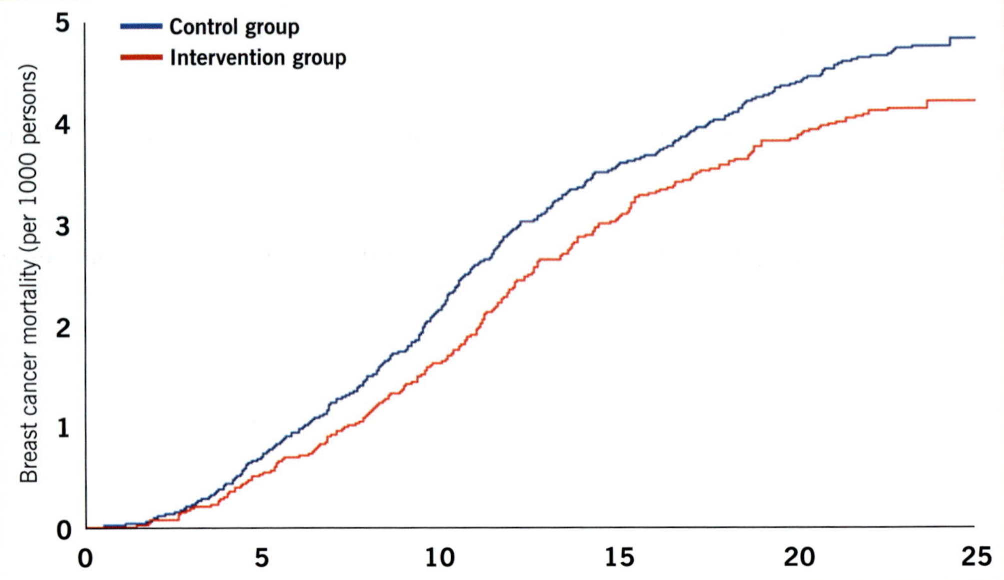

Fonte: Moss et al. (2006)[13].

Figura 3. Mortalidade por câncer de mama em mulheres dos 40 aos 48 anos submetidas e não submetidas ao rastreamento mamográfico.

Unidos e alguns países da Europa o câncer de mama abaixo dos 50 anos representa menos de 20% dos casos[11].

Neste contexto, a Sociedade Brasileira de Mastologia (SBM), o Colégio Brasileiro de Radiologia (CBR) e a Federação Brasileira das Associações de Ginecologia e Obstetrícia (Febrasgo) recomendam que o rastreamento mamográfico seja iniciado a partir dos 40 anos e realizado de forma anual na população de risco habitual[14]. De acordo com Kopans, a única razão para não realizar a triagem anual é econômica, pois a redução do tempo entre os exames permite a detecção de tumores agressivos, especialmente na população mais jovem[15].

Sobre a duração do rastreamento, as recomendações quanto ao rastreamento em mulheres acima de 70 anos não são homogêneas, com dados insuficientes para conclusões definitivas. Assim, cada caso deve ser avaliado individualmente, considerando a saúde global e expectativa de vida da paciente. A partir dos 75 anos, a SBM, CBR e Febrasgo recomendam manter o rastreamento enquanto a mulher tiver boa saúde e com expectativa de vida de pelo menos 7 anos[16].

Existem dois modelos de rastreamento: organizado e oportunístico, e na prática, a aplicação de cada modelo está relacionada à capacidade do sistema de saúde em oferecer condições para a sua sistematização[17].

Rastreamento organizado

Trata-se de um modelo sistematizado em que as instituições têm o controle das pessoas habilitadas a participarem do rastreamento, sendo convidadas para a realização dos exames. Por ter um domínio maior da informação e melhor pactuação de tarefas entre os níveis de saúde, apresenta melhor custo-efetividade. Trata-se de um programa estruturado que oferece o rastreamento, diagnóstico, tratamento e seguimento clínico[5]. Entretanto, para ser efetivo deve prover a cobertura de mais de 70% da população-alvo[3].

Rastreamento oportunístico

Trata-se de um modelo não sistematizado em que não há controle e vigilância das mulheres rastreadas, nem o cumprimento do intervalo entre as etapas[18]. Os exames de rastreamento são solicitados em ocasiões pontuais, em campanhas ou quando a pessoa procura o serviço de saúde por outro motivo. Este é o modelo que é praticado no Brasil e se mostra menos efetivo na redução da mortalidade e mais oneroso para o sistema[5].

No Brasil, menos de 25% da população-alvo consegue fazer a mamografia no Sistema Único de Saúde. Os estudos que validaram a mamografia como método de rastreamento para diminuir morte por câncer de mama demonstraram efetividade quando 70% ou mais da população-alvo realizava a mamografia[19]. A não efetividade em atingir o mínimo necessário da população-alvo para realizar a mamografia atrelada à demora no diagnóstico e tratamento das mulheres com câncer de mama são as causas de ainda não termos conseguido diminuir as mortes por essa doença no Brasil[19].

EFEITOS ADVERSOS DO RASTREAMENTO

Os principais efeitos adversos do rastreamento mamográfico são os falsos-positivos, o "overdiagnosis" e associado a esses, o "overtreatment". Os falsos-positivos englobam reconvocações para incidências mamográficas adicionais e até mesmo biópsias com resultados benignos, o que gera ansiedade e aumento de custo[20]. Entretanto, alguns trabalhos demonstram que a maioria das mulheres considera os falsos-positivos aceitáveis quando o exame de rastreamento está associado à redução de mortalidade pela doença[16].

O "overdiagnosis" consiste no diagnóstico de tumores indolentes que não teriam consequências clínicas importantes[17]. Pode ser considerado o principal efeito adverso do rastreamento, pois leva ao "overtreatment", ou seja, o tratamento, a princípio desnecessário, de uma condição que não causaria nenhum problema de saúde ou ameaçaria a vida da paciente[16].

Estudos sugerem que a taxa de "overdiagnosis" pode ocorrer em 5 a 10% dos pacientes rastreados[20]. Lynge et al. ao avaliarem o impacto do rastreamento mamográfico na mortalidade por câncer de mama, encontraram uma taxa de "overdiagnosis" de 2,3%, e demonstrou redução de 20% na mortalidade[21]. Cady et al. explicam que as vantagens da detecção precoce através do rastreamento – como redução da morbidade do tratamento (cirurgias conservadoras e menos quimioterápicos), redução do impacto emocional e redução do custo comparado ao tratamento de um câncer avançado – superam o efeito adverso causado pelo "overdiagnosis"[20]. Ainda não é possível predizer a evolução de cada tumor, ou seja, não sabemos diferenciar os tumores que não terão progressão e assim não teriam impacto negativo na vida da paciente. Desse modo, tratamos todos os pacientes com diagnóstico de câncer de mama de acordo com os protocolos vigentes[17].

A radiação ionizante pode aumentar o risco de desenvolver câncer de mama, porém, em doses muito maiores do que as utilizadas na mamografia. Mesmo os estudos demonstrando o benefício do rastreamento mamográfico frente ao risco teórico de um câncer de mama radioinduzido pelas mamografias periódicas, é prudente o uso de medidas que reduzam a exposição das mulheres a irradiações desnecessárias, como: reduzir a dose de radiação por mamografia, utilizar mamógrafos modernos, tentar reduzir incidências adicionais, e quando possível, acompanhar alterações por métodos de imagem sem radiação[16,22].

Quando utilizadas técnicas adequadas e aparelhos calibrados, a dose de radiação em um exame de mamografia fica dentro dos limites considerados seguros (abaixo de 2,5mGy por incidência). Dessa forma, o risco do surgimento do câncer de mama decorrente da exposição à radiação (denominado de câncer radiogênico) é desprezível. Para reduzir a radiação utilizada durante o exame é utilizada a compressão da mama. A compressão reduz a espessura da mama e evita que a mama se mova. Portanto, apesar de desconfortável, a compressão da mama é essencial para a qualidade do exame. Uma notícia falsa é que a compressão das mamas poderia facilitar a disseminação do câncer.

Também sobre a radiação ionizante, matérias sensacionalistas já sugeriram uma relação entre a mamografia e o aumento do risco de câncer de tireoide. Entretanto, não existem dados consistentes que demonstrem aumento da incidência desse tipo de neoplasia associado ao rastreamento mamográfico. A exposição de radiação a outros órgãos que não seja a mama é insignificante durante um exame de mamografia. Na tireoide, nota-se que a dose seria menor que 30 minutos de exposição à radiação proveniente das fontes naturais (materiais radioativos existentes no solo, nas construções, nos alimentos, na água e no ar). Com base nesses dados, o risco de indução de câncer de tireoide após uma mamografia é insignificante (menos de 1 caso a cada 17 milhões de mulheres que realizarem mamografia anual entre 40 a 80 anos) quando comparado com os benefícios do exame. Desta forma, o CBR, a SBM e a Febrasgo não recomendam o uso de protetor de tireoide ao realizar o exame, inclusive pontuam que o protetor pode interferir no adequado posicionamento da mama, o que reduz a qualidade das imagens e leva à necessidade de repetição de incidências, aumentando a dose de irradiação[23].

Os programas de rastreamento podem dividir a sua abordagem dependo do risco de desenvolver câncer de mama, dividindo a população em dois grupos: de alto risco ou de risco populacional (risco habitual). Estratificar o risco individualiza o rastreamento e racionaliza a solicitação de exames tornando-o mais custo-efetivo.

RASTREAMENTO EM MULHERES COM RISCO AUMENTADO

As mulheres são chamadas de alto risco quando o seu risco para desenvolver câncer de mama ao longo da vida é maior ou igual a 20%. Isso é facilmente calculado por softwares disponíveis gratuitamente na internet como o *Breast Cancer Risk Assessment Tool.* O câncer de mama nestas mulheres costuma ser mais agressivo, acometer as mulheres em idade mais precoce e estas têm um risco maior para tumores de intervalo (tumores diagnosticados clinicamente após um exame de rastreamento negativo)[24,25]. As portadoras de mutações genéticas de alta penetrância, como as portadoras de mutações nos genes BRCA 1 e 2 e as com histórico de irradiação torácica entre 10 e 30 anos de idade também fazem parte do grupo de alto risco[16,17,26].

A principal recomendação para o rastreamento de mulheres de alto risco é a inclusão da ressonância nuclear magnética (RNM) junto à mamografia. Geralmente, o início dos exames é mais precoce e podem ter intervalos de tempo mais reduzidos. A associação da mamografia à RNM, intercaladas, no rastreamento dessas mulheres eleva em 15% a identificação de tumores de intervalo[27]. A ultrassonografia deve ser utilizada como substituta da RNM caso a mulher não consiga realizar esse exame por qualquer motivo[26].

A chancela de alto risco também abre a possibilidade de prevenção primária com o uso de medicações que sabidamente diminuem o risco de desenvolver câncer de mama como o tamoxifeno e raloxifeno[25,26]. Este seleto grupo pode ser testado geneticamente para as mutações que sabidamente estão relacionadas ao câncer de mama e também lhes podem ser oferecidas as cirurgias redutoras de risco como a mastectomia bilateral e a salpingooforectomia[16].

VALIDAÇÃO DA EFICÁCIA DA MAMOGRAFIA COMO MÉTODO DE RASTREAMENTO

O rastreamento mamográfico ocorreu após a publicação de diversos estudos prospectivos, randomizados e controlados

Tabela 1. Recomendações para o rastreamento do câncer de mama em mulheres de alto risco[26]

Situação de risco	Recomendação
Portadoras de mutações genéticas em genes com maior probabilidade para câncer de mama ou com parentes de 1os acometidos	Mamografia anual a partir dos 30 anos RNM anual a partir dos 25 anos
Mulheres com risco vitalício maior ou igual a 20%	Mamografia anual iniciando 10 anos antes da idade do diagnóstico do parente mais jovem (não antes dos 30 anos) RNM anual iniciando 10 anos antes da idade do diagnóstico do parente mais jovem (não antes dos 25 anos)
Mulheres com histórico de irradiação torácica entre 10 e 30 anos de idade	Mamografia anual a partir do 8º ano após o tratamento radioterápico (não antes dos 30 anos) RNM anual a partir do 8º ano após o tratamento radioterápico (não antes dos 25 anos)

Fonte: adaptada pelos autores com base em Urban (2012)[26].

que mostraram redução do risco relativo de morte por câncer de mama em mulheres com idade entre 40 e 74 anos, com redução de até 31% (Figura 4). Entre esses estudos estão: Health Insurence Plan of New York (HIP), Age trial, Edinburgh Trial, Stockholm, Malmoe I e II, Gothenburg, Swedish Two-County Trial-Ostergotland e Kopparberg. Somente dois estudos, o Canadian National Breast Cancer Screening 1 e 2, não demonstraram redução da mortalidade e isso pode ter acontecido por um viés de seleção. (Figura 5)[13,19]. O viés de seleção ocorre quando os grupos que serão comparados no estudo possuem características diferentes que podem influenciar o desfecho. Nos estudos canadenses, as pacientes eram submetidas a um exame clínico por enfermeira especializada antes da randomização[30]. Nessa hipótese, ao perceber alterações no exame físico, anteriores à randomização, os profissionais de saúde podem ter encaminhado preferencialmente essas pacientes ao braço da mamografia, justificando-se assim os achados de mais metástases axilares e ausência de redução de mortalidade por

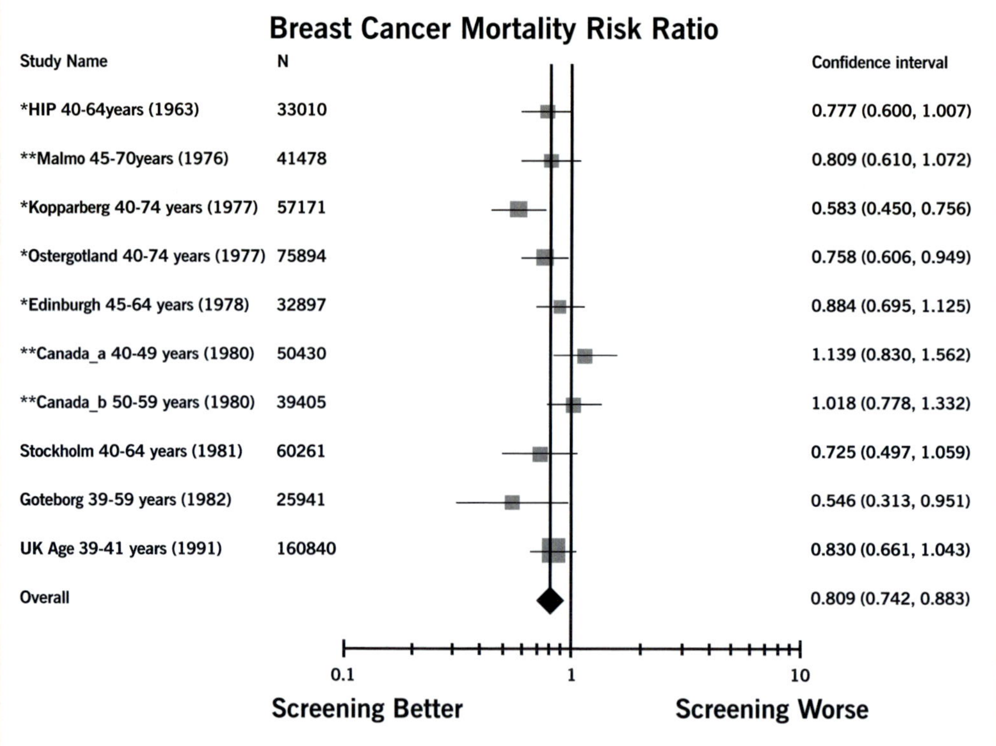

Fonte: Fuller et al. (2015)[22].

Figura 4. Mortalidade por câncer de mama em pacientes submetidas a rastreamento mamográfico, metanálise dos estudos clínicos randomizados.

câncer de mama no grupo submetido ao rastreamento mamográfico[31].

TOMOSSÍNTESE MAMÁRIA DIGITAL

Tomossíntese Mamária Digital (DBT) é uma técnica de imagem que realiza uma série de imagens de projeções em baixa dose. As imagens da DBT são adquiridas pelo tubo de RX quando ele gira num arco limitado ao redor da mama e múltiplas exposições de baixa dose são obtidas. Algoritmos permitem a reconstrução da toda a mama em imagens paralelas com a espessura de 1mm.

A DBT tem demonstrado regularmente nos estudos uma taxa de detecção de cânceres superior ao da mamografia digital (DM) e uma taxa de reconvocação menor que o da DM. A DBT em estudo recente demonstrou uma taxa de detecção de câncer de 8,67/1000 enquanto a DM apresentou uma taxa de detecção de câncer de 5,48/1000. A taxa de reconvocação da DBT em comparação com a DM é 15% inferior[33].

Embora a DBT apresente uma elevação da taxa de detecção de cânceres que se sustenta em rodadas sucessivas de rastreamento, ainda não há dados se isso realmente se traduz em redução adicional de mortalidade por câncer de mama em relação a DM. Os estudos em andamento nos darão essa resposta no futuro.

RASTREAMENTO PERSONALIZADO

Muito se questiona em relação ao custo-benefício e aos efeitos deletérios do

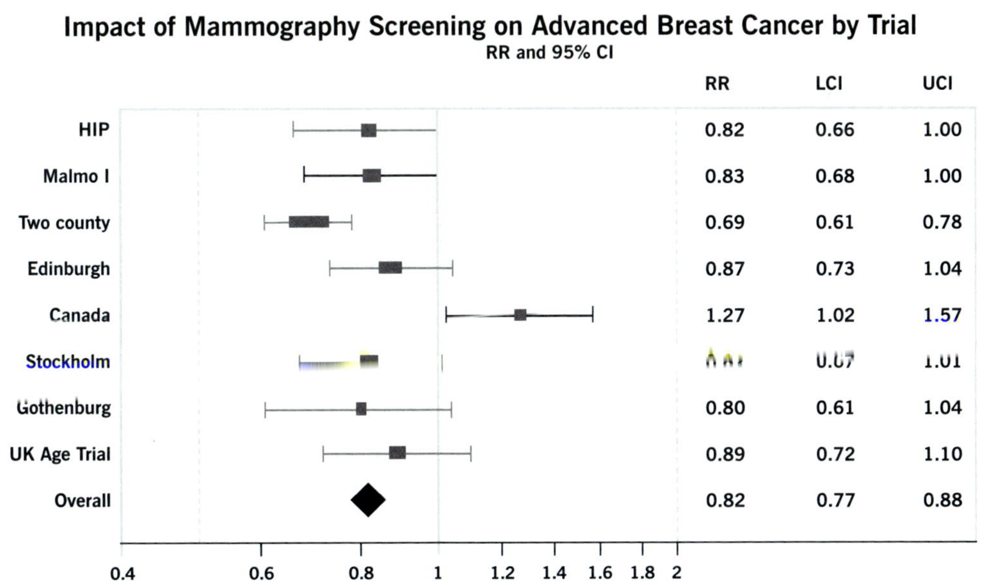

Fonte: Tabár et al. (2015)[31].

Figura 5. Impacto do rastreamento mamográfico no câncer de mama avançado, metanálise.

rastreamento. Uma das maneiras de enfrentar esses problemas seria o rastreamento personalizado e estudos estão tentando validar esse método[34]. No rastreamento personalizado, a paciente seria submetida a uma análise de risco e então estratificada quanto ao risco de desenvolver câncer de mama durante a vida. Conforme o risco, o rastreamento poderia ser menos intenso (mamografia de 2 em 2 anos a partir dos 50 anos), intermediário (mamografia anual a partir dos 40 anos) ou de alto risco (mamografia e ressonância magnética a partir dos 30 anos). Essa abordagem baseada em risco hereditário, genético, epidemiológico e constitucional (mamas densas) vai de encontro aos conceitos atuais de medicina personalizada.

CONSIDERAÇÕES FINAIS

O câncer de mama é um problema de saúde pública. O rastreamento mamográfico tem a capacidade de reduzir a mortalidade específica do câncer de mama a partir dos 40 anos, mas não é isento de efeitos deletérios e indesejáveis. Reduzir os efeitos indesejados, minimizar custos, incorporar novas tecnologias, instituir um programa de rastreamento organizado e até personalizado impactaria positivamente na qualidade de vida e mortalidade específica por câncer de mama da mulher brasileira.

REFERÊNCIAS BIBLIOGRÁFICAS

1. World Health Organization. International Agency for Research on Cancer. Globocan 2018. Disponível em: https://gco.iarc.fr/today/. Acesso em: 15 mai. 2020.
2. Estimativa 2020- Incidência de Câncer no Brasil. Ministério da Saúde. Instituto Nacional de Câncer José Alencar Gomes da Silva (INCA). Rio de Janeiro: INCA, 2019.
3. World Health Organization. N. Early Detection.Cancer Control: Knowledge into action. WHO. 2007.
4. Rose G. Sick individuals and sick populations. International Journal of Epidemiology, England, v. 14, p. 32-38, 1985.
5. Ministério da Saúde. Secretaria de Atenção à Saúde. Departamento de Atenção Básica. Caderno de Atenção Primária: Rastreamento. 1. ed. Brasília: Editora MS, 2010.
6. Tabár L, Vitak B, Chen TH, et al. Swedish two-county trial: impact of mammographic screening on breast cancer mortality during 3 decades. Radiology. 2011;260(3):658- 63.
7. Njor S, Nystrom L, Moss S, et al. Breast cancer mortality in mammographic screening in Europe: a review of incidence-based mortality studies. J Med Screen. 2012;19 (1):33-41.
8. Perry N, Broeders M, de Wolf C, et al. European guidelines for quality assurance in breast cancer screening and diagnosis. Fourth edition – summary document. Annals of Oncology. 2008;19: 614-22.
9. Berg AW, Blume JD, Cormack JB, et al. Combined screening with ultrasound and mammography vs mammography alone in women at elevate risk of Breast Cancer. Jama, May 14, 2008;299(18).
10. Kuhl C, Weigel S, Schrading S, et al. Prospective multicenter cohort study to refine management recommendations for women at elevated familial risk of Breast Cancer: The EVA trial. Journal of Clinical Oncology. March 20, 2010;28(9).
11. Villarreal-Garza C, Aguila C, Magallanes-Hoyos MC, et al. Breast cancer in young women in Latin America: an Unmet, Growing Burden. The Oncologist 2013;18:1298-1306.
12. Duffy SW, Tabár L, Yen AM, et al. mammography screening reduces rates of advanced

and fatal breast cancers: results in 549,091 women. Cancer. 2020:1-9.

13. Moss SM, Cuckle H, Evans A, Johns L, Waller M, Bobrow L; Trial Management Group. Effect of mammographic screening from age 40 years on breast cancer mortality at 10 years' follow-up: a randomised controlled trial. Lancet. 2006 Dec 9;368(9552):2053-60.
14. Sociedade Brasileira de Mastologia. Disponível em: https://www.sbmastologia.com.br/noticias/sociedades-medicas-brasileiras-recomendam-mamografia-anual-a-partir-dos-40-anos/. Acesso em: 07 out. 2020.
15. Kopans DB. Diagnóstico por imagem da mama. 3. ed. Rio de Janeiro: Guanabara Koogan, 201.
16. Frasson A, Millen E, Brenelli F, Luzzatto F, Júnior AB, Cavalcante FP, et al. Doenças da mama - Guia de bolso baseado em evidências. 2. ed. Rio de Janeiro: Atheneu, 2018.
17. Silva CHM, Couto HL, Júnior WJA. Manual Sogimig: Mastologia. 1. ed. Rio de Janeiro: MedBook, 2018.
18. Marchi AA; Gurgel MSC. Adesão ao rastreamento mamográfico oportunístico em serviços de saúde públicos e privados. Rev. Bras. Ginecol. Obstet. Apr 2010. 32(4):191-97.
19. Rodrigues DCN, et al. Temporal changes in breast cancer screening coverage provided under the Brazilian National Health Service between 2008 and 2017. BMC Public Health 2019;19:959.
20. Cady B, Fulton JP. 57% decline in Rhode Island invasive breast cancer mortality between 1987 and 2017: mammography predominates in preventing mortality. Breast Cancer Res Treat. 2020 Nov;184(1):135-147.
21. Lynge E, Beau AB, von Euler-Chelpin M, Napolitano G, Njor S, Olsen AH, Schwartz W, Vejborg I. Breast cancer mortality and overdiagnosis after implementation of population-based screening in Denmark. Breast Cancer Res Treat. 2020 Aug 30.
22. Fuller MS, Lee CI, Elmore JG. Breast cancer screening: an evidence-based update. Med Clin North Am. 2015 May;99(3):451-68.
23. Urban L. Nota sobre uso de protetor de tireoide durante a mamografia. Comissão Nacional de Mamografia- CBR, SBM, Febrasgo. São Paulo. Outubro, 2017. Disponível em: https://cbr.org.br/wp-content/uploads/2018/09/Parecer-sobre-o-uso-de-protetor-de-Tireoide-nos-exames-de-mamografia.pdf. Acesso em: 09 nov. 2020.
24. Warner E, Messersmith H, Causer P, Eisen A, Shumak R, Plewes D. Systematic review: using magnetic resonance imaging to screen women at high risk for breast cancer. Ann Intern Med. 2008 May 6;148(9):671-9.
25. Bagnoli F, Brenellli FP, Pedrini JL, Júnior RF, Oliveira VM. Mastologia: do diagnóstico ao tratamento. 1. ed. Goiânia: Conexão Propaganda e Editora, 2017.
26. Urban LABD, Schaefer MB, Duarte DL, Santos RP, Maranhão NMA, Kefalas AL, et al. Recomendações do Colégio Brasileiro de Radiologia e Diagnóstico por Imagem, da Sociedade Brasileira de Mastologia e da Federação Brasileira das Associações de Ginecologia e Obstetrícia para rastreamento do câncer de mama por métodos de imagem. Radiol Bras. 2012 Dec; 45 (6): 334-39.
27. Le-Petross HT, Whitman GJ, Atchley DP, Yuan Y, Gutierrez-Barrera A, Hortobagyi GN, Litton JK, Arun BK. Effectiveness of alternating mammography and magnetic resonance imaging for screening women with deleterious BRCA mutations at high risk of breast cancer. Cancer. 2011 Sep 1;117(17):3900-7.
28. Fisher B, Costantino JP, Wickerman DL, et al. Tamoxifen for the prevention of breast cancer: current staters of the National Surgical Adjuvant Breast and Bowel Project P-1 Study. J Natl Cancer Inst 2005; 97:1652-62.

29. Vogel VG, Costantino JP, Wickerham DL, et al. Effects of tamoxifen vs raloxifene on the risk of developing invasive breast cancer and other disease outcomes. The NSABP study of tamoxifeno and raloxifene (STAR) P-2 Trial. JAMA 2006; 295:2727-41.
30. Miller AB, Wall C, Baines CJ, Sun P, To T, Narod SA. Twenty five year follow-up for breast cancer incidence and mortality of the Canadian National Breast Screening Study: randomised screening trial. BMJ. 2014 Feb 11;348:g366.
31. Tabár L, Yen AM, Wu WY, Chen SL, Chiu SY, Fann JC, et al. Insights from the breast cancer screening trials: how screening affects the natural history of breast cancer and implications for evaluating service screening programs. Breast J. 2015 Jan-Feb;21(1):13-20
32. D. Bernardi et al. Effect of implementing digital breast tomosynthesis (DBT) instead of mammography on population screening outcomes including interval cancer rates: Results of the Trento DBT pilot evaluation The Breast 50 (2020) 135-40.
33. Sprague BL, et al. Assessment of radiologist performance in breast cancer screening using digital breast tomosynthesis vs digital mammography. Brian L. Jama Network Open. 2020;3(3):e201759.
34. Eklund M, Broglio K, Yau C, et al. The WISDOM personalized breast cancer screening trial: simulation study to assess potential bias and analytic approaches. JNCI J Natl Cancer Inst, 2017;109(5).

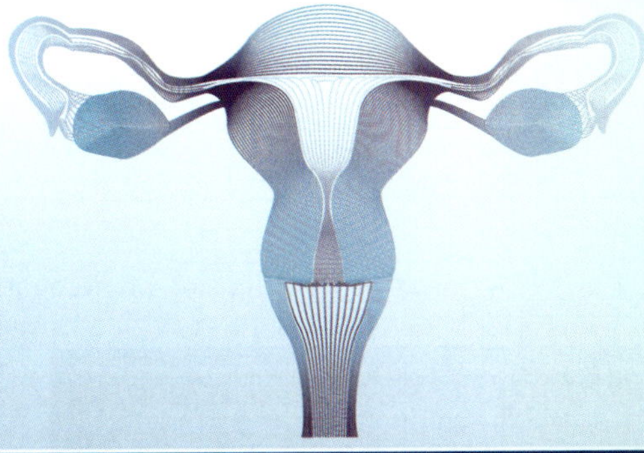

capítulo **26**

Ultrassom de mamas. Quando solicitar e quais os principais achados?

- Carla Priscila Kamiya Carvalho Pessoa
- Benedito de Sousa Almeida Filho
- Eduardo Carvalho Pessoa

INTRODUÇÃO

A ultrassonografia de mamas é uma ferramenta importante na Mastologia. A melhoria dos aparelhos possibilitou que, de um exame utilizado apenas para diferenciar nódulos sólidos e císticos e, posteriormente, benignos e malignos, adquirisse muitas outras indicações: desde o diagnóstico de diversas patologias, incluindo o câncer de mama, planejamento terapêutico até rastreamento complementar.

Novas tecnologias têm sido acopladas com o objetivo de melhorar a sensibilidade e especificidade do método. Trata-se de um exame cômodo e confortável, desprovido de contraindicações e livre de radiação ionizante.

QUANDO SOLICITAR

Avaliação de nódulos

A ultrassonografia é um importante método de avaliação dos nódulos mamários. Sua grande vantagem é a capacidade de correlacionar diretamente os achados clínicos e de imagem, fornecendo uma avaliação dinâmica em tempo real das lesões mamárias e determinando se é suspeita ou não (Figura 1). Muitas vezes, a ultrassonografia mamária é utilizada para complementar a avaliação de nódulos encontrados na mamografia. É, também, o primeiro exame a ser solicitado em pacientes jovens com nódulos palpáveis[1,11].

Avaliação de gestantes, lactentes e mamas masculinas

O ultrassom é a modalidade de escolha na avaliação de alterações mamárias em mulheres grávidas e pacientes lactantes

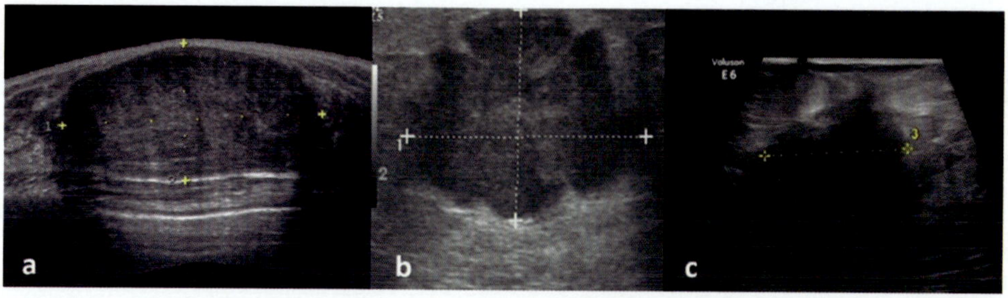

Fonte: acervo dos autores.

Figura 1. Exemplos de **nódulos: a – predominantemente benigno, b/c – suspeitos.**

porque não possui radiação ionizante e não é afetado pela densidade mamária ou por alterações gravídico lactacionais[2].

A ultrassonografia é um dos exames mais utilizados para avaliação das mamas masculinas. Em pacientes com quadro clínico de ginecomastia, a clínica deve nortear a classificação BIRADS para categoria 2, pois muitas vezes temos imagens hipoecogênicas irregulares com vascularização Doppler, principalmente na fase ativa de crescimento da ginecomastia. A ultrassonografia também pode detectar a ausência de tecido glandular, pseudoginecomastia e a classificação deve ser categoria 1. Nos casos de pacientes jovens com menos de 25 anos e com nodulação indeterminada pelo exame e história clínica, a ultrassonografia deve ser o exame inicial, se o ultrassom visualizar algum achado suspeito (categoria 4 do BIRADS), a mamografia deve ser realizada para a confirmação do achado antes da biópsia. Em pacientes mais velhos, o primeiro exame deve ser a mamografia independente da idade. O ultrassom servirá para auxiliar na realização da biópsia[1-2].

Avaliação de próteses e fluxo papilar patológico

A ultrassonografia mamária é capaz de determinar a posição da prótese, se abaixo ou acima do músculo peitoral maior, e pode fornecer informações úteis em pacientes com suspeita de rotura ou contratura capsular[3] (Figura 2).

No caso de pacientes com queixa de fluxo papilar que, na grande maioria das vezes está relacionada a processos benignos como galactorreia, ectasia ductal e alterações fibrocísticas, a ultrassonografia é considerada o método de escolha na avaliação da anatomia ductal, conseguindo visualizar com muita facilidade alterações ductais na maioria dos casos de derrames papilares[3,4,15].

Guiar procedimentos invasivos

A ultrassonografia representa um método muito versátil e cômodo para guiar punções aspirativas, biópsias percutâneas e auxiliar no intraoperatório de cirurgias mamárias. Além disso, os procedimentos guiados por ultrassom são úteis não

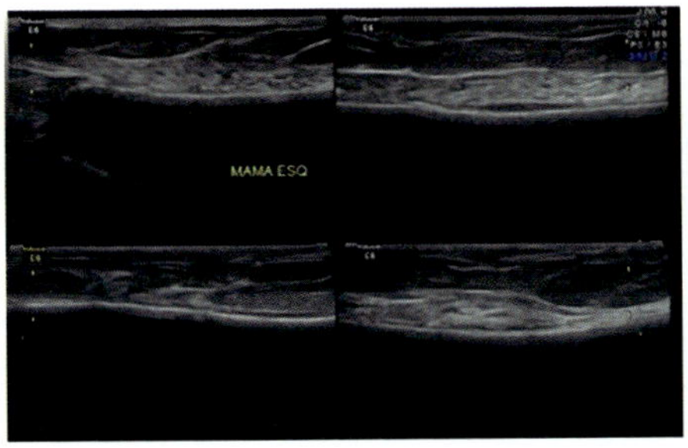

Fonte: acervo **dos autores.**

Figura 2. Avaliando a **integridade da prótese e presença de líquido periprótese e de contraturas capsulares em paciente com prótese aditiva retroglandular.**

apenas para a amostragem tecidual de massas suspeitas, mas também para a aspiração de cistos e abscessos sintomáticos, bem como a localização pré-operatória de lesões não palpáveis[3].

O uso intraoperatório da ultrassonografia permite uma avaliação direta, dinâmica e adequada, fornecendo resultados clínicos e estéticos comparáveis a outros métodos de localização. Além disso, tem a vantagem de garantir uma melhor impressão da localização, características e profundidade da lesão, possibilitando um planejamento preciso da abordagem cirúrgica[4].

Reavaliação após exame de ressonância (*second-look*)

A ultrassonografia pode ser utilizada para avaliar achados suspeitos em exames de ressonância magnética, apresentando taxas de detecção que variam de 23 a 89%. A vantagem desta reavaliação é a detecção de lesões inicialmente não identificadas e guiar possíveis biópsias (Figura 3). A biópsia guiada por ultrassom é mais barata, mais rápida e mais confortável para a paciente em comparação com uma biópsia guiada por ressonância[5].

2.6. Avaliação da axila

Sabe-se que o exame clínico é pouco sensível para avaliar o acometimento linfonodal axilar em casos de câncer de mama, apresentando altas taxas de falso-positivos e falso-negativos. Na verdade, observa-se que 15 a 60% das pacientes com axila clinicamente negativa apresentam linfonodos acometidos.

Dessa forma, a ultrassonografia teria um papel importante por permitir avaliar toda a cadeia linfonodal axilar, identificar linfonodos suspeitos e guiar procedimentos diagnósticos[6]. A classificação dos linfonodos como suspeitos é determinada pela relação da sua cortical com a medular segundo Bedi e colaboradores que classificaram a aparência dos linfonodos em 6 tipos conforme a Figura 4[12,13].

Avaliação pós-quimioterapia neoadjuvante

A quimioterapia neoadjuvante (pré-operatória) é definida como a quimioterapia administrada antes do tratamento cirúrgico definitivo do câncer de mama (cirurgia conservadora ou mastectomia). Geralmente, é indicada a pacientes com

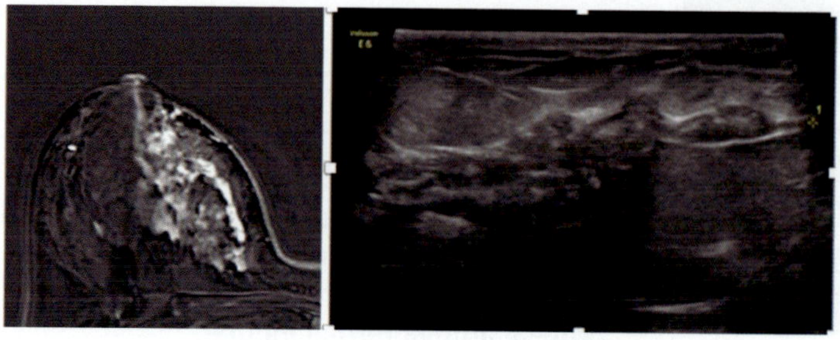

Fonte: acervo **dos autores.**

Figura 3. Realce na ressonância que no *second look* foi visualizado área de dilatação lobar na topografia correspondente – carcinoma *in situ*.

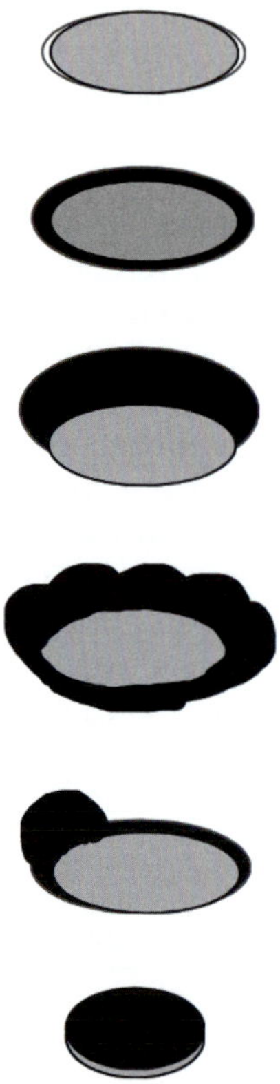

1 Cortical praticamente não é visível (linfonodo normal)

2 Cortical visível regular e menor 2,3 mm (maioria dos linfonodos normais)

3 Cortical visível regular e maior 2,3 mm (maioria das vezes relacionada a processos inflamatórios.reacionais)

4 Cortical com mais de 2,3 mm e com lobulação (pode estar relacionado a processos inflamatórios, mas não se pode descartar acometimento secundário)

5 Cortical com lobulação focal (espessamento focal) (suspeito de acometimento secundário)

6 Ausência de hilo – linfonodo todo hipoecogênico (normalmente associado a alta carga de tumor)

Fonte: adaptada **pelos autores com base em Bedi e cols. (2008)[12].**

Figura 4. Classificação dos **linfonodos pela relação cortical/medular.**

grandes massas tumorais (T3 ou T4) ou acometimento linfonodal. Caso ocorra diminuição da carga tumoral, tem a vantagem de reduzir a morbidade cirúrgica tanto na mama quanto na axila.

Neste contexto, a ultrassonografia é capaz de determinar o tamanho e extensão inicial do tumor, documentar a resposta ao tratamento e avaliar o tumor residual após a quimioterapia. Esta informação é essencial para a programação cirúrgica e previsão do prognóstico[1,5-6].

Rastreamento de pacientes de alto risco

Apesar do papel inquestionável da ressonância magnética no rastreamento de pacientes de alto risco, especialmente familiar, a ultrassonografia mamária pode ser utilizada como sua substituta para as mulheres que não puderem realizá-la por qualquer motivo (ex. difícil acesso, contraindicações, alergia ao contraste ou claustrofobia). De fato, esta é uma das recomendações das principais diretrizes americanas (NCCN 2020) e brasileiras (CBR, SBM e FEBRASGO 2017)[7-8].

Rastreamento de mamas densas

Apesar da sensibilidade geral da mamografia para detectar câncer de mama ser de aproximadamente 85%, esta cai drasticamente para 47,8-64,4% em mulheres com mamas densas. Além disso, estudos mostram que mulheres com mamas densas apresentam maior risco para câncer de mama em comparação às mulheres com mamas lipossubstituídas. O ultrassom teria o potencial de detectar pequenos nódulos, mas também estaria associado a maiores taxas de biópsias e falso-positivos. As diretrizes atuais de rastreamento do câncer de mama recomendam que o ultrassom não seja utilizado como rastreamento neste grupo de paciente, mas que possa ser utilizado como um método auxiliar à mamografia com o intuito de aumentar a sensibilidade do rastreamento[1,7-8].

PRINCIPAIS ACHADOS

Nódulos

Desde Stavros, vários estudos têm demonstrado a diferenciação entre lesões benignas e malignas pelo modo B: os nódulos benignos apresentam todos os preditores de benignidade (BIRADS 3) como forma oval, margem circunscrita, ecotextura homogênea e hipoecogênica, orientação paralela à pele e efeito acústico posterior ausente ou reforço; enquanto os nódulos malignos classicamente apresentam forma irregular, margens espiculadas, ecotextura hipoecogênica, forte sombra acústica posterior, orientação não paralela à pele (BIRADS 5)[4, 5] (Figuras 5 e 6). O modo Doppler também pode ser utilizado no auxílio da diferenciação entre benignos e malignos. Os nódulos benignos geralmente apresentam pouca ou nenhuma vascularização, enquanto nódulos malignos a chance de detecção de fluxo é maior.

O câncer de mama é uma doença heterogênea, com subtipos moleculares diferentes, implicando em evolução, tratamento e resposta distintos. A imagem também expressa fenótipos distintos de acordo com sua agressividade biológica[6,9,10]. Os tumores mais indolentes, com crescimento lento, como os tumores luminais, frequentemente, apresentam-se na ultrassonografia como lesões pleomórficas, irregulares, não circunscritas, tecido ao redor espessado e com sombra acústica posterior[14](Figura 7). Os carcinomas triplo negativos, apresentam crescimento e celularidade intensos, sendo à ultrassonografia bem delimitados, circunscritos, com margem abrupta e reforço

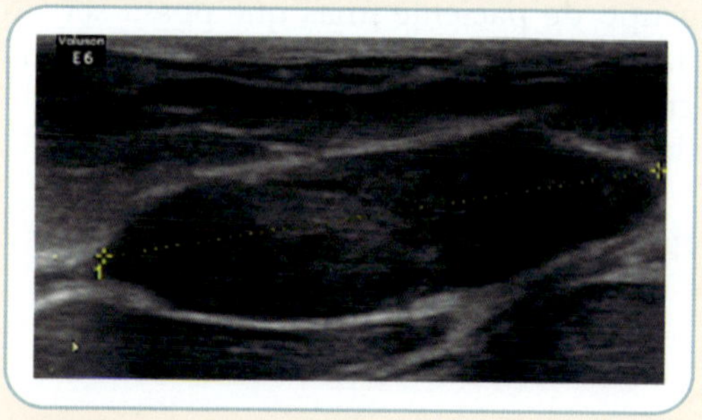

Fonte: acervo **dos autores.**

Figura 5. Nódulo classicamente **benigno.**

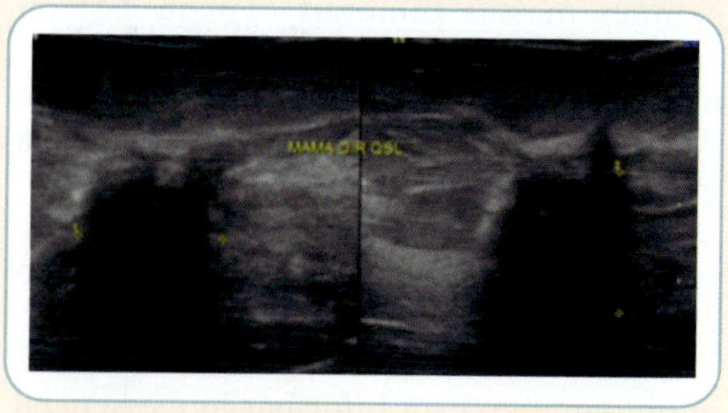

Fonte: acervo **dos autores.**

Figura 6. Nódulo classicamente **maligno.**

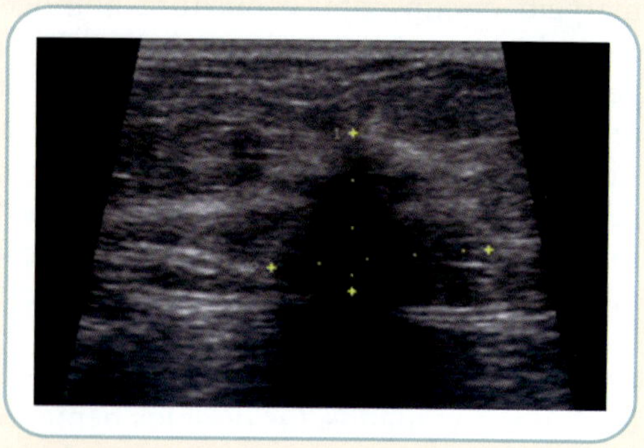

Fonte: acervo **dos autores.**

Figura 7. Tumor indolente, **de crescimento lento (luminal).**

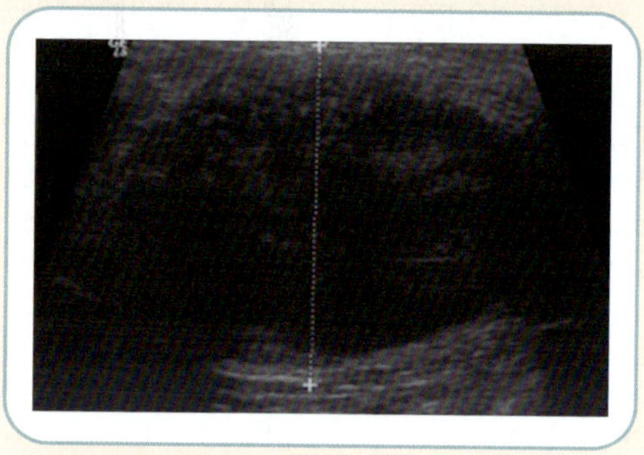

Fonte: acervo **dos autores.**

Figura 8. Tumor de **crescimento rápido (triplo negativo).**

acústico posterior (Figura 8). Nas lesões HER2, o padrão pleomórfico, não circunscrito, heterogêneo associado a microcalcificações costuma ser apresentação frequente (Figura 9). Em relação à vascularização dos diferentes subtipos tumorais, observamos que as lesões luminais têm menor número de vasos enquanto os fenótipos HER2 e triplo negativo têm uma maior vascularização (Figura 10) [2,3].

Outra ferramenta ligada ao ultrassom que ajuda na diferenciação das lesões em relação à sua consistência é a elastografia: lesões menos consistentes tendem a ser benignas, já as lesões mais rígidas, endurecidas, tendem a ser malignas.

Alterações de ductos

O ultrassom é um ótimo exame para avaliar a árvore ductal. As dilatações ductais com conteúdo anecoico e sem associação com nódulos, podem ser classificadas como BIRADS 2, as demais alterações

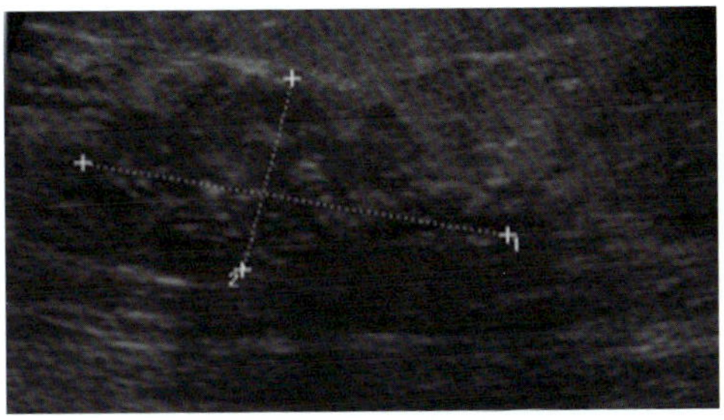

Fonte: acervo **dos autores.**

Figura 9. Tumor tipo **HER2.**

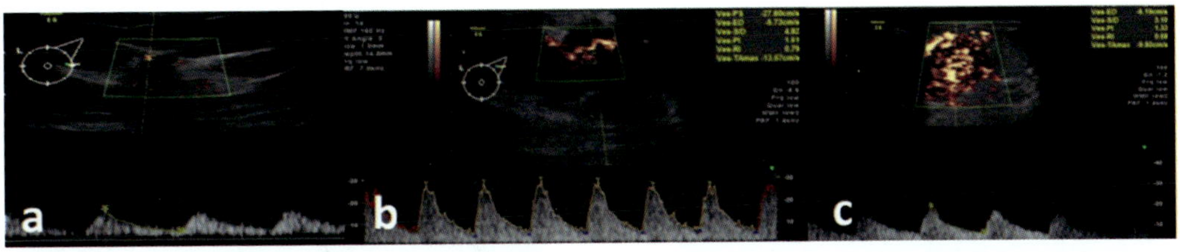

Fonte: acervo **dos autores.**

Figura 10. Vascularização nos **diferentes perfis biológicos: a) perfil indolente (luminal) com pouca vascularização; b) perfil HER2 com moderada vascularização; c) perfil mais agressivo (triplo negativo) com alta vascularização.**

descritas devem ser classificadas como BI-RADS 4. Achados encontrados: papilomas, ectasia ductal ou mesmo carcinomas *in situ* (CDIS) (Figura 11).

Distorção arquitetural

Achado muito relacionado a carcinomas localmente avançados (Figura 12)

Alterações cutâneas

Assim como a distorção arquitetural, alterações cutâneas como edema, espessamento ou mesmo retração estão relacionadas a tumores localmente avançados (Figura 13).

Calcificações

Deve-se realçar que o melhor método para a avaliar microcalcificações é a mamografia. No entanto, a melhoria dos aparelhos de ultrassonografia possibilitou a visualização de calcificações distróficas, calcificações dentro e fora de nódulos e calcificações intraductais (Figura 14).

Outros achados

- Cistos: frequentes em pacientes na perimenopausa ou com alterações fibrocísticas das mamas – imagem

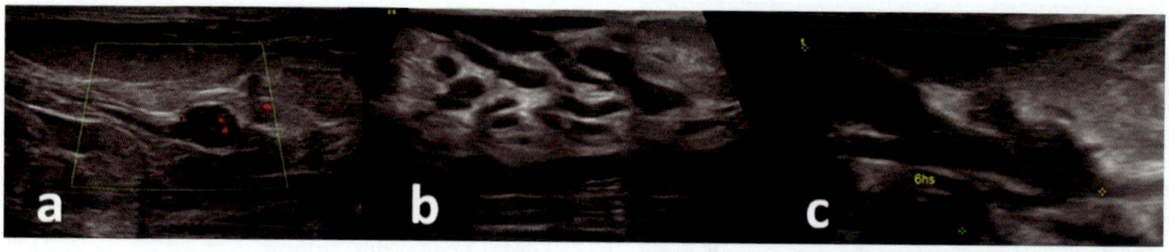

Fonte: acervo **dos autores.**

Figura 11. Alterações de **ductos: a) papiloma; b) ectasia ductal; c) CDIS.**

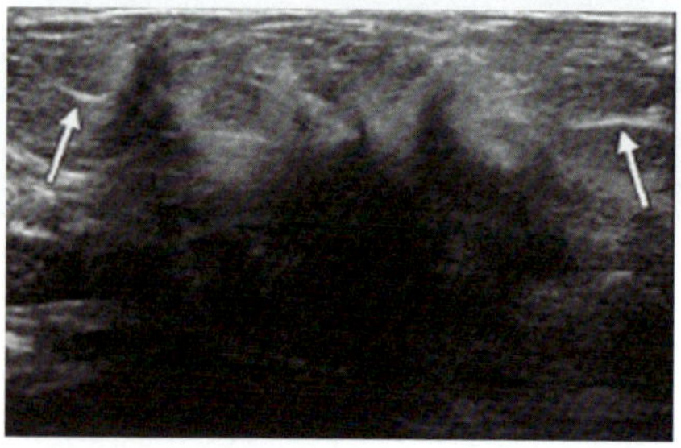

Fonte: acervo **dos autores.**

Figura 12. Distorção arquitetural.

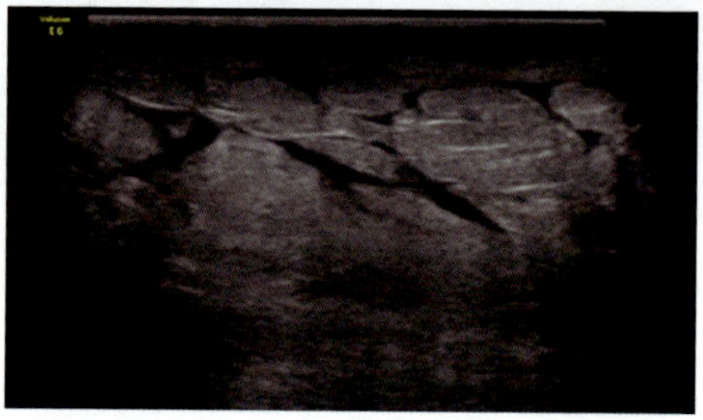

Fonte: acervo **dos autores.**

Figura 13. Alterações cutâneas: **edema e espessamento**.

oval ou redonda, paralela à pele, circunscrita, anecoica, com reforço acústico posterior e sem fluxo Doppler (BIRADS 2). Podem ter conteúdo espesso ou debris, frequentemente com ecos de baixo nível, homogêneos, sem componente sólido – chamados cistos complicados (Figura 15).

- Conjunto de microcistos: cistos de 2 a 3 mm e septos até 0,5 mm. (Figura 16).
- Complexo sólido-cístico: cisto com conteúdo sólido em seu interior (Figura 17).
- Nódulo de pele (Figura 18).
- Corpo estranho: principalmente relacionado a silicone.
- Anormalidades vasculares (Figura 19).
- Coleções líquidas pós-operatórias (seroma) e necrose gordurosa (Figura 20).

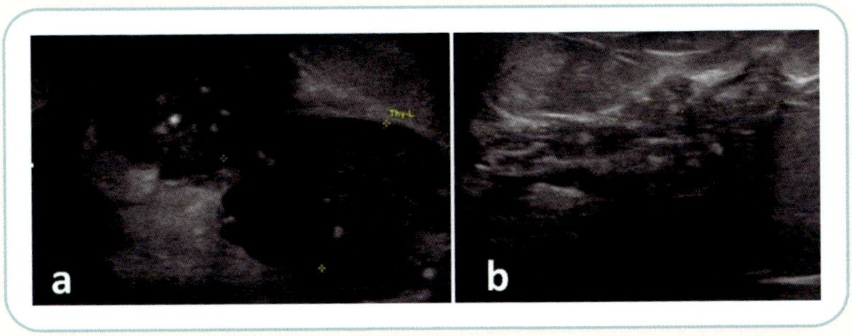

Fonte: acervo **dos autores.**

Figura 14. Calcificações: a) **dentro do nódulo;** **b) fora do nódulo.**

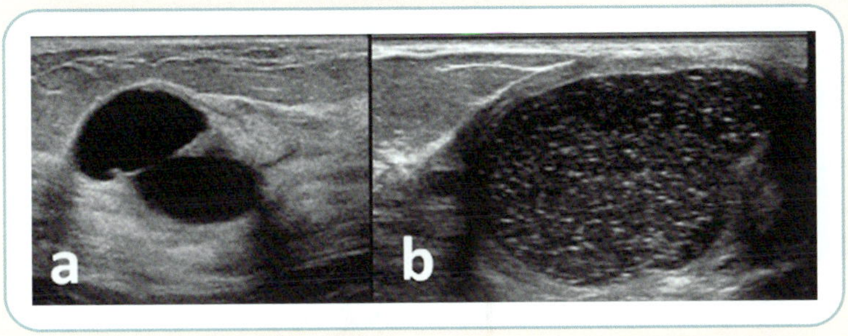

Fonte: acervo **dos autores.**

Figura 15. Cistos: a) **simples;** **b) complicado.**

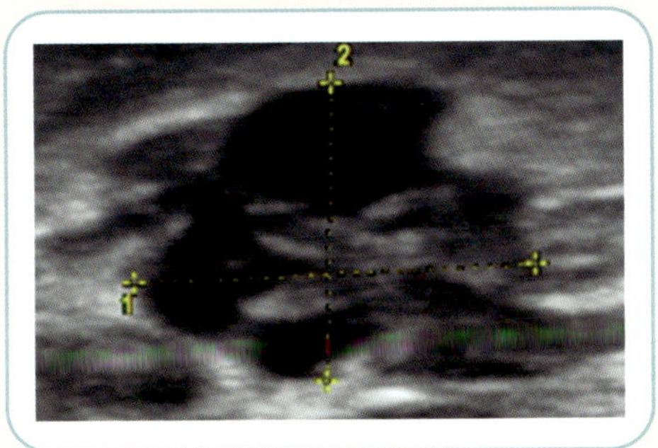

Fonte: acervo **dos autores.**

Figura 16. Conjunto de **microcistos.**

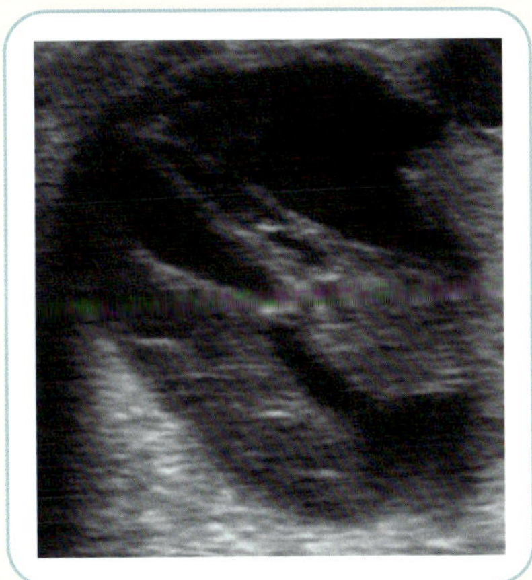

Fonte: acervo **dos autores.**

Figura 17. Complexo sólido-cístico.

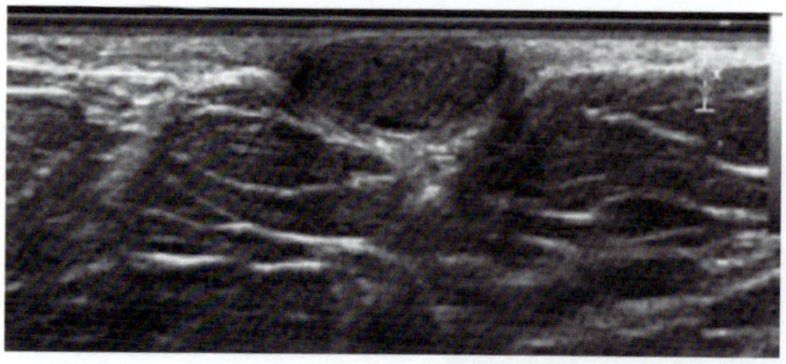

Fonte: acervo **dos autores.**

Figura 18. Nódulo de **pele**.

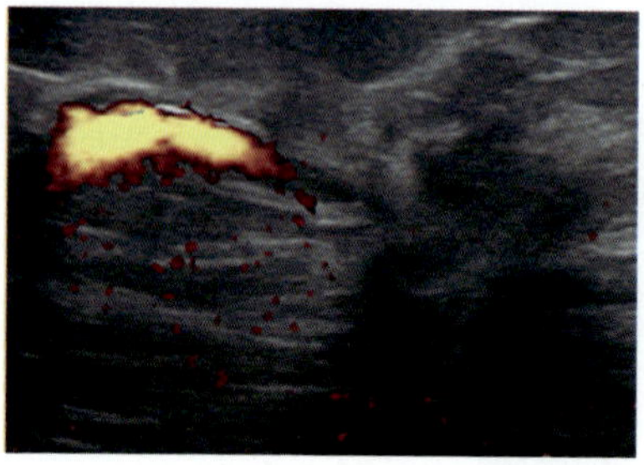

Fonte: acervo **dos autores.**

Figura 19. Anormalidades vasculares.

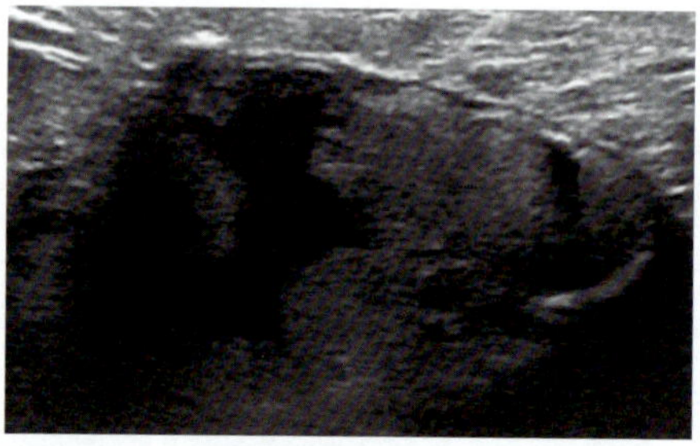

Fonte: acervo **dos autores.**

Figura 20. Necrose gordurosa.

CONSIDERAÇÕES FINAIS

A ultrassonografia das mamas tem seu papel no rastreamento complementar e no diagnóstico de lesões. A melhoria dos aparelhos e a adição de novas tecnologias têm melhorado a sensibilidade e especificidade do método. É um método prático, seguro e útil para diferenciar cistos de nódulos, bem como para caracterizar as lesões como benignas, provavelmente benignas ou suspeitas, além de possibilitar a realização de biópsias e outras intervenções mamárias.

REFERÊNCIAS BIBLIOGRÁFICAS

1. Ikeda, DM, Miyake, KK. Requisited series: Breast imaging. 3th ed. St. Louis, Missouri: Elsevier, 2017.
2. Cosgrove DO, Kedar RP, Bamber JC, et al. Breast diseases: color Doppler US in differential diagnosis. Radiology. 1993;189(1):99-104.
3. Watanabe T, Kaoku S, Yamaguchi T, et al. Multicenter prospective study of color doppler ultrasound for breast masses: utility of our color doppler method. Ultrasound Med Biol. 2019;45(6):1367-79.

4. Stavros AT, Thickman D, Rapp CL, Dennis MA, Parker SH, Sisney GA. Solid breast nodules: use of sonography to distinguish between benign and malignant lesions. Radiology. 1995;196(1):123-34.
5. Vignal P, Meslet MR, Roméo JM, Feuilhade F. Sonographic morphology of infiltrating breast carcinoma: relationship with the shape of the hyaluronan extracellular matrix. J Ultrasound Med. 2002;21(5):532-38.
6. Koboldt D, Fulton R, McLellan M et al. Comprehensive molecular portraits of human breast tumours. Nature 490, 61-70 (2012).
7. NCCN Guidelines: Breast Cancer Risk Reduction Version 1.2020
8. Urban LABD, Chala LF, Bauab SP, Schaefer MB, Santos RP, Maranhão NMA, Kefalas AL, Kalaf JM, Ferreira CAP, Canella EO, Peixoto JE, Amorim HLE, Camargo Junior HSA. Recomendações do Colégio Brasileiro de Radiologia e Diagnóstico por Imagem, da Sociedade Brasileira de Mastologia e da Federação Brasileira das Associações de Ginecologia e Obstetrícia para o rastreamento do câncer de mama. Radiol Bras. 2017 Jul/Ago;50(4):244-49.
9. Perou CM, Sørlie T, Eisen MB, et al. Molecular portraits of human breast tumours. Nature. 2000;406(6797):747-52.
10. Sohn YM, Han K, Seo M. Immunohistochemical subtypes of breast cancer: correlation with clinicopathological and radiological factors. Iran J Radiol. 2016;13(4):e31386. Published 2016 Jul 4.
11. Pessoa EC, Rodrigues JRP, Kamiya CP, Morceli J, Nabuco JJG, Vespoli HML, Uemura G. Qual das características propostas pelo BIRADS-US melhor diferenciam nódulos malignos dos benignos? Rev. Bras. Ginecol. Obstet. 2007, v. 29, n.12, 625-32.
12. Bedi DG, Krishnamurthy R, Krishnamurthy S, et al. Cortical morphologic features of axillary lymph nodes as a predictor of metastasis in breast cancer: in vitro sonographic study. AJR Am J Roentgenol. 2008;191(3):646-52.
13. Pessoa EC, Rodrigues JRP, Pessoa CPKC, et al. Punção aspirativa de linfonodo axilar guiada pela ultrassonografia é eficaz como método de predição de acometimento linfonodal em pacientes com câncer de mama? Rev Bras Ginecol Obstet. 2014;36:118-23.
14. Vignal P, Meslet MR, Romeo JM, Feuilhade F. Sonographic morphology of infiltrating breast carcinoma: relationship with the shape of the hyaluronan extracellular matrix. J Ultrasound Med 2002;21:532-538.
15. Hughes LE. The duct ectasia/periductal mastitis complex. In: Hughes LE, Mansel RE, Webster DJT, editors. Benign disorders and diseases of the breast: concepts and clinical management. 2nd ed. Philadelphia: Saunders; 2000:143-65.

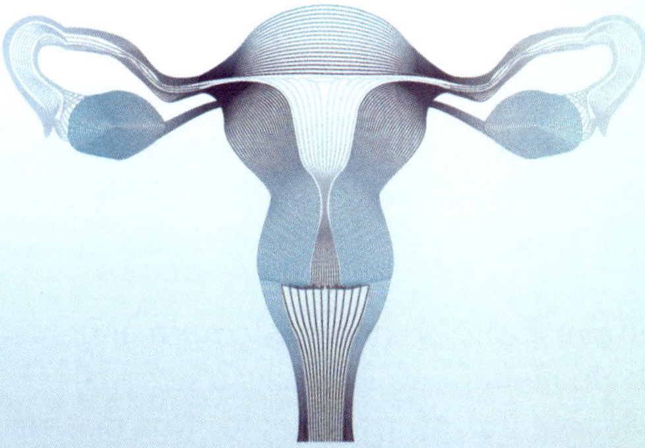

capítulo 27

Qual o método de biópsia mais adequado em mama e axila?

César Cabello

INTRODUÇÃO

As biópsias de mamas e axilas são métodos de coleta de material histológico e ou citológico para confirmação ou exclusão de malignidade. O Colégio Brasileiro de Radiologia e diagnóstico por imagem (CBR), Sociedade Brasileira de Mastologia (SBM) e a Federação Brasileira de Ginecologia e Obstetrícia (Febrasgo), passaram a utilizar a classificação de BI-RADS (ACR)[1] como critério para a indicação de laudos das mamografias e biópsias desde abril de 1998. Estas recomendações também passaram a ser seguidas pela grande maioria de entidades médicas mundiais ligadas à saúde da mulher. As edições subsequentes do BI-RADS incorporaram também a ultrassonografia e a Ressonância Magnética de mama. Segundo os critérios do Bi-RADS, as classes 4 e 5 são indicativas de biópsias[1].

Os tipos de biópsias de mamas disponíveis são:

A) Percutâneas (agulhas):

A1) "Core Biopsy", Fragmento ou "agulha grossa

A2) Agulha Fina (BAF ou PAAF)

A3) Vácuo Aspirativa (VAB), "mamotomia "

B) Cirúrgicas

B1) Excisionais

B2) Incisionais

As biópsias percutâneas são sempre as preferenciais. São normalmente realizadas sob anestesia local, não dependem de internação hospitalar e permitem que o diagnóstico seja feito antes do tratamento. Nos dias de hoje, é importante que o câncer de mama seja mantido *in loco* em casos em que exista indicação de tratamento neoadjuvante (muito frequente em tumores de subtipos HER2 superexpressos ou triplo negativos-like) ou em pacientes submetidas a cirugias *up front*, onde estariam indicadas as pesquisas do linfonodo sentinela[2,3]. A ressecção do tumor na mama pode dificultar a drenagem do linfonodo sentinela. Os fatores mais importantes que influenciam os tipos de biópsias são:

1) Tipo de lesão
2) Disponibilidade
3) Características da paciente
4) Custos

Em situações onde exista acesso a todas as modalidades de biópsias, as recomendações para indicação dos tipos de biópsias estão diretamente vinculadas aos achados.

TIPOS DE LESÕES E BIÓPSIAS:[4,5]

1) Lesões palpáveis ou impalpáveis sólidas (nódulos sólidos / hipoecoicos a ultrassonografia): Preferência de *core biopsy*. Nos casos de nódulos hipoecoicos, onde é possível o diagnóstico diferencial com cisto espesso, a PAAF pode preceder a biópsia de fragmento. Nódulos menores do que 5 mm podem ser melhor avaliados por biópsias vácuo-aspirativas (VAB).

2) Microcalcificações: Preferência de biópsias vácuo-aspirativas (VAB). No caso de calcificações muito extensas ou incompatibilidade entre os achados radiológicos e anátomo-patológicos com a VAB, avaliar a indicação de biópsia excisional após localização prévia.

3) Lesões papilíferas (sólido-císticas ou intraductais, segundo a ultrassonografia mamária): Preferência da biópsia excisional após a localização prévia. A possibilidade de VAB para achados pequenos, menores do que de um centímetro pode ser considerada. É importante destacar que a análise anátomo-patológica de lesões papilíferas pode ser prejudicada por maceração da peça durante as biópsias percutâneas do tipo VAB. É aconselhável consultar o patologista de referência.

4) Distorções de arquitetura ou assimetrias (densidades assimétricas) segundo a mamografia: Preferência para biópsias cirúrgicas excisionais, após localização prévia. Opção de VAB em casos particulares.

5) Lesões em complexo aréolo-papilar (CAP), áreas de hiperemia na mama

(padrão inflamatório): Preferência de biópsia cirúrgica incisional para avaliação de câncer inflamatório, Doença de Paget ou mastites.

6) **Linfonodos suspeitos**: BAF ou *core biopsy*. Dependendo do tamanho do linfonodo e da localização. Se perto de vasos deve-se tomar cuidado com biópsias de *core* com aparelhos automáticos. Preferir os aparelhos de *core biopsy* semiautomáticos ou a BAF.

Em qualquer circunstância, onde os resultados anátomo-patológicos não forem concordantes com a impressão diagnóstica das imagens, considerar biópsias cirúrgicas. Principalmente as biópsias excisionais.

Algumas particularidades em relação aos tipos de biópsias percutâneas:

- **Biópsia de fragmento, biópsia de agulha grossa ou** *core biopsy***:** Para lesões impalpáveis (guiada por ultrassonografia ou mamografia –estereotaxia) ou palpáveis.

  Vantagens: Diagnóstico histológico, minimamente invasiva, custo-efetiva ("baixo custo"), permite avaliação imunohistoquímica (receptores de estrogênio e progesterona [RE e RP], HER2, Ki67, E-caderina etc...), Baixa taxa de falsos-negativos em nódulos.

- **Biópsia de agulha fina (BAF ou PAAF)**: **Vantagens:** barata, muito rápida e inócua, para casos selecionados, ótima quando positiva (baixa taxa de falso-positivo) e coerente com a radiologia.

  Desvantagens: Não diferencia carcinoma *in situ* de invasor, taxas de falsos-negativos não desprezíveis, material frequentemente insuficiente, requer citopatologista especializado.

- **Biópsia Vácuo Assistida (VAB) ou "mamotomia"**: mais cara, indicação ideal para microcalcificações não muito extensas ou nódulos sólidos menores do que 5 mm.

CONSIDERAÇÕES FINAIS

É muito importante que a abordagem diagnóstica das lesões mamárias tenha visão multidisciplinar. Mastologistas, imaginologistas e patologistas mamários são peças fundamentais para isto. É fundamental que os membros envolvidos discutam entre si as melhores opções de intervenção para cada tipo de achado, bem como para os métodos disponíveis. Desta forma, é possível chegarmos à melhor eficiência dos métodos diagnósticos.

REFERÊNCIAS BIBLIOGRÁFICAS

1. BI-RADS® fifth edition: a summary of changes. Spak DA, Plaxco JS, Santiago L, Dryden MJ, Dogan BE.Diagn Interv Imaging. 2017 Mar;98(3):179-190.
2. Von Minckwitz G, et al. Trastuzumab Emtansine for Residual Invasive HER2-Positive Breast Cancer.Investigators. N Engl J Med. 2019 Feb 14;380(7):617-28.
3. 3) Masuda N, et al. Adjuvant capecitabine for breast cancer after preoperative chemotherapy. Toi M.N Engl J Med. 2017 Jun 1;376(22):2147-2159. doi: 10.1056/NEJMoa 1612645. PMID: 2856456
4. Wang M, He X, Chang Y, Sun G, Thabane L. Breast. A sensitivity and specificity comparison of fine needle aspiration cytology and core needle biopsy in evaluation of suspicious breast lesions: A systematic review and meta-analysis. 2017 Feb;31:157-66.

5. Huang XC, Hu XH, Wang XR, et al. A comparision of diagnostic performance of vacuum-assisted biopsy and core needle biopsy for breast microcalcification: a systematic review and meta-analysis. Ir. J. Med Sci. 2018, Nov:187(4):999-1008.

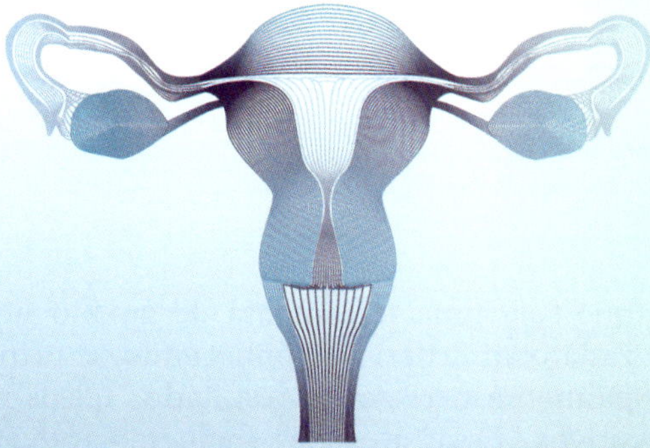

capítulo 28

Ressonância magnética, mamografia com contraste e tomossíntese. Quando solicitar?

- Simone Elias
- Giselle Guedes Netto de Mello

INTRODUÇÃO

Historicamente, o rastreamento do câncer de mama se faz pela mamografia cujo impacto sobre a mortalidade é de apenas 30%[1, 2].

Vários fatores colaboram para esse desempenho pífio, frente aos esforços e custos do rastreamento organizado.

Assim, posicionamento da mama adequado, controle de qualidade da imagem e relatório realizado por profissional experiente são fatores imprescindíveis. Somam-se a esses, a densidade mamográfica, que interfere na sensibilidade do exame e também aos tipos mais agressivos de câncer de mama, que surgem no intervalo entre os exames de rastreamento.

Não fossem suficientes esse fatores, o câncer de mama pode manifestar-se de diferentes formas: nódulos, calcificações, assimetrias e distorções, dificultando sua detecção em apenas um método de imagem.

Assim, a busca por outros métodos ou ferramentas dos métodos já existentes é incessante.

Infelizmente, regra geral, quanto maior a sensibilidade, maior o número de resultados falsos-positivos. Assim, é necessário o conhecimento dos métodos e suas limitações.

De maneira didática, as indicações, vantagens e desvantagens de cada um dos métodos será apresentada de forma suscinta, facilitando consultas e dirimindo dúvidas. As indicações existentes serão divididas em 2 cenários: rastreamento e diagnóstico.

RESSONÂNCIA MAGNÉTICA

A ressonância foi incorporada na prática clínica há cerca de três décadas. Atualmente, é o método de maior sensibilidade para a detecção precoce do câncer da mama e após anos de experiência, algumas indicações estão muito bem estabelecidas. É importante o conhecimento da menor especificidade para compreender as limitações.

Equipamentos de 1,5 Tesla ou 3 Tesla apresentam acurácia semelhantes. As bobinas específicas para mamas melhoram a qualidade da imagem e quanto maior o número de canais, maior a resolução espacial[3,4].

O relatório do exame segue a descrição conforme o léxico BI-RADS do *American College of Radiology*, que inclui a quantidade de tecido fibroglandular, padrão de fundo do parênquima, avaliação da anatomia, análise morfológica da lesão e avaliação cinética.

Suas principais indicações estão resumidas no Quadro 1 e as vantagens e desvantagens no Quadro 2.

Em algumas situações especiais, a ressonância também pode ser indicada, desde que seja uma ferramenta de auxílio utilizada com critério e conhecendo-se principalmente o risco de resultados falsos-positivos. Essa situações incluem: avaliação pré-operatória de mulheres com câncer de mama recém-diagnosticado, avaliação de tumor residual no pós-operatório do câncer de mama invasor ou *in situ* e em casos de achados discordantes na mamografia e ultrassonografia[5].

MAMOGRAFIA 3D (TOMOSSÍNTESE)

A tomossíntese é uma ferramenta do mamógrafo digital. O deslocamento do tubo de raios-X em movimento de arco, possibilita a obtenção de imagens em diferentes angulações em curto tempo de exposição. Essas projeções são reconstruídas por meio de um programa, disponibilizando as imagens finais. Os detectores destes equipamentos precisam ter elevada eficiência para uma resposta rápida, já que a obtenção das imagens ocorre em curto período de tempo. Já existem vários fabricantes no mercado, e o número de projeções varia entre eles, de 9 até 25.

Quadro 1. Principais indicações da ressonância magnética das mamas

Situação clínica	Indicação
Rastreamento	▪ Mulheres com risco estimado por toda a vida > 20%*
Diagnóstico	▪ Pesquisa de tumor oculto da mama ▪ Resposta ao tratamento neoadjuvante ▪ Derrame papilar (quando MMG e US são negativos) ▪ Integridade de implantes (não há necessidade de constraste nesta indicação)

***Nota:** deve ser realizado entre 7º e 14º dia do ciclo..

Fonte: adaptado das recomendações da *American Cancer Society* (ACS), *American College of Radiology* (ACR) e *European Society of Breast Cancer* (EUSOMA).

Quadro 2. Vantagens e desvantagens da ressonância magnética das mamas

Vantagens	**Desvantagens**
Elevada sensibilidade	Uso de contraste / alto custo
Avaliação morfológica das lesões	Resultados falsos-positivos
Avaliação cinética das lesões	Baixa sensibilidade para ▪ CDIS de baixo grau ▪ Carcinoma lobular ▪ Lesões com potencial de malignidade incerto (p.e.: atipias)
Isento de radiação	Contraindicada em: ▪ Pacientes com artefatos ferromagnéticos ▪ Gestantes ▪ Claustrofóbicas ▪ Alergia ao gadolíneo Biópsia por RM pouco disponível e alto custo

Fonte: adaptado das recomendações da *American Cancer Society* (ACS), *American College of Radiology* (ACR) e *European Society of Breast Cancer* (EUSOMA).

Inicialmente, era obrigatória a obtenção da imagem 2D habitual (mamografia digital) e depois a imagem 3D (várias projeções em ângulos diferentes) para a realização do exame completo, o que aumenta a dose de radiação desta modalidade de exame.

Atualmente, a obtenção da imagem 2D tem sido substituída pela imagem 2D sintetizada (2Ds) em vários serviços, após um período de adaptação e aprendizado. Essa substituição da 2D pela 2Ds já está aprovada na Europa, FDA e Anvisa. No entanto, as imagens 2Ds devem ser analisadas conjuntamente com as imagens da 3D.

Na literatura, os resultados de acurácia da mamografia 3D têm melhorado gradativamente, e a maioria dos trabalhos mostram discreta significância nos aspectos enumerados a seguir:

- menor taxa de reconvocação;
- melhor taxa de detecção de câncer invasor (tumores menos agressivos e em mamas densas)
- maior taxa de detecção de carcinoma *in situ*
- melhor efetividade em mamas de padrão B e C (mamas parcialmente lipossubstituídas e heterogeneamente densas).

Algumas situações ainda se constituem em dificuldades para a mamografia 3D: mamas extremamente densas, resultados falsos-positivos (p.e. distorção da arquitetura) e calcificações muito tênues.

Trabalhos têm sido realizados com o objetivo de avaliar a mamografia 3D ou tomossíntese no cenário do rastreamento. No entanto, o *endpoint* principal deve ser o impacto na mortalidade, e para isso é necessário um bom tempo de observação [6].

Estudos prospectivos ou retrospectivos, como OTST (Oslo, 2013), STORM (Itália, 2013), Friedewald et al. (EUA, 2014), TOMMY TRIAL (Reino Unido, 2015), STORM 2 (Itália, 2018), MBTST (Malmo, 2019) vêm mostrando melhora da acurácia do exame e também segurança em utilizar a 2D sintetizada juntamente com a 3D[7-11].

Mas, o primeiro estudo prospectivo e randomizado desenhado para comparar os dois tipos de mamografia no rastreamento do câncer de mama é o *Tomosynthesis Mammografic Imaging Screening Trial* (TMIST) desenvolvido pelo ECOG-ACRIN *Cancer Research Group*, situado na Filadélfia. O estudo foi aberto para recrutamento em julho de 2017 em 71 locais nos EUA e pretende incluir 165.000 mulheres. No entanto, foi prejudicado devido a pandemia do Covid-19, e até abril de 2020 apenas 25.000 mulheres estavam registradas no estudo[12].

Atualmente, a tomossíntese apresenta melhor acurácia para padrões B e C e pode-se utilizar o combo 2Ds com a 3D com segurança (*após um período de aprendizado*). No entanto, seu custo-benefício ainda é baixo e o tempo dispendido na leitura e interpretação deste exame ainda é grande. Essa questão, talvez seja resolvida pela inteligência artificial.

Finalmente, até o momento, não existem evidências do benefício de uso da tomossíntese para o rastreio.

MAMOGRAFIA ESPECTRAL COM CONTRASTE

A mamografia espectral com contraste (MEC) é um recurso da mamografia digital que se utiliza de contraste iodado. Para que o meio de contraste (iodo) seja visível, um filtro de cobre (devido às características físicas do elemento) é adicionado ao equipamento e também um software que faz a subtração das estruturas que não realçam na glândula. Assim, são disponibilizados dois tipos de imagens: de baixa energia (mamografia digital) e de alta energia (imagem processada onde apenas o meio de contraste é realçado). Deste modo, as áreas de realce são consideradas potencialmente suspeitas.

O exame é iniciado entre 1-2 minutos após a injeção do meio de contraste em um acesso periférico e por meio de bomba injetora (o contraste é viscoso e precisa ser injetado em uma velocidade constante e controlada). As incidências são as mesmas da mamografia e a dose de energia utilizada é cerca de 30% maior, portanto, dentro da dose permitida.

A curva de aprendizado para a interpretação da MEC é rápida, pois após o processamento da imagem de alta energia, resta apenas analisar as características do realce presente. Obviamente que as imagens de baixa energia (mamografia digital habitual) devem ser interpretadas do modo padrão.

As principais indicações da MEC estão enumeradas no Quadro 3.

Pode-se observar no Quadro 3 que as indicações da MEC se confundem com as indicações da ressonância magnética das mamas (RMM). No entanto, algumas vantagens fazem deste método uma opção interessante. Apresenta custo inferior à RMM, pode ser indicado quando houver uma contraindicação da RMM, menor taxas de biópsias e resultados falsos-positivos, alta concordância interobservadores, leitura e interpretação rápidas e menor curva de aprendizado[13,14].

Quadro 3. Principais indicações da mamografia espectral com contraste

Indicações da mamografia com contraste
Mulheres de risco elevado
Mamas densas
Extensão da doença
Resposta à quimioterapia neoadjuvante
Avaliação de margens positivas
Contraindicações de ressonância magnética

No entanto, apresenta algumas desvantagens: uso do contraste, pouca literatura e experiência mundial e análise dos dados cinéticos (disponível na RMM). A maior experiência com o método é no *Institut Gustave-Roussy*, onde é estudado e utilizado desde 2002. Alguns estudos já mostram o potencial da MEC no cenário do rastreamento de mulheres de risco aumentado para câncer de mama[15].

O equipamento está disponível comercialmente desde 2010. Os dispositivos para biópsia são mais recentes, e disponíveis em nosso meio desde 2019. Segundo recomendações dos fabricantes, o exame não deve ser realizado em mulheres com implantes de silicone ou salinos.

Acredita-se que o uso do meio de contraste seja o principal fator limitante para seu uso mais amplo. No entanto, convém ressaltar que o contraste utilizado (o mesmo que para exames de tomografia computadorizada) é o contraste iodado não iônico, de baixa osmolaridade e que apresenta taxas de reação semelhantes a do gadolíneo, utilizado na RM.

CONSIDERAÇÕES FINAIS

Novas tecnologias de diagnóstico por imagem da mama têm surgido no intuito de melhorar a acurácia da mamografia que, apesar de ser ainda o atual padrão ouro do rastreamento do câncer de mama, apresenta desempenho limitado em algumas situações clínicas.

O objetivo primário de um exame de rastreamento é o seu impacto sobre a mortalidade, porém, esse *endpoint* depende de observação durante vários anos. Deste modo, ao longo deste período de observação e experiência, algumas situações clínicas e perfis de pacientes vão sendo identificados e definidos como potencial para a aplicação de determinada tecnologia.

Hoje, por exemplo, tem-se uma visão muito mais clara das indicações da ressonância magnética, o método com maior período de observação dentre esses comentados.

A tomossíntese e a mamografia com contraste começam a mostrar em quais situações são úteis ou desnecessárias.

Algumas diretrizes já incluem essas tecnologias com maior ou menor grau de evidência em determinadas subpopulações, onde seu desempenho mostra benefício juntamente com a mamografia.

São exemplos, o rastreamento de mulheres de alto risco por meio da mamografia combinada com a ressonância magnética; sugestão de tomossíntese em mulheres com mamas heterogeneamente densas; mamografia com contraste em mulheres que não tolerem ou tenham contraindicação para a ressonância.

É conveniente ressaltar que nenhum deles, até o momento, ainda se provou superior à mamografia como método de rastreamento custo-efetivo, porém, eles vêm se mostrando um diferencial em situações de dúvida diagnóstica da mamografia.

REFERÊNCIAS BIBLIOGRÁFICAS

1. Coldman A, Phillips N, Wilson C, Decker C, Chiarelli AM, Brisson J et al. Pan-canadian study of mammography screening and mortality from breast cancer. J Natl Cancer Inst. 2014;106(11):dju261.
2. Tabar L, Yen MF, Vitak B, Chen THH, Smith R, Duffy SW. Mammography service screening and mortality in breast cancer patients: 20-year follow-up before and after introduction of screening. The Lancet 2015;361(9367).1405-10.
3. Sardanelli F, Fausto A, Di Leo G et al. In vivo proton MR spectroscopy of the breast using the total choline peak integral as a marker of malignancy. American Journal of Roentgenology. 2009;192(6):1608-17.
4. Kuhl CK, Schrading S, Strobel K, et al. Abbreviated breast magnetic resonance imaging (MRI): First postcontrast subtracted images and maximum- intensity projection - A novel approach to breast cancer screening with MRI.J Clin Oncol. 2014;32:2304-10 .
5. Porembka JH, Seiler SJ, Sharma PB. Advanced breast mri techniques: helpful for screening breast cancer? Curr Breast Cancer Rep. 8: 236, 20.
6. Skaane P, Bandos AI, Gullien R. et al. Prospective trial comparing full-field digital mammography (FFDM) versus combined FFDM and tomosynthesis in a population--based screening programme using independent double reading with arbitration. Eur Radiol. 2013; 23:2061-71.
7. Ciatto S, Houssami N, Bernardi D, Caumo F, Pellegrini M, Brunelli S, et al. Integration of 3D digital mammography with tomosynthesis for population breast-cancer screening (STORM): a prospective comparison study. The Lancet Oncology. 2013;14,(7):583-89.
8. Friedewald SM, Rafferty EA, Rose SL, et al. Breast cancer screening using tomosynthesis in combination with digital mammography. JAMA 2014; 311(24)2499-2507.
9. Gilbert F, Tucker L, Gillan M, Willsher P, Cooke J, Duncan K, Michell M, et al. The TOMMY trial: a comparison of TOMosynthesis with digital MammographY in the UK NHS Breast Screening Programme - a multicentre retrospective reading study comparing the diagnostic performance of digital breast tomosynthesis and digital mammography with digital mammography alone. Health Technology Assessment. 2015;19(4). https://doi.org/10.3310/hta1904
10. Bernardi D, Macaskill P, Pellegrini M, Valentini M, Fantò C , Livio Ostillio et al. Breast cancer screening with tomosynthesis (3D mammography) with acquired or synthetic 2D mammography compared with 2D mammography alone (STORM-2): a population-based prospective study,The Lancet Oncology. 2016; 17(8):1105-1113.

11. Zackrisson S, Lång K, Rosso A et al. One-view breast tomosynthesis versus two-view mammography in the Malmö Breast Tomosynthesis Screening Trial (MBT-ST): a prospective, population-based, diagnostic accuracy study.Lancet Oncol. 2018;19:1493-1503.
12. Tomosynthesis Mammografic Imaging Screening Trial (TMIST) by ECOG-ACRIN (internet). Available from: <http://www.cancer.gov/about-cancer/treatment/clinical-trials/nci-supported/tmist>
13. Fallenberg EM, Dromain C, Diekmann F, et al. Contrast-enhanced spectral mammography versus MRI: Initial results in the detection of breast cancer and assessment of tumour size. Eur Radiol. 2014;24:256-64.
14. Phillips J, et al. Contrast-enhanced spectral mammography (CESM) versus MRI in the high-risk screening setting: patient preferences and attitudes. Clin Imaging 2017; 42:193-97.21.
15. John MMD, Bhavika K, Patel, MD, Tanna A. Contrast-enhanced mammography: a scientific review. Journal of Breast Imaging. 2020 jan./fev;2(1):7-15.

Seção 7

AMENORREIAS E ANOVULAÇÕES CRÔNICAS - ASPECTOS PRÁTICOS NO CONSULTÓRIO

▶ Vicente Renato Bagnoli

Nesta sessão serão analisados aspectos relevantes das amenorreias e anovulações crônicas, considerando-se conceitos, etiopatogenia, diagnóstico e tratamento por especialistas em ginecologia endócrina, com base em revisões da literatura, completas, atuais e relevantes ao tema.

Em relação às amenorreias e anovulações, inicialmente, alguns aspectos básicos devem ser considerados para melhor objetivar as palestras:

Amenorreia primária é a não ocorrência de fluxo menstrual até 15 anos de idade e são consideradas em dois grupos: o primeiro quando além de não menstruar a menina não apresenta diferenciação dos caracteres sexuais (infantilismo), e o segundo, quando apesar da ausência de menstruação os ***caracteres sexuais desenvolveram-se normalmente para os padrões femininos***[1]. Esta separação é fundamental, pois facilitará e orientará o estudo clínico e laboratorial destas meninas, possibilitando diagnóstico e tratamento de forma mais objetiva e precoce, com protocolos estabelecidos, melhorando a evolução e o prognóstico de cada caso. Ressalte-se que muitas destas mulheres também podem apresentar dificuldades na iniciação sexual devido a malformações genitais e futuro reprodutor comprometidos devido ao diagnóstico e tratamento incorretos ou tardios[1,4].

Neste raciocínio, para as portadoras de amenorreia e infantilismo sexual, após anamnese minuciosa, deve-se iniciar a propedêutica pela dosagem das gonadotrofinas que as situa em dois grupos – elevadas: falência gonadal, e baixas: falência central. Prossegue-se com a exploração objetiva de cada um destes compartimentos, obedecendo a protocolos com base em evidências científicas seguras[1,4].

Amenorreia secundária é condição de mulheres que já menstruaram e passam a apresentar ausência de menstruação, ou ciclos menstruais longos caracterizados por intervalos de 60, 90 dias (expaniomenorreia) ou mais. Este grupo de mulheres costuma procurar atendimento médico pela irregularidade menstrual, ou também por outras manifestação clínicas como: hiperandrogenismo, problemas da pele, infertilidade, galactorreia, que frequentemente constituem o motivo principal da consulta[2,3].

Nas ***anovulações crônicas***, agrupam-se as mulheres com amenorreia secundária e também aquelas que, desde a menarca, apresentam irregularidades menstruais (expaniomenorreia) e com frequência apresentando outras manifestações clínicas acima citadas, decorrentes de disfunções hormonais, e processo ovulatório ausente ou irregular (anovulação crônica). As mulheres com manifestações clínicas leves, mas com dificuldade de engravidar, constituem população significativa e a avaliação cuidadosa de cada caso, em geral, oferece resultados satisfatórios[3].

A propedêutica das amenorreias secundárias e anovulações crônicas deve ser detalhada e orientada conforme os dados clínicos que orientam para propedêutica adequada a cada caso e, como já comentado, sempre com base em evidências científicas seguras.

A seguir, colegas de gabarito, estudiosos da endocrinologia feminina farão suas proveitosas considerações, apontando e valorizando os detalhes e esquemas propostos, sempre com base em trabalhos seguros e com evidências clínicas que apontam para o melhor atendimento.

É fundamental ressaltarmos que as diferentes situações clínicas apontadas apresentarão evolução mais favorável quanto mais precoce e completo ocorrer o diagnóstico e início do tratamento.

Boa leitura!

REFERÊNCIAS BIBLIOGRÁFICAS

1. Souza MA, Fonseca AM, Massabki JOP, Soares Junior JM, Baracat EC. Amenorreia primária: diagnóstico e tratamento. In: Baracat EC. Condutas em ginecologia baseadas em evidências. Rio de Janeiro: Atheneu; 2016.
2. Hayashisa SAY, Soares Junior JM, Baracat EC. Amenorreia secundária: diagnóstico e tratamento. In: Baracat EC. Condutas em ginecologia baseadas em evidências. Rio de Janeiro: Atheneu; 2016.
3. Bagnoli VR, Fasolas G, Arie WMY, et al. Anovulação crônica: diagnóstico e tratamento. In: Baracat EC. Condutas em ginecologia baseadas em evidências. Rio de Janeiro: Atheneu; 2016.
4. Pontes Santos AG, Pontes A. Puberdade atrasada. In: Girão MJB, Bonassi Machado R, Pompei LM. Distúrbios na adolescência 195 (coordenador Bagnoli VR). Manual de ginecologia da Sogesp. São Paulo: Editores; 2019.

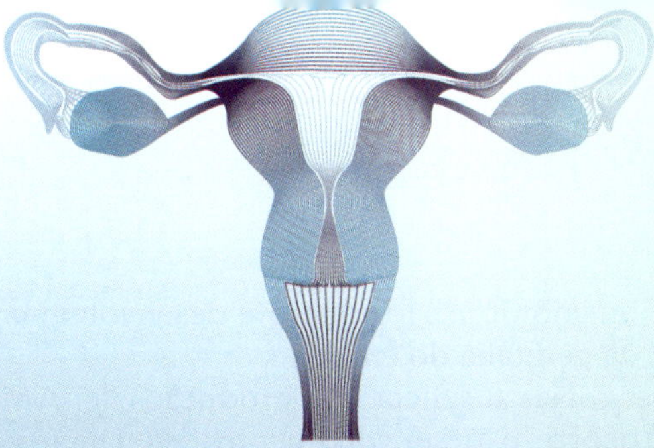

capítulo 29

Diagnóstico da amenorreia primária

Ana Carolina Japur de Sá Rosa e Silva

INTRODUÇÃO

A amenorreia primária se caracteriza pela ausência da primeira menstruação antes dos quinze anos de idade em meninas com desenvolvimento dos caracteres sexuais secundários (principalmente mamas). Entretanto, considerando que entre o início da puberdade, marcado pelo aparecimento do botão mamário, e a primeira menstruação há um intervalo de cerca de dois anos, pode-se antecipar a suspeição do quadro em meninas com 13 anos de idade que ainda não apresentam início do desenvolvimento mamário. Outro contexto em que devemos pensar em amenorreia primária ocorre nos casos em que a telarca ocorreu antes dos 10 anos de idade e após 5 anos a menarca ainda não foi desencadeada[1,2].

O funcionamento do sistema reprodutivo em sua plenitude engloba a esteroidogênese, foliculogênese e ovulação, retrocontrole regulatório do eixo hipotálamo-hipófise-ovariano (HHO) e crescimento endometrial. O adequado funcionamento deste sistema depende da integridade e sincronia de todos os compartimentos deste eixo, os quais vamos didaticamente classificar em: central, ovariano e canalicular. Qualquer inadequação funcional ou estrutural em um destes compartimentos pode promover quadros de amenorreia que, de acordo com a origem da disfunção, traz repercussões específicas.

Este capítulo pretende nortear a investigação dos quadros de amenorreia primária e facilitar a identificação do compartimento acometido, bem como das diferentes etiologias.

O DESENVOLVIMENTO DO TRATO GENITAL FEMININO

A gônada indiferenciada presente no embrião nas primeiras semanas de desenvolvimento tem potencial para dar origem a um testículo ou a um ovário e para isso depende da produção ou não do fator determinante testicular -TDF (do inglês: *testis determination fator*), substância produzida em resposta à atividade do gene SRY presente no cromossomo Y[3,4,5]. O TDF desencadeia a formação do testículo e este, por sua vez, se desenvolvido adequadamente, produzirá os hormônios que determinarão a formação da genitália interna e externa masculina. Na ausência destes hormônios virillizantes será desenvolvida genitália interna e externa feminina, ou seja, o fenótipo feminino é passivo[5].

Dentre os hormônios produzidos pelo testículo e que são imprescindíveis para o desenvolvimento masculino estão: testosterona, diidrotestosterona (DHT) e o hormônio anti-Mülleriano (do inglês, *Anti-Mullerian Hormone* – AMH). A testosterona promove o desenvolvimento dos ductos de Wolf com a formação do epidídimo, ductos deferentes, vesículas seminais e ducto ejaculatório, tendo ação local ipsilateral, ou seja, a presença de androgênios provenientes de sítios remotos que não a gônada ou a produção insuficiente deste hormônio pelo testículo, não sendo capaz de promover o desenvolvimento destas estruturas de maneira completa[5]. Já a DHT, o androgênio de maior potência biológica, é convertido localmente no seio urogenital e tem capacidade de promover virilização completa da genitália externa; a sua produção incompleta ou a ação de androgênios de menor potência leva a quadros de virilização incompleta da genitália externa e é o que ocorre nos casos de distúrbios da diferenciação sexual[5]. A Figura 1 representa o papel de cada hormônio na formação e desenvolvimento da genitália do embrião.

Na ausência da produção de AMH, ocorre o desenvolvimento dos Ductos de Müller, os quais darão origem às trompas, ao útero e aos dois terços superiores da vagina. Os ductos de Müller em suas diferentes fases de desenvolvimento inicialmente se fundem, em seguida, sofrem reabsorção da área central e fusão com o seio urogenital que formará a vulva, com o introito e a porção mais inferior da vagina[6]. Situações em que não houver desenvolvimento destes ductos no todo ou em partes podem acarretar em quadros de amenorreia primária, são as chamadas Malformações Müllerianas.

O FUNCIONAMENTO DO EIXO HIPOTÁLAMO-HIPÓFISE-OVARIANO (HHO)

De maneira bastante resumida, o eixo HHO é ativado no período peripuberal por mecanismos ainda não muito esclarecidos. O processo parece ser multifatorial e acaba por desencadear a secreção de hormônios liberadores de gonadotrofinas (GnRH) pelo hipotálamo, o qual atua em nível de hipófise, estimulando a síntese e secreção de gonadotrofinas: hormônio folículo estimulante (FSH) e hormônio luteinizante (LH), as quais são responsáveis pelo recrutamento, desenvolvimento e maturação folicular[7]. Em paralelo ao amadurecimento do oócito, ocorre a produção de esteroides sexuais, inicialmente estrogênios, principalmente estradiol. A progesterona será secretada somente após a maturação do eixo HHO quando iniciam-se os ciclos ovulatórios[7].

Já na fase inicial de ativação do eixo, a produção de estradiol ovariano é responsável por produzir o desenvolvimento dos caracteres sexuais secundários, o que implica em crescimento das mamas (telarca),

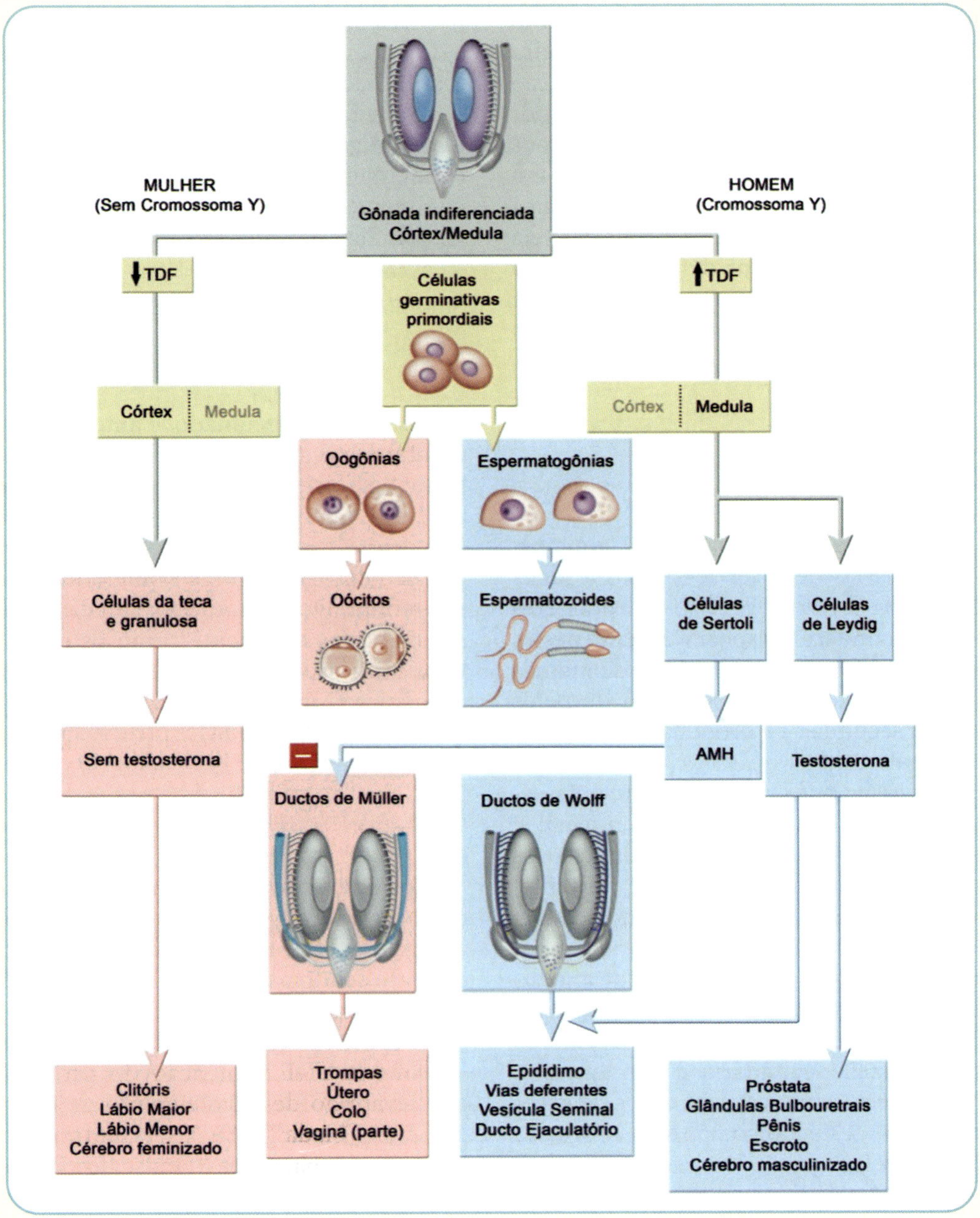

Fonte: Disponível em: https://doctorlib.info/physiology/medical/296.html. Traduzido pela autora.

Figura 1. Desenvolvimento dos caracteres sexuais durante o período embrionário.

estirão de crescimento, distribuição feminina de gordura corporal, desenvolvimento e aumento do volume uterino. A primeira menstruação ocorrerá após a sensibilização e proliferação do epitélio endometrial por ação crônica do estradiol, o que ocorre após cerca de dois anos da telarca. Situações em que houver falha na produção estrogênica poderão levar a amenorreia primária, seja o hipoestrogenismo por defeito na função ovariana (periférico), seja por incapacidade do hipotálamo ou hipófise, em estimular o ovário (central)[8].

DIAGNÓSTICO DAS AMENORREIAS PRIMÁRIAS

O início da investigação de amenorreias primárias deve ser feito com a identificação da presença ou não de caracteres sexuais secundários, especificamente nestes casos, isso é atribuído à presença de mamas desenvolvidas, já que a presença de pelos pode ser secundária à produção androgênica adrenal.

A presença de mamas com telarca espontânea em tempo fisiológico normal e com desenvolvimento completo indica produção de estrogênios ovarianos, portanto, integridade do eixo HHO, sugerindo tratar-se de fator canalicular (trato genital superior e/ou inferior) ou um quadro de anovulação crônica[9]. Entretanto, as anovulações crônicas mais comumente levam a quadros de amenorreia secundária e não amenorreia primária, sendo estes os casos de exceção; por isso, este tópico não será abordado neste capítulo.

Por outro lado, a ausência de desenvolvimento mamário, ou mesmo o desenvolvimento incompleto das mamas, indica deficiência de ação estrogênica, a qual pode ser decorrente de disfunção em qualquer um dos compartimentos do eixo, tanto os centrais (hipotálamo e hipófise) quanto o periférico (ovariano), não sendo possíveis a diferenciação baseada exclusivamente nas manifestações clínicas[9].

Para facilitar o diagnóstico diferencial e minimizar a necessidade de exames complementares, discutiremos a propedêutica complementar de acordo com as particularidades de cada situação clínica.

Amenorreia primária com caracteres sexuais secundários presentes

Como mencionado anteriormente, diante desta situação clínica deve-se suspeitar de defeitos canaliculares, ou seja, ausência ou desenvolvimento incompleto dos genitais internos ou defeito na comunicação entre estruturas Müllerianas e seio urogenital. Duas condições clínicas devem ser mantidas em mente como os diagnósticos mais prováveis: a Insensibilidade Androgênica Completa (IA) ou as Malformações Müllerianas (MM), principalmente a agenesia uterina[9].

Insensibilidade androgênica completa (IA)

A etiologia da IA é um defeito nos receptores androgênicos em que não ocorre a ligação efetiva do hormônio com seu receptor e sendo assim, o efeito desta ligação não é desencadeado. Estes indivíduos apresentam genótipo 46XY, ou seja, produzem a proteína TDF (por ação do gene SRY) que levam ao desenvolvimento de testículo como gônada[3,4,5]. Os níveis androgênicos são normais para o sexo masculino, porém os androgênios não produzem nenhum efeito sobre seus receptores, portanto, tudo que depende de androgênios para se desenvolver não ocorre (formação da genitália interna masculina). Por outro lado, por se tratar de um testículo normal, há a produção de AMH, que leva à involução dos ductos de Müller, sendo assim, nestes indivíduos não há desenvolvimento nem dos ductos de Müller e nem dos de Wolf, ou seja, não há órgãos genitais internos. O seio urogenital sem ação androgênica se desenvolvem para o fenótipo feminino[5]. Os testículos se localizam em topografia ovariana ou no canal inguinal e, como qualquer testículo, produzem tanto androgênios como estrogênios, por isso, na puberdade a ação estrogênica promove desenvolvimento das mamas, já que os androgênios não conseguem fazer contraposição a esta ação estrogênica. Entretanto, chama a atenção a menor quantidade de tecido glandular, mamilo pequeno e aréola de cor pálida, características dadas pela pouca ação da progesterona[9].

O diagnóstico é clínico, pela amenorreia primária, com ausência de vagina ao exame físico, presença de mamas desenvolvidas e, o principal indicador do diagnóstico, a ausência de pelos pubianos (no máximo um lanugo leve). A confirmação é feita pelo cariótipo e dosagem de testosterona (não obrigatória).

Malformações Müllerianas (MM)

A MM mais comumente associada à amenorreia primária é a agenesia completa dos ductos de Müller. Na ausência destas estruturas, independente do perfil hormonal do embrião, não ocorre a formação dos órgãos genitais internos femininos. Em contrapartida o seio urogenital apresenta desenvolvimento feminino normal, dando origem a uma vulva sem malformações com vagina curta ou ausente. Neste caso, diferente do IA, há crescimento de pelos pubianos normais por ação de androgênios ovarianos e adrenais. São os pelos que clinicamente diferenciam as mulheres com amenorreia primária por agenesia Mülleriana dos indivíduos com IA, além disso, o cariótipo é feminino (46XX) e os níveis de androgênio circulante diferem, sendo femininos da MM e masculinos na IA[9].

O diagnóstico nestes casos é confirmado por ultrassonografia pélvica, transabdominal ou transperineal, que evidencia a ausência do útero e a presença de ovários (características ecográficas com presença de folículos), ou mesmo outras MM. Excepcionalmente, principalmente em casos de malformações complexas, a ultrassonografia pode não ser conclusiva, sendo necessária a realização de ressonância magnética (RNM) da pelve para melhor avaliação. Além disso, a ultrassonografia é uma ferramenta útil para avaliar possíveis malformações renais e do trato urinário, frequentemente associadas às MM. O cariótipo pode ser realizado para descartar IA e outros diagnósticos que cursam com pseudo-hermafroditismo masculino[9].

Outras malformações que devem ser descartadas são as alterações müllerianas obstrutivas. Nestes casos, o útero é funcionante, mas a comunicação com meio externo está obliterada por agenesia de colo e/ou porções vaginais, ou ainda pela presença de septo vaginal transverso ou hímen imperfurado. O que chama atenção na manifestação clínica destes casos é a queixa de dor pélvica aguda e de forte intensidade, que pode ter caráter cíclico. A menina geralmente procura atendimento de emergência após um ou dois episódios de dor pélvica, que é secundária ao acúmulo do fluxo formando (hematcolpo e/ou hematometra e/ou hematossalpinge)[9].

O diagnóstico nestes casos é feito pela história clínica típica, com exame físico mostrando imperfuração himenal ou vagina curta (pela vaginometria) e o ultrassom pélvico identifica a presença de "massa pélvica" que é o útero com hematometra[9]. A drenagem da coleção líquida e canalização do trajeto vaginal com comunicação do útero com o meio externo resolve o problema, exceto quando se tratar de agenesia de colo, quando a conduta é ainda controversa. A literatura traz relatos de séries de casos com anastomose útero-vaginal com resultados satisfatórios de recanalização, em contrapartida, há relatos de resultados bastante desfavoráveis com a paciente evoluindo para reobstrução, seguida de infecção local (endometrite/endomiometrite), com ou sem sepse posterior[9].

Anovulações crônicas

Apesar de ser possível que anonvulações crônicas se manifestem por amenorreia primária isto é a exceção, a maioria das vezes estas disfunções aparecem como irregularidade menstrual ou amenorreia secundária[2]. Por este motivo, este tema não será tratado neste capítulo.

Distúrbios da diferenciação sexual

Há ainda os casos de amenorreia primária com caracteres sexuais secundários que estão ligados às situações de distúrbios da diferenciação sexual, chama a atenção que nestes casos os caracteres sexuais são heterossexuais, ou seja, com sinais de virilização na menina, muitos deles com genitália parcialmente virilizada[5]. Aqui são locados os casos de:

- **Hermafroditismo verdadeiro:** caracterizado pela presença de tecido testicular e ovariano no mesmo indivíduo, podendo ou não ser na mesma gônada (ovotestis). As combinações podem ser de ovário+testículo, ovário+ovotestis, testículo+ovotestis ou ambas as gônadas ovotestis. O cariótipo é variável, assim como o grau de virilização.
- **Pseudo-hermafroditismo masculino:** são indivíduos 46XY, que apresentam deficiência na produção ou efeito dos androgênios, o que acarreta virilização incompleta da genitália que deveria ser em princípio masculina. Dentre as causas mais comuns desta condição estão: a insensibilidade androgênica parcial, deficiência na produção de 5α-redutase (enzima responsável pela conversão de testosterona em diidrotestosterona) e a disgenesia gonadal mista (geralmente mosaicos 45XO/46XY).
- **Pseudo-hermafroditismo feminino:** são indivíduos 46XX, que possuem ovários normais e funcionantes, porém tiveram exposição a androgênios durante o período embrionário, podendo estes androgênios terem sido de natureza endógena (hiperplasia adrenal congênita fetal, tumor ovariano ou adrenal fetais produtores de androgênios) ou exógeno (ingestão de anabolizantes pela mãe, tumores produtores de androgênio ou hiperplasia adrenal congênita descompensada na mãe). A presença de androgênios de origem não gonadal fetal não interfere no desenvolvimento da genitália interna feminina, porém são suficientes para causar graus variados de virilização do seio urogenital, levando à formação de genitália externa parcialmente masculinizada.

Detalhes e o tratamento destas condições não são o escopo deste capítulo e não serão abordados aqui.

Amenorreia primária sem caracteres sexuais secundários presentes

Nas amenorreias primárias com ausência de caracteres sexuais secundários fica clara a falta de atividade estrogênica, justificando a ausência da menarca, ou seja, defeitos do eixo hipotálamo-hipófise-ovariano. Somente pelo quadro clínico geralmente não é possível identificar se o defeito é central ou periférico, salvo nos casos em que há estigmas somáticos associados[9].

Para localizar a origem do problema, deve-se verificar se o comando central do eixo está ativo, para isso, dosa-se o FSH[9]. Se o defeito for central, hipotalâmico ou hipofisário, o mesmo estará supresso (hipogonadismo hipogonadotrófico); se o defeito for periférico (ovariano), o FSH estará elevado, com valores superiores a 25mIU/ml (hipogonadismo hipergonadotrófico).[10]

Hipogonadismo Hipogonadotrófico

Dentre as causas centrais de amenorreia primária, a mais comum é o atraso funcional da puberdade (constitucional e reversível), porém, a deficiência isolada de gonadotrofinas é a mais comum das causas irreversíveis. Outras causas são as orgânicas em sistema nervoso central (SNC), tais como: malformações, tumores, traumas ou infecções, além de causas iatrogênicas (cirurgia ou radioterapia no SNC) e de outras origens funcionais (estresse, anorexia e uso de medicações)[2].

Deficiência isolada de gonadotrofinas

Apesar do nome, esta condição não é por defeito específico da produção de gonadotrofinas, mas sim de GnRH, porém, como não há como dosar GnRH de maneira confiável, o diagnóstico é feito pela dosagem de gonadotrofinas. A etiologia da doença é um defeito na migração dos neurônios secretores de GnRH para o hipotálamo durante o período embrionário, este fenômeno pode estar associado à deficiência de migração dos neurônios do bulbo olfatório, cursando com anosmia total ou parcial[9].

O quadro clínico é de amenorreia primária com ausência completa do desenvolvimento mamário, exame físico ginecológico com vulva normal, vaginometria de 6 a 8 cm de comprimento (a maioria das vezes a paciente é virgem) e pilificação normal. O diagnóstico é feito pela dosagem de FSH, seguido de exame de imagem de SNC (RNM preferencialmente) para descartar lesões orgânicas locais, pois na DIG não se identifica alterações morfológicas[2]. Se houver anosmia associada, fecha-se o diagnóstico, entretanto, ela não é obrigatória. Outra possibilidade confirmatória é a realização do teste de estimulação com GnRH para identificar se o compartimento acometido é mesmo o hipotálamo; neste teste administra-se o GnRH, se houver elevação dos valores de FSH, indica deficiência na secreção de GnRH; se não houver resposta, trata-se de incapacidade da hipófise em responder ao estímulo. Entretanto, desde que não haja lesão orgânica (RNM de SNC normal) o teste não muda a conduta, por isso, na prática, ele não é necessário para condução do caso e seguimento clínico.

O tratamento para estes casos é a terapia hormonal e, apesar da deficiência ser de GnRH, a reposição mais simples é de estrogênios diretamente, muito mais barato e prático do ponto de vista posológico. Apesar da origem diferente do hipogonadismo, a reposição hormonal pode ser feita de maneira semelhante ao indicado para os casos de hipogonadismo hipergonadotrófico[10]. A paciente precisará de reposição estrogênica durante todo o menacme até a idade fisiológica da menopausa, sendo que a manutenção da administração de hormônios após esta fase deve ser individualizada, seguindo os mesmos critérios e indicações das pacientes com menopausa fisiológica.

Quando do desejo de concepção, estas pacientes têm a função ovariana preservada, porém o estímulo ao crescimento folicular e ovulação não ocorrerá espontaneamente, há que se induzir a ovulação e, nestes casos, obrigatoriamente com o uso de gonadotrofinas injetáveis, podendo inicialmente ser orientado apenas coito programado para este fim[9].

Lesões orgânicas de SNC

São causas orgânicas de amenorreia primária com hipogonadismo hipogondatrófico: as malformações, tumores, traumas ou infecções de SNC, além de causas iatrogênicas (cirurgia ou radioterapia no SNC). O diagnóstico é feito pela amenorreia primária, com dosagem de FSH supressa e exame de imagem de SNC evidenciando a lesão orgânica. O tratamento é específico de acordo com a etiologia[2].

Nos casos em que houver sequela permanente após o tratamento da doença de base, sem recuperação da função do eixo HHO, o tratamento será o mesmo realizado para DIG: deve-se realizar a reposição estroprogestativa durante todo o menacme[10], intercalado com indução de ovulação com gonadotrofinas quando houver desejo de concepção[9].

Causas funcionais

Quadros de estresse crônico, anorexia nervosa ou mesmo o uso crônico de medicações de efeito central podem levar à disfunções ou mesmo supressão do eixo HHO (ASRM, 2008), não havendo, neste caso, produção de estrogênio suficientes para o desencadeamento da puberdade, maturação sexual e desenvolvimento de órgãos pélvicos. Este diagnóstico se confunde com o de DIG e muitas vezes não pode ser diferenciado de maneira conclusiva, dependendo apenas de elementos da história clínica que o diferenciam. O diagnóstico (hipogonadismo hipogonadotrófico sem alterações nos exames de imagem) é o mesmo, bem como a conduta (reposição de hormônios), entretanto, a reversibilidade dos casos funcionais deve ser levada em consideração no momento da escolha da terapia hormonal por conta do risco de gravidez indesejada nas pacientes com demanda contraceptiva (fato que não existe nas pacientes de DIG). Diante da incerteza, deve ser oferecido para a paciente o uso de contraceptivos hormonais combinados como opção de terapia hormonal[10].

Hipogonadismo Hipergonadotrófico

Nos casos de hipogonadismo hipergonadotrófico o defeito é gonadal, sendo a causa mais frequente a genética (cerca de 25% dos casos)[2]. Outras etiologias que devem ser pesquisadas são as iatrogênicas (radioterapia pélvica, quimioterapia ou cirurgia pélvica prévia) e as idiopáticas em que não se identifica a causa. As manifestações clínicas tanto podem ser de amenorreia primária como secundária[10].

O quadro clínico é o mesmo do hipogonadismo hipogonadotrófico (FSH supresso), mas diferente deste em que se deve procurar lesão em SNC, aqui se deve pesquisar doença ovariana.

Disgenesia Gonadal

A disgenesia mais comum é a do tipo Turner, seja ela clássica (45X0) ou mosaico (45,X0/46,XX ou 45,X0/46XY)[5]. Nestas situações, a gônada, ainda em estágio bem precoce do desenvolvimento embrionário, perde toda a população folicular, restando apenas o tecido estromal e o pedículo vásculo-nervoso, a chamada gônada em fita.

Nela não se identificam unidades funcionais (folículos ou túbulos seminíferos), não havendo nenhuma produção hormonal advinda desta gônada[5].

Sendo assim, se não há androgênios gonadais não haverá desenvolvimento dos ductos de Wolf (não importa qual o cariótipo de origem) e não havendo produção de AMH, os ductos de Müller se desenvolverão normalmente. Portanto, a genitália interna forma-se feminina normal. Da mesma forma, o seio urogenital sem ação androgênica não viriliza, e o desenvolvimento ocorre para a genitália externa feminina normal. Em resumo, o fenótipo é feminino, sem malformações associadas.

A propedêutica complementar nos casos de hipogonadismo hipergonadotrófico deve ser feita com cariótipo, porém, o achado de cariótipo normal não exclui doença genética, podendo se tratar de disgenesia gonadal pura. As disgenesias gonadais chamadas puras apresentam cariótipo 46XX ou 46XY e a gônada em fita é produto de um defeito na migração das células germinativas para a crista gonadal nas primeiras etapas do desenvolvimento embrionário, não implicando outras malformações somáticas associadas[9]. Nos casos 46XY este diagnóstico é claro e conclusivo, porém nos casos 46XX, fica clinicamente difícil diferenciar de outras causas de IOP, incluindo as idiopáticas.

Já as disgenesias gonadais do tipo Turner apresentam, além do hipogonadismo, uma série de malformações somáticas que podem variar de um indivíduo para outro, especialmente entre pacientes com Turner clássico ou mosaico. Estas pacientes com síndrome de Turner podem ter uma série de comorbidades associadas ao quadro gonadal, tais como: cardiopatia, hipotireoidismo e alterações esqueléticas, que necessitam de seguimento clínico específico, havendo protocolos de acompanhamento bem definidos para estas pacientes[11,9].

Outras causas de IOP

Qualquer condição clínica que leve à perda da função gonadal pode levar ao quadro de hipogonadismo hipergonadotrófico, cursando com amenorreia primária ou secundária. As causas iatrogênicas (radioterapia pélvica, quimioterapia e cirurgia pélvica prévias) aparecem na história clínica. Há ainda as IOPs de origem autoimune, que também são de difícil identificação, tendo como características mais suspeitas desta condição clínica, a flutuação da função gonadal, com oscilação dos valores de FSH, e a coexistência de outra doença autoimune, tais como: lúpus eritematoso sistêmico, tireoidite de Hashimoto, artrite reumatoide, entre outras. Pode-se dosar alguns anticorpos como propedêutica complementar[10], porém, o resultado positivo é pouco frequente e o negativo não exclui a origem autoimune da doença, portanto, do ponto de vista prático, a dosagem de anticorpos pouco influencia na conduta. Na ausência de características de autoimunidade ou de doença genética, a causa fica como idiopática ou desconhecida.

O tratamento dos casos de amenorreia primária por hipogonadismo hipergonadotrófico também é a reposição estrogênica, seguida posteriormente de associação com progesterona para proteção endometrial[10]. Entretanto, nos casos de doença ovariana não restam folículos nos ovários ou os mesmos são refratários ao estímulo do FSH; a concepção somente será possível com uso de oócitos de doadoras em procedimentos de Reprodução Assistida (fertilização *in vitro*)[10].

Para todos os casos de hipogonadismo, é necessária a avaliação de massa óssea, ainda que o diagnóstico seja feito precocemente, pois estas pacientes apresentam maior risco para osteoporose[2,10]. Apesar dos parâmetros de leitura da densitometria óssea para a faixa etária destas pacientes (15-40 anos) ser bastante limitado e controverso, este é o exame atualmente considerado padrão ouro. Nos casos em que não há comprometimento da massa óssea e que será instituída a terapia estrogênica, não há necessidade de se repetir periodicamente o exame[10], pois considera-se que a perda foi evitada pelo uso do hormônio. Entretanto, nos casos em que se observa baixa massa óssea à densitometria, deve-se repeti-la a cada 5 anos para verificar a recuperação ou ao menos parada de progressão da perda de massa óssea, mesmo que em uso de terapia estrogênica. Caso não tenha havido melhora da massa óssea, deve-se rever a terapia instituída[10].

CONSIDERAÇÕES FINAIS

O diagnóstico de amenorreia primária deve, inicialmente, levar em consideração a presença ou não de caracteres sexuais secundários a fim de definir se o defeito é hormonal ou anatômico (canalicular). Uma vez definido este primeiro aspecto com base na história clínica e exame físico, a propedêutica armada deve ser dirigida, havendo em geral necessidade de pouquíssimos exames complementares. A Figura 2 resume todo o capítulo.

REFERÊNCIAS BIBLIOGRÁFICAS

1. Herman-Giddens ME, Slora EJ, Wasserman RC, et al. Secondary sexual characteristics and menses in young girls seen in office practice: a study from the Pediatric Research in Office Settings network. Pediatrics. 1997;99(4):505-512. doi:10.1542/peds.99.4.505
2. Practice Committee of American Society for Reproductive Medicine. Current evaluation of amenorrhea. Fertil Steril. 2008;90(5 Suppl):S219-S225. doi:10.1016/j.fertnstert.2008.08.038.

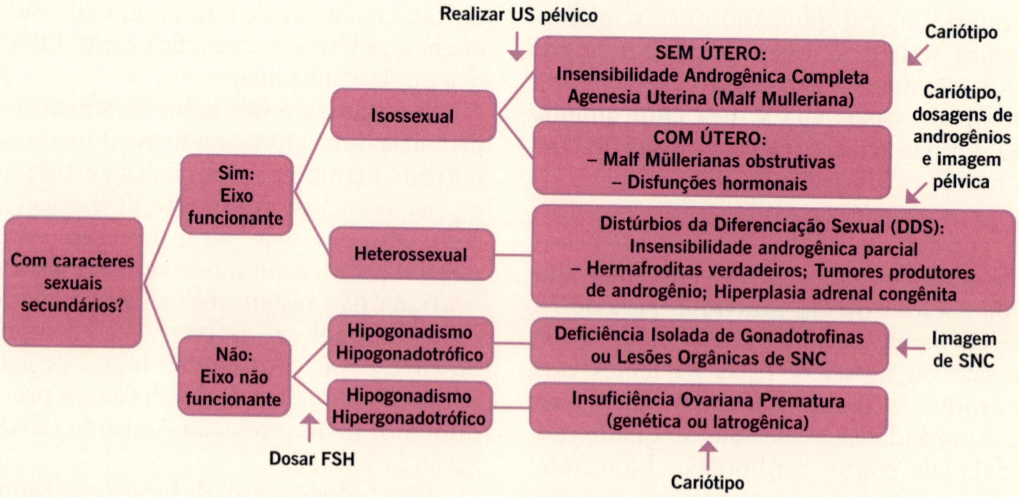

Figura 2. Diagnósticos diferenciais e fluxograma de investigação das amenorreias primárias.

3. McLaren A. Sex determination in mammals. Trends Genet. 1988;4(6):153-157. doi:10.1016/0168-9525(88)90020-0
4. Koopman P, Münsterberg A, Capel B, Vivian N, Lovell-Badge R. Expression of a candidate sex-determining gene during mouse testis differentiation. Nature. 1990;348(6300):450-452. doi:10.1038/348450a0
5. Fritz MA, Speroff L. Desenvolvimento sexual normal e anormal. In: Endocrinologia ginecológica e infertilidade. 8. ed. Rio de Janeiro: Revinter; 2015a. p. 339-98.
6. Fritz MA, Speroff L. Útero. In: Endocrinologia ginecológica e infertilidade. 8. ed. Rio de Janeiro: Revinter; 2015b. p. 123-58.
7. Fritz MA, Speroff L. Neuroendocrinologia. In: Endocrinologia ginecológica e infertilidade. 8. ed. Rio de Janeiro: Revinter; 2015c. p. 159-200.
8. Fritz MA, Speroff L. Crescimento normal e anormal e desenvolvimento na puberdade. In: : Endocrinologia ginecológica e infertilidade. 8. ed. Rio de Janeiro: Revinter; 2015d. p. 399-444.
9. Fritz MA, Speroff L. Amenorreia. In: Endocrinologia ginecológica e infertilidade. 8. ed. Rio de Janeiro: Revinter; p. 445-506.
10. European Society for Human Reproduction and Embryology (ESHRE) Guideline Group on POI, Webber L, Davies M, et al. ESHRE Guideline: management of women with premature ovarian insufficiency. Hum Reprod. 2016;31(5):926-937. doi:10.1093/humrep/dew027
11. Bondy CA, Turner syndrome study group. Care of girls and women with Turner syndrome: a guideline of the Turner syndrome study group. J Clin Endocrinol Metab. 2007;92(1):10-25. doi:10.1210/jc.2006-1374.

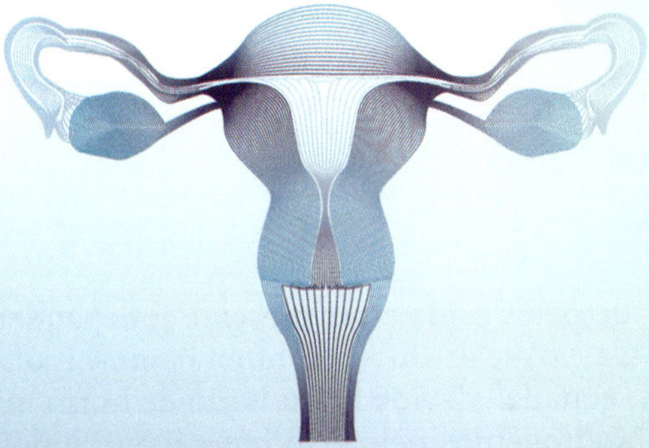

capítulo 30

TRH no desenvolvimento puberal

- Rosana Maria dos Reis
- Júlia Kefalás Troncon

INTRODUÇÃO

A caracterização atual do desenvolvimento puberal se deve a um importante estudo que descreveu a prevalência de características sexuais secundárias e ocorrência de menstruação na população americana[1]. Os autores observaram que o surgimento do botão mamário (estagio de Tarnner 2)[2] ocorreu em média aos 9,96 anos nas meninas brancas e aos 8,87 anos nas afrodescendentes, o dos pelos pubianos (estágio de Tarnner 2) ocorreu em média aos 10,51 anos nas meninas brancas e aos 8,78 anos nas afrodescendentes, sendo que a menarca surgia aos 12,88 anos em média nas meninas brancas e aos 12,16 anos nas afrodescendentes. Em função deste estudo, foram definidos os critérios para o diagnóstico de amenorreia primária: ausência de menarca aos 13 anos na ausência de caracteres sexuais secundários e 15 anos com caracteres sexuais presentes ou após um período de 3 anos da telarca[1].

Diante dos casos de amenorreia primária hipoestrogênica, com quadro clínico de infantilismo sexual, o desenvolvimento dos caracteres sexuais secundários torna-se necessário. O hipogonadismo pode ser decorrente da ausência de células foliculares nos ovários, denominado hipogonadismo hipergonadotrófico, ou ser devido ao comprometimento do estímulo do Sistema Nervoso Central (SNC) para o desenvolvimento dos folículos ovarianos, conhecido como hipogonadismo hipogonadotrófico.

As repercussões da deficiência estrogênica vão além do desenvolvimento puberal, pois os esteroides sexuais estão relacionados também ao crescimento linear e à aquisição de massa óssea. Assim, a deficiência estrogênica pode comprometer precocemente a massa óssea[3].

DIAGNÓSTICO

Para o diagnóstico, a história e o exame físico com foco no início do aparecimento e na velocidade de desenvolvimento dos caracteres sexuais secundários são imprescindíveis. Para avaliação de mamas e pelos é recomendado utilizar o estadiamento de Tarnner e Marshall[2].

Para avaliar o desenvolvimento da genitália externa é necessário observar as diferenças na genitália pré-púbere e da mulher adulta, conforme ilustrado na Tabela 1 e Figura 1. Vale ressaltar que o desenvolvimento de pelos pode estar presente independente da ativação do eixo hipotálamo-hipófise-gonadal, devido à produção de hormônios androgênios pelo eixo hipotálamo hipófise adrenal, o qual apresenta início de atividade após os 8 anos de idade[4].

Dentre os exames complementares, diante de uma menina sem desenvolvimento dos caracteres sexuais secundários, a dosagem do Hormônio Folículo Estimulante (FSH) torna-se imperativa. A dosagem de FSH pode ser solicitada para esta investigação a partir dos 11 a 12 anos de idade. Níveis de FSH baixos a partir desta faixa etária

Tabela 1. Características da genitália externa e interna feminina no período da infância e vida adulta

Genitália feminina	Infância	Vida adulta
Clitóris	0,5 e 2 cm comprimento x 0,3 a 0,9 cm largura	11 a 15 anos: 0,3x3 cm 15 a 19 anos: 0,5x0,5 cm > 1 cm – hipertrofia
Hímen	0,4 cm diâmetro	Varia com o tipo de hímen
Vagina	4 a 4,5 cm profundidade	11,5 cm profundidade
Pequenos lábios	Delgados Terminam na metade da região da vulva	Espessos Terminam próximos à fúrcula
Grandes lábios	Sem coxim gorduroso Sem pelos	Presença coxim gorduroso Presença de pelos
Útero	3,5 a 4 cm x 0,5 cm largura Volume< 30 cm^3	Volume: 30 a 90 cm^3
Relação colo/corpo	2:1	1:2
Endométrio	Não visualizado	Espessura: 0,2 a 1 cm
Ovários	0,5 a 1,5 cm x 0,3 a 0,4 cm Volume < 1 cm^3	Volume de 3 a 9 cm^3

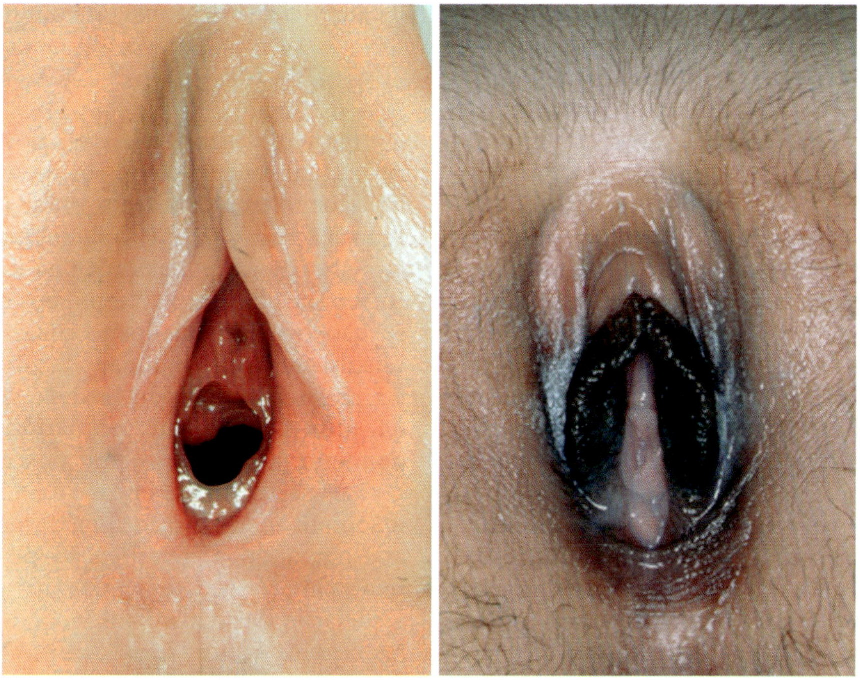
Genitália externa pré-pubere Genitália externa pós-puberdade

Fonte: acervo da autora.

Figura 1. Genitália externa feminina pré-púbere e pós-puberdade.

até completar 13 anos de idade devem ser monitorados a cada 6 meses para certificar-se de que não se está diante de um quadro de atraso no desenvolvimento puberal, com normalização dos níveis de gonadotróficas, caracterizando desenvolvimento puberal fisiológico[1] ou mesmo para se detectar elevação dos mesmos em situação adversa. No entanto, há estudo que sugere aguardar até os 14 anos de idade para definir o padrão de funcionamento do eixo HHO[5].

A presença de níveis de FSH elevados indica ausência de produção de estrogênios pelas células foliculares ovarianas. Neste caso, não há o retrocontrole negativo dos hormônios esteroides, estrogênio e progesterona, no hipotálamo e hipófise. Pode-se estar diante de um quadro de disgenesia gonadal, nas suas diferentes apresentações das alterações do sexo genético (cromossômico), segundo a Classificação de Distúrbios do Desenvolvimento Sexual (DDS), com base no cariótipo, modificada da proposta do *Consensus Statement on Management of Intersex Disorders*[6].

Outra situação é a Insuficiência Ovariana Prematura (IOP), embora nesta condição a amenorreia primária e o hipogonadismo estejam presentes em apenas 12%

dos casos, pois, na maioria dos casos, a IOP manifesta-se como amenorreia secundária e caracteres sexuais parcialmente ou completamente desenvolvidos[7].

Por outro lado, níveis baixos de FSH são decorrentes da deficiência de estímulo do SNC, seja pela ausência de Hormônio Liberador de Gonadotrofinas (GnRH) ou de hormônios gonadotróficos, FSH e Hormônio Luteinizante (LH), para o desenvolvimento dos folículos ovarianos e produção de hormônios esteroides, como observado na Deficiência Isolada de Gonadotrofinas, malformações ou tumores do SNC. A deficiência isolada de gonadotrofinas, também denominada Síndrome de Kallmann, está associada a defeitos no desenvolvimento de bulbos olfativos. Essas mulheres podem apresentar anosmia, amenorreia e níveis baixos de gonadotrofinas devido à deficiência de GnRH[8]. Mutações no receptor e nos genes do GnRH podem estar associados no hipogonadismo hipogonadotrópico[9].

A Figura 2 ilustra as principais causas da ausência de desenvolvimento puberal.

TRATAMENTO

Para o desenvolvimento dos caracteres sexuais secundários em meninas com hipogonadismo a terapia mandatória é a reposição estrogênica. O fluxograma da terapia hormonal com estrogênio e progesterona para o desenvolvimento dos caracteres sexuais no hipogonadismo em adolescente está ilustrado na Figura 3.

A terapia estrogênica deve ser iniciada, preferencialmente, no período correspondente ao aparecimento dos caracteres sexuais secundários, entre 11 e 12 anos de idade em meninas, no mais tardar aos 13 anos, quando a investigação de amenorreia primária se torna imperativa frente à associação da idade e ausência de caracteres sexuais secundários. A dose inicial de

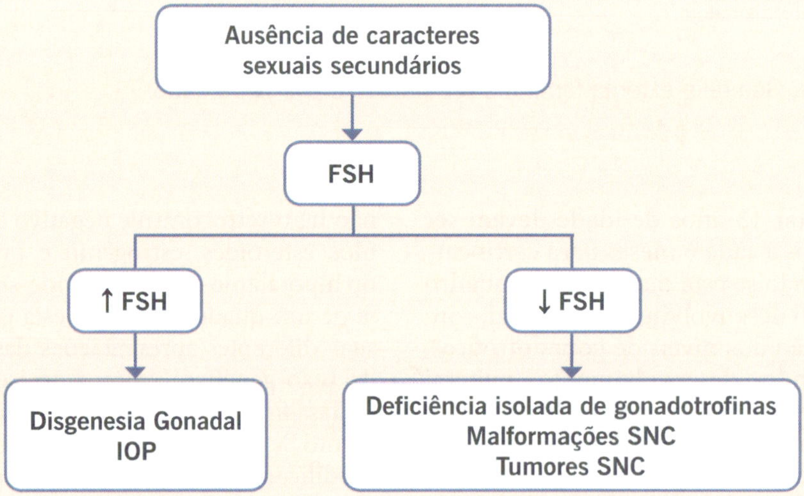

Notas: FSH: Hormônio Folículo estimulante, IOP: Insuficiência Ovariana Prematura, SNC: Sistema Nervoso Central.

Figura 2. Fluxograma das principais causas da ausência de desenvolvimento puberal.

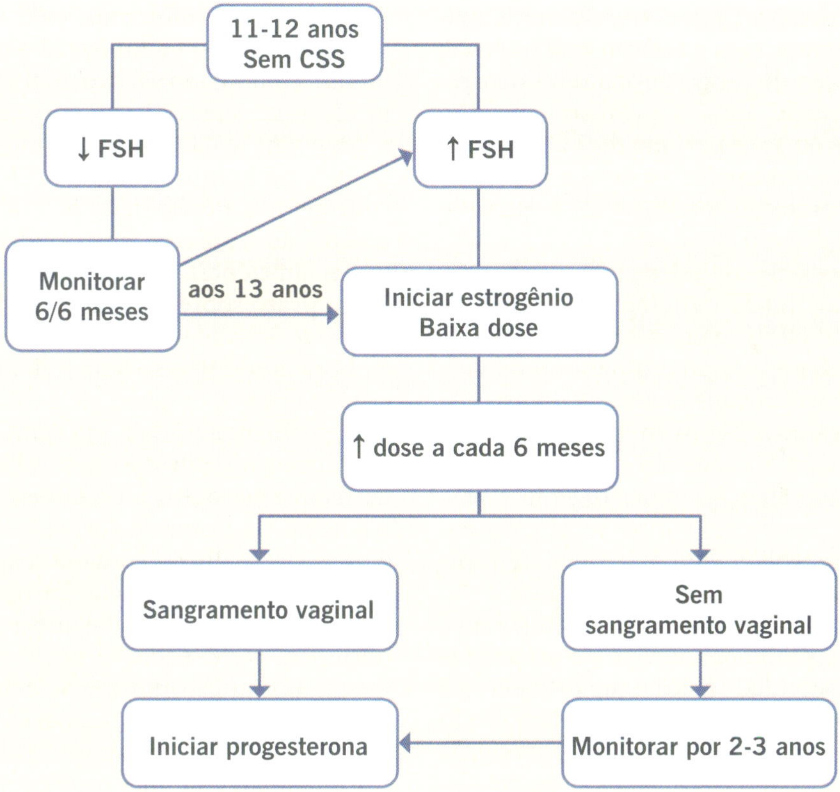

Notas: CSS: caracteres sexuais secundários, FSH: Hormônio Folículo Estimulante.

Figura 3. Fluxograma da terapia hormonal com estrogênio e progesterona para o desenvolvimento dos caracteres sexuais no hipogonadismo em adolescentes.

estrogênio deve ser a mais baixa possível dentro das diferentes apresentações da medicação e a necessidade de ajuste na dose deve ser avaliada a cada 6 meses.

Para a monitorização do efeito da medicação deve ser observada a progressão do desenvolvimento dos caracteres sexuais como crescimento das mamas, modificações na genitália externa e distribuição de gordura tipicamente feminina, na região do quadril e coxas, denominada distribuição de gordura ginoide. Na ausência de desenvolvimento dos caracteres sexuais secundários neste intervalo, a dose da terapia estrogênica deve ser ajustada e doses maiores podem ser utilizadas visando obter características sexuais secundárias compatíveis com a idade adulta.

Quando o diagnóstico do hipoestrogenismo é tardio, após os 15 anos de idade, o ajuste da dose até atingir a dose plena de mulher adulta deve ser mais rápido. Na presença de útero, é sempre necessária a associação de progesterona de forma cíclica, por períodos de 12 a 14 dias ao mês ou de maneira contínua para proteção endometrial. A associação de progesterona deve ocorrer imediatamente após o primeiro episódio menstrual ou após período de 2 a 3 anos de terapia com estrogênio isolado com a finalidade de proteção endometrial ao estímulo constante dos estrogênios[5].

A associação de estrogênio e progesterona, denominada de terapia de reposição hormonal (TRH), precisa ser administrada nessas pacientes durante o período de vida correspondente ao menacme, que se estende da menarca, aos 12 anos em média, até a menopausa, com 50 anos em média[5,10]. As diferentes apresentações de estrogênio e progesterona, assim como doses recomendadas para o desenvolvimento puberal no hipogonadismo estão demostradas na Figura 4.

Em complementação à terapêutica hormonal, essas mulheres devem ser orientadas a praticar atividade física e seguir dieta rica em cálcio, com a reposição de cálcio sendo indicada nos casos de dieta insuficiente[2].

Nas disgenesias gonadais é de fundamental importância a exérese das gônadas na presença de fragmentos de cromossoma Y, devido ao risco de transformação maligna das gônadas. A presença de cromossomo Y em portadores de disgenesia gonadal está associada ao desenvolvimento de gonadoblastoma, o qual pode apresentar-se como precursor de tumores muito agressivos, como os disgerminomas. O risco de desenvolvimento do tumor é diretamente proporcional à idade, sendo mais elevado em pacientes com menor masculinização da genitália externa[11].

Segundo as Diretrizes da Sociedade Europeia de Reprodução Humana e Embriologia (ESHRE)[12], nos casos de IOP o 17-β estradiol é preferível ao etinilestradiol ou estrogênio equino conjugado para terapia hormonal com estrogênio. A progesterona natural micronizada pode ter vantagem sobre outras formulações, pelo fato de ter melhor proteção endometrial para o tratamento combinado cíclico oral. No entanto, deve-se sempre levar em consideração a preferência da paciente para o método e via de administração da TRH, além de considerar a necessidade de contracepção, embora ainda não se tenha evidências científicas suficientes em relação aos efeitos de longo prazo sobre a saúde. O TRH deve ser utilizado até a idade da menopausa natural, embora ainda não se tenha definição se os critérios para o uso além desta idade devem ser semelhantes a mulheres sem IOP .

Um estudo retrospectivo avaliou o efeito da terapia estrogênica da puberdade à vida adulta na Síndrome de Turner[13]. Foram analisadas 499 mulheres com diferentes tipos de medicação hormonal como estrogênio transdérmico, estrogênio oral e anticoncepcional hormonal combinado. O início precoce da terapia hormonal mostrou-se benéfico para o metabolismo ósseo, sendo evidente a relação inversa entre a idade de início da TRH e a quantidade de massa óssea na densitometria óssea. Todavia, as mulheres usuárias de anticoncepcional hormonal combinado apresentaram elevação nos níveis pressóricos das artérias quando comparado com TRH.

Outro estudo recente avaliou a massa óssea em mulheres com IOP tratadas com anticoncepcional hormonal combinado e diferentes esquemas de TRH[14]. Foi observado que o uso de anticoncepcional hormonal combinado foi tão eficaz na avaliação da massa óssea pela densitometria óssea quanto o uso de TRH com dose de 2 mg de valerato de estradiol ou 1,25 mg de estrogênio equino conjugado, e superior ao uso de TRH em baixa dose.

CONSIDERAÇÕES FINAIS

O tratamento com estrogênio para o desenvolvimento dos caracteres sexuais

Tabela 2. Apresentação e dose de estrogênio e progesterona para o desenvolvimento dos caracteres sexuais e manutenção no hipogonadismo para mulheres nas diferentes fases da vida

	Considerações
Iniciar Indução Puberdade	12-13 anos
Estrogênio (ajustar a dose a cada 6 meses)	▪ EC 0,3 mg/dia (cp) ▪ VE 1 mg/dia (cp ou gel transdérmico) ▪ 17 β Estradiol 6,25 ug/semana ou 25ug/mês (adesivo transdérmico)
Progesterona Iniciar: ▪ após sangramento menstrual ou ▪ 2 a 3 anos da terapia estrogênica	▪ Acetato de medroxiprogesterona 10mg/dia (cp) ▪ Noretisterona 0,7-1 mg/dia (cp) ▪ Progesterona micronizada (cp) ▪ Didrogesterona 5mg/dia (cp) ▪ 12 dias ao mês ou uso contínuo
Terapia de manutenção: **Estrogênio + Progesterona**	▪ EC até 0,6-1,25 mg/dia (cp) ▪ VE até 2-4 mg/dia (cp ou gel transdérmico) ▪ 17 β Estradiol até 50 a 100 ug/ 2 x na semana (adesivo transdérmico) ▪ Etinil Estradiol 10 a 30 ug/dia (cp, injetável, vaginal, transdérmico)
Menopausa	Individualizar

Notas: EC: estrogênio equino conjugado, VE: valerato de estradiol, β: Beta; Cp: comprimido, mg: miligrama, ug: micrograma.

secundários deve ser precoce e iniciado com baixa dose de estrogênio, visando mimetizar o processo puberal fisiológico. O ajuste da dose de estrogênio deve ocorrer a cada seis meses ou mais rapidamente nos casos de diagnóstico tardio.

A associação de progesterona para a proteção endometrial deve ocorrer imediatamente após o primeiro episódio menstrual, usualmente após 2 a 3 anos de terapia com estrogênio isolado.

O uso precoce de TRH tem mostrado ser efetivo na prevenção da perda de massa óssea decorrente da privação estrogênica.

REFERÊNCIAS BIBLIOGRÁFICAS

1. Herman-Giddens ME, Slora EJ, Wasserman RC, Bourdony CJ, Bhapkar MV, Koch GG, et al. Secondary sexual characteristics and menses in young girls seen in office practice: a study from the pediatric research

in office settings network. Pediatrics. 1997;99:505-12.

2. Marshall W, Tanner JM. Variations in pattern of pubertal changes in girls. Arch Dis Childh. 1969; 44: 291-303.
3. Milani SLS, Martinelli Junior CE. Osteopenia e osteoporose. In: Mussi P, Ferriani VPL. Condutas em Pediatria. 1. ed. Rio de Janeiro: Atheneu; 2019. p. 511-15.
4. Idkowiak J, Lavery GG, Dhir V, Barrett TG, Stewart PM, Krone N, Arlt W. Premature adrenarche: novel lessons from early onset androgen excess. Eur J Endocrinol. 2011;165:189-207.
5. Klein KO, Phillips S.A. Review of hormone replacement therapy in girls and adolescents with hypogonadism. J Pediatr Adolesc Gynecol, 2019:1-9. doi:10.1016/j.jpag.2019.04.010
6. Lee PA, Houk CP, Ahmed SF, Hughes IA. International Consensus Conference on Intersex organized by the Lawson Wilkins Pediatric Endocrine Society and the European Society for Paediatric Endocrinology. Consensus statement on management of intersex disorders. International Consensus Conference on Intersex. Pediatrics. 2006;118(2):488-500.
7. Birmingham A. Current evaluation of amenorrhea. The Practice Committee of the American Society for Reproductive Medicine. Fertil Steril. 2004; 82:266-72.
8. Hall JE. Physiologic and genetic insights into the pathophysiology andmanagement of hypogonadotropic hypogonadism. Ann Endocrinol. 1999;60:93-101.
9. Layman LC, McDonough PG, Cohen DP, Maddox M, Tho SP, Reindollar RH. Familial gonadotropin-releasing hormone resistance and hypogonadotropic hypogonadism in a family with multiple affected individuals. Fertil Steril. 2001;75:1148-55.
10. Sybert VP, McCauley E. Turner's syndrome. N Engl J Med. 2004;351:1227-38.
11. Liu AX, Shi HÁ, Cai ZJ, Liu A, Zhang D, Huang HF, Jin HM. Increased risk of gonadal malignancy and prophylactic gonadectomy: a study of 102 phenotypic female patients with Y chromosome or Y-derived sequences. Hum Reprod. 2014;29(7):1413-19.
12. The ESHRE Guideline Group on POI, L. Webber M, et al. ESHRE Guideline: management of women with premature ovarian insufficiency. Human Reproduction. 2016; 31: 926-37.
13. Cameron-Pimblett A, Davies MC, Burt E, Talaulikar VS, La Rosa C,1 King TFJ, Conway GS. Effects of estrogen therapies on outcomes in Turner syndrome: assessment of induction of puberty and adult estrogen use. J Clin Endocrinol Metab. 2019; 104(7):2820-26.
14. Carvalho Gazarra LB Bonacordi CL, Yela DA, Benetti-Pinto CL. Bone mass in women with premature ovarian insufficiency: a comparative study between hormone therapy and combined oral contraceptives Menopause. 2020;27(10). DOI: 10.1097/GME.0000000000001592

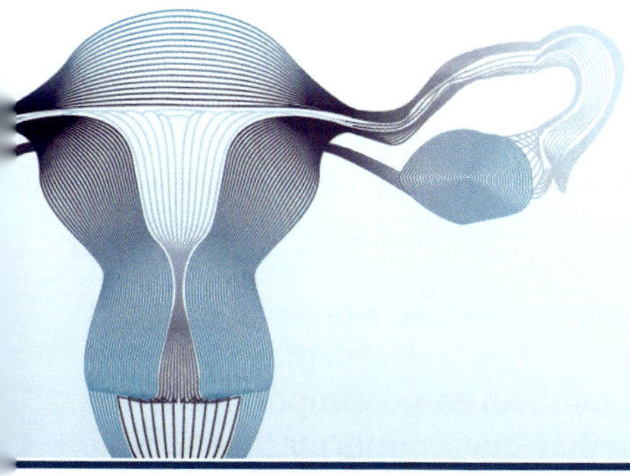

capítulo 31

Causas de irregularidade menstrual

▸ Gustavo Arantes Rosa Maciel

INTRODUÇÃO

A menstruação é uma perda fisiológica de sangue, de origem uterina e de caráter cíclico. Além dos humanos, raros mamíferos menstruam. Encontram-se nessa lista alguns primatas do velho mundo, várias espécies de morcego, o mussaranho-elefante (***Rhynchocyon petersi***) e alguns roedores[1].

O sangramento menstrual é decorrente da descamação endometrial e obedece a um fenômeno complexo e altamente regulado que pressupõe a integridade funcional do eixo hipotálamo-hipófise-gonadal (HHG). O eixo inclui o sistema nervoso central, hipotálamo, hipófise, ovários e útero e vias canaliculares[1].

Do ponto de vista clínico, a irregularidade menstrual representa um achado muito frequente e que deve ser entendido pelo profissional de saúde e investigado de maneira adequada, pois reflete uma quebra da homeostase hormonal[1,2].

DIAGNÓSTICO

Classicamente, o ciclo menstrual normal tinha uma frequência de 25 a 35 dias, durava até 7 dias e o volume médio de sangue menstrual era de 30 ml. Recentemente, foram definidos novos parâmetros de normalidade para o ciclo menstrual, com base em estudos populacionais e de fisiologia. Desse modo, passou-se a definir o ciclo menstrual normal aquele que tem frequência de 24 a 38 dias, em que o sangramento ocorre durante até 8 dias e o volume é classificado como normal, aumentado ou diminuído. Há, além disso, a recomendação de que se substitua nomes específicos pela descrição mais objetiva dos fenômenos.

Assim, a nomenclatura de oligomenorreia, espanimenorreia, menorragia, metrorragia, entre outros, passaram a ser substituídos por termos como ciclo infrequente, menstruação de volume aumentado e sangramento intermenstrual. A Figura 1 mostra todas as novas definições e a nomenclatura[3,4].

ANAMNESE

O diagnóstico é feito eminentemente com base na anamnese. A investigação do padrão de sangramento menstrual é a ferramenta mais usada para se identificar as irregularidades menstruais. Deve-se inquirir sobre o padrão de sangramento, frequência, duração e volume do fluxo, tempo dos sintomas, idade de início e demais informações que permitam definir com detalhes o sangramento menstrual. Fatores associados, fatores de melhora, antecedentes pessoais e familiares também são de importância. Faz mister ressaltar que as informações sobre o sangramento devem ser referentes aos períodos livres do uso de medicações hormonais. Os calendários menstruais dos mais diferentes tipos, analógicos ou em aplicativos digitais também podem ser usados (Tabela 1)[3,4].

EXAME FÍSICO E EXAMES SUBSIDIÁRIOS

O exame físico tem por função confirmar as suspeitas diagnósticas levantadas na história da paciente. A busca por sinais clínicos e físicos que expliquem o padrão de sangramento são essenciais para que se

Categoria	
Frequência	▪ Ausente (sem menstruação) – amenorreia ▪ Frequente: < 24 dias ▪ Normal: 24-38 dias ▪ Infrequente: > 38 dias
Duração	▪ Prolongada: > 8 dias ▪ Normal: até 8 dias
Regularidade	▪ Normal: ciclo mais curto – mais longo = até 9 dias ▪ Irregular: ciclo mais curto – mais longo > 10 dias
Volume	▪ Aumentado ▪ Normal ▪ Diminuído
Sangramento Intermenstrual	▪ Ausente ▪ Irregular ▪ Cíclico (previsível): início, meio ou final do ciclo
Sangramento em uso de Medicamentos	▪ Sem uso de medicação hormonal ▪ Ausente (em uso de medicação hormonal) ▪ Presente

Fonte: adaptada de Munro (2019)[3].

Figura 1. Definição e nomenclatura para parâmetros de sangramento uterino durante o menacme.

faça um diagnóstico adequado e um plano terapêutico correto. Dentre os exames subsidiários destacam-se os exames de imagem como ultrassonografia pélvica e transvaginal, ressonância magnética, colposcopia, histeroscopia, histerossonografia, entre outros. Exames laboratoriais e dosagens hormonais são importantes e a avaliação das gonadotrofinas (FSH e LS) e dos esteroides sexuais. Outros exames, como o hemograma, visam avaliar o impacto sistêmico da irregularidade menstrual, bem como identificar possíveis etiologias como, por exemplo, distúrbios da coagulação[4,5].

ETIOLOGIA

As causas que levam às irregularidades menstruais estão relacionadas à quebra da homeostase do eixo HHG. As causas mais comuns são as constitucionais como a síndrome dos ovários policísticos, seguidos de causas hipotalâmicas. Em termos de compartimentos, os ovários são sedes mais frequentes das irregularidades menstruais: Abaixo as percentagens das irregularidades menstruais e dos órgãos de origem[1].

40% - ovário
35% - hipotálamo
19% - útero
6% - outras causas

PALM-COEIN

Por fim, para se fazer a investigação etiológica das irregularidades menstruais e amenorreia. Na sistematização da investigação deve-se usar o acrônimo PALM-COEIN, sendo as causas estruturais (PALM) correspondentes a:

P – Pólipos
A – Adenomiose
L – Leiomioma
M – Malignidades (Câncer)

Sendo que as causas não estruturais corresponderiam a:

C – Coagulopatias
O – Ovariana
E – Endometrial
I – Iatrogênicas
N – Não classificada

Essa sistematização é útil para a investigação das causas das irregularidades menstruais[4-6].

TRATAMENTO

O tratamento das irregularidades menstruais visa dar previsibilidade aos ciclos e evitar proliferação endometrial sem oposição da progesterona e, por conseguinte, aumento de risco de hiperplasia e câncer de endométrio. Sempre, dentro do possível, deve-se tratar a causa de base, por exemplo, a hiperprolactinemia. Por outro lado, na síndrome dos ovários policísticos, a irregularidade menstrual pode ser tratada com a utilização de contraceptivos hormonais. Caso se trate de causas estruturais, muitas vezes o tratamento pode ser cirúrgico[6,7].

Modalidades de tratamento das irregularidades menstruais:

Anticoncepcionais hormonais;

- Progestagênios cíclicos;
- Compostos estroprogestativos cíclicos;
- Agonistas dopaminérgicos (nos casos);
- Cirurgias.

CONSIDERAÇÕES FINAIS

As irregularidades menstruais são causas frequentes de consultas médicas ao

Tabela 1. Comparação entre terminologia e definição clássicas e no sistema FIGO

	Antes	**Agora**
Frequência	25-35 dias	24-38 dias
	Oligo, Espaniomenorreia	> 38 dias – infrequente
Duração	< 8 dias	< 8 dias
Volume	Menorragia, Hipermenorragia	Volume aumentado
Outros	Metroragia	Sangramento intermenstrual
Definições	Hemorragia genital	Sangramento Uterino Anormal

Fonte: adaptada de Munro (2019)[3] e Munro (2017)[4].

ginecologista, e sua investigação deve ser feita de maneira sistemática, uma vez que múltiplas são as causas. Os tratamentos são variados e dependem do diagnóstico. Vários compostos hormonais podem ser usados para o tratamento e eventualmente, as abordagens cirúrgicas.

REFERÊNCIAS BIBLIOGRÁFICAS

1. Davis J, Segars J, Glob. Libr. women's med. (ISSN: 1756-2228) 2009; DOI 10.3843/GLOWM.10296
2. Benetti-Pinto CL, Rosa-E-Silva ACJS, Yela DA, Soares Júnior JM. Abnormal uterine bleeding. Sangramento uterino anormal. Rev Bras Ginecol Obstet. 2017;39(7):358-368. doi:10.1055/s-0037-1603807
3. Munro MG, Critchley HOD, Fraser IS; FIGO Menstrual Disorders Committee. The two FIGO systems for normal and abnormal uterine bleeding symptoms and classification of causes of abnormal uterine bleeding in the reproductive years: 2018 revisions [published correction appears in Int J Gynaecol Obstet. 2019 Feb;144(2):237]. Int J Gynaecol Obstet. 2018;143(3):393-408. doi:10.1002/ijgo.12666
4. Munro MG. Practical aspects of the two FIGO systems for management of abnormal uterine bleeding in the reproductive years. Best Pract Res Clin Obstet Gynaecol. 2017;40:3-22. doi:10.1016/j.bpobgyn.2016.09.011
5. Maciel GAR. Diagnósticos diferencial das amenorreias. In: Fernandes CE, Pompei LM. Endocrinologia feminina. São Paulo: Manole;2016.
6. Santos ADS, Melo AS, Romao GS, Maciel GAR, Yela DA. Sangramento uterino anormal: diagnóstico e tratamento (Abnormal uterine bleeding: diagnosis and treatment) – Recomendações Sogesp. São Paulo: SOGESP.
7. Schickedanz, A, Kalro, B, et al. Glob. Libr. women's med., (ISSN: 1756-2228) 2008; DOI 10.3843/GLOWM.10297

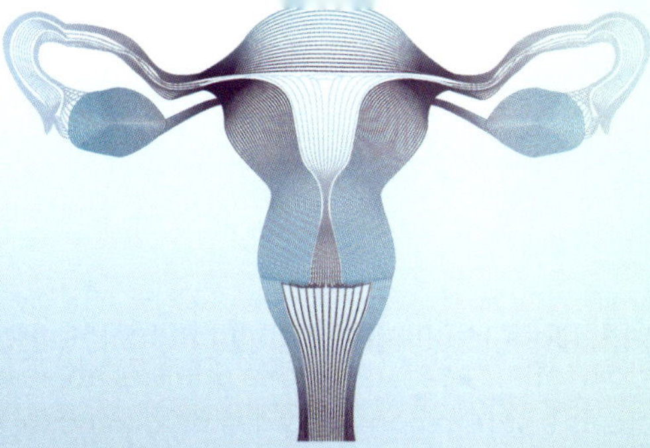

capítulo 32

Abordagem na anovulação de origem central

- Cristina Laguna Benetti Pinto
- Gabriela Pravatta Rezende
- Daniela Angerame Yela

INTRODUÇÃO

Amenorreia central está associada à inibição do eixo hipotálamo-hipófise-ovariano. As amenorreias de causa hipotalâmica (AH) estão entre elas e são assim denominadas quando não resultantes de anormalidade estrutural, isto é, por definição exclui doenças orgânicas.

É uma causa de amenorreia secundária em elevação. São fatores de risco para amenorreia hipotalâmica central as desordens alimentares associadas a baixo peso, exercícios excessivos e estresse. A amenorreia hipotalâmica pode ainda manifestar-se como amenorreia primária, respondendo por cerca de 3% destas, situação em que geralmente é irreversível. Importante frisar que a identificação precoce da maioria das AH associa-se ao conhecimento dos fatores de risco decorrentes do estilo de vida inadequado e que comprometem o funcionamento do eixo hormonal feminino[1,2].

As amenorreias hipotalâmicas são classificadas em dois grupos:

- **Funcional (reversível):**
  - Induzida por desordens do peso corporal (baixo peso, perda de peso rápida, anorexia, bulimia, outras desordens alimentares);
  - Associada à prática excessiva de exercício físico;
  - Associada ao estresse crônico.
- **Orgânica (Irreversível):**
  - Síndrome de Kallmann;

  Deficiência isolada de GnRH.

A anovulação/amenorreia central pode ser causada ainda por dano ao eixo hipotalâmico-hipofisário devido a inflamação, isquemia, infiltração, infecção ou trauma. Assim, outras causas a serem consideradas no diagnóstico diferencial são Síndrome de Sheehan, doenças infiltrativas (sarcoidoses), doenças infecciosas (meningite), trauma, cirurgia ou radioterapia, tumor, hiperprolactinemia, síndrome dos ovários policísticos (multifatorial), ou ainda disfunções decorrentes de doenças crônicas (síndrome de má absorção, diabetes mellitus descompensado)[2].

Este capítulo é focado nas amenorreias hipotalâmicas funcionais sob o foco de atendimento ginecológico.

AMENORREIA FUNCIONAL

Neste grupo, incluem-se as causas de amenorreia hipotalâmica reversíveis. O termo funcional indica que a correção ou melhora dos fatores causais levará à normalização do distúrbio ovulatório[1].

Amenorreia funcional é definida como uma forma de anovulação crônica que não é devida a causas orgânicas identificáveis. Trata-se de um diagnóstico de exclusão. Nesta situação, a secreção de GnRH é anormal, com níveis séricos de LH baixos ou normais e ausência de pulso de LH. A concentração de FSH é baixa ou normal, apesar dos baixos níveis de produção de estrogênios. A relação FSH/LH pode mostrar-se semelhante ao padrão pré-puberal. Há comprometimento do desenvolvimento folicular, anovulação e baixos níveis séricos de estradiol. Alguns autores sugerem que representaria uma supressão funcional da reprodução, como uma resposta biológica a situações adversas da vida. Questiona-se se haveria uma predisposição genética que tornaria algumas mulheres mais suscetíveis a este distúrbio[1,3].

A disfunção não se restringe às alterações na produção dos hormônios ovarianos, mas sim, por uma combinação de reflexos nos diferentes sistemas, incluindo o estímulo às adrenais em resposta ao estado de estresse, com aumento no cortisol e no hormônio adrenocorticotrófico, redução da leptina e aumento da grelina, resistência ao GH e aumento da sensibilidade à insulina, alteração na função tireoidiana, com redução do TRH e do T3[4,5].

Distúrbios alimentares, exercícios extenuantes e estresse psicológico são os fatores mais associados à AH funcional. A anovulação e a amenorreia induzida por fatores nutricionais inadequados, ou transtornos alimentares, estão associadas a baixo peso e/ou perda rápida de peso por razões estéticas ou não, anorexia nervosa, bulimia. Desordens alimentares com baixo peso são reportadas em até 4% das adolescentes e mulheres jovens. A anorexia nervosa é caracterizada como um distúrbio alimentar caracterizado pela restrição persistente à ingestão de alimentos, acompanhada por imagem corporal distorcida, com severa obsessão contra a obesidade, com comprometimento da saúde, muitas vezes colocando em risco a própria vida.

Enquanto na anorexia nervosa há severa restrição à ingesta alimentar, a bulimia é marcada por episódios de vômito e/ou excessivo uso de laxativos e diuréticos, utilizados como método para perda de peso, apesar de episódios de grande compulsão e ingesta alimentar. Em ambos os distúrbios alimentares, exercícios físicos compulsivos podem ser associados para potencializar a perda de peso. Na anorexia nervosa, a amenorreia é relatada em 66 a 84% das mulheres e a menstruação infrequente, em 6 a 11% delas. Na bulimia, amenorreia e menstruação infrequente estão presentes, respectivamente, em 7 a 40% e em 36 a 64% das acometidas. Uma situação a ser considerada atualmente é a perda de peso que se segue a uma cirurgia bariátrica. A amenorreia pode ocorrer devido à relativa deficiência de calorias decorrente das alterações absortivas e de ingesta, e à redução da massa gorda[4-7].

Atividade física intensa, especialmente quando desenvolvida de forma frequente e profissional, desde que não acompanhada por adequado suporte nutricional, pode associar-se a distúrbios do eixo hipotalâmico-hipofisário. Assim, em atletas, a anovulação e a amenorreia estão associadas ao maior gasto energético que o oferecido pela dieta. Estas manifestações variam de acordo com o tipo de atividade física, tempo despendido e ingesta alimentar. Desta forma, em bailarinas profissionais, 30 a 50% podem apresentar amenorreia, em corredoras competitivas e corredoras não competitivas a amenorreia manifesta-se respectivamente em 50 e 25% delas, e 12% das nadadoras e ciclistas manifestam amenorreia. Muitas vezes manifestações subclínicas são de difícil diagnóstico. Assim, a insuficiência lútea e até a anovulação podem ocorrer em até 78% das corredoras recreacionais eumenorreicas, em ao menos 1 a cada 3 ciclos. Quando o peso é próximo do normal, em períodos de redução ou suspensão do treino, o ciclo menstrual pode retornar, sugerindo que a energia demandada pelos treinos causaria o distúrbio[5-10].

Mulheres que têm amenorreia induzida por exercícios, especialmente quando também há restrição alimentar e perda de peso, podem ter redução de massa óssea, apesar dos efeitos benéficos do exercício sobre a massa óssea. Em atletas do sexo feminino, a combinação de baixa disponibilidade de energia, subsequente inibição do eixo hipotálamo-hipófise-gonadal, resultando em disfunção menstrual e baixa densidade óssea é chamada de "tríade de atleta feminina"[11].

Pode-se dizer que o estresse, independentemente do tipo, isto é, alimentar, secundário à atividade física ou psicogênico, atua sobre o eixo HHO e o sistema imune, resultando em uma constelação de alterações neuroendócrinas. Muitas das consequências para a saúde associadas à AH funcional são provavelmente devido a alterações combinadas no metabolismo, função neuroendócrina e disfunção hormonal. A amenorreia pode preceder a perda de peso significativa, que começa com a dieta restritiva, fator relevante quando o ginecologista atende mulheres com amenorreia. A amenorreia representa um mecanismo de resposta compensatório a um estado crônico de deprivação de energia, com severos reflexos sobre a fertilidade e a massa óssea.

AMENORREIA HIPOTALÂMICA ORGÂNICA

Neste grupo, estão as amenorreias hipotalâmicas irreversíveis, isto é, com distúrbios hormonais que se manterão e deverão ser tratados ao longo da vida[2].

A deficiência congênita de GnRH é uma causa infrequente de AH que ocorre por mutações genéticas que impedem a migração neuronal normal de células produtoras de GnRH durante a embriogênese ou ainda por mutações no receptor hipofisário de GnRH. Quando presente, há que se lembrar que os ovários apresentam folículos e que a estimulação ovariana pode ser feita com administração de gonadotrofinas exógenas, quando há desejo reprodutivo.

A síndrome de Kallmann é uma deficiência congênita de GnRH associada à anosmia ou hiposmia.

Nas duas situações, o quadro clínico mostra-se como atraso no desenvolvimento puberal, sem que ocorra desenvolvimento de mamas. Eventualmente, pode haver associação com outras anormalidades, incluindo lábio leporino, fenda palatina, anormalidades no sistema urogenital e sindactilia[1,2].

DIAGNÓSTICO

O diagnóstico baseia-se na história clínica e é confirmado através dos exames laboratoriais[1,2,4,12].

Manifestações clínicas:

O diagnóstico clínico de amenorreia funcional baseia-se em abordagem detalhada da história que deve incluir perguntas sobre dieta, flutuações de peso, exercício, horas de treinamento, alterações do sono, estresse, humor, padrão do ciclo menstrual, e abuso de substâncias. Também é importante abordar questões psicossociais, como a necessidade de aprovação, busca ao perfeccionismo, ambições e expectativas. O histórico familiar de distúrbios alimentares e reprodutivos também deve ser explorado. Na maioria das vezes, os ciclos menstruais normais são gradualmente substituídos por ciclos longos até desaparecerem por completo, com longos períodos de amenorreia secundária. Entretanto, em algumas situações, pode haver atraso do desenvolvimento puberal e amenorreia primária. A história mostra a presença de crises e disfunções emocionais, distúrbios no comportamento alimentar ou excesso de exercícios físicos, associados ou não a abuso do consumo de álcool e outras drogas, ansiolíticas, antidepressivas ou de outras classes. Pode ainda ser evidenciado comprometimento da função sexual[12]. O ginecologista deve estar atento às manifestações iniciais, não esperando que este quadro se manifeste em mulheres com indiscutível fenótipo de anorexia, pois só assim casos iniciais, de mais fácil orientação e controle, serão diagnosticados e tratados evitando complicações de maior gravidade.

No exame físico, sinais de hipoestrogenismo podem estar presentes nos casos de amenorreia prolongada, com atrofia genital e até hipoplasia uterina. O índice de massa corporal frequentemente é abaixo do normal, porém importante ressaltar que IMC normal não exclui este diagnóstico[1,12].

Diagnóstico laboratorial[1,2,10,12]

- Na presença de ciclos menstruais ausentes, realizar dosagem do β-HCG e, se negativa, excluir gestação.

- Para avaliação do distúrbio menstrual: dosagem sérica de FSH, LH e estradiol, prolactina, TSH e T4 Livre. Na AH, achados típicos são FSH e LH baixos (porém, eventualmente normais) e dosagem de estradiol sérica baixa ou normal. Estes achados são comuns a todos os casos de hipogonadismo hipogonadotrófico, no entanto, nas amenorreias hipotalâmicas sem causa orgânica o FSH pode ser maior do que LH, assemelhando-se ao padrão pré-puberal.

Com gonadotrofinas baixas, a determinação da origem do distúrbio, hipotalâmica ou hipofisária, é feita através do teste de estímulo com LH-RH, em que, havendo aumento das gonadotrofinas após estímulo, indica que a origem do distúrbio menstrual é hipotalâmica. Na prática clínica, este teste geralmente pode ser dispensado por não alterar a conduta.

- Dosagem de hormônio anti-mülleriano em casos especiais, principalmente com amenorreia irreversível (ex. S. de Kallmann) em que haja desejo reprodutivo, para tomar decisão quanto à estimulação com gonadotrofinas.
- Exames de imagem: ressonância de sela túrcica está indicada a toda mulher com hipogonadismo hipogonadotrófico sem causa diagnosticada para excluir a presença de tumor nas AH de origem funcional.
- Densitometria óssea: indicada devido à repercussão do hipoestrogenismo sobre a massa óssea. Deve ser considerada já a partir de 6 meses de amenorreia hipoestrogênica, em déficit nutricional severo, em casos arrastados, com demora em recobrar o status nutricional, ou ainda com história de fratura de estresse (mais frequente na amenorreia associada a exercício físico).
- Demais exames são solicitados devido ao quadro geral relacionado à amenorreia funcional e devem ser indicados a partir da avaliação individualizada: hemograma, eletrólitos, glicemia, ureia, creatinina, provas de função hepática, exames para diagnóstico de comorbidades, etc.

TRATAMENTO

A amenorreia funcional é melhor tratada por uma equipe multidisciplinar. As opções terapêuticas incluem psicoterapia, terapia em grupo, modificações comportamentais, muitas vezes com acompanhamento com psicólogos, psiquiatras, nutricionistas. Em situações de maior gravidade, geralmente associadas a quadros de anorexia, o tratamento com hospitalização está indicado. Os dados disponíveis sugerem que intervenções comportamentais apropriadas têm o potencial de promover a recuperação ovariana, neuroendócrina e metabólica, porém, o fato de mais da metade dos pacientes com anorexia não terem menstruação e ovulação, apesar da normalização do peso corporal, é um achado importante do ponto de vista clínico, indicando o contexto metabólico e psicogênico dessa condição[1,4,12-17].

Complicações da amenorreia funcional incluem osteoporose, alterações cardiovasculares, sinais e sintomas decorrentes do hipoestrogenismo e consequências da má nutrição. O tratamento ginecológico da amenorreia funcional é focado, principalmente, nas manifestações decorrentes do hipoestrogenismo e no comprometimento da fertilidade[1,16-19].

Embora o objetivo maior para todos os profissionais envolvidos no tratamento seja sempre a eliminação da causa primária, em muitas situações há indicação de terapia hormonal estroprogestativa para reduzir os danos provocados pelo hipoestrogenismo, em especial, os danos sobre a massa óssea, que podem tornar-se de difícil reversão. Geralmente, a terapia estroprogestativa está indicada após 6 a 12 meses de tratamento multidisciplinar, sem restaurar a função gonadal. Nesta situação, a via parenteral costuma ser melhor aceita pelas pacientes, requisitando frequente orientação pelo medo que manifestam em relação ao ganho de peso. A via oral também pode ser utilizada[1, 18,19].

A suplementação de cálcio e vitamina D, juntamente com toda a orientação nutricional, devem ser estimulados para auxiliar na manutenção e recuperação da massa óssea, porém, os bisfosfonatos geralmente são contraindicados[1].

Na amenorreia central orgânica, irreversível, que cursa com amenorreia primária e ausência de desenvolvimento de caracteres sexuais secundários, a terapia hormonal deve ser adaptada e introduzida em doses baixas, gradativamente aumentadas.

Quando há desejo reprodutivo, nos casos de amenorreia funcional, a correção da causa primária com restabelecimento de peso e melhora da composição corporal deve ser capaz de restaurar a função ovulatória. Nos casos de amenorreia central irreversível e com desejo reprodutivo, a indução de ovulação com gonadotrofinas pode ser indicada.

CONSIDERAÇÕES FINAIS

Amenorreia central pode ter origem em distúrbios hipotalâmicos ou hipofisários.

Amenorreia hipotalâmica pode ser funcional (ou reversível) ou orgânica (irreversível). Em ambos os casos, o diagnóstico é de exclusão, caracterizado por uma desregulação na secreção ou ação de GnRH, com influência na secreção de gonadotrofinas.

A amenorreia funcional está associada a situações de estresse, quer por distúrbio ou restrição alimentar, exercícios físicos ou estresse psicogênico, isolados ou combinados.

Por ser um quadro de deficiência estrogênica, as manifestações ginecológicas incluem alterações do ciclo menstrual que se alonga até a presença de amenorreia hipoestrogênica, com infertilidade, alterações sexuais, e ainda com repercussões sobre a massa óssea.

As manifestações de irregularidade menstrual podem ser o primeiro sinal de alerta em casos de amenorreia funcional.

Profissionais da saúde devem estar alertas quanto a esta causa em elevação de anovulação/amenorreia central.

REFERÊNCIAS BIBLIOGRÁFICAS

1. Gordon CM, et al. Functional hypothalamic amenorrhea: an endocrine society clinical practice guideline. J Clin Endocrinol Metab. 2017 May 1;102(5):1413-39.
2. Klein DA, Paradise SL, Reeder RM. Amenorrhea: a systematic approach to diagnosis and management. Am Fam Physician. 2019 Jul 1;100(1):39-48.
3. Caronia LM, Martin C, Welt CK, et al. A genetic basis for functional hypothalamic amenorrhea. N Engl J Med. 2011; 364: 215-25.
4. Sowińska-Przepiera E, et al . Functional hypothalamic amenorrhoea – diagnostic challenges, monitoring, and treatment. Endokrynol Pol. 2015; 66 (3):252-68.
5. Warren MP, Perlroth NE. The effects of intense exercise on the female reproductive system. J Endocrinol 2001; 170:3-11.
6. Bratland-Sanda S, Sundgot-Borgen J. Eating disorders in athletes: overview of prevalence, risk factors and recommendations for prevention and treatment. .Eur J Sport Sci. 2013;13(5):499-508.
7. Sundgot-Borgen J, Torstveit MK. Prevalence of eating disorders in elite athletes is higher than in the general population. Clin J Sport Med. 2004;14(1):25-32.
8. Yeager KK, R Agostini R, Nattiv A, Drinkwater B. The female athlete triad. Med Sci Sports Exerc 1993; 25:775-77.
9. Beals A, Manore MM. Disorders of the female athlete triad among collegiate athletes.Int J Sport Nutr Exerc Metab. 2002; 12 (3):281- 93.
10. Robinson TL, Snow-Harter C, Taaffe DR, Gillis D, Shaw J, Marcus R. Gymnasts exhibit higher bone mass than runners

despite similar prevalence of amenorrhea and oligomenorrhea. J Bone Miner Res. 1995;10(1):26-35.

11. De Souza MJ, Nattiv A, Joy E, et al. 2014 Female Athlete Triad Coalition Consensus Statement on treatment and return to play of the female athlete triad: 1st International Conference held in San Francisco, California, May 2012 and 2nd International Conference held in Indianapolis, Indiana, May 2013. Br J Sports Med 2014; 48:289.
12. Lania A, Gianotti L, Gagliardi I, Bondanelli M, Vena W, Ambrosio MR. Functional hypothalamic and druginduced amenorrhea: an overview. Journal of Endocrinological Investigation. 2019;(42):1001- 10.
13. Gibbs JC, Nattiv A, Barrack MT, et al. Low bone density risk is higher in exercising women with multiple triad risk factors. Med Sci Sports Exerc. 2014; 46(1): 167-76.
14. Kandemir N, Slattery M, Ackerman KE, et al. Bone parameters in anorexia nervosa and athletic amenorrhea: comparison of two hypothalamic amenorrhea states. J Clin Endocrinol Metab. 2018; 103(6): 2392-2402.
15. Chamberlain R. The female athlete triad: recommendations for management. Am Fam Physician. 2018; 97(8): 499-502.
16. Meczekalski B, Katulski K, Czyzyk A, et al. Functional hypothalamic amenorrhea and its influence on women's health. J Endocrinol Invest. 2014; 37:1049.
17. Misra M, Prabhakaran R, Miller KK, et al. Weight gain and restoration of menses as predictors of bone mineral density change in adolescent girls with anorexia nervosa-1. J Clin Endocrinol Metab 2008; 93:1231.
18. Misra M, Katzman D, Miller KK, et al. Physiologic estrogen replacement increases bone density in adolescent girls with anorexia nervosa. J Bone Miner Res. 2011; 26(10):2430.
19. Rickenlund A, Carlström K, Ekblom B, et al. Effects of oral contraceptives on body composition and physical performance in female athletes. J Clin Endocrinol Metab. 2004; 89:4364.

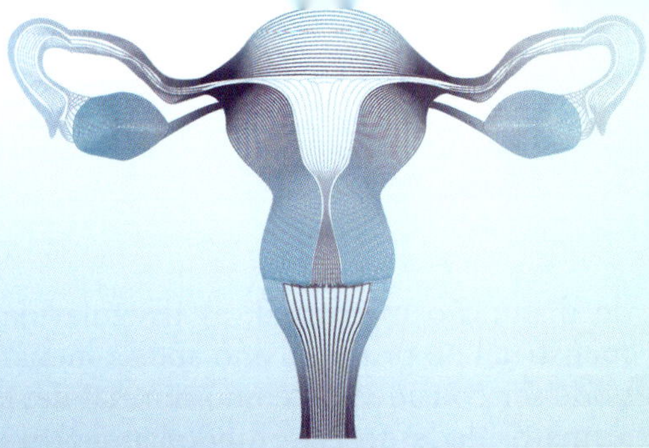

capítulo 33

Abordagem das anovulações hiperandrogênicas

- Maria Cândida Pinheiro Baracat
- José Maria Soares Júnior
- Edmund Chada Baracat

INTRODUÇÃO

A síndrome da anovulação crônica caracteriza-se pela falta persistente de ovulação, refletindo na redução dos fluxos menstruais e até em amenorreia (ausência de pelo menos três ciclos menstruais consecutivos)[1].

O principal sinal da anovulação crônica é a disfunção menstrual, sendo, em geral, uma anomalia do eixo córtico-límbico-hipotálamo-hipofisário-ovariano ou de afecções que podem acometer este sistema[2]. Pode ter várias formas clínicas: a) hiperandrogênica; b) hipogonadrófica (hipoestrogenismo); c) normogonádica (idiopática). A forma mais comum da anovulação hiperandrogênica é a síndrome dos ovários policísticos.

ANOVULAÇÃO CRÔNICA HIPERANDROGÊNICA

As principais entidades são: a) síndrome dos ovários policísticos; b) hiperprolactinemia; c) deficiência enzimática da suprarrenal (a mais comum é a forma parcial ou tardia da 21-hidroxilase); d) disfunção da tireoide; e) síndrome de Cushing, f) tumores produtores de androgênios; g) uso de anabolizantes. Este último pode ser cogitado quando há informações de uso terapêutico ou recreativo de substâncias com potencial de ação androgênica[8].

O diagnóstico baseia-se na história clínica e nos achados dos exames físico geral e ginecológico, podendo ser complementado pela determinação bioquímica de androgênios, dos hormônios tireoidianos e de prolactina e pelas imagens ultrassonográficas[1-5]. Contudo, há mulheres que procuram assistência médica por infertilidade resultante da anovulação crônica.

A síndrome dos ovários policísticos (SOP) é o distúrbio endócrino-metabólico hiperandrogênico mais frequente. Caracteriza-se por disfunção ovariana crônica e/ou imagens de ovários policísticos ao ultrassom. É um conceito amplo, portanto, para seu diagnóstico, é necessária a exclusão das outras afecções que levam ao hiperandrogenismo[3,4].

Sua prevalência oscila entre 4 e 21% das mulheres durante o período reprodutivo, variando em relação ao critério utilizado, idade e diferenças étnicas de cada país ou região[4].

Frequentemente, a SOP está associada a distúrbios metabólicos, principalmente à resistência insulínica e as consequências da hiperinsulinemia compensatória[4]. Esta afecção é considerada como um fator de risco independente para o desenvolvimento de diabete melito[1]. Além disso, a presença de dislipidemia pode ser verificada em aproximadamente 70% das mulheres com SOP[5]. Por isso, a paciente com SOP tem alto risco de desenvolver síndrome metabólica. É considerada também como síndrome metabólica reprodutiva[1,4].

As características clínicas da SOP têm grande espectro e variação, o que torna seu diagnóstico difícil. O quadro clínico piora com o incremento de peso, bem como a frequência de outras comorbidades, como distúrbios do sono (apneia obstrutiva), disfunção endotelial (hipertensão arterial sistêmica e outras doenças cardiovasculares) e distúrbio metabólico[6,7]. Assim, as pacientes obesas com SOP necessitam de atenção especial e acompanhamento multiprofissional. Portanto, o correto diagnóstico e a avaliação adequada das comorbidades são importantes para amenizar problemas metabólicos e cardiovasculares nessas pacientes.

O diagnóstico da SOP é baseado no consenso de Rotterdam (2003) por ser o mais aceito[8]. Foi recentemente revisado por Teede et al.[1] que redefiniram a conceituação de disfunção menstrual: a) irregularidade menstrual no primeiro ano após a menarca pode ser considerada como normal devido à imaturidade do eixo hipotalâmico-hipofisário-ovariano; b) se o intervalo entre os ciclos entre o primeiro e o terceiro ano da primeira menstrual for menor de 21 dias ou maior do que 45 dias, é considerado como anovulação; c) se o intervalo diminuir para 35 dias após o terceiro ano da menarca ou houver menos de 8 ciclos por ano, deve-se investigar a anovulação; d) o conceito de amenorreia secundária foi definido pela ausência de menstruação por mais de 90 dias após o primeiro ano pós-menarca, sendo também considerado como sinal de anovulação; e) a amenorreia primária foi definida como ausência de menstruação após os 15 anos ou por mais de três anos após a telarca. Estas definições de disfunção menstrual são importantes para que o diagnóstico de SOP seja investigado[1].

A definição de hirsutismo pelo índice de Ferriman-Gallwey, que antes era de pelo menos oito, diminuiu conforme a etnia para quatro (asiáticas orientais) e seis (outras etnias)[1]. Ainda é motivo de debate se não estaríamos exagerando no diagnóstico ao adotarmos este padrão[17]. Além disso, a característica do pelo no hirsutismo foi bem estabelecida: terminal com comprimento for maior do 0,5 cm e pigmentado, podendo variar a forma e a textura[1].

A diretriz determina ainda para avaliação da alopecia androgênica (frontal e central), o emprego da escala visual de Ludwig que classifica em três graus de intensidade a perda de cabelos[1].

A hiperandrogenemia pode ser determinada pela dosagem sérica de androgênios, como testosterona total, androstenediona e sulfato de deidroepiandrosterona (SDHEA). A dosagem da testosterona livre não deve ser solicitada. Sugere-se calcular o índice de testosterona livre ou biodisponível, que seria mais sensível para o diagnóstico de desordens hiperandrogênicas. Para isto, é necessária a concentração sérica da globulina ligadora dos esteroides sexuais (SHBG) e da albumina[1,12].

Em relação às imagens de ovários policísticos, a diretriz sugere: a) utilização de transdutor preferencialmente por via transvaginal; b) emprego de transdutor com maior definição de 8 MHz com os parâmetros de 20 folículos (menores de <1 cm no maior diâmetro) e/ou volume ovariano acima de 10 mL, sem a presença de corpo lúteo, cistos ou folículo dominante; c) se a tecnologia do equipamento de ultrassom for inferior, deve-se basear apenas no volume ovariano[1].

Com base nos critérios do Rotterdam[1,4], podem ser identificados quatro fenótipos da SOP, a saber: tipo A – hiperandrogenismo, anovulação crônica e ovários policísticos (completo); tipo B – hiperandrogenismo, anovulação crônica e ovários normais; tipo C - hiperandrogenismo, ciclos ovulatórios e ovários policísticos (SOP ovulatório) e tipo D – sem hiperandrogenismo e com anovulação crônica e ovários policísticos[4]. Estes fenótipos também dificultam a compressão e a caracterização desta afecção. Deve-se salientar que as mulheres com o fenótipo A (a sua forma clássica) representam a causa mais frequente de infertilidade anovulatória e seu tratamento constitui sério desafio ao clínico[1, 4-8]. Discute-se ainda que o tipo C e o tipo D, podem ser confundidos, respectivamente, com o hirsutismo e anovulação idiopáticos, ou seja, sem uma causa específica ou outro sintoma/sinal acompanhando.

O quadro clínico de hiperprolactinemia é variado. Há quadros tênues, que são diagnosticados na avaliação da infertilidade, e outros com hirsutismo intenso, galactorreia e amenorreia. Em geral, o diagnóstico é confirmado pela dosagem da prolactina. Sugere-se uma segunda dosagem quando os valores são inferiores de 100 ng/mL[15]. Salienta-se que há casos de SOP com níveis elevados de prolactina. Portanto, recomenda-se a pesquisa de macroprolactina nos casos limítrofes (abaixo de 100 ng/mL).

O diagnóstico clínico de deficiência da 21-hidroxilase na forma não clássica é confirmado pela medida da 17-hidroxiprogesterona (17OH) sérica basal quando os valores forem superiores a 5 ng/mL e/ou após teste de estímulo com corticotrofina, em solução aquosa (0,25 mg), por via intramuscular ou endovenosa, pela manhã, com a dosagem de 17OHP e cortisol nos tempos seguintes tempos: basal (antes da ministração) e 60 min ou basal, 30 min e 60 min, se for intramuscular ou endovenoso, respectivamente. Em geral, os valores estão acima de 10 ng/mL[15].

A disfunção da tireoide pode ser identificada por sintomas de hipo ou hipertireoidismo e pela determinação do TSH e T4 livre[8].

Se houver suspeita clínica de Síndrome de Cushing, como estrias purpúreas, face em lua-cheia, obesidade central, diabete, hipertensão, sugere-se a cortisolúria de 24 h (e creatinúria) e/ou teste de supressão com 1 mg, por via oral, de dexametasona (às 23 h, e dosagem de cortisol no dia seguinte, às 8 h da manhã)[15]. No entanto, pode haver casos em que a sintomatologia não é muito exuberante.

Os tumores produtores de androgênios podem ser de origem ovariana ou suprarrenal. Assim, a determinação sérica de sulfato de deidroepiandrosterona pode auxiliar no diagnóstico: valores acima de 500 µg/dL são indicativos da fonte androgênica ser a suprarrenal. Em geral, os níveis são muito mais exacerbados nos casos de neoplasias malignas[14].

AVALIAÇÃO METABÓLICA

Recomenda-se avaliar metabolicamente as pacientes com SOP pelo grande risco de desenvolverem diabete melito e síndrome metabólica. O primeiro passo é identificar as mulheres de maior risco: antecedentes pessoais de diabete gestacional, antecedentes familiares de diabete melito, ganho acentuado de peso nos últimos anos[15].

No exame físico, a identificação da acantose nigricante (espessamento em locais de dobras) pode ser um indicativo de resistência insulínica[15]. O sobrepeso e a obesidade podem ser avaliados pelo índice de massa corpórea com aferição da altura e peso, bem como pela medida da circunferência abdominal[15]. Na avaliação laboratorial, deve-se avaliar a glicemia de jejum, a curva glicêmica de duas horas após a sobrecarga com 75g de glicose e a hemoglobina glicada, cujos valores sugestivos de intolerância a glicose são 100 mg/dL, 140 mg/dL (duas horas após a sobrecarga glicêmica) e 5,7%, respectivamente[1]. Salienta-se ainda avaliação do lipidograma (colesterol total e frações, bem com os triglicerídeos). Nas mulheres com síndrome metabólica, a doença hepática gordurosa não alcoólica deve ser investigada pelo ultrassom [5].

CONSIDERAÇÕES FINAIS

O diagnóstico de Síndrome de Ovários Policísticos deve excluir outras afecções com quadro clínico semelhante. Nos casos quadros clínicos com hirsutismo mais intenso e/ou virilização, deve-se excluir tumor produtor de androgênios da suprarrenal ou do ovário.

A queixa da paciente é fundamental para o tratamento clínico, portanto, deve-se levar em consideração junto com o exame físico. Deve-se também avaliar a parte metabólica nas mulheres com anovulação hiperandrogênica, pois distúrbio dos carboidratos pode estar também associado.

REFERÊNCIAS BIBLIOGRÁFICAS

1. Teede HJ, Misso ML, Costello MF, et al. International PCOS Network. Recommendations from the international evidence-based guideline for the assessment and management of polycystic ovary syndrome. Hum Reprod. 2018;33(09):1602-18.
2. Soares Júnior JM, Fernandes CE, Lima GR. Temas de endocrinologia. In: Girão MJBC, Baracat EC, Lima GR, et al. Tratado de ginecologia. Rio de Janeiro: Atheneu; 2017:903-24.
3. Lopes IM, Baracat MC, Simões M de J, Simões RS, Baracat EC, Soares JM Jr. Endometrium in women with polycystic ovary syndrome during the window of implantation. Rev Assoc Med Bras. 2011;57(6):702-9.
4. Azziz R. Polycystic ovary syndrome. Obstet Gynecol. 2018;132 (02):321-36.
5. Rocha MP, et al. Dyslipidemia in women with polycystic ovary syndrome: incidence, pattern and predictors. Gynecol Endocrinol. 2011;27(10):814-9.
6. Vgontzas AN1, Legro RS, Bixler EO, Grayev A, Kales A, Chrousos GP. olycystic ovary syndrome is associated with obstructive sleep apnea and daytime sleepiness: role of insulin resistance. J Clin Endocrinol Metab. 2001;86(2):517-20.
7. Tasali E, Van Cauter E, Hoffman L, Ehrmann DA. Impact of obstructive sleep apnea on insulin resistance and glucose tolerance in women with polycystic ovary syndrome. J Clin Endocrinol Metab. 2008;93(10):3878-84.
8. Soares Júnior JM, Baracat MC, Maciel GA, Baracat EC. Polycystic ovary syndrome: controversies and challenges. Rev Assoc Med Bras. 2015;61(06):485-87.
9. Trivax B, Azziz R. Diagnosis of polycystic ovary syndrome. J Clin Obstet Gynecol. 2007;50(1):168-77.

10. Guastella E, Longo RA, Carmina E. Clinical and endocrine characteristics of the main polycystic ovary syndrome phenotypes. Fertil Steril. 2010;94(6):2197-201.
11. Silva JSP, Fonseca AM, Bagnoli VR, Cavalcanti AL, Soares JM Jr, Baracat EC. Sexuality in women with polycystic ovary syndrome: a pilot study. Einstein (São Paulo) 2010;8(04):397-403.
12. Conway G, et al.; ESE PCOS Special Interest Group. The polycystic ovary syndrome: a position statement from the European Society of Endocrinology. Eur J Endocrinol. 2014;171(4):P1-29.
13. Soares Júnior JM, Fernandes CE, Lima GR. Temas de endocrinologia. In: Girão MJBC, Baracat EC, Lima GR, et al. Tratado de ginecologia. Rio de Janeiro: Atheneu; 2017:903-24.
14. Terzolo M, Alì A, Osella G, Reimondo G, Pia A, Peretti P, Paccotti P, Angeli A. The value of dehydroepiandrosterone sulfate measurement in the differentiation between benign and malignant adrenal masses. Eur J Endocrinol. 2000;142(6):611-7.
15. Spritzer PM. Hirsutismo: diagnóstico. Rev. Assoc. Med. Bras. 2010;56 (1): 6-8.
16. Melo AS, Sá MFS. Acesso em 11 de Julho de 2019: https://edisciplinas.usp.br/pluginfile.php/4236530/mod_page/content/4/Anovula%C3%A7%C3%A3o%20Hipotal%C3%A2mica.pdf
17. Soares-Jr JM, Sá MFS, Baracat EC. New criteria for the clinical diagnosis of hyperandrogenism in polycystic ovarian syndrome and the risk of overdiagnosis. Rev Bras Ginecol Obstet. 2019;41(6):361-62.

Seção 8

AS PRINCIPAIS DÚVIDAS EM PTGI NO DIA A DIA DO CONSULTÓRIO

Marcia Fuzaro Terra Cardial

O consultório traz diversos desafios em seu dia a dia. Com o objetivo de realizar exames preventivos e tratamento das patologias ligadas ao aparelho reprodutivo feminino, o ginecologista torna-se o médico da mulher e, para tal, exige-se dele excelência na qualificação clínico-cirúrgica.

As doenças do trato genital inferior e colposcopia são as queixas e os diagnósticos mais comuns no consultório e, por isso, devem ser estudadas minuciosamente. Elencamos aqui algumas delas que podem trazer dúvidas em sua condução.

A ectopia cervical é uma situação frequente e considerada hoje um fenômeno fisiológico. No passado, foi indicação quase obrigatória de intervenção, com o objetivo de prevenção do câncer de colo de útero. Porém, não há dados na literatura até o momento que justifiquem o tratamento rotineiro da ectopia, ainda que exista associação com infecção cervical por *Chlamydia trachomatis*[1], por lesões induzidas pelo ***Papilomavirus Humano*** (HPV)[1], além de maior risco de soroconversão para HIV.

Novos estudos sobre a oncogênese cervical uterina indicam que o surgimento das neoplasias ocorre nas células juncionais do colo e novamente se questiona sobre a proteção contra o câncer de colo proporcionada pelo tratamento da ectopia. Se o tratamento da paciente sintomática já está estabelecido, resta-nos saber sobre a assintomática. Este é um tema que merece nossa atenção para indicarmos a melhor conduta[1].

O condiloma recidivante é outro desafio do consultório. A prevenção primária poderia evitar estes quadros, mas a cobertura vacinal ainda está muito aquém das nossas expectativas e de nossos governos. Países em que a vacina HPV foi instituída e a cobertura vacinal atingiu a população-alvo, verificou-se quase o desaparecimento da doença. Porém, nos países em que isto ainda não aconteceu, temos esta condição clínica de difícil solução. Sabemos que 90% dos indivíduos eliminam o vírus e o clareamento viral do HPV pelo sistema imune humano demora cerca de 18 meses. Neste tempo, alguns indivíduos desenvolvem vários episódios de verruga genital, que eclodem após o tratamento. Os tratamentos podem ser químicos (ácido tricloroacético, podofilina, podofilotoxina,[5] fluorouracil, sinecatequinas, ácido glicirrídico entre outros) físicos (exérese ou destruição com alta frequência, laser ou frio), e os métodos devem ser mudados se não verificarmos resposta clínica. Os imunoterápicos podem ser usados para tratamento ou adjuvante no sentido de reduzir as recidivas. As vacinas podem ser administradas de forma profilática na adolescência ou mais tarde, no sentido de proteção de outros tipos virais. A pesquisa do HPV anal deve sempre ser realizada em situações de imunossupressão, em homens que fazem sexo com homens e na presença de HPV de vulva, períneo e perianal. As parcerias sexuais devem ser examinadas, rastreadas para outras ISTs e vacinadas para o HPV[2-6].

Prurido vulvar é um sintoma extremamente frequente, ocorrendo em 5 a 10% das mulheres, e o médico, de forma geral, costuma associar apenas à infecção fúngica. Entretanto, são inúmeras as condições associadas. O ginecologista deve estar preparado e treinado para identificar e tratar desde dermatites, vaginose citolítica, herpes, vírus, eczemas, dermatoses como líquens (escleroso, simples crônico e plano), psoríase e neoplasias intraepiteliais e invasoras, até causas psicogênicas de difícil solução. Envolve conhecimento do aspecto clínico e, em alguns casos, pode-se recorrer a exames laboratoriais como micológico direto, citologia, biologia molecular e biópsia. O tratamento de doenças da pele, como o líquen, pode ser prolongado e o seguimento longo, para prevenção e detecção precoce de neoplasias invasoras[7].

Outras vezes, é o exame clínico que desperta a atenção e a dúvida, por exemplo, nas lesões hipo e hipercrômicas da vulva. Importante observar as bordas, coloração, superfície, dimensão e simetria das lesões. As lesões hipocrômicas podem ser vitiligo, líquen escleroso, a qual é mais sobrelevada e não tem hipocromia dos pêlos; psoríase e até uma lesão intraepitelial vulvar (HSIL). A coloração acastanhada ou acinzentada de um condiloma ou de lesão plana ou placa, por exemplo, pode nos remeter a uma lesão intraepitelial escamosa vulvar (HSIL). A lesão enegrecida, simétrica, com coloração regular, em geral, se relaciona a lesões benignas como nevus, enquanto a lesão assimétrica e de maior dimensão pode levar ao diagnóstico de lesão pré-neoplásica e melanoma. O exame clínico minucioso associado ou não à biópsia levam ao diagnóstico e tratamento corretos[5, 6,7].

A carcinogênese do colo do útero ocorre a partir da infecção pelo HPV oncogênico, em especial, dos tipos 16 e 18, adquirido(s) pelo contato da pele-pele ou pele-mucosa de indivíduos. O vírus penetra no epitélio do colo do útero por meio de microfissuras ou de células metaplásicas, e atinge as células da camada basal do epitélio, escapando da imunidade local. Pode ficar no estado de latência por tempo indeterminado, ou iniciar o processo de replicação viral. O vírus então pode ser eliminado em um processo de clareamento viral ou pode persistir. No caso de persistência e integrar-se ao DNA do hospedeiro, inicia-se o processo de transformação maligna, na presença de cofatores.

Estudos atuais têm demonstrado que alterações na homeostase do microbioma humano podem prejudicar a relação simbiótica existente entre hospedeiro e microrganismos do meio vaginal. Estas disbioses poderiam propiciar a persistência do HPV oncogênico. Portanto, a partir da infecção pelo HPV oncogênico, integrado, persistente, na presença de imunidade do hospedeiro e vaginal debilitada, outros cofatores e com alterações da microbiota, completa as etapas da carcinogênese. Disbioses, como a vaginose bacteriana, têm sido estudadas, sob o ponto de vista de ser parte do processo de transformação[2-4].

REFERÊNCIAS BIBLIOGRÁFICAS

1. Machado Junior LC, Dalmaso ASW, Carvalho HB. Evidências de benefícios no tratamento de ectopia do colo do útero: revisão de literatura. São Paulo Med. J. [online]. 2008;126(2): 132-39. ISSN 18069460. Avalaible from: http://dx.doi.org/10.1590/ S1516-31802008000200014
2. Simms KT, et al. Optimal management strategies for primary HPV testing for cervical screening: cost-effectiveness evaluation for the National Cervical Screening Program in Australia PLoS One. 2017;12(1): e0163509. Published online 2017 Jan 17. doi: 10.1371/journal.pone.0163509

3. Lin M, Ye M, Zhou J, Wang P, Zhu X. Recent advances on the molecular mechanism of cervical carcinogenesis based on systems biology technologies comput struct. Biotechnol J. 2019; 17:241-50. Published online 2019 Feb 7. doi: 10.1016/j.csbj.2019.02.001 PMCID: PMC638968

4. Curty G, Carvalho PS, Soares MA. The role of the cervicovaginal microbiome on the genesis and as a biomarker of premalignant cervical intraepithelial neoplasia and invasive cervical cancer. Int J Mol Sci. 2020 Jan; 21(1): 222. Published online 2019 Dec 28. doi: 10.3390/ijms21010222 PMCID: PMC6981542

5. Barrow RY, Ahmed F, Bolan GA, Workowski KA. Recommendations for providing quality sexually transmitted diseases clinical services, 2020. MMWR Recomm Rep 2020;68(No. RR-5):1-20. DOI: http://dx.doi.org/10.15585/mmwr.rr6805a1

6. O'Mahony C, Gomberg M, Skerlev M. Position statement for the diagnosis and management of anogenital warts Eur Acad Dermatol Venereol. 2019 Jun; 33(6): 1006-19. Published online 2019 Apr 10. doi: 10.1111/jdv.15570 PMCID: PMC6593709 PMID: 30968980

7. Woelber L, et al. Vulvar pruritus – causes, diagnosis and therapeutic approach. Arztebl Int Actio. 2020 Feb 21;116(8):126-33. doi: 10.3238/arztebl.2020.0126. PMID: 3218173 PMCID: PMC7081372 DOI: 10.3238/arztebl.2020.0126

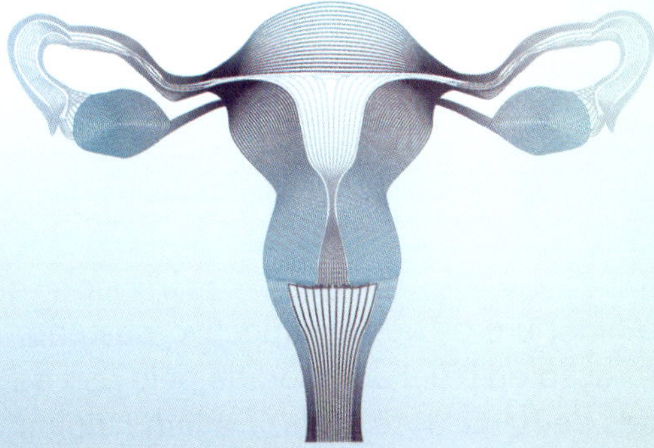

capítulo 34

Ectopia cervical: o que fazer?

- Márcia Farina Kamilos
- Angélica Sales Barcelos

INTRODUÇÃO

A ectopia cervical (EC), por definição, é uma aparência fisiológica do colo uterino quando o epitélio colunar endocervical se estende para além do orifício externo na ectocérvice, não devendo ser designada como erosão cervical, segundo a ACOG 2018[1]. Na terminologia para laudo colposcópico de 2011, da Federação Internacional de Patologia Cervical e Colposcopia (IFCPC), a ectopia está descrita entre os achados colposcópicos normais[2]. Infelizmente, ainda é comum se ouvir designações como "mácula rubra" e "ferida no colo uterino", que são inespecíficas, inapropriadas e podem induzir à falsa compreensão de anormalidade.

A prevalência da EC é alta e varia de 17 a 50%, ocorrendo principalmente em jovens, podendo chegar a mais de 50% nesta faixa etária, porém seu curso é limitado. Em determinado momento de análise populacional, algumas mulheres já tiveram a EC e outras irão desenvolvê-la[3].

É clara a associação com o estrogênio, pois ocorre de forma passageira em recém-nascidas (devido ao estrogênio materno), volta a ocorrer no menacme em ação negativa com a idade, sendo rara na menopausa e em outras situações de hipoestrogenismo. Já na gestação, quando ocorre um grande aporte hormonal, é bastante frequente. Estudos transversais apoiam que o estrogênio leva à EC, provavelmente, através do estímulo ao edema estromal, eversão da mucosa endocervical com protrusão externa, contração das fibras musculares e ação enzimática sobre músculo e colágeno no orifício externo mediada por hormônios, inclusive, com o uso de contraceptivos orais. Por outro lado, um estudo prospectivo posterior encontrou o efeito oposto da maturação epitelial aprimorada pelo uso de contraceptivos orais. As formulações de baixa dose atuais podem resultar em níveis hormonais em uma faixa capaz de estimular os receptores no epitélio cervical sem induzir edema estromal, enquanto as doses mais altas em estudos mais antigos podem ter exercido ambos os efeitos[3,4,5]. Esse estudo com dados longitudinais foi o primeiro a apoiar que muitas adolescentes saudáveis sexualmente ativas sofrem maturação epitelial ativa no colo do útero por períodos relativamente curtos e que a contracepção oral e o tabagismo são identificados como importantes aceleradores da maturação. Esse aumento da proliferação celular pode representar uma resposta dinâmica do epitélio, mas postula-se que ele pode aumentar a vulnerabilidade da mulher à infecção por HPV e danos ao DNA. Os epitélios cervicais e vaginais, incluindo o epitélio colunar produtor de muco, respondem às alterações nas concentrações de estrogênio e progesterona. O estrogênio estimula a produção de muco profuso, aquoso e alcalino, enquanto a progesterona causa um muco espesso, escasso e ácido[5].

Existe também a ectopia congênita, que inicia por volta da 18ª semana de gestação, devido ao recobrimento incompleto das paredes vaginais pelo epitélio escamoso do seio urogenital até o orifício cervical externo do colo uterino, permanecendo exposto o epitélio colunar simples, oriundo dos ductos paramesonéfricos nos fórnices vaginais e na ectocérvice. Após a menacme, ocorrerá neste local exposto, a formação da chamada zona de transformação congênita, variante do normal, presente em 5% das mulheres[6,7,8].

Apesar de ser considerada uma condição fisiológica, a abordagem da EC continua sendo controversa e parece existir uma forte tendência em tratá-la. Vamos apresentar algumas linhas de argumentação que apoiam o tratamento e quando podemos e devemos ser conservadores.

DIAGNÓSTICO

A sintomatologia da EC não é específica e geralmente é assintomática, sendo detectada pelo médico apenas durante um exame ginecológico de rotina. Corrimento vaginal e sangramento pós-coito parecem ser os sintomas mais relatados[4]. Segundo um estudo transversal de Goldacre et al., em 1978, com 1.498 mulheres, são referidos vários sintomas tais como corrimento vaginal, sangramento pós-coito, prurido vulvar, dor lombar, dispareunia, disúria, noctúria e polaciúria. Os autores concluem que mais sintomas são atribuídos à ectopia do que os realmente causados por ela, mostrando associação apenas com descarga de muco e noctúria ($p < 0{,}05$)[9].

O diagnóstico baseia-se no exame macroscópico especular, com a identificação de área hiperêmica em ectocérvice compatível com epitélio glandular, em continuidade com a endocérvice, de superfície tipicamente micropapilar na menacme, porém, em situações de atrofia, pode ser lisa. Este tecido ectópico apresenta-se mais avermelhado que o epitélio escamoso ectocervical por ser composto por uma única camada de células glandulares a qual funciona como um filtro fino para visibilização do contraste vermelho dos vasos sanguíneos que estão na derme; já o epitélio escamoso funciona como um filtro espesso por ser pluriestratificado e seu aspecto é róseo[7].

Considera-se ectopia acima de 10% da área ectocervical coberta por epitélio colunar, e pode ser classificada como: ectopia discreta até 1/3 da ectocérvice, moderada até 2/3 e extensa se ocupar toda a ectocérvice (Figura1)[9].

A acidificação do pH vaginal que ocorre durante a adolescência induz a substituição de uma porção do epitélio colunar endocervical por um epitélio escamoso metaplásico; essa reepitelização ou metaplasia escamosa do epitélio colunar tem finalidade de espessá-lo para suportar o pH mais ácido. A área de reepitelização chama-se zona de transformação (ZT) que no início é imatura, pois o epitélio é fino, com poucas camadas celulares, e quando a diferenciação se completa, o epitélio escamoso metaplásico está maduro, com várias camadas. A ZT imatura pode apresentar-se avermelhada e ser confundida com a ectopia à vista desarmada. A identificação da ZT é de grande importância na colposcopia, visto que quase todas as manifestações da carcinogênese cervical ocorrem nessa zona[7].

O diagnóstico pode ser auxiliado pelo exame colposcópico (avaliação magnificada) para diferenciar de outras causas de hiperemia, tais como: zona de transformação imatura, erosão inflamatória e processos inflamatórios.

TRATAMENTO

A resolução da ectopia geralmente se faz de forma espontânea, através da reepitelização por metaplasia escamosa; não existindo um prazo específico para que isso

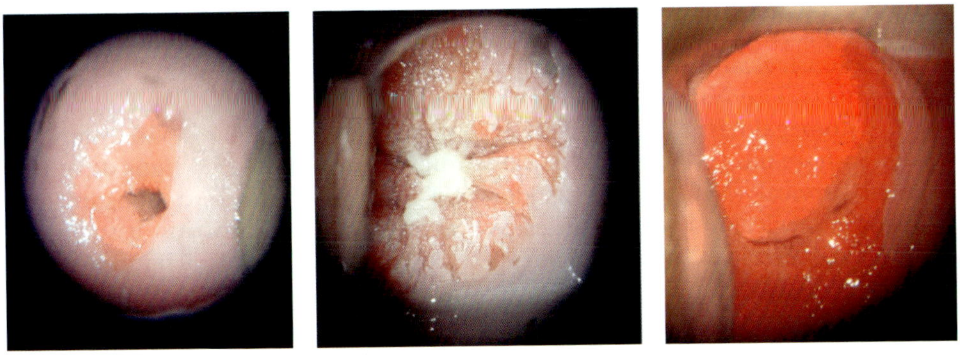

Fonte: acervo pessoal.

Figura 1. Ectopia cervical discreta (a), moderada (b) e extensa (c).

ocorra, podendo demorar meses ou anos. Algumas ectopias parecem não apresentar sinais de resolução espontânea, principalmente quando suas bordas são circinadas, ou seja, bordas circulares ou em anel, bem marcadas, sem linguetas de reepitelização. Após cauterização química ou física, a reepitelização da EC é rápida.

As justificativas mais comuns relatadas em livros e alguns estudos para tratar a ectopia são: proteção contra o câncer do colo uterino; preferência de algumas infecções sexualmente transmissíveis pelo epitélio glandular, como clamídia e gonococo, e para prevenir a transmissão pelo vírus da imunodeficiência (HIV). Também para diminuir a mucorreia, pois sendo um epitélio secretor de muco, na ectopia este se torna excessivo, comumente gerando desconforto.

Uma revisão da literatura em 2008, São Paulo, Brasil, sobre evidências de benefício no tratamento ou não da ectopia cervical reuniu, entre livros e estudos, 2.917 referências, destas foram selecionados apenas 47 estudos. Nos livros de Cartier, Singer, Piato, de Palo, Pereyra e Berek havia recomendações de tratamento, mas não ofereciam quaisquer argumentos ou referências para suportar isto. Os estudos clínicos incluíram os seguintes tópicos: associações entre ectopia e infecção cervical devido à *Chlamydia trachomatis* (CT) e *Neisseria gonorrhoeae* (NG), Citomegalovírus (CMV), HIV, *Papilomavírus humano* (HPV) e neoplasia intraepitelial cervical (NIC); sintomas de ectopia, câncer cervical e a proteção deste câncer com a cauterização. A revisão mostrou que: existe associação de ectopia com infecção cervical por CT, HPV, e maior risco de soroconversão para HIV; existe associação entre ectopia e NIC e associação com mucorreia e noctúria. Negou a existência de associação entre ectopia e câncer de colo do útero e, que o tratamento da ectopia, ofereça proteção contra este câncer. Conclusão do estudo: não foram encontrados na literatura dados que justifiquem o tratamento rotineiro da ectopia.

O tratamento pode ser usado para tratar os sintomas associados à ectopia, porém mais sintomas são atribuídos à ectopia do que se encontrou em um estudo controlado. Seriam necessários novos estudos para testar uma hipótese de proteção contra o câncer de colo fornecido pelo tratamento[3].

Um estudo transversal publicado em 2013, com 457 mulheres apresentando ectopia cervical e 736 sem ectopia, mostrou associação entre ectopia e citologia inflamatória, presença de mudança na flora sugestiva de vaginose bacteriana e atipia citológica[4].

Outro estudo transversal sobre associação com CT e HIV em 700 mulheres jovens na África do Sul, concluiu que a ectopia pode ser um fator de risco biológico para a infecção por clamídia, NG e HIV para jovens mulheres; a ectopia pode tornar a mulher mais suscetível a infecções sexualmente transmissíveis, e o tratamento da EC por métodos como criocauterização e eletrocoagulação tem sido discutido, mas o efeito ainda é incerto[10].

Uma revisão sistemática de 2019, Rio de Janeiro, Brasil, com finalidade de explorar evidências que indiquem uma associação entre ectopia cervical e doenças sexualmente transmissíveis, o que poderia ajudar na decisão de tratar ou não tratar essa condição, selecionou 15 artigos de um total de 71 estudos. Como resultados encontrou: a ectopia cervical mostrou associação positiva com HPV, HIV, vaginose bacteriana, atipia epitelial cervical, sangramento pós-coito e vaginite inflamatória descamativa; já estudos de alta qualidade não relataram associação entre ectopia e infecção por clamídia, e nem associação com infecção gonocócica e herpética. E concluiu que a EC mostra uma provável associação com aumento da aquisição de algumas doenças sexualmente transmissíveis, mas que estudos adicionais são necessários para confirmar os possíveis efeitos benéficos e complicações desses tratamentos[11].

Estudo prospectivo com nível de evidência II, sobre ectopia x aquisição HPV em 2012, relatou que a suscetibilidade imunológica em idades mais jovens pode ser um fator mais influente do que a ectopia cervical, e o grau de atividade metaplásica na ZT parece contribuir mais para o risco de aquisição do HPV do que a da extensão de ectopia entre adolescentes saudáveis sexualmente ativas. Importante lembrar que, na história natural da infecção pelo HPV, as adolescentes e mulheres jovens têm uma evolução muito favorável, com alto clareamento espontâneo (50% em 6 meses e 90% em 24 meses), além de resolução espontânea importante de lesões intraepiteliais escamosas (SIL). A extensão da ectopia cervical não foi associada à aquisição do HPV em adolescentes e mulheres jovens saudáveis. As vulnerabilidades biológicas podem estar na função imune ou em outras características do epitélio cervical[12].

A infecção por HPV pode resultar em lesões precursoras e câncer do colo uterino próximos à JEC do colo do útero. Herfs et al. lançaram em 2012 a chamada "teoria das células juncionais" que seriam um alvo potencial para a prevenção do câncer do colo do útero, onde uma pequena população de células cuboides, localizadas entre o epitélio escamoso estratificado e o glandular colunar, estariam implicadas na patogênese da maioria, se não de todos, os carcinomas cervicais associados ao HPV. Este grupo de células tem um perfil de expressão de genes único, diferente do endocervical adjacente e epitélio ectocervical/ ZT; além disso, os marcadores de JEC são mantidos nos carcinomas de células escamosas e adenocarcinomas que emanam a partir desta região.

Biomarcadores de JEC estavam expressos em todas as lesões intraepiteliais cervicais de alto grau (HSIL), carcinoma espinocelular e adenocarcinoma. Os autores observaram perda de imunofenótipo de células juncionais após procedimento excisional com alta taxa de cura de lesão intraepitelial escamosa após excisão ou ablação de JEC; baixo risco de recorrência, pois células juncionais não se regeneraram após a excisão. Concluem que a ablação preventiva da JEC remove a população de células embrionárias e possivelmente previne câncer cervical[13]. Existem poucas evidências até o momento mostrando que as células da JEC abrigam HPV carcinogênico ou são fundamentais nas fases iniciais da neoplasia.

Em 2015, outro estudo foi projetado para determinar se as células JEC de aparência normal continham evidência de infecção carcinogênica pelo HPV e rastrear sua transição para o início da SIL. Este estudo focou nas células da JEC em mulheres em idade reprodutiva de alto risco e concluiu que permanecem sem solução se certas células juncionais são mais vulneráveis do que outras aos genótipos carcinogênicos do HPV e quais variáveis determinam a transição para o HSIL, mas o evento comum parece ser uma célula vulnerável na JEC[14].

Ambos os estudos não se referem especificamente à ectopia, mas sim à JEC, sem especificar se a junção está na região endocervical, ao nível do orifício cervical ou na ectocérvice.

De uma forma geral, os trabalhos e descrições em livros são unânimes em falar que o tratamento da EC raramente é necessário.

A indicação seria nos casos sintomáticos como mucorreia abundante ou sangramentos pós-coito persistentes após tratamento de possíveis processos infecciosos. Considerar o tratamento de mulheres com alta exposição a infecções sexualmente transmissíveis e dificuldades no uso do preservativo, com atenção à mulher HIV- e parceiro HIV+. Antes do tratamento, é necessário excluir lesões precursoras ou malignas cervicais[11].

A opção terapêutica da EC mais utilizada é a destruição do tecido glandular ectópico por cauterização física, com eficácia acima de 90%, ou química; as complicações são raras, tais como estenose do orifício cervical, processos inflamatórios e sangramentos, em geral, bem controlados. A área tratada apresenta processo de reepitelização, sendo recoberta por epitélio escamoso, através de mecanismo de metaplasia.

Opções terapêuticas:[3-6, 8,10,11]

1) **Métodos físicos**

Estimulam reepitelização completa em 4 a 8 semanas; todos necessitam de treinamento e equipamento adequados.

- Vaporização com radiofrequência: utilizar apenas aparelhos eletrocirúrgicos de alta frequência, ondas eletromagnéticas contínuas ou pulsadas, que têm maior controle do efeito térmico de profundidade e consequente melhor reepitelização que os aparelhos de baixa frequência. (Figura 2)

- Vaporização com laser: existem vários tipos de aparelho e o mais utilizado é o de CO_2, também com ótima resposta cicatricial.

- Crioterapia: as células submetidas a uma temperatura de - 20 °C por mais de um minuto sofrem crionecrose; a temperatura mínima na ponta do criocautério deve ser de - 60 °C para uma congelação eficaz.

2) **Métodos químicos**

- Solução de ácido tricloroacético a 70%, dever ser cuidadosamente aplicado com cotonete longo, não encharcado, e secando o local após a aplicação para evitar lesões vaginais.

- Policresuleno em solução: tem ação sobre o epitélio glandular, induzindo reepitelização por coagulação seletiva; sua ação é mais suave e necessita reaplicações e/ou manutenção com óvulos.

- Acidificação do meio vaginal para induzir metaplasia (ácido ascórbico, ácido bórico, ácido lático); sem protocolos específicos quanto ao tempo de utilização.

Como os casos que requerem tratamento são raros, não há evidências para orientar a escolha do tratamento[5]. Faltam análises prospectivas de recidivas da ectopia e correlação com lesões e infecções. Mais estudos prospectivos, randomizados são necessários, de análise multivariável, sobre as modalidades de tratamentos e controle de longo prazo.

CONSIDERAÇÕES FINAIS

A ectopia cervical é uma condição fisiológica, frequente em mulheres jovens, transitória e com resolução espontânea na maioria dos casos. O tratamento é indicado em poucas situações e deve ser individualizado, em claro esclarecimento com a paciente.

REFERÊNCIAS BIBLIOGRÁFICAS

1. ReVitalize: gynecology data definitions. Revised november 19, 2018. ACOG. https://www.acog.org/practice-management/health-it-and-clinical-informatics/revitalize-gynecology-data-definitions. Acesso em: 07 jun. 2020.

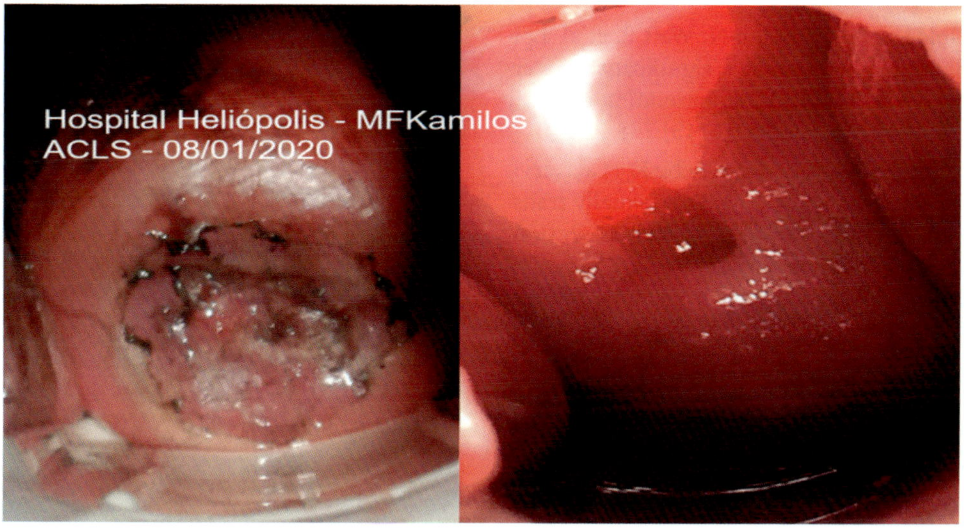

Fonte: acervo pessoal.

Figura 2. Colo uterino logo após vaporização com radiofrequência (a) e 30 dias após, totalmente reepitelizado (b).

2. Terminologia colposcópica da Federação Internacional de Patologia Cervical e Colposcopia, 2011. Bornstein J et al. Obstet Gynecol. 2012 Jul;120(1):166-72.
3. Machado Junior LC, Dalmaso ASW, Carvalho HB. Evidência de benefícios no tratamento da ectopia cervical: revisão de literatura. São Paulo, Medical Journal. 2008;126(2):132-139.
4. Junior JE, Giraldo PC, Gonçalves AK, do Amaral RL, Linhares IM. Uterine cervical ectopy during reproductive age: cytological and microbiological findings. Diagn Cytopathol. 2014;42(5):401-04. doi:10.1002/dc.23053.
5. Marc R Laufer. Benign cervical lesions and congenital anomalies of the cervix. Ectopy. Robert LB MD, ed. Atualizado. Ana, C MD: UpToDate Inc. https://www.uptodate.com. Acesso em: 09 jun. 2020.
6. Hwang LY, Ma Y, Benningfield SM, et al. Factors that influence the rate of epithelial maturation in the cervix in healthy young women. J Adolesc Health. 2009;44(2):103-10.
7. Costa AM, Simões MJ, Júnior JMS, Simões RS, Baracat EC. Patologia do trato inferior e colposcopia. Embriologia. São Paulo: Roca, 2005. p. 33-43.
8. Sellors W, Sankaranarayanan R. IARC. Colposcopia e tratamento da neoplasia intraepitelial cervical. Manual para principiantes. Introdução à anatomia do colo uterino. Disponível em: https://screening.iarc.fr/

colpochap.php?chap=1&lang=4. Acesso em: 07 jun. 2020.

9. Goldacre MJ, Loudon N, Watt B, et al. Epidemiology and clinical significance of cervical erosion in women attending a family planning clinic.1978;1(6115):748-750.

10. Kleppa E, Holmen SD, Lillebø K, et al Cervical ectopy: associations with sexually transmitted infections and HIV. A cross-sectional study of high school students in rural South Africa. Sexually Transmitted Infections. 2015; 91:124-29.

11. Soares LC, Braz FLTA, Araújo AR, Oliveira MAP. Association of sexually transmitted diseases with cervical ectopy: a systematic review. Sex Transm Dis. 2019 Jul;46(7):452-57.

12. Hwang LY, Lieberman JA, Ma Y, Farhat S, Moscicki AB. Cervical ectopy and the acquisition of human papillomavirus in adolescents and young women. Obstet Gynecol. 2012;119(6):1164-70.

13. Herfs M, Yamamoto Y, Laury A, et al. Uma população discreta de células da junção escamocolunar implicada na patogênese do câncer do colo do útero. Anais da Academia Nacional de Ciências dos Estados Unidos da América. Jun 2012; 109 (26): 10516-10521.

14. Mirkovic J, Howitt BE, Roncarati P, et al. Carcinogenic HPV infection in the cervical squamo-columnar junction. J Pathol. 2015;236(3):265-71.

capítulo 35

Condiloma redicivante: como conduzir?

- Eduardo Borges Coscia
- Alexandre Vicente de Andrade

INTRODUÇÃO

Condiloma acuminado, também denominado verruga anogenital, é uma lesão proliferativa benigna causada pela infecção por HPV (*Papilomavírus Humano*) não oncogênico. Os subtipos 6 e 11 são responsáveis por aproximadamente 90% dos casos[1,2].

De acordo com a terminologia atual para lesões escamosas do trato genital inferior (Terminologia LAST – *Lower Anogenital Squamous Terminology Standardization Porject)*, os condilomas vulvares são classificados na categoria de Lesão Escamosa Intraepitelial de Baixo Grau da Vulva (*vulvar LSIL, flat condyloma or HPV effect)*[3].

O período de incubação do HPV de baixo risco oncogênico varia de 3 semanas a 8 meses. A taxa de infecção subclínica é alta, sendo aproximadamente 40%[1]. A apresentação clínica é habitualmente na forma de lesões vegetativas, sésseis e com projeções papilares. Costumam ser múltiplas, achatadas ou papulosas. A superfície pode ser fosca, aveludada ou semelhante à de "couve-flor". Apresentam-se da cor da pele, eritematosas e por vezes pigmentadas (Figura 1). Em geral, são assintomáticas, mas podem ser pruriginosas, dolorosas, friáveis e até sangrar. Acometem principalmente regiões úmidas do trato anogenital[4].

Mesmo com tratamento adequado, a recidiva ocorre dentro de 3 meses em 20 a 30% dos casos e acometem frequentemente os locais das verrugas anteriores[1,2].

A biópsia não é necessária para o diagnóstico das verrugas anogenitais típicas. Deve ser realizada se houver suspeita de neoplasia ou para o diagnóstico diferencial. É importante salientar que nem todas as lesões papulares são causadas pelo HPV. Deve-se considerar sempre diagnósticos diferenciais como o molusco contagioso. Vale ressaltar que a tipagem do HPV em pacientes exclusivamente com verrugas anogenitais típicas não acrescenta informação para a prática clínica. Tal conduta pode ser aventada em casos de lesões extensas, persistentes ou recorrentes[1,5,2].

O sistema imunológico desempenha um papel central na regressão das verrugas genitais através da imunidade celular e humoral. As verrugas genitais que regridem espontaneamente mostram uma taxa significativa de linfócitos de memória ativados com CD4 na pele e mucosa em comparação com lesões não regressivas. Esse dado confirma a importância da orientação com os cuidados gerais com a imunidade do paciente durante o planejamento terapêutico[1,4].

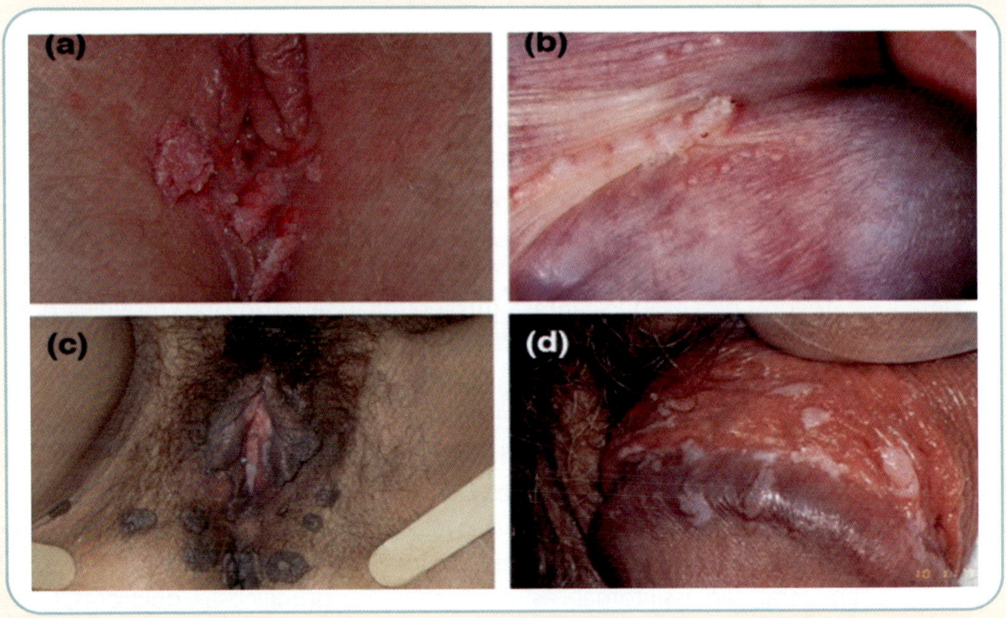

Notas: a= condilomas acuminados da vulva; b= verrugas genitais no frênulo peniano; c= verrugas pigmentadas e confluentes na região anogenital; d= pápulas planas com superfície branca sobre o prepúcio com queratinização da mucosa.[Ω]

Fonte: O'Mahony et al (2019)[12].

Figura 1. Apresentações típicas das verrugas anogenitais.

DIAGNÓSTICO

O condiloma acuminado ou verruga anogenital é a principal manifestação clínica da infecção por HPV, a infecção sexualmente transmissível mais comum no mundo. A incidência nos Estados Unidos é de aproximadamente 1% em adultos e atinge 3% dos adolescentes sexualmente ativos. Trata-se de uma doença que afeta ambos os sexos, porém as mulheres representam cerca de 67% da população de pacientes. Verrugas anogenitais recorrentes são causa frequente de consultas médicas e podem promover além dos sinais e sintomas clínicos, um considerável dano emocional[6].

Deve-se considerar a repercussão psicossocial das manifestações clínicas da infecção pelo HPV. As pacientes preocupam-se muito com a evolução das lesões, com as recidivas, com a possibilidade de transmissão a outros parceiros, com a origem da infecção em uma parceria e, em especial, com a possibilidade de evolução para câncer. O domínio desses aspectos e a clareza das informações oferecidas pelo médico assistente são fundamentais[4,6].

O diagnóstico das verrugas anogenitais é tipicamente clínico. Apenas em situações especiais haverá indicação de biópsia para estudo histopatológico, como em lesões atípicas, nas que não respondam adequadamente aos [illegible] de lesões recidivantes[1].

A avaliação clínica das verrugas anogenitais através do exame físico é confiável. A inspeção, sem o auxílio de instrumentação (colposcopia, vulvoscopia e anuscopia), normalmente é suficiente para confirmar o diagnóstico dos condilomas. Importante salientar que as pacientes devem ser submetidas ao exame de colpocitologia oncótica de rastreamento[4,5].

Em relação à apresentação clínica, os condilomas são frequentemente multifocais, com uma ou mais lesões em um local anatômico (por exemplo, vulva) ou multicêntricos, com lesões em locais anatômicos diferentes (por exemplo, períneo e colo do útero). Desta forma, é importante o exame minucioso de todo o trato genital inferior antes de iniciar o tratamento[5].

O exame de colposcopia pode ajudar no diagnóstico, sendo recomendado em casos selecionados e de acordo com eventuais alterações do exame citopatológico do colo uterino. A avaliação de verrugas intra-anais por anuscopia é recomendada para homens e mulheres com verrugas perianais recorrentes e/ou histórico de relações sexuais anais receptivas. Se houver sintomas urinários, como hematúria ou fluxo urinário anormal, a uretra e o meato distal devem ser examinados visualmente além de ser considerada a realização de uretroscopia[5].

São quatro os tipos morfológicos de verrugas anogenitais: condiloma acuminado em forma de "couve-flor"; verrugas papulares que são pápulas de 1 a 4 mm em forma de cúpula e geralmente cor da pele; verrugas genitais queratóticas que possuem uma camada espessa e podem se assemelhar a uma verruga comum ou a uma queratose seborreica; e pápulas de topo plano, que variam desde a apresentação em máculas a levemente elevadas[5].

O tipo morfológico é geralmente associado a um dos dois tipos de pele [illegible] genital: pele totalmente queratinizada, com ou sem pelos, e pele parcialmente queratinizada, úmida e sem pelo. As verrugas papulares lisas e queratóticas ocorrem na pele totalmente queratinizada, os condilomas acuminados ocorrem mais comumente em superfícies úmidas e as verrugas anogenitais papulares de ponta plana podem ocorrer em qualquer superfície[5].

Nos homens, o pênis é o local anatômico mais infectado. Uma única manifestação do pênis ocorre em 25,2% dos pacientes. Nas mulheres, as áreas mais frequentemente afetadas pelas verrugas anogenitais são os grandes lábios. A maioria dos pacientes afirma apenas um único local do corpo acometido com verrugas (54,1%)[7].

O diagnóstico diferencial dos condilomas anogenitais inclui dois tipos de lesões morfológicas: pápulas e lesões eritematosas planas. As pápulas genitais incluem estruturas anatômicas normais: pápulas do pênis perolado, papilas vestibulares e glândulas sebáceas. As pápulas adquiridas incluem: molusco contagioso, doença de Crohn, queratose seborreica, líquen plano, nevos e pápulas pseudoverrucosas. A neoplasia intraepitelial vulvar é uma lesão papular que pode aparecer como uma lesão verrucosa, cor da pele, hipopigmentada ou hiperpigmentada. A papulose bowenoide é uma doença caracterizada pela presença de pápulas em forma de "cúpula" medindo geralmente de 1 a 5 mm e que pode ser hiperpigmentada. O exame histológico dessas pápulas mostra neoplasia intraepitelial de alto grau e geralmente está associada à infecção pelo HPV 16. Uma manifestação muito rara de lesão decorrente da infecção por HPV de baixo risco é o tumor de Buschke-Lowenstein, uma forma de verruga genital que se apresenta clinicamente como um tumor de grande volume, decorrente do rápido crescimento e proliferação epitelial[5].

As lesões eritematosas planas incluem psoríase, dermatite seborreica, doença de Bowen, eritroplasia de Queyrat e o carcinoma de células escamosas[5].

A recidiva das verrugas anogenitais é problema durante o tratamento e está relacionada a alguns fatores: alta taxa de infecção subclínica pelo HPV; falha da imunidade local ou sistêmica individual e tratamento insuficiente. Não é rara a presença de lesões ocultas remanescentes após a remoção das verrugas identificadas no momento do diagnóstico[8].

TRATAMENTO

O tratamento das verrugas anogenitais deve ser individualizado. Fundamental considerar as características das lesões (tamanho, número e localização anatômica), a disponibilidade de recursos, acesso e custo para o paciente, efeitos adversos e a experiência do médico. Nenhuma evidência sugere que qualquer tratamento recomendado seja superior a outro, e nenhuma modalidade terapêutica é ideal para todos os pacientes e lesões. O principal objetivo do tratamento é a destruição das verrugas identificadas ao exame clínico. Independentemente da instituição do tratamento, as lesões podem desaparecer, permanecer inalteradas ou aumentar em número e volume. Recidivas são frequentes, podendo ocorrer após meses ou anos. Como todos os tratamentos disponíveis têm deficiências, muitos estudos sugerem o emprego da terapia combinada, visando diminuir a persistência e recidiva das lesões[4,2].

As taxas de recorrência, incluindo novas lesões em locais previamente tratados ou novos, são ao redor de 20 a 30%. Todas as terapias estão associadas a reações locais da pele, incluindo prurido, queimação, erosão e dor[1].

Poucos estudos estabeleceram fatores preditivos para má resposta ao tratamento ou para recorrência dos condilomas. Os fatores de risco conhecidos para recidiva incluem tabagismo, imunossupressão e a presença de lesões múltiplas e de grande volume. Estudos futuros serão necessários para verificar se a associação da verruga anogenital com infecção por HPV oncogênico afeta adversamente o comportamento e a resposta terapêutica das lesões. Haveria então indicação para pesquisa molecular para HPV nesses casos. Adicionalmente, há a possibilidade da associação de recorrência das lesões com resultado anormal

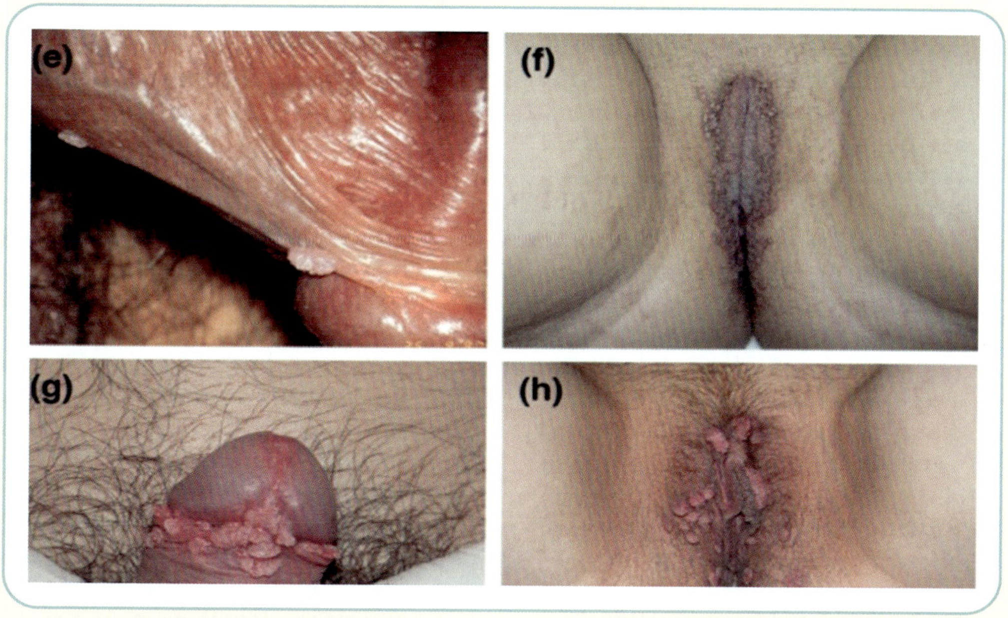

Notas: e= verrugas genitais sobre o prepúcio e o escroto; f= múltiplas verrugas confluentes na vulva e região perianal; g= múltiplas verrugas genitais confluentes no pênis; h= condilomas em vulva e intróito vaginal.

Fonte: O'Mahony et al (2019)[12].

Figura 2. Apresentações típicas das verrugas anogenitais.

de colpocitologia oncótica. Desta forma, ressalta-se a importância do rastreamento atualizado e, em pacientes com citologia anormal, reconhecer a possibilidade de pior resposta terapêutica[9].

Os regimes terapêuticos são divididos em: tratamento domiciliar, com opções disponíveis para aplicação pela própria paciente, e tratamento ambulatorial, quando administrados pelo médico assistente. A opção pela terapia domiciliar ganha força pela possibilidade de ser realizada na privacidade de sua casa, além de reduzir o deslocamento, custo e o número de visitas médicas. Para garantir que essas formas de tratamento sejam eficazes, devem ser fornecidas instruções adequadas e todas as verrugas anogenitais devem estar acessíveis e identificadas durante a consulta médica. As visitas de acompanhamento permitem que o médico responda a qualquer pergunta sobre o uso do medicamento e facilitam a avaliação da resposta terapêutica[2,4,1].

Tratamento domiciliar

- **Podofilotoxina:** Forma purificada de podofilina com propriedades antimitóticas que promove necrose das verrugas por inibição do ciclo celular. Deve ser aplicada sobre as verrugas anogenitais duas vezes por dia durante 3 dias, seguido de 4 dias sem aplicação. Este ciclo de tratamento pode ser repetido por até quatro semanas. A absorção sistêmica após a aplicação tópica é muito baixa. As taxas de resposta terapêutica variam de 43 a 75%. Pode ocorrer irritação local no segundo ou terceiro dia de aplicação, associada ao início da necrose da verruga. Sensação de prurido, ardor e eritema foram relatados. A podofilotoxina é contraindicada durante a gravidez[4,2,1,10].

- **Imiquimode**: Apresentado na forma de creme a 5%, é um potencializador imunológico tópico (imunomodulador) que estimula a produção de interferon alfa e outras citocinas. Deve ser aplicado sobre as verrugas três vezes por semana à noite ao deitar-se. O tratamento pode ser continuado até a regressão das lesões, ou por no máximo 16 semanas. As taxas de depuração relatadas são mais altas nas mulheres do que nos homens (55 a 81%). Um processo inflamatório provocado pelo imiquimode faz parte do mecanismo de ação e, portanto, poderá ser observada irritação no local do tratamento. São necessários mais dados para que o imiquimode seja considerado seguro durante a gravidez. Reações adversas locais, incluindo vermelhidão, eritema, ulceração, erosões e vesículas podem ocorrer. Tais reações podem ser amenizadas por um período de descanso de alguns dias ou com a redução da frequência de aplicação. É um tratamento destinado ao uso externo, não sendo comprovadas sua eficácia e segurança para tratamento de lesões da vagina, colo do útero ou parte interna do ânus[10,4,2].

Tratamento ambulatorial

- **Ácido tricloroacético (ATA)**: Solução de 80% a 90%. Agente cáustico que destrói as verrugas por coagulação química de proteínas. Uma pequena quantidade deve ser aplicada sobre as verrugas, evitando o contato com a pele ou mucosa normal adjacente. Assim que a solução secar será observado um branqueamento semelhante à porcelana. A frequência e número de sessões deve variar conforme a resposta, sendo adequado iniciar com aplicações semanais pelo período máximo de 10 semanas. É um tratamento que pode ser realizado com segurança durante a gestação. É mais adequado para pequenos condilomas acuminados ou papulares, mas menos eficaz em lesões queratinizadas ou grandes. Quando aplicado de maneira ideal, forma-se uma úlcera rasa que se cura sem cicatrizes. As taxas de resposta terapêutica variam de 70 a 81%[2,4,1].

- **Crioterapia**: terapia que promove destruição das verrugas pela citólise induzida termicamente (congelação a -192°C) através da aplicação de nitrogênio líquido. Pode ser usado por meio de sondas, aplicadores de algodão ou em spray. A crioterapia é atóxica e pode ser utilizada na gestação. É uma técnica muito apropriada para tratamento de lesões isoladas e queratinizadas. A frequência de aplicações é semanal e o número de sessões depende da resposta ao tratamento. A crioterapia tem as vantagens de ser simples, barata e raramente causa cicatrizes. As taxas de depuração variam de 67 a 88% e a recidiva ocorre em 21 a 42%[1,4].

- **Eletrocauterização**: tratamento realizado com unidade eletrocirúrgica de corrente alternada que produz corte e coagulação. Exige equipamento específico (eletrocautério ou bisturi elétrico) e anestesia local. É apropriada para casos de lesões exofíticas, pediculadas e volumosas. A maior vantagem é a possibilidade de destruição de todas as lesões em uma única sessão[1,4].

- **Laser de CO_2**: ferramenta valiosa como terapia destrutiva para verrugas genitais e outras infecções por HPV. Consiste na aplicação de um feixe de energia infravermelha para vaporizar o tecido-alvo. Efeitos colaterais são geralmente leves e limitados à fulguração de tecido ao redor da lesão. Trata-se de uma importante modalidade de tratamento em indivíduos imunossuprimidos assim como para gestantes com lesões extensas que não respondem a outros tratamentos. O tratamento com laser de CO_2 promove diminuição do volume do condiloma, preparando dessa forma a pele para terapias tópicas adicionais[6,1].

- **Exérese cirúrgica**: A exérese tangencial (*shaving*) com tesoura delicada ou lâmina permite a remoção completa das lesões e o estudo histopatológico dos fragmentos. A vantagem da intervenção cirúrgica é o resultado imediato, principalmente, em pacientes com condilomas grandes, pediculados ou obstrutivos. Trata-se de um procedimento doloroso que requer anestesia local[6,4].

OUTRAS OPÇÕES TERAPÊUTICAS

Além dos tratamentos convencionais descritos, há outras opções disponíveis, especialmente, para os casos de condilomas recidivantes:

- **Sinecatequina**: Apresentação em pomada de 10 a 15% cujo componente ativo é um extrato de chá verde com ação antioxidante e antiviral. Posologia recomendada são 3 aplicações por dia por até 16 semanas.

- **Cidofovir**: Fármaco que atua inibindo seletivamente a replicação do DNA viral e induz morte celular das células infectadas. Apresentação em creme a 1% ou 3%.

- **Terapia fotodinâmica**: Onda de luz que resulta em fototoxidade dirigida e causa destruição seletiva da lesão. Trata-se da combinação de um agente fotossensibilizante, por exemplo o ácido 5-aminolevulínico, com uma fonte de luz.

- **Isotretinoína**: Imunomodulador que afeta a diferenciação e proliferação do epitélio normal. Regula a transcrição do HPV em células doentes. Pode ser eficaz quando associada a um tratamento convencional, especialmente em casos de recidivas. É uma

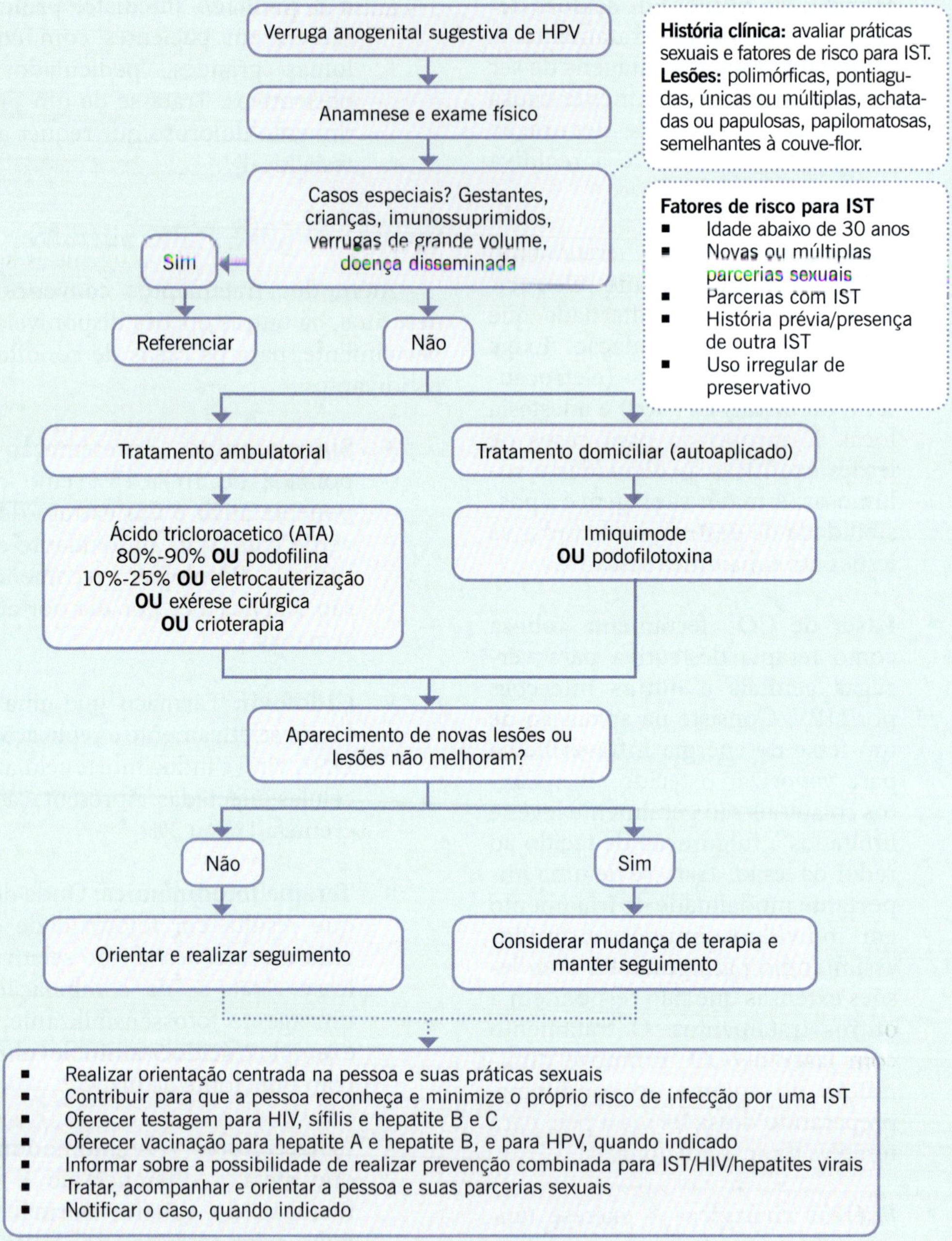

Fonte: DCCI / SVS / MS. Adaptada de BRASIL. Ministério da Saúde[4].

Figura 3. Fluxograma para o manejo clínico de verrugas anogenitais.

modalidade terapêutica contraindicada na gravidez[6].

- **Interferon**: São pequenas citocinas de proteínas produzidas por células T, fibroblastos e outras células de defesa que se ligam a receptores específicos nas membranas celulares, suprimindo a proliferação celular, inibindo a proliferação viral e aumentando a atividade fagocítica de macrófagos. Tem sido utilizado em casos de persistência ou recidiva de verrugas genitais por sua ação imunomoduladora, antiproliferativa e antiviral. Pode ser administrado localmente (intralesional ou tópico) ou sistemicamente (medicação oral ou injeção intramuscular). A taxa de resposta do tratamento local com interferon foi de 44,4%. O tratamento sistêmico não mostra benefício em relação ao tópico, além da significativa taxa de efeitos adversos. Deve, portanto, ser considerado apenas como forma de tratamento local, especialmente como adjuvante a um tratamento convencional. A aplicação tópica de gel de IFN-beta recombinante é segura e parece reduzir a recorrência de condiloma acuminado quando aplicado, por exemplo, após tratamento cirúrgico[6,11].

CONSIDERAÇÕES FINAIS

As verrugas anogenitais podem desaparecer, permanecer iguais, mas principalmente aumentar de tamanho ou número se não forem tratadas. Dessa forma, a escolha pela modalidade terapêutica ideal, que contemple os recursos da paciente com eficácia clínica e amparo emocional, deve ser uma decisão cuidadosa do médico assistente. A diminuição das taxas de persistência e recidiva também estão ligadas aos cuidados com a imunidade sistêmica e devem ser estimulados.

O tempo de aquisição do HPV não pode ser determinado e as verrugas podem se desenvolver meses ou anos após a infecção viral. O HPV pode ser transmitido mesmo na ausência de sinais clínicos de verrugas.

Embora as verrugas anogenitais sejam comuns e benignas, alguns pacientes podem apresentar um impacto psicossocial considerável após o diagnóstico. É relevante esclarecer que o tratamento não cura o vírus e por esse motivo a taxa de recidiva é alta, principalmente nos primeiros 3 meses.

As situações de imunodeficiência não modificam as recomendações terapêuticas, porém pacientes nessas condições tendem a apresentar pior resposta ao tratamento, requerendo maior atenção quanto à possibilidade de complicações, persistência e recorrência. Recomenda-se considerar a mudança do esquema terapêutico quando não houver melhora após três sessões, ou se as verrugas não desaparecerem após seis sessões de tratamento. A combinação de tratamentos, com adequado controle dos efeitos adversos inflamatórios sobre os tecidos normais, é estratégia fundamental para os casos recidivantes[4,2].

REFERÊNCIAS BIBLIOGRÁFICAS

1. Lacey CJN, Woodhall SC, Wikstrom A, Ross J. 2012 European guideline for the management of anogenital warts. J Eur Acad Dermatology Venereol. 2013;27(3):263-70.
2. Park IU, Introcaso C, Dunne EF. human papillomavirus and genital warts: a review of the evidence for the 2015 centers for disease control and prevention sexually transmitted diseases treatment guidelines. Clin Infect Dis. 2015;61(Suppl 8):S849-55.
3. Bornstein J, Bogliatto F, Haefner HK, Stockdale CK, Preti M, Bohl TG, et al. The 2015

International Society for the study of vulvovaginal disease (ISSVD) terminology of vulvar squamous intraepithelial lesions. Obstet Gynecol. 2016.

4. Brasil. Ministério da Saúde. Protocolo clínico e diretrizes terapêuticas para atenção às pessoas com infecções sexualmente transmissíveis (IST). Secr Vigilância em Saúde, Dep Doenças Condições Crônicas e Infecções Sex Transm. 2020;(0014125063):1-248.
5. Beutner KR, Reitano M V., Richwald GA, Wiley DJ, Warts the AEP on EG. External genital warts: report of the american medical association consensus conference. Clin Infect Dis. 1998;27(4):796-806.
6. Fathi R, Tsoukas MM. Genital warts and other HPV infections: Established and novel therapies. Clin Dermatol [Internet]. 2014;32(2):299–306. Available from: http://dx.doi.org/10.1016/ j.clindermatol.2013.08.014
7. Clanner-Engelshofen BM, Marsela E, Engelsberger N, Guertler A, Schauber J, French LE, et al. Condylomata acuminata: a retrospective analysis on clinical characteristics and treatment options. Heliyon [Internet]. 2020;6(3):e03547. Available from: https:// doi.org/10.1016/ j.heliyon.2020.e03547
8. Zhu X, Cai L, Chen H, Cai L, Yu Z. Decrease recurrence rate of condylomata acuminata by photodynamic therapy combined with CO2 laser in mainland China: A meta-analysis. Dermatology. 2013;225 (4):364-70.
9. Koo YJ, Kim YS, Min KJ, Hong JH, Lee JK. High-risk human papillomavirus infection in the prediction of poor treatment response and disease recurrence in patients with vulvovaginal condyloma. Int J Gynecol Obstet [Internet]. 2016;132(1):20-4. Available from: http://dx.doi.org/ 10.1016/j. ijgo.2015.06.049
10. Barton S, Wakefield V, O'mahony C, Edwards S. Effectiveness of topical and ablative therapies in treatment of anogenital warts: a systematic review and network meta-analysis. BMJ Open. 2019;9(10):1-10.
11. Yang J, Pu Y guo, Zeng Z ming, Yu Z jian, Huang N, Deng Q wen. Interferon for the treatment of genital warts: A systematic review. BMC Infect Dis. 2009;9:156.
12. O'Mahony C, Gomberg M, Skerlev M, Alraddadi A, de las Heras-Alonso ME, Majewski S, et al. Position statement for the diagnosis and management of anogenital warts. J Eur Acad Dermatology Venereol. 2019;33(6):1006-19.

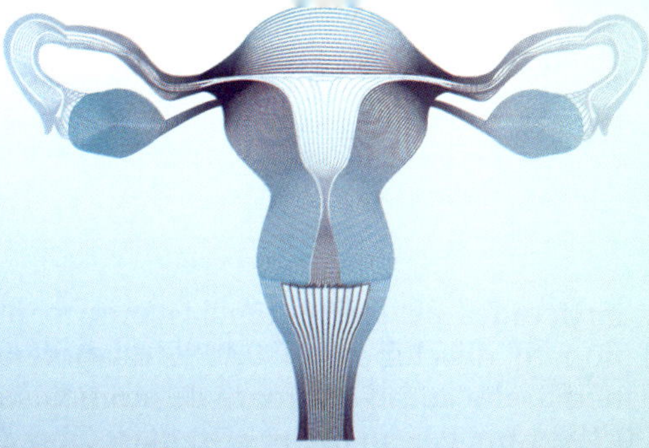

capítulo 36

Prurido vulvar: sempre infecção?

- Fernanda Kesselring Tso
- Ana Carolina Silva Chuery
- Neila Maria de Góis Speck

INTRODUÇÃO

O prurido vulvar acomete uma a cada dez mulheres em algum momento da vida[1] e representa um desafio para o ginecologista, uma vez que a vulva pode ser acometida por doenças dermatológicas. A seguir, apresentam-se as condições clínicas eminentemente dermatológicas que se traduzem por prurido vulvar, excetuando-se as vulvovaginites.

TINEA CRURIS

Dermatofitose inguinal, pubiana, genital, perineal e perianal cujo agente etiológico mais comum é o *Trichophyton rubrum*. Caracteriza-se por placas eritematodescamativas com bordas bem definidas e circinadas. O diagnóstico é feito pela visualização de hifas pelo exame micológico direto com KOH (com resultados falso-negativos ao redor de 15%), cultura em meio Sabouraud (7 a 14 dias para crescimento) e reação de polimerase em cadeia (PCR com sensibilidade e especificidade ao redor de 80%)[2].

O tratamento de escolha é o tópico, não há evidências de superioridade de uma droga sobre outra. Pode ser feito com derivados imidazólicos: clotrimazol 10mg/grama, 3 vezes ao dia por 3 a 4 semanas; miconazol 20mg/grama, 2 vezes ao dia por 2 a 5 semanas; isoconazol 10mg/grama, 1 a 2 vezes ao dia por 3 a 4 semanas e também com alilaminas que têm melhor comodidade posológica: terbinafina 10mg/g 1 vez ao dia, por 7dias. Tratamento sistêmico está reservado para casos muito extensos ou recidivantes, com itraconazol 200mg/dia, por 1 a 2 semanas, terbinafina 250mg/dia, por 2 a 3 semanas ou fluconazol 150mg/semana, por 3 a 4 semanas[3].

ECZEMAS

Eczema é o termo utilizado para processos inflamatórios pruriginosos – dermatites – que acometem a derme e caracterizam-se por eritema, edema vesículas, secreção, crostas, escamas e liquenificação. Pode ser agudo, subagudo ou crônico.

- **Dermatite atópica** – pacientes com atopia raramente apresentam acometimento genital, mas o ato repetitivo de coçadura pode desencadear o líquen simples crônico, como veremos mais adiante[4].

- **Dermatite de contato irritativa** – ocorre logo após a exposição a um irritante, com prurido, queimação e eritema restritos à área de contato com o agente. Ocasionada por produtos como perfume, sabonete, produtos de higiene, lubrificantes, látex. Situação clínica comum em mulheres com incontinência urinária[5,6].

- **Dermatite de contato alérgica** – menos comum, exige sensibilização prévia, com reação de hipersensibilidade mediada por linfócitos T, portanto, aparece cerca de 48 a 72 horas após a exposição ao agente. O prurido frequentemente associa-se a vesículas ou erosão com exsudato. Medicamentos tópicos, como a neomicina, são potenciais agentes causadores, assim como tecidos sintéticos, produtos de higiene íntima e amaciante[7].

O diagnóstico das dermatites de contato baseia-se na anamnese minuciosa, exame físico e histopatológico. O tratamento consiste na retirada do fator desencadeante e, nas formas mais agudas, uso de permanganato de potássio 1:4000 diluídos em água como agente secativo e de corticoide tópico em creme. Corticoide em pomada nos casos crônicos. Dar preferência aos corticoides de alta potência como o propionato de clobetasol 0,05% ou potência média-alta como o furoato de mometasona 0,1%, uma vez ao dia por 30 dias. Obtendo melhora clínica, o corticoide deve ser retirado gradualmente (1 vez cada 2 dias por 30 dias, 2 vezes por semana por 30 dias, 1 vez por semana por 30 dias).

- **Dermatite seborreica** – erupção cutânea eritematodescamativa com finas escamas, tem predileção por regiões ricas em glândulas sebáceas. A etiologia é multifatorial, acomete mais adultos homens. Lesões concomitantes no couro cabeludo (caspa), face (sobrancelhas) e tronco dão a pista para o diagnóstico clínico[4].

Tratamento consiste em secativos para lesões úmidas – permanganato de potássio 1:4000 diluídos em água, e em corticoide creme de potência moderada a alta associado ou não a antifúngico, 1 vez ao dia por 30 dias.

DERMATOSES

Líquen simples crônico

Processo inflamatório crônico frequente que comumente acomete a vulva. Classificado em: primário (variante de dermatite atópica) e secundário a doenças dermatológicas (inflamatória ou irritativa ou infecciosa). Ambos consequências do ciclo prurido-coçadura. O calor, a umidade e a fricção pioram o prurido e os sintomas podem permanecer mesmo após a retirada do fator desencadeante.

Caracterizado por placa bem delimitada, hipo ou hiperpigmentada, liquenificada, associada a escoriações, pode ter infecção secundária e acomete principalmente grandes lábios.

Diagnóstico clínico: histologicamente apresenta espessamento da epiderme, hiperqueratose, espongiose e acantose.

Tratamento: retirada do fator desencadeante, tratamento dos processos infecciosos associados, corticoide tópico de alta potência, como o propionato de clobetasol 0,05% uma vez ao dia por 30 dias, com retirada gradual, uso de anti-histamínico com efeito sedante para cortar o ciclo prurido-coçadura, como hidroxizina 25 mg via oral à noite.

Líquen escleroso (LE)

Doença inflamatória crônica com acometimento frequente da região anogenital. Pode ser assintomática (39% em adultas) ou apresentar prurido intenso, dispareunia e sintomas urinários. A pele acometida adquire um aspecto de papel de seda, com atrofia e hipocromia. A lesão clássica descrita é uma placa branca associada a petéquias, fissuras, erosões e ulcerações. Evolui com distorção da anatomia vulvar, com encapuzamento de clitóris, apagamento de pequenos lábios e em casos extremos, fusão de grandes lábios.

Incidência estimada de 14,6 / 100.000 mulheres/anos[8]. Acomete preferencialmente mulheres, pré-puberes e na pós-menopausa. Sua etiologia permanece incerta, sendo a hipótese de doença autoimune a mais aceita, pela associação frequente com tiroidite, alopecia areata, vitiligo e anemia perniciosa[9].

O diagnóstico é clínico, reservando-se biópsia em casos duvidosos e refratários aos tratamentos convencionais. O estudo anatomopatológico evidencia: hiperqueratose, adelgaçamento da epiderme, ausência de melanócitos e uma faixa branca homogênea de colágeno abaixo da junção dermoepidérmica[10].

Importante ressaltar que LE é um fator de risco para carcinoma espinocelular (CEC) vulvar. Numa série de 3.038 mulheres com o diagnóstico de LE e seguidas por 20 anos, a incidência de CEC foi de 6,7%. Recomenda-se, portanto, o seguimento semestral em longo prazo[8].

Tratamento de primeira linha é o corticoide tópico de alta potência em pomada: propionato de clobetasol 0,05% uma vez ao dia por 30 dias. E a seguir retirada gradual da medicação, alguns autores recomendam manutenção mensal ou quinzenal, com diminuição da incidência de malignização. Opção alternativa para corticoterapia tópica é o furoato de mometasona 0,1% pomada, que apresenta resultados de eficácia e tolerabilidade semelhantes ao clobetasol[11].

Em casos refratários ou com intolerância ao corticoide, pode-se empregar inibidores tópicos da calcineurina, como tacrolimo e pimecrolimo.

Outras modalidades terapêuticas já foram testadas como a terapia fotodinâmica (em revisão sistemática com 337 mulheres, houve melhora dos sintomas, porém não no padrão anatomopatológico); ultrassom microfocado (poucos estudos com melhora em 90% dos casos, porém com efeitos colaterais) e mais recentemente o Laser de CO_2 fracionado (série 27 casos com 89% de resolução)[12].

Líquen plano erosivo

Corresponde a uma das três formas do líquen plano, doença dermatológica inflamatória crônica que afeta pele, mucosas e unhas, de etiologia não definida. 20% das pacientes apresentam acometimento da região genital[6], que pode ser assintomático ou ter prurido, queimação e dispareunia. Há lesões erosivas eritematosas que acometem pequenos lábios, clitóris e se estendem para vagina pelo vestíbulo. Os sintomas mais frequentes são: prurido, ardência, dispareunia e sinusorragia. Podem evoluir com aderências e sinéquias. Cronicamente, pode haver distorção da anatomia e maior risco para carcinoma[7,9].

Diagnóstico clínico associado ao anatomopatológico

O tratamento das formas localizadas é feito com corticoide tópico de alta potência. Já as formas extensas e/ou sistêmicas exigem tratamento complexo tanto com corticoide por via oral quanto com imunomoduladores e até mesmo metronidazol[9].

PSORÍASE

Dermatose inflamatória crônica de etiologia não definida que acomete couro cabeludo, cotovelo e joelho, preferencialmente. Cerca de 1/3 dos pacientes com psoríase são acometidos na região genital e referem prurido, ardência, dispareunia e piora dos sintomas após relação sexual[13]. O diagnóstico é principalmente clínico, identificando-se placas eritematodescamativas, liqueinificadas, simétricas na região genital. O fenômeno de Koebner está presente – um trauma cutâneo desencadeia o aparecimento de lesão. O estudo anatomopatológico confirma o diagnóstico pela presença de epiderme com acantose, paraqueratose e ausência da camada granulosa. Na derme há vasodilatação com infiltrado perivascular, espongiose e invasão de neutrófilos. O tratamento das lesões genitais preconizado é o corticoide tópico de alta potência, propionato de clobetasol 0,05% diariamente por 30 dias, com retirada gradual.

Inibidores de calcipotriol e calcitriol podem produzir irritação local. Imunossupressores tópicos como metotrexato e ciclosporina podem ser empregados nos casos graves que devem ser conduzidos por dermatologistas.

DOENÇA DE PAGET EXTRAMAMÁRIA (DPEM)

A vulva é a localização mais acometida entre as mulheres (65%), com sintomas inespecíficos como prurido crônico, ardência, dor. Doença de caráter insidioso multifocal, apresenta-se como máculas ou placas eritematodescamativas, com estrias brancas e borda mal delimitada[14].

Classificada em: primária, de origem cutânea (a partir de células ductais apócrinas) e secundária, de origem extracutânea (adenocarcinoma retal e anal e carcinoma urotelial), com 5% a 42% dos casos de DPEM[14].

Diagnóstico: histopatológico e marcadores imuno-histoquímicos. Na maioria dos casos, há uma demora em média de 20 meses para o diagnóstico final adequado[14].

Tratamento: ressecção cirúrgica ampla, porém há altas taxas de recidiva, por se tratar de doença multifocal. Algumas publicações indicaram que o imiquimode pode ser empregado em casos de lesões pequenas isoladas e também com o intuito de diminuir lesões extensas previamente ao procedimento cirúrgico. Mas ainda não há consenso em relação à posologia e duração[15].

PEDICULOSE PUBIANA

Na verdade, trata-se de uma infestação dos pelos pubianos e perianais pelo ectoparasita *Pthirus pubis*, que cursa com prurido intenso que piora à noite. Notam-se escoriações e pontos arroxeados, pois há liberação de substância anticoagulante na derme pelo agente ao se alimentar. O diagnóstico se dá pela visualização das lêndeas. Tratamento: loção de permetrina 5%, duas aplicações com intervalo de 7 dias. A ivermectina é uma alternativa de tratamento via oral, com dose variando de acordo com peso – entre 50 e 65 kg, 2 comprimidos de 6 mg dose única. Mesmo com tratamento adequado, o prurido pode permanecer por até 7 dias[16].

CONSIDERAÇÕES FINAIS

Em todos os casos de prurido vulvar, deve-se proceder ao exame físico dermatológico completo e não somente da região genital.

A maioria dos diagnósticos baseia-se na história clínica detalhada e no exame físico minucioso. Nos casos duvidosos e/ou refratários, a biópsia e o estudo anatomopatológico são recomendados[4].

Em relação ao tratamento das afecções vulvares, orientar as pacientes a evitar roupas justas e de tecidos sintéticos, preferir calcinha de algodão. Explicar que algumas substâncias podem desencadear processo irritativo como espermicidas, xampus, sabonetes com muito perfume. Sugerir absorventes de algodão ou internos. Em casos de prurido noturno intenso, prescrever anti-histamínico sedativo como hidroxizina, na dose inicial de 25 mg via oral[4].

REFERÊNCIAS BIBLIOGRÁFICAS

1. Harlow BL, Wise LA, Stewart EG. Prevalence and predictors of chronic lower genital tract discomfort. Am J Obstet Gynecol. 2001;185:545-50. 10.1067/mob.2001.116748 11 568775
2. Sahoo AK, Mahajan R. Management of tinea corporis, tinea cruris, and tinea pedis: A comprehensive review. Indian Deratol Online J. 2016 Mar-Apr;7(2):77-86 doi:10.4103/2229-5178.178099
3. El-Gohary M, Van Zuuren EJ, Fedorowicz Z, Burgess H, Doney L, Stuart B, et al. Topical antifungal treatments for tinea cruris and tinea corporis. Cochrane Database Syst Rev.2014;8:CD009992.
4. Alani A, McDonald L, Abdelrahman W, Hunter HL. Vulvar itch. BMJ 2019;364:I83 doi:10.1136/bmj.I83
5. Van der MeijenWI, Boffa MJ, ter Harmsel WA, et al. European guideline for the management of vulval conditions. J Eur Acad Dermatol Venereol 2016;2017. doi:10.1111/jdv.14096.28164373
6. Cruickshank ME, Hay I. The management of vulval skin disorders.2011. https://bssvd.org/education-and-training/guidelines-and-clinical-standarts/documents/RCOG-Vulval-Guidelines.pdf
7. Campaner AB, Speck NMG. Líquens: plano, simples crônico e escleroso. In: Campaner AB, et al. Melhores práticas em patologia do trato genital inferior e colposcopia. Vol II. Barueri: Manole; 2019. p 45-68.
8. Bleeker MC, Visser PJ, Overbeek LI, Van Beurden M, Berkhof J. Lichen sclerosus: Incidence and risk of vulvar squamous cell carcinoma. Cancer Epidemiol Biomark Prev. 2016;25:1224-30.
9. Fruchter R, et al. Lichenoide vulvar disease: a review. International Journal of Women's Dermatology. 2017;(3):58-64.
10. Schlosser BJ, Mirowski GW. Lichen sclerosus and lichen planus in women and girls. Clin Obstet Gynecol. 2015;58:125-42.
11. Virgili A, Borghi A, Toni G, Minghetti S, Corazza M. First randomized trial on clobetasol propionate and mometasone furoate in the treatment of vulvar lichen sclerosus: results of efficacy and tolerability. Br J Dermatol. 2014;171:388-96.
12. Krapf JM, Mitchell L, Holton MA, Goldstein AT. Vulvar lichen sclerosus: current perspectives. International Journal of Women's Health. 2020:12 11-20.
13. Ryan C, Sadlier M, De Vol E, et al. Genital psoriasis is associated with

significant impairment in quality of life and sexual functioning. J Am Acad Dermatol. 2015;72:978-83. 10.1016/j.jaad.2015.021127 258242273

14. Merritt BG, Degesys CA, Brodland DG. Extramammary paget disease. Dermatol Clin. 2019;(37):261-267 https://doi.org.10,1016/j.det. 2019.02.002

15. Campaner AB, Speck NMG. Líquens: plano, simples crônico e escleroso. In: Campaner AB, et al. Melhores práticas em patologia do trato genital inferior e colposcopia. Vol. II. Barueri: Manole, 2019. p. 85-98.

16. Barros JA. Outras Dermatoses. In: Martins NV. Patologia do trato inferior. São Paulo: Rocca, 2005. p. 803.

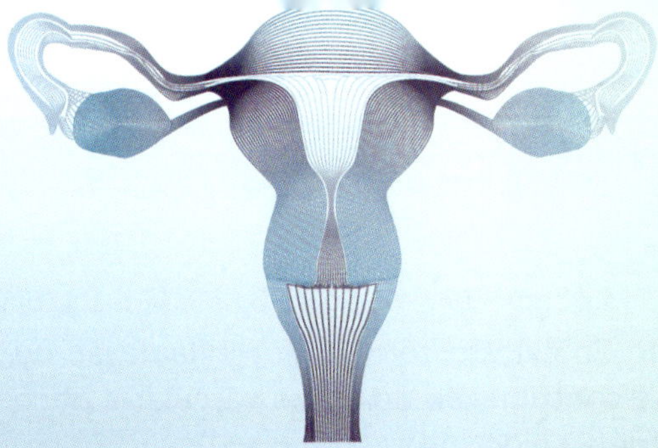

capítulo 37

Lesões hipo e hipercrômicas da vulva

▸ Lana Maria de Aguiar

INTRODUÇÃO

A pigmentação da pele depende da melanina produzida pelos melanócitos, dentro das organelas dos melanossomas[1]. O melanócito está em 13% das células da epiderme. Neste processo, formam-se dois tipos de melanina: a) Eumelamina (marrom); b) Afeomelanina (pele clara).

É sua quantidade que dá as nuâncias no tom da pele. A cor da pele normal é dada pela mistura de quatro biocromos: carotenoide (amarelo), hemoglobina reduzida (azul), oxihemoglobina (vermelho) e melânico (marrom). As cores da pele são geneticamente controladas, sua densidade na pele normal e em lesões é determinada por vários fatores: densidade dos melanócitos, quantidade de melanina produzida pelos melanócitos e a taxa de transferência de melanossomos melanizados. O tecido genital, tem 50% a mais de melanócitos por unidade de área. A pigmentação depende de fatores genéticos (variável nos grupos raciais) e de fatores adquiridos como exposição à luz ultravioleta, presença de inflamação (principalmente se envolver a camada basal) e algumas infecções (exemplo HPV) nas áreas genitais e perianais.

Pode ocorrer aumento de pigmentação, com a proliferação de queranócitos (Figura 1) normalmente melanizados (hiperplasia epitelial) e/ou quando estes queratinócitos ficam retidos no extrato córneo. As lesões brancas podem aparecer pelos danos aos melanócitos, o que leva a uma redução temporária de melanina ou à destruição total destes, resultando na despigmentação. No entanto, a perda da cor da pele, pode ocorrer: por maceração da pele, por hidratação do extrato córneo, por inflamação ou fricção e por cicatrização, devido à contribuição do efeito vascular e ótico provocados por mudanças na derme e epiderme.

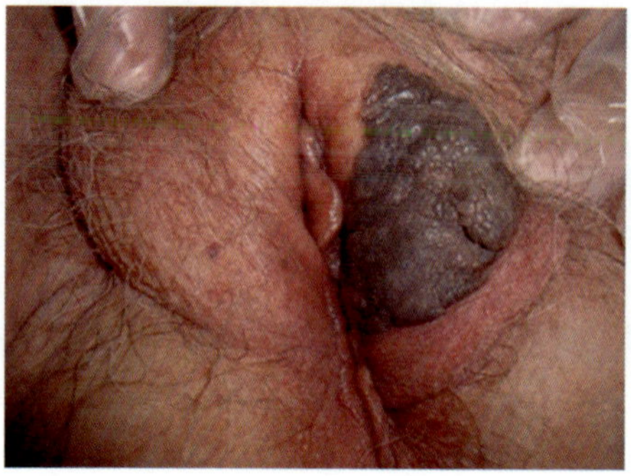

Fonte: acervo da autora.

Figura 1. Queratose seborreica.

DISCROMIA

Discromias ou manchas pigmentares[2] são enfermidades da derme que produzem alterações na coloração, devido à melanina ou ao depósito de outros pigmentos (hemossiderina, ouro, prata, caroteno, pigmentos biliares) e que podem acometer homens ou mulheres em qualquer idade. Estas são anomalias ou alterações na pigmentação, cuja etiologia é diversa: exposição aos raios ultravioletas (UV), alteração do nível hormonal, reação alérgica, alteração genética, estresse psicológico, acidente mecânico (queimadura), entre outros, com causas exógenas e endógenas.

As discromias podem ser:

- a) **Hipomelanose:** diminuição da coloração.
- b) **Hipermelanose**: aumento da coloração.

Hipomelanose

- **Congênitas ou hereditárias**: albinismo, pielobaldismo, nevo acrômico, fenilcitonúria.
- **Adquiridas**: vitiligo, pitiríase versicolor, pitiríase alba, nevo halo, leucodermia, hipomelanose, NIV, candidíase, líquen escleroso, líquen plano, verrugas.

Hipermelanose

A mancha hipercrômica não desaparece por pressão. O escurecimento pode ser marrom, cinza, preto, esverdeado ou azulado.

- **Generalizada** (doença de Addison, hemocromatose)
- **Localizada** – manchas hiperpigmentadas
- **Congênitas ou hereditárias** – efélides (sardas), lentigo, mancha mongólica, hiperpigmentação periorbital (olho)
- **Adquiridas** – melasma, hipercormia pós-inflamatória, lentigo solar, mácula sanguínea, lentigo senil (idoso), efélides (sardas 2,4 mm) melanose ou lentigo solar, melanoderma residual (limão)

Hipomelanose: congênitas ou hereditárias

- **Albinismo**: lesão melanogênica, ausência total de pigmento da pele, cabelos, olhos. Fotoproteção, não há tratamento.
- **Pielobaldismo**: lesão melacitopênica, autossômica dominante, apresenta mecha frontal de cabelo branco que se denomina poliose circunscrita e área acrômica triangular frontal, acompanhado de surdez. Fotoproteção, sem tratamento.
- Nevo acrômico é melanopênico, lesão branca linear. Tratamento: método que estimula a repigmentação igual ao tratamento de vitiligo.
- Fenilcetonúria é melanogênica, falta a enzima fenilalanina oxidase; doença autossômica que necessita de tratamento livre de fenilalamina.

Hipomelanose adquirida

- **Pitiríase versicolor**[3] – doença melanopênica que se deve à conversão de ácidos graxos de pele em ácido azelaico, por leveduras, causada pela *Malassesia furfur*. Manchas de cor castanha à branca, no dorso e região cervical, desaparecendo após o tratamento, com tendência à repigmentação.
- **Pitiríase alba** – doença melanopênica, máculas em crianças e adolescentes, no dorso, braço e é descamativa. Diagnóstico diferencial com pitiríase versicolor e vitiligo. Tratamento fotoprotetor e hidratação após o banho.
- **Nevo halo** – doença melanocitopênica é o halo branco que circunda o nevo melanocítico. Sem tratamento.
- **Leucodermia** – doença melanocitopênica são manchas em locais expostos à luz do sol. Tratamento fotoprotetor.
- **Hipomelanose** – melanocitopênica – lesão residual, hipocromia após tratamento de dermatoses: líquen plano, psoríase, eczema, pitiríase...
- **Hipomelanose após noxas** (*ato ou influência externa que prejudica a saúde*) **físicas** – é uma doença melanocitopênica ou melanopênica (leucodermia por inseticidas, detergentes, sol). Tratamento: suspender o agente causador.
- **Nevo branco esponjoso** – incomum, é associado a lesões extragenitais; placa de epitélio

hiperqueratótico branco. Biópsia para o diagnóstico. É autossômico dominante. Não há tratamento, talvez Tetraciclina tópica.

- **Vitiligo** – é uma doença crônica autoimune[4], que causa pontos brancos na pele. Afeta aproximadamente 1% da população, tanto adultos quanto crianças, diminuindo a qualidade de vida e acentuando estresse psicológico. Sua patogênese envolve a destruição dos melanócitos via imunidade celular mediada e IFNg e que células CD8T têm o papel principal neste processo. Consiste na despigmentação da pele e do cabelo, e ocorre em 1% a 2% da população mundial. Existe uma forte influência genética, sendo que 30% têm histórico familiar. No entanto, estão envolvidos fatores autoimunes genéticos, autocitotóxicos, neurológicos e ambientais. Há o vitiligo ocupacional, que ocorre em homens, na região genital, pela destruição dos melanócitos, devido à exposição asbutifenol paraterciário, usado na indústria automobilística.

Classificação do vitiligo

De acordo com a revisão conduzida pelo "vitiligo global" *Issues Consensus Conference* (2011-2012), o vitiligo pode ser classificado em duas formas clínicas: não segmentar e segmentar

1) Não segmentar

- Acrofacial
- Mucosal
- Generalizado ou comum:
  - Universal
  - Misto (associado com o vitiligo segmentar)
  - Formas raras

- **Acrofacial** – afeta face, cabeça, mãos e pés, região perioral e pontas dos dedos.

- **Mucosal** – afeta mucosas oral e genital.

- **Generalizado ou comum** – máculas ou placas assimétricas, afetando qualquer parte do tegumento, principalmente mãos, dedos, face e áreas expostas a traumas.

  - **Universal** – é a forma que afeta a maior porcentagem de tegumento (80-90%) e a mais comum nos adultos.
  - **Mista** – associação de envolvimento segmentar e não segmentar, mas, em geral, é precedido pela forma segmentar.
  - **Forma rara** – vitiligo puctato, menor e folicular; são considerados tipos não classificados.

2) Segmentar

Unissegmentar, bissegmentar ou multisegmentar. Vitiligo que afeta um, dois ou mais segmentos. A forma unissegmentar é a mais comum e consiste de uma ou mais máculas brancas em um lado do corpo, respeitando uma linha média, com envolvimento dos pelos do corpo (leucotríquia).

Forma não classificada ou vitiligo indeterminado

- **Focal** – máculas brancas isoladas sem distribuição segmentar.

- **Mucosal** – quando só uma mucosa é afetada.

HISTOPATOLOGIA

Os melanócitos estão na camada basal da epiderme na proporção de 1 para cada 5 queratinócitos. Os melanócitos no vitiligo[7] estão ausentes, o que é verificado pela coloração Fontana-Masson. Em lesões antigas, alterações degenerativas dos nervos e estruturais anexiais são vistas. Em lesões mais recentes, notam-se alterações inflamatórias.

CLÍNICA

No vitiligo, a despigmentação da pele e do cabelo é total, e ocorre em 1 a 2% da população mundial. São lesões hipocrômicas, no início, depois acrômicas, marfínicas, de limites nítidos, em geral com bordas hiperpigmentadas, com formas e extensões variáveis, não pruriginosas. A lâmpada de Wood pode distinguir o vitiligo de outras hipopigmentações nas quais o brilho é mais suave. Há uma preferência para locais do corpo mais pigmentados (face, auréola dos mamilos e a genitália externa). Podemos, também, observar o fenômeno de Köebner. Ocorre remissão espontânea, mais em crianças. Na recuperação, nota-se hiperpigmentação perifolicular.

DIAGNÓSTICO

É clínico, quando se notam as lesões despigmentadas, ausência de mudança na textura e bordas hiperpigmentadas; o uso de lâmpada de Wood destaca as lesões. Às vezes, é necessária a biópsia. No diagnóstico diferencial estão as hipopigmentações pós-inflamatórias por eczema ou psoríase. A pitiríase versicolor entra no diagnóstico diferencial em lesões não genitais. Mas o principal diagnóstico diferencial é com o líquen escleroso, que tem cor branca – mármore símile, só que pode haver coexistência das duas dermatoses. As manchas anestésicas da hanseníase parecem vitiligo. Muitas vezes, o creme imunomodulador tópico, imiquimode pode mudar a cor da pele, parecendo **vitiligo**. Exames de **laboratório** podem ser necessários para afastar associação com outras doenças (TSH e T4 livre, glicose, hemograma, ACTH e cortisol).s Diagnóstico diferencial com albinismo, nervo acrômico, acromias de contato, pitiríase alba – hipocromia residual de psoríase, e da pitiríase versicolo, hipomelânia de ITO. A evolução é imprevisível e a repigmentação pode ocorrer a partir dos óstios foliculares das bordas, em 30% dos pacientes.

TRATAMENTO

A finalidade principal do tratamento é controlar a lesão autoimune aos melanócitos e estimular a repigmentação da pele, que pode ser feita com medidas fármaco-cirúrgicas e físicas, que podem ser combinadas.

Tratamento farmacológico

- **1a) tópico**
- **1b) sistêmico**
- **1c) Tratamento cirúrgico**

1a) Tratamento tópico

a. corticoides – tópicos é a primeira linha com alguns efeitos adversos como estrias, atrofia e telangestasias, além dos efeitos sistêmicos. O uso de corticoides de alta potência, deve ser reservado para tratar pequenas áreas afetadas. Metanálises demonstram que o corticoide classe 3 é melhor que o classe 4 para tratar o vitiligo localizado, melhor até que os intralesionais. Estudos mostram que a repigmentação pode ocorrer. Se a escolha for corticoide de máxima potência, o tratamento não deverá ser por mais de 4 meses.

b. inibidores do calcineurim – são os imunossupressores Tacrolimus e Pimecrolimo; eles demonstraram excelente absorção quando do uso tópico. Uma das suas vantagens é que a neocolagenese não depende do calcineurim, então, não há risco nem atrofia. Seu efeito tópico é o controle de atividade de linfócito T. Estudo randomizado, duplo cego, usando tacrolimo 0,1% foi tão efetivo quanto clobetasol 0,05%, usados 2 vezes ao dia por 60 dias, em crianças. Porém atrofia e estrias foram descritas no grupo do clobetasol. Pimecrolimo 1% também foi comparado com clobetasol 0,05% e o resultado não mostrou diferença estatística. Trabalho foi feito usando associação de droga imunossupressora e laser, e laser só. A resposta foi melhor no grupo laser (308nm) associado ao Pimecrolimo 1% tópico.

c. calcipotriol e dipropimato de betametasona – esta associação tem sido relatada na literatura em pacientes que se mostraram resistentes a tratamentos prévios tópicos com tacrolimos e corticoides. O uso de análogos da vitamina D tem sido associado ao UVB e laser.

1b) Tratamento sistêmico

a. corticoides usados em casos de vitiligo disseminado.

b. tratamento físico – radiação ultravioleta (UV) tem sido usada para tratar vitiligo, menos na região genital. Fototerapia associada a drogas que aumentam o efeito da luz (psoralina). Luz monocromática com emissão de gás xênon também pode ser usada, porém, sem trabalhos na área genital.

1c)Tratamento cirúrgico

Transplante cirúrgico de melanócitos é importante opção terapêutica para pacientes com doença estável e com falhas de outras terapias.

HIPOPIGMENTAÇÃO E DESPIGMENTAÇÃO PÓS-INFLAMATÓRIA

A perda do pigmento é bem leve e ao seu redor não há hiperpigmentação; com a lâmpada de Wood, o branco não fica brilhante. No entanto, se a pele for escura, ou a lesão for antiga ou logo após eczema ou psoríase, isto pode ser acentuado pela lâmpada de Wood. Qualquer dermatose inflamatória ou lesão pode provocar hipo ou hiperpigmentação. Porém, se forem danificados os melanócitos da camada basal e a sua função, a hipopigmentação é mais comum. Se houver tratamentos destrutivos após crioterapia ou radioterapia, poderá haver hipopigmentação.

Diagnóstico

É clínico, com base na história de doença recente ou antiga ou de lesão cutânea. A biópsia mostrará melanócitos presentes, porém, em quantidade reduzida. No diagnóstico diferencial, líquen escleroso, líquen plano e líquen simples crônico, com mudança de textura e cicatrizes fazem a diferença. No caso do vitiligo, a lâmpada de Wood pode fazer o diagnóstico.

Tratamento

Sem tratamento, com retorno gradativo de pigmentação normal, espontaneamente.

LÍQUEN ESCLEROSO (FIGURA 2)

Também conhecido como leucoplasia, craurose e balanite xerótica, é uma doença que compromete a pele com preferência para a área genital. Ocorre em qualquer idade e acomete principalmente mulheres com prevalência de 1 em 300 e 1 em 2000 da população. Em meninos, o diagnóstico em geral é feito pelo exame histológico do material removido na cirurgia de postectomia. Nas meninas é frequente a obstipação intestinal, pois a doença pode causar fissuras perianais, o que não ocorre nos meninos. Seu principal sintoma é o prurido.

Nos homens o comprometimento é da glande e do prepúcio, já nas mulheres, as áreas mais afetados são os pequenos lábios, o clitóris e os sulcos interlabiais. A lesão pode ser extensa envolvendo até a região perianal e os sulcos genitocrurais, mas diferente do vitiligo ela se estende até o 1/3 externo dos grandes lábios. Se houver atrofia da pele, ela adquire a textura de papel de cigarro, enrugada e brilhosa.

Equimose é sinal de lesão de vasos dérmicos. Podem ocorrer erosões, ulcerações e áreas de hiperqueratose. A cicatrização levará ao fechamento do capuz do clitóris, com obliteração da glande, perda dos pequenos lábios e raramente estreitamento do introito, isto porque o líquen escleroso, ao contrário do líquen plano, poupa o epitélio estratificado não queratinizado da mucosa. A vagina não é comprometida. Em 1/3 das mulheres, o líquen escleroso ocorre nas áreas extragenitais: costas, axilas, região flexora dos punhos e sulcos inframamários. O vitiligo pode estar associado ao líquen escleroso. Há um risco de 4% de desenvolvimento do carcinoma de células escamosas. O carcinoma verrucoso também pode se associar ao líquen escleroso.

Diagnóstico

É clínico, confirmado pela biópsia, que será feita na pele com leve enrugamento ou equimose. A epiderme estará hiperqueratótica, fina e desestruturada. A

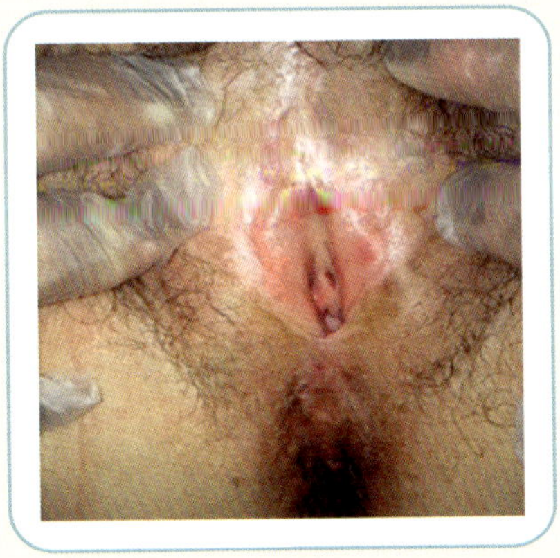

Fonte: acervo da autora.

Figura 2. Líquen escleroso com formação lentiginosa.

derme apresentará hialinização e poucas fibras colágenas.

Tratamento

A escolha é corticoide de máxima potência (propionato de clobetasol 0,05%) na forma de pomada. Não existem estudos dizendo como e quanto tempo de uso. Nós, no HC da FMUSP, usamos duas vezes ao dia por um mês. Reduzimos para uma vez ao dia e até dias alternados por tempo indeterminado. O uso deste medicamento por longo prazo é também seguro. Um tubo de pomada (30 gramas) dura pelo menos 3 meses. No entanto, a paciente deve ser reavaliada para observar melhora, infecções associadas como cândida, e outras lesões que eventualmente apareçam e que necessitem biópsia.

Propionato de testosterona não é mais usado. Inibidores de Calcineurim (tracolimus e primecrolimus) podem substituir os corticoides nos casos de resistência e eventualmente em crianças. Outras medicações como retinoides e análogos à vitamina D são usados. Fototerapia e terapia fotodinâmica são testadas. Outras energias como o laser e a radiofrequência microablativa e ablativa estão em estudo. A cirurgia será indicada nos casos de fimose do capuz do clitóris ou marcado estritamente do introito, interferindo na função sexual, pseudocisto clitoridiano, neoplasia intraepitelial e carcinoma espinocelular. Na criança, o tratamento é feito com propionato de clobetasol e melhora na puberdade, na maioria das vezes.

LÍQUEN PLANO

É uma doença inflamatória autoimune, mediada por linfócitos de morfologias variadas. O que se apresenta para o ginecologista é o líquen plano erosivo, que é uma doença da membrana mucosa, apresentando erosões ou estrias reticuladas (estrias de Wickham). Estas estrias são mais comumente observadas na boca. Às vezes, há um epitélio branco, confluente que lembra o líquen escleroso, porém o enrugamento e a equimose não estão presentes. A forma erosiva afeta as superfícies mucosas. Na síndrome de Hewitt e Pelisse (síndrome vulvovaginal gengival - estão comprometidas boca, vulva e vagina). A borda de tecido hiperqueratótico que circunda o eritema é o local ideal para a biópsia. Os sintomas são dor, dispareunia e prurido, embora ele possa ser assintomático.

Diagnóstico

A presença de lesões erosivas orais, vulvares e vaginais e confirmada pela biópsia. Diagnóstico diferencial com líquen escleroso, macerado, psoríase ou eczema, doença de Hailey-Hailey, infecção fúngica e vitiligo. Na doença de longa data é difícil distinguir do líquen escleroso, morfeia ou penfigoide cicatricial.

Tratamento

A primeira linha fica com os corticoides de máxima potência (propionato de clobetasol 0.05%) pomada, adicionando a tetraciclina à formulação. Mas, na maioria das vezes, o tratamento é multidisciplinar.

LÍQUEN SIMPLES

Também chamado de neurodermatite é devido a liquenificação observada nas áreas secundárias à raspagem ou fricção onde não há outra dermatose. Ocorre na pele queratinizada. Surge como placas vermelhas, hiperpigmentadas, liquenificadas e com escoriações. A pele é liquenificada, hiperqueratótica, esbranquiçada.

Diagnóstico

Baseado na morfologia da lesão local, assimetria e ausência de cicatriz genital. Às vezes, ele pode estar sobre o líquen escleroso e ou líquen plano. Se houver dúvida, deverá ser feita a biópsia. Doença de Hailey-Hailey, psoríase, doença de Paget extra mamária e formas hipertróficas de líquen plano e líquen escleroso fazem o diagnóstico diferencial.

Tratamento

Sempre quebrar o ciclo de coçar-coceira. Uso de corticoide ultrapotente (clobetasol 0,05%) tópico, duas vezes ao dia. Eliminar infecções associadas e administrar anti-histamínicos à noite para reduzir a coceira. Outros ansiolíticos e antidepressivos podem ser usados, assim como o Doxepina a 2% creme tópico, duas vezes ao dia.

HIPERMELANOSE

As lesões pigmentadas ocorrem em 10-12% na região genital de mulheres, sendo mais frequentes em homens. Podem ser fisiológicas, pós-inflamatórias (Figura 3), algumas infecções, neoplasias benignas e malignas. Estudos recentes demonstram que a distribuição do pigmento melanina e a textura da pele, pós o envelhecimento é também associado à presença de manchas. Hiperpigmentação é uma preocupação cosmética, pois indica sinais de declínio da juventude. Várias são as causas: exposição solar, trauma, exposição a cítrico associada à luz solar, alergias, doenças dermatológicas como melasma, fitofotodermatose, hipercromia pós-inflamatória, *acanthosis nigricans*, manchas senis, pintas, sardas e melanoquimia estriada.

Hipermelanoses podem ser :

I. Hipermelanoses congênitas ou hereditárias

- **Efélides (sardas)** – melanótica, manchas que variam de coloração, claro ou escuro, em áreas expostas ao sol, aparecem dos 6-18 anos de idade, nos indivíduos de pele clara. Quando localizada na mucosa labial

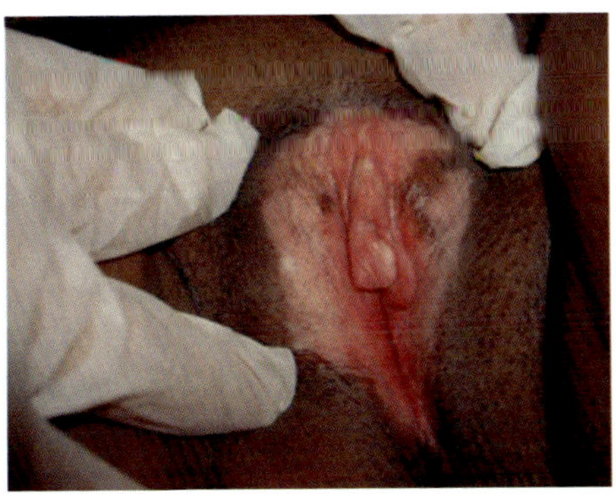

Fonte: acervo da autora.

Figura 3. Líquen escleroso com hiperpigmentação.

de mulheres jovens, é chamada de mácula labial melanótica. Tratamento fotoproteção, cremes despigmentantes, laser e luz pulsada.

- **Lentigo**[5] – melanótica – máculas pontuadas, gotadas de cor castanha escura ou preta, que surgem nos primeiros anos de vida e continuam a aparecer até a idade adulta, em qualquer região cutânea, inclusive em áreas não expostas ao sol. Podem surgir após queimadura solar e não são limitadas como as efélides. Há aumento do número de melanócitos e hiperprodução de melanina. A diferença entre lentigo e melanose solar (lentigo senil ou solar), é que a melanose solar é maior e está sempre nas áreas expostas ao sol. Porém, o diagnóstico com o nevo funcional é histológica. Tratamento não é necessário. Pode ser feito exérese superficial ou dermatoabrasão. Raramente se maligniza.

- **Lentigiose** – lentigos disseminados por toda a pele e podem ser acompanhados de manchas melânicas.

- **Mancha mongólica melanocítica** – mancha azul amarronzada, tamanho variável, região lombo-sacra, desde o nascimento, desaparece com a idade, principalmente nas raças amarela e negra. Sem tratamento.

- **Melanose periocular** – periorbital é conhecida como olheira é uma hipercromia que piora após tensão ou insônia. Há aumento da melanina na epiderme e alterações vasculares.

II. Hipermelanoses adquiridas

- **Melasma** – é uma hiperpigmentação adquiridas de cor castanho claro e escuro, uniforme, simétrica, mais na face, de bordas bem definidas e irregulares. Ocorre por exposição ao sol, gestação, estrógeno-progesterona, difenilhidantoína. Diagnóstico clínico, auxiliado pela luz de Wood. Tratamento – fotoprotetores, hidroquinona. Pode ser associada à tetrinoima e dexoametasona, laser, luz pulsada e enxertos múltiplos.

- **Melanose (Figura 4)** – a melanose na vulva representa 68% das alterações pigmentares nas mulheres em idade reprodutiva. São conhecidas como máculas melanóticas ou lentiginose da vulva. Os anticoncepcionais e a idade, assim como o pós-parto imediato são os responsáveis por mudanças hormonais e que seriam relacionadas com a lesão. É uma entidade benigna, assintomática, são máculas únicas ou múltiplas, com pigmentação irregular marrom, com bordas mal delimitadas, comprometendo os lábios menores em geral. Seu diagnóstico é clínico. Deve-se fotografar para observar sua evolução. Se houver dúvida, fazer a biópsia. Há aumento da melanina na camada basal. Diagnóstico diferencial será feito com HSIL (NIV usual), lentiginose, hiperpigmentação, fisiológica ou pós-inflamatória. A hiperpigmentação pós-inflamatória pode ocorrer em pacientes com líquen escleroso. Nestes casos, na dúvida se fará biópsia. Não há tratamento.

- **Hiperpigmentação**[6] **pós-inflamatória (Figura 5)** – ocorre pelo

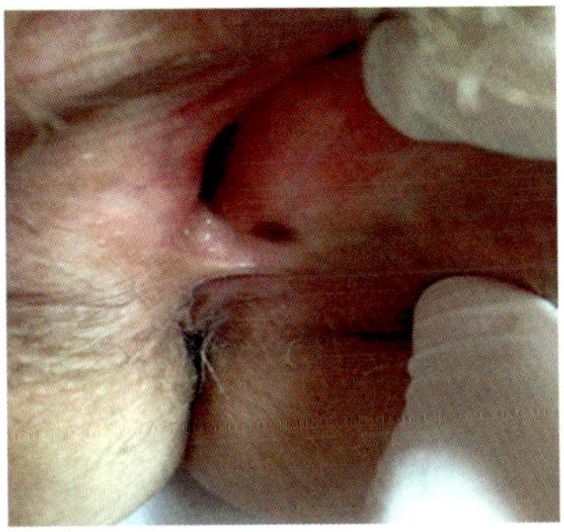

Fonte: acervo da autora.

Figura 4. Melanose no líquen escleroso.

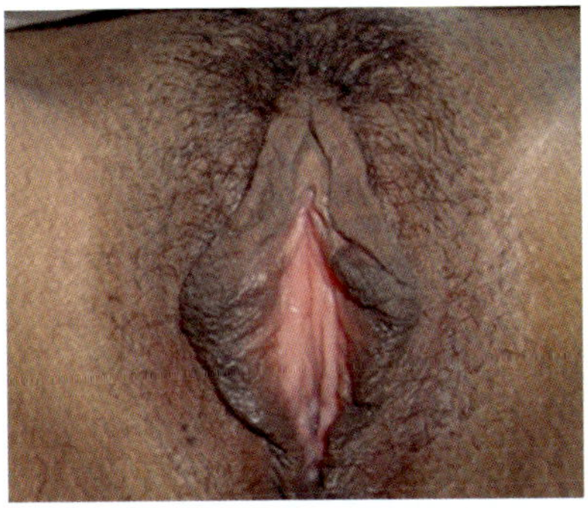

Fonte: acervo da autora.

Figura 5. Hiperpigmentação fisiológica.

comprometimento dos melanócitos após inflamação: a) o melanócito lesionado cessa a sua produção de melanina (hipopigmentação); b) aqueles pouco lesionados (irritados) aumentam a produção de melanina (hiperpigmentação). São máculas e manchas, não palpáveis, marrom, azul, preto. A história de trauma ou inflamação anterior é de grande importância, porém estes dados nem sempre são obtidos. Às vezes, a biópsia é necessária para confirmar a hiperpigmentação pós-inflamatória. Em geral, não é necessário tratamento, mas, às vezes, a hiperpigmentação esconde a inflamação e o tratamento com o uso de esteroides é recomendado.

- **Queratose seborreica** – benignas, pode aparecer após os 40 anos de idade, a maioria no tronco, membros e genitália. São pápulas bem margeadas, bordas elevadas e escurecidas, marrom ou preta de 10 a 15 mm x 2 a 10 mm, superfície é rugosa com escamas, às vezes, lisa e oleosa. Se passarmos uma lâmina perpendicular ao topo da lesão, vamos identificar as escamas o que facilitará no diagnóstico diferencial entre a queratose seborreica e os nevos, lentigos e melanoma. Podemos notar “buracos” na sua superfície com o uso de lente de aumento. Às vezes, fica difícil diferenciá-las de verrugas e NIV HPV, mas, em geral, as queratoses seborreicas são solitárias. Outras lesões como carcinoma pigmentada de células basais, nevos normais e displásicos e melanomas são semelhantes e se não houver escamas ou forem escassas a diferenciação fica difícil. Daí muitas vezes a biópsia se impõe. Não se sabe sua causa. Não é necessário tratamento, mas podemos usar nitrogênio líquido se elas incomodarem.

- **Verrugas pigmentadas** – são normalmente achatados no topo, bronzeadas, marrom ou pretas, tendo o HPV como agente etiológico.

- Neoplasia intraepitelial vulvar, também relacionada ao HPV, é bronzeada marrom ou preta.

- **Angioqueratomas (Figura 6)** – de cor vermelha-claro ou escura, representa agrupamento de vasos sanguíneos cutâneos superficiais, aparecem no início da fase adulta, em menos de 1% das mulheres nos grandes lábios e assintomáticos. Diagnóstico é clínico e não há necessidade de tratamento.

- **Varicosidades genitais** – surgem com alguma frequência nas mulheres grávidas. As lesões maiores são azuis. Não é necessário tratamento.

- *Acanthosis nigricans* – hiperpigmentação simétrica, nas pregas da pele, em pacientes com diabetes, obesidade, insulino resistência. Sua prevalência varia com a raça. Diagnóstico é clínico. Diferencial com: nevo linear epidérmico, nevo melanocítico, hiperpigmentação pós-inflamatória, queratose seborreica, acrocórdons. Tratamento de causa identificada. Pode-se usar laser, calcipotriol, retinoides.

- **Nevo** – do grego significa "sinal de nascença" e se constitue 23% das lesões pigmentadas genitais; sendo que 25% das mulheres adultas possuem um nevo na região vulvar. São pequenos de até 1 mm, mas, às vezes, são chamados nevos melanócitos congênitos gigantes. Podem ser juncional, intradérmico e composto.

  - **Juncional** – fica na epiderme é uma mácula ou pápula elevada, pigmentada, bordas regulares e bem delimitada, que se localiza nos

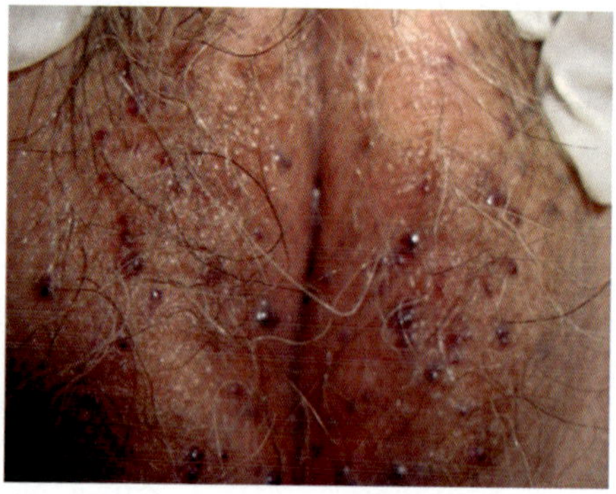

Fonte: acervo da autora.

Figura 6. Angioqueratoma.

grandes e pequenos lábios e prepúcio do clitóris.

- **Intradérmico** – localiza-se na derme.

- **Compostos** – na epiderme e derme, apresentam-se como pápulas de cor mais clara e bordas definidas.

Os nevos são constituídos de melanócitos que se localizam na epiderme; quando aumentam o número, agrupam-se na junção dermoepidérmica e, nesta fase, são chamados de nevos juncionais. Ao cessar o seu crescimento em lateralidade, as células se aprofundam e clinicamente a lesão fica elevada, papulosa, pigmentada, não negra, na junção dermoepidérmica. Na derme, elas se aprofundam mais na derme, diminuem a produção de melanina e, clinicamente, resultam em lesões papulosas ou pendiculadas e histologicamente são os nevos intradérmicos. Portanto, nevo pigmentares planos são de junção, nevo saliente e verrucoso são compostos e nevo pediculados ou em forma de cone são intradérmicos.

Nevo de junção e nevo composto, planos ou ligeiramente elevados têm maior potencial de transformação em melanoma maligno, e se localizados na região palmo-plantar, dedos genitália e mucosas, devem ser biopsiados. É descrita uma variedade denominada "nevo melanocítico atípico dos genitais" e corresponde a 5% dos nevos vulvares e mais pigmentados, medindo mais de 1cm. A dermatoscopia pode auxiliar no diagnóstico, mas não tem uso frequente na região genital. O nevo melanocítico atípico dos genitais é benigno. No líquen escleroso da vulva, o nevo pode ter achados histológicos que o associam com a malignidade, sem ser realmente um processo maligno. Há o chamado nevo azul assim como o nevo sobre o nevo "nevus spilus" de caráter benigno, mas que pedem controle periódico. A maioria dos nevos melanocíticos adquiridos não exige tratamento. Observe que:

a) Exérese pode ser feita por razões estéticas;
b) Nevos submetidos à trauma pela sua localização;
c) Nevos de difícil acompanhamento (couro cabeludo).

O tratamento eletivo para nevo de até 6 mm é exérese (Shaving), se maiores, excisão e sutura. Se houver algum sinal de transformação maligna – como alteração do tamanho, borda, cor, sangramento, ulceração, eritema, dor e prurido –, exérese com margem de segurança. Sempre realizar exame histopatológico.

- **Melanoma** (Figura 7) – corresponde a 1% de todos os melanomas na área genital – também chamado de melanoma maligno, melanocarcinoma –, é o mais maligno dos tumores cutâneos. É muito raro o melanoma peniano, e mais comum o melanoma anal do que o genital. Os melanomas anogenitais amelanócitos são em maior proporção. O melanoma é a segunda malignidade mais comum que surge na vulva. Mais comum nos brancos, e compromete mais mulheres em torno dos 68 anos de idade. Suas características suspeitas são tamanho grande, pigmentação preto-escura, espalhamento escuro do pigmento contra o fundo mais claro, variação de cor com tons vermelho, branco e azul, margens não definidas e configuração assimétrica; 20% são multifocais, 25% são amelanócitos e 75% ocorrem em uma superfície mucosa ou pele lisa.

Em geral são assintomáticos. Aparecem nos grandes e pequenos lábios, mas

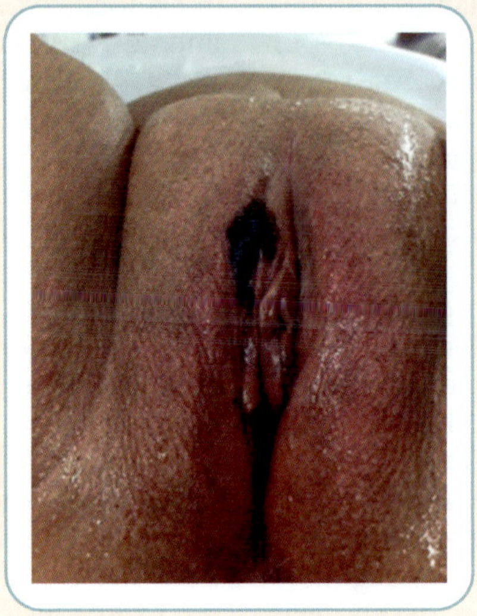

Fonte: acervo da autora.

Figura 7. Melanoma.

também no clitóris e periclitoridiano. Em 50% dos casos, a doença está localizada. A suspeita diagnóstica é feita com base na cor preta e variada com outros pigmentos em uma placa, nódulo ou pólipo, no entanto, os amelanóticos passam despercebidos. No diagnóstico diferencial[8], incluímos os nevos atípicos, lesões vasculares lentiginosas, queratose seborreica, carcinomas pigmentados de células basais e formas de carcinoma de células escamosas. Sempre na suspeita deve-se fazer biópsia que será excisional, mas se a lesão for muito grande, a biópsia incisional é adequada ou também feita com o punch de Keyes número 4, no ponto mais elevado da lesão. Nos melanomas amelanóticos podem ser necessárias colorações especiais. Como, em geral, são identificados tardiamente, a profundidade de Breslow é em torno de 2 a 3 mm. Na sua etiologia, os fatores genitais são importantes; 15 a 30% dos melanomas vulvares têm histórico familiar positivo. Uma vez diagnosticado o tumor, deverá ser feito o estadiamento. Não há informação específica disponível sobre os fatores de prognóstico, mas é provável que sejam similares aos feitos para os carcinomas vulvares. Atualmente, não é necessária a biópsia do linfonodo sentinela para o estadiamento, mas existe um interesse crescente no seu uso, pois fornece mais informação prognóstica do que terapêutica. Vários estudos demonstraram que a excisão ampla local é tão boa quanto os procedimentos mais radicais do passado. Há consenso que a linfadenectomia profilática ou terapêutica não é necessária, pois não parece melhorar a sobrevida em cinco anos, no entanto, a experiência com os linfonodos sentinelas poderá mudar esta conduta. A radioterapia é pouco relevante. O desfecho para melanoma anogenital é desanimador[9]: 55% das mulheres sobrevivem aos 5 primeiros anos, porém se a doença for localizada esta possa ser de 70 a 75%.

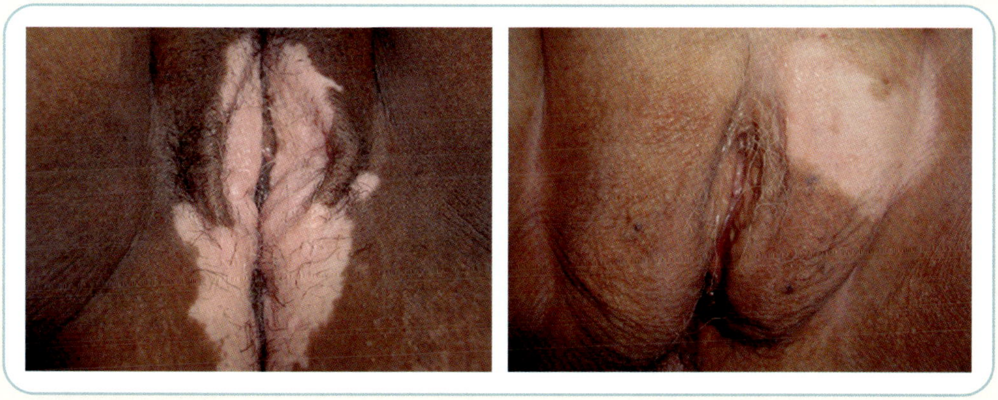

Fonte: acervo da autora.

Figura 8. Vitiligo.

CONSIDERAÇÕES FINAIS

A pele com suas nuâncias de cor faz com que o diagnóstico das lesões hipo e hipercrônicas se tornem um desafio. São muito semelhantes e demandam conhecimento e pesquisa. No entanto, o que devemos ter em mente é que precisamos sempre dar importância às queixas da paciente e sempre examinar com muita atenção a principal queixa e a mais comum de todas as doenças é o prurido vulvar.

Sempre devemos nos buscar na anamnese e usar o exame histológico ou laboratorial sempre que preciso, mas não por desconhecimento nosso, mas sim, porque precisamos de diagnóstico correto para tomar uma conduta certeira. Lesões hipo e hipercrômicas aparecerão ao longo da vida, mas não obrigatoriamente todas precisarão ser tratadas.

REFERÊNCIAS BIBLIOGRÁFICAS

1. Faria AR, Mira MT, Tarlé RG, Castro CCS, Dallatorre G. Vitiligo – Part 2 – Classification histopatology and treatment. An. Bras. Dermatol. 2014, 89(5):784-90.
2. Freedberg IM, Eisen AZ, Wolff K, Austin KF, Goldmith LA, Katz sI. Albinism and hypomelanoses and hypermelanosis. In. Fitzpatrick Dermatology in general medicine. New York MgrenHill, 2003;1:826-81.
3. Sampaio SAP, Rivitti EA. Dermatology. Porto Alegre: Artes Médicas; 2007.
4. Samaka RM, Basha MA, Menouy D. Role of Janus binase I and signal transducer and activator of transcription on 3 in vitiligo. Clin Cosmod in Vertig Demarto 2019:12;469-80.
5. Gach JE and James ME. Laser treatment of lentiginosis in an afro-Caribbean. J.R Ssa Med. 2001 May;94(5):240-1.
6. Cengiz FF, Wellenhof RH, Emiroglu N. Dermatoscopia and clinical features of pigmented skin lesions of the genital area. An Bras Dermatol. 2015;90(2):178-83.
7. Carabela MOL, Pinezin MA, Nai GA. To dermatoscopy a good tool for the diagnosis of lentigo maligna and lentigo maligna

melanoma? A meta-analysis. Clin Com and Invest Dermatology, 2019:12:403-14.

8. Edwards LG, Linch PJ in Atlas de dermatologia genital. 2ª ed. São Paulo: Revinter, 2012.
9. Marchitelli C. Enfermedades de la vulva – un enfoque interdisciplinraio. 1ª ed. Argentina: Ediciones Journal, 2018.

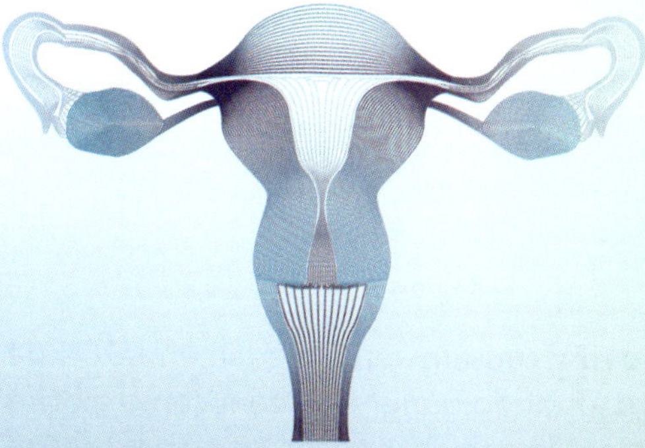

capítulo 38

Vaginose persistente e carcinogênese

Adriana Bittencourt Campaner

INTRODUÇÃO

O câncer do colo do útero, a segunda neoplasia maligna mais comum após o câncer de mama entre as mulheres em todo o mundo, é responsável por mais de meio milhão de novos casos e um quarto de milhão de mortes anualmente. Apesar do impressionante progresso nas estratégias de prevenção, o ônus desta doença continua sendo um problema de saúde significativo, especialmente nos países em desenvolvimento. Diversos estudos publicados na literatura estabeleceram o papel causal da infecção pelo papilomavírus humano oncogênico (HPV) na patogênese do câncer invasivo do colo do útero e de suas lesões precursoras, isto é, as neoplasias intraepiteliais cervicais (NIC). Esse vírus é encontrado em mais de 99% dos casos desse tumor invasivo[1].

No entanto, a infecção pelo HPV oncogênico é altamente prevalente entre mulheres sexualmente ativas e, em geral, autolimitada, causando apenas anormalidades citológicas leves e transitórias. A maioria das infecções por HPV é assintomática, com até 90% dos casos desaparecendo em 1 ou 2 anos e persistindo em apenas 10% a 20% das mulheres infectadas. Apenas uma pequena proporção de mulheres infectadas pelo HPV oncogênico acabará por desenvolver as NIC e o câncer do colo do útero, sugerindo envolvimento de fatores adicionais do hospedeiro ou externos (cofatores), que atuem em conjunto com o HPV na carcinogênese cervical[2].

A progressão da infecção pelo HPV para lesões cervicais pré-cancerosas parece depender de diversos fatores que incluem principalmente o tipo do vírus infectante (os tipos 16 e 18 do HPV causam aproximadamente 70% de todos os cânceres do colo do útero em todo o mundo), bem como a coinfecção por vários tipos de HPV. A infecção persistente por HPV é um prerrequisito para a progressão das lesões para o alto grau e o câncer, sendo que a infecção por HPV pode resultar em malignidade se o sistema imunológico não conseguir eliminar esse vírus[2].

Além disso, a investigação epidemiológica mostra que existem inúmeros outros fatores de risco para o desenvolvimento das NIC e do câncer do colo do útero, tais como, idade jovem na primeira relação sexual, múltiplos parceiros sexuais, tabagismo, raça, elevada paridade, uso de contraceptivos hormonais, baixo status socioeconômico. Infecções por agentes sexualmente transmissíveis, como a ***Chlamydia trachomatis***, vírus do herpes simplex e vírus da imunodeficiência humana (HIV), têm sido propostos como cofatores que provavelmente possam influenciar o risco de progressão da infecção do colo uterino por HPV para lesões de alto grau e câncer de colo do útero[2]. Mais recentemente, foi sugerido que a vaginose bacteriana (VB), o distúrbio vaginal mais comum entre as mulheres em idade reprodutiva, poderia desempenhar um papel na carcinogênese do colo uterino.

TIPOS DE FLORA VAGINAL E A VAGINOSE BACTERIANA

A microecologia vaginal normal desempenha um papel indispensável na prevenção da infecção do trato genital feminino, sendo que sua alteração está indissociavelmente ligada ao desenvolvimento de lesões cervicais. A vagina é composta principalmente por sua estrutura anatômica, flora microecológica, fatores imunológicos e endócrinos locais. Embora a microflora normal seja o foco principal da pesquisa em microecologia vaginal, organismos como lactobacilos, bifidobactérias e bacteroides são mutuamente restritos e coordenados com o hospedeiro e o ambiente para manter o equilíbrio dinâmico do sistema microecológico da vagina. Se a flora vaginal perde esse equilíbrio dinâmico e o sistema imunológico é prejudicado, é mais fácil que microrganismos estranhos invadam e causem inflamações no trato reprodutivo[3].

Os estudos já publicados com base no sequenciamento genético facilitaram a caracterização detalhada do microbioma vaginal "saudável" e mostraram que existem 5 tipos principais de estados comunitários (CSTs). O CST do tipo 1 é dominado pelos *Lactobacillus crispatus,* o do tipo 2 por *Lactobacillus gasseri*, o do tipo 3 por *Lactobacillus iners*, o do tipo 4 é caracterizado pela queda da quantidade de lactobacilos e predomínio de bactérias anaeróbicas associada à vaginose bacteriana e a tipo 5 colonizado pelo *Lactobacillus jensenii.* O tipo 4 se divide ainda em A e B: o primeiro é caracterizado pela quantidade de lactobacilos diminuída, porém maior que B, flora mista com anaeróbios e baixo escore no índice de Nugent; no tipo B, a flora é basicamente polimicrobiana, havendo a presença de *Atopodium* e alto escore do índice de Nugent[3].

A vaginose bacteriana (VB) é a causa mais prevalente de corrimento vaginal anormal, acometendo mulheres em idade reprodutiva, afetando 29% das mulheres em geral. Esta infestação é caracterizada por uma perda de microflora vaginal predominante em lactobacilos (produtora de peróxido de hidrogênio) e um crescimento maciço simultâneo de bactérias anaeróbicas. Os mais comuns incluem *Gardnerella vaginalis, Mobiluncus,* espécies de *Prevotella, Mycoplasma hominis e Atopobium vaginae*. Ela se encaixa na CST do tipo 4[4].

Pelo menos, 50% das pacientes não têm sintomas. As mulheres sintomáticas geralmente apresentam queixa de corrimento vaginal, odor e algumas vezes irritação. As pacientes podem relatar episódio anterior de VB nos últimos 3 meses a 1 ano, já que a taxa de recorrência após o tratamento é de cerca de 50%. O exame físico geralmente demonstra uma descarga leitosa e, às vezes, odor de peixe é detectável. O exame bimanual geralmente é normal. Os critérios de Amsel e a pontuação de Nugent são considerados igualmente eficazes no diagnóstico da VB. O encontro de três dos quatro critérios de Amsel é diagnóstico de vaginose bacteriana: • pH acima de 4,5; • descarga homogênea fina; • odor de peixe após aplicação de solução de hidróxido de potássio a 10%; • 20% ou mais de células-pista (*clue cells*) na microscopia salina[4].

A etiopatogenia dessa condição permanece sujeita a debate. Alguns fatores de risco foram associados à VB, incluindo: diferenças raciais (principalmente etnia negra), tabagismo, uso de dispositivos intrauterinos, duchas vaginais frequentes, múltiplos parceiros sexuais, idade precoce na primeira relação sexual e não uso de preservativos. Mulheres que usam um método combinado de controle da natalidade, como um contraceptivo hormonal, apresentam taxas mais baixas de VB. Acredita-se que o estrogênio tenha um efeito nutritivo sobre os lactobacilos na vagina, podendo explicar as taxas mais baixas de VB em mulheres que usam contraceptivos hormonais[4].

Foi demonstrado que a VB aumenta o risco de complicações obstétricas e ginecológicas, como parto prematuro, corioamnionite, endometrite pós-cesariana, doença inflamatória pélvica, infecções pós-aborto, infecções após cirurgias ginecológicas e cervicites. Além disso, a VB tem sido associada a muitas infecções sexualmente transmissíveis (ISTs), incluindo infecção por *Chlamydia trachomatis, Neisseria gonorrhoeae*, Herpes (HSV) tipos 1 e 2, bem como risco aumentado de aquisição do HIV[4].

A hipótese principal sobre essas associações é que a ausência de lactobacilos protetores no meio vaginal aumentaria a suscetibilidade biológica de se adquirir uma IST após exposição ao agente. No entanto, a natureza temporal da associação entre VB e aquisição de ISTs continua sendo uma discussão em andamento. Embora exista grande quantidade de evidências favorecendo a plausibilidade de que a VB também incorra em um risco elevado de aquisição de papilomavírus humano (HPV), isso ainda é motivo de debate, bem como o desenvolvimento das NIC e do câncer de colo uterino[illegible].

ASSOCIAÇÃO ENTRE VB E LESÕES PRÉ-CANCEROSAS E CÂNCER DO COLO UTERINO

As evidências a respeito de uma associação entre VB e lesões pré-cancerosas do colo uterino até agora têm sido conflitantes e ainda são motivo de debate. Resultados de estudos que examinaram a relação entre VB e o desenvolvimento das NIC variaram de uma associação muito forte entre as duas condições até estudos sem associação alguma. A VB poderia influenciar o início e a progressão para lesões pré-cancerosas cervicais, mas também é plausível que a displasia cervical favoreça as condições de perturbação do ambiente vaginal normal e promova um crescimento abundante de anaeróbios. Como o ambiente vaginal é influenciado por vários fatores, como hormônios e o estado da mucosa vaginal, doenças ginecológicas podem afetar o crescimento da microflora vaginal[6].

Resta a questão de saber se existe uma relação causal entre a VB e as lesões pré-cancerosas cervicais, ou se ambas as condições coexistem em mulheres sexualmente ativas. Sabe-se que vários fatores sociodemográficos e comportamentais do estilo de vida influenciam o risco de VB e lesões pré-cancerosas cervicais de maneira semelhante. Embora não seja considerada uma IST em seu sentido usual, a VB reflete esse perfil e está associada à atividade sexual e, portanto, candidata a uma associação epidemiológica com as NIC[6].

A seguir, alguns estudos que avaliaram a associação entre a ocorrência de VB e NIC e câncer do colo uterino são apresentados. Em estudo retrospectivo de Platz-Christensen et al. (1994)[7] foram avaliadas 6.150 citologias, sendo que células-pista representando VB estavam presentes em 10% dos esfregaços. NIC 2 e 3 isoladamente, assim como todos os casos de NIC, foram mais comuns em mulheres com VB ($p < 0{,}001$). Histologicamente, a NIC 2/ 3 foi encontrada em nove pacientes com VB e em 16 pacientes sem VB. O risco relativo de ter NIC 3 / carcinoma *in situ* caso as mulheres tenham VB foi de 5,0 com IC de 95% de 2,2 a 1,6.

Boyle et al. (2003)[8] realizaram estudo transversal prospectivo, caso-controle, onde observaram que as mulheres com VB não apresentam NIC com mais frequência do que mulheres com flora vaginal normal, sendo que as quantidades de nitrosaminas produzidas por mulheres com VB não diferiram significativamente das mulheres sem VB. Portanto, os autores concluíram que a VB não está associada à NIC, independentemente da presença de HPV de alto risco nas células cervicais.

Em estudo de coorte retrospectivo, longitudinal foi realizado por Engberts et al. (2007)[9] em uma população de 100.605 mulheres, cada uma das quais colheu 2 esfregaços durante um período de 12 anos. Observaram que as mulheres com disbiose vaginal tiveram uma probabilidade significativamente maior de terem lesão intraepitelial escamosa de baixo grau (LSIL) e lesão intraepitelial escamosa de alto grau (HSIL) no segundo esfregaço de acompanhamento (OR 1,89, IC 95% 1,42-2,52).

Todos os esfregaços cervico-vaginais relatados como positivos para VB durante um período de cinco anos foram revisados e subcategorizados em "tipo I (disbacteriose)" e esfregaços do tipo II (infecção pura por Gardenerella) por Sodhani et al. (2017)[10]. Dos 7.017 esfregaços com VB, 53% (3.717) foram classificados como tipo I e 42,7% (3.000) como tipo II. Lesões pré-neoplásicas foram detectadas em 10,2% dos esfregaços com VB em comparação com 5,7% daqueles com flora saudável ($P < 0{,}0001$). Das subcategorias de VB, o risco de se detectar lesão pré-cancerosa foi maior nos esfregaços do tipo II ($P < 0{,}001$).

Uma revisão sistemática e metanálise foi realizada por Gillet et al. (2012)[6] com mais de 10.000 mulheres, para resumir a literatura publicada sobre a associação entre as lesões pré-cancerosas do colo uterino e VB. Os autores observaram que embora a heterogeneidade entre estudos tenha sido alta ($x2 = 164{,}7$; $p<0{,}01$; $I^2 = 88{,}5$), foi encontrada associação positiva entre VB e lesões pré-cancerosas cervicais, com razão de risco global estimada de 1,51 (IC 95%,

1,24-1,83). Concluem que, embora a maioria dos estudos tenha sido transversal e a heterogeneidade tenha sido elevada, esta metanálise confirma uma associação positiva entre VB e lesões pré-cancerosas cervicais e enfatiza o papel potencial de uma microflora vaginal perturbada nas complicações ginecológicas.

Um total de 3.502 mulheres foram avaliadas por Lu et al. (2015)[11], com o intuito de estimar-se a associação entre VB com a infecção pelo HPV, NIC e câncer de colo do útero. No estudo, a taxa global de positividade para BV foi de 9,25%. Os dados do estudo mostraram que a infecção por VB tendia a ocorrer em mulheres positivas para HPV e a infecção por HPV também tendia a ocorrer em mulheres positivas para VB. Também descobriram que a NIC e o câncer do colo do útero ocorreram principalmente nos grupos HPV / VB positivo. Sugerem que a infecção por HPV com VB associada pode aumentar a incidência de NIC e câncer cervical.

Um estudo retrospectivo foi realizado por Dahoud et al. (2019)[12], com inclusão de 10.546 casos entre 2012 e 2017. Os autores observaram que a VB esteve presente em 17,6% dos casos avaliados. Quando dividiram as pacientes em grupos HPV positivo e HPV negativo, a VB estava presente em 20,3% e 13,5%, respectivamente. Houve associação estatisticamente significante entre a presença VB e a infecção por HPV (P <0,001). Quando divididos em diferentes estratos com base no status da VB, 49% das pacientes positivas para VB apresentaram anormalidades escamosas em comparação com 43% das pacientes negativas para VB (p<0,001). Pacientes VB positivas com infecção negativa por HPV mostraram mais anormalidades escamosas (18%) do que pacientes VB negativas HPV negativas (12,7%; P = 0,008). Anormalidades escamosas de alto grau (NIC 2-3 / câncer) foram significativamente mais frequentes em pacientes VB positivas (17,2%) em comparação com pacientes VB negativas (13%).

FISIOPATOLOGIA DA CARCINOGÊNESE DO COLO UTERINO RELACIONADA A VB

O papel da VB como cofator na história natural da infecção pelo HPV e doenças relacionadas permanece em grande parte discutível. Uma explicação pode ser o fato de que a VB promove (como é observado na maioria das infecções sexualmente transmissíveis) a aquisição e persistência da infecção pelo HPV. Além disso, a VB está associada a mudanças profundas no ambiente imunológico e físico-químico do nicho vaginal. Tem sido sugerido que um pH vaginal elevado, como presente nos casos de VB, poderia atrasar a metaplasia escamosa no colo do útero pós-pubertal e prolongar o período em que a zona de transformação se mantenha vulnerável aos agentes que promovem a displasia, como o HPV[6].

Alterações bioquímicas nas secreções vaginais de mulheres com VB incluem a produção de subprodutos metabólicos, como propionato e butirato, que são capazes de danificar as células epiteliais. Além disso, os anaeróbios associados à VB liberam também aminas voláteis (especialmente putrescina, trimetilamina e cadaverina), responsáveis pelo mal odor de peixe característico. As aminas aparecem no ambiente vaginal, produzidas pela abundância de anaeróbios locais, após conversão de aminoácidos, formando em combinação com nitritos (produzido por bactérias redutoras de nitrato) as chamadas nitrosaminas. Estes compostos cancerígenos são capazes de formar danos ao DNA e, consequentemente, eventos mutagênicos[6,13].

Investigações prévias sugerem que o acúmulo local de nitrosaminas durante episódios de VB poderiam induzir a transformação celular do epitélio cervical, em associação com outros agentes oncogênicos como o HPV. As nitrosaminas são substâncias resultantes da nitrosação de aminas, processo que pode ser catalisado por enzimas bacterianas. Assim, a combinação de aminas, nitritos, nitratos e bactérias, como pode ser encontrado na vagina de uma mulher com VB, aumenta a possibilidade de que nitrosaminas possam ser produzidas e, subsequentemente, agir sobre o colo do útero, independentemente ou associado a outro agente, por exemplo, um vírus[8].

Uma teoria mais refinada sobre o mecanismo pelo qual a VB poderia produzir neoplasia do colo uterino foi proposta por Pavic em 1984. Neste artigo, o autor discutiu possíveis analogias entre câncer gástrico e cervical. Ambos os sítios são protegidos por um ambiente ácido e em ambos, a elevação de pH incentiva a proliferação de bactérias potencialmente capazes de sintetizar nitrosaminas. Nos dois locais, a neoplasia é precedida por metaplasia e displasia. A hipótese do trabalho, portanto, era que uma flora vaginal anormal, na forma de VB ou *Trichomonas vaginalis*, aumentava tanto a carga bacteriana local quanto o pH. Os anaeróbios produzem aminas e que, combinadas com nitritos produzidos por bactérias redutoras de nitratos, nitrosaminas são formadas. Pavic hipotetizou ainda que as nitrosaminas poderiam agir independentemente no colo do útero para produzir alterações neoplásicas, mas que era mais provável que elas agissem sinergicamente com outro agente, provavelmente de natureza viral[13].

Alternativamente, alterações no perfil inflamatório das citocinas presente em um ambiente vaginal perturbado poderia promover desenvolvimento de lesões cervicais. Por outro lado, tem sido relatado que a inflamação do colo do útero (levando a danos genotóxicos por meio de metabólitos oxidativos) estaria associada ao desenvolvimento da NIC, podendo ser um cofator para lesões cervicais de alto grau em mulheres infectadas por HPV. Como a VB coexiste frequentemente com cervicites, uma microflora vaginal perturbada poderia, portanto, predispor indiretamente à displasia cervical[6].

Outro cofator adicional importante na carcinogênese cervical poderia ser a relativa ausência de peróxido de hidrogênio (H_2O_2) no meio vaginal, que é produzido pelos lactobacilos. Bauer et al. (2001)[14] elaboraram modelo hipotético para o controle do câncer mediado por lactobacilos, no qual a indução seletiva de apoptose representaria o elemento-chave da defesa antitumoral mediada por lactobacilos. Os autores sugeriram que lactobacilos produtores de H_2O_2 e peroxidase na vagina de mulheres saudáveis, com consequente geração de ácido hipocloroso (HOCl), seriam responsáveis por criar um ambiente vaginal microbicida equilibrado, representando sistema antitumoral natural. Caso as células transformadas apareçam na mucosa vaginal, elas serão levadas à apoptose seletiva pela interação com o HOCl pré-formado com espécies reativas de oxigênio, derivadas de células-alvo (ânions superóxido), o que levaria à geração específica de radicais hidroxila altamente reativos locais.

Além desses fatores mencionados, a VB poderia aumentar a suscetibilidade da infecção genital pelo HPV, facilitando a adesão, invasão e incorporação de oncogênes do HPV no genoma das células da zona de transformação do colo uterino, proporcionando plausibilidade biológica para um risco aumentado ou reativação de uma infecção por HPV[5].

A metanálise desenvolvida por Gillet et al. (2011)[5] teve por objetivo esclarecer e resumir a literatura publicada sobre a extensão em que a VB está associada à infecção pelo

HPV no colo uterino. Doze estudos elegíveis foram selecionados, incluindo um total de 6.372 mulheres. A prevalência combinada de VB foi de 32%. O *odds ratio* global estimado (OR) mostrou uma associação positiva entre a presença de VB e a infecção pelo HPV cervical (OR, 1,43; IC 95%, 1,11-1,84).

Em casos de VB, as enzimas sialidases estão ativas e são capazes de degradar a mucina e a camada de gel de revestimento de epitélio cervical, alterando, assim, o ambiente vaginal e tornando-o mais suscetível à infecção por HPV. Além disso, a sialidase bacteriana pode também degradar imunoglobulinas locais e prejudicar a defesa imunológica local. Um biofilme anormal da mucosa poderia assim causar um risco constante de microtrauma do epitélio que poderia também contribuir para a reativação de um HPV latente[6].

Também é possível que a VB seja um cofator envolvido na aquisição ou reativação da infecção pelo HPV, afetando o equilíbrio imunológico no tecido cervical como resultado de mudanças na produção de fatores, como citocinas (interleucina-1ß, interleucina-10). A ativação do sistema imunológico da mucosa representa uma resposta crítica contra microrganismos que colonizam o trato reprodutivo. O recrutamento e a ativação de neutrófilos é considerado a principal resposta imune inata contra infecções microbianas e virais da mucosa vaginal. As mulheres que abrigam células-pista não mostram sinais inflamatórios e os neutrófilos geralmente estão relativamente ausentes nos esfregaços de VB submetidos à microscopia. Enzimas produzidas por bactérias anaeróbicas envolvidas na patogênese da VB poderiam potencialmente alterar sinais imunes e promover a degradação dos fatores hospedeiros, tornando as mulheres mais suscetíveis de adquirir o HPV[6].

Guo et al. (2012)[15] investigaram os efeitos da VB sobre a evolução da infecção por HPV de alto risco (HR-HPV) em 707 pacientes HPV-positivas. Ao final do estudo. observaram que o grupo com infecção persistente pelo HPV apresentou prevalência de VB de 11,2%, enquanto que o grupo que eliminou o vírus teve uma prevalência significativamente mais baixa de VB de 5,0%. Os autores concluem que uma eliminação reduzida do HPV foi encontrada em mulheres com VB atual, em comparação com mulheres sem VB. Além disso, a história natural do HPV não foi afetada pela prevalência de VB no início do estudo (P> 0,05), sendo que a VB parece propícia à persistência da infecção pelo HPV, que é um prerrequisito para a progressão para lesões de alto grau. Além desse, outros estudos semelhantes na literatura demonstram que a VB promove maior risco de aquisição do HPV e está associada com o atraso da depuração viral.

CONSIDERAÇÕES FINAIS

A vaginose bacteriana (VB) é a causa mais prevalente de corrimento vaginal anormal em mulheres em idade reprodutiva. Esta infecção é caracterizada por perda de microflora vaginal predominante em lactobacilos e um crescimento maciço simultâneo de bactérias anaeróbicas. Tem sido demonstrado que a VB aumenta o risco de complicações obstétricas e ginecológicas, bem como um maior risco de aquisição de infecções sexualmente transmissíveis. Resultados de estudos que examinaram a relação entre VB e a infecção pelo HPV e o desenvolvimento das NIC variaram de uma associação muito forte entre as duas condições até estudos sem associação alguma. Do exposto, o diagnóstico da VB e seu tratamento adequado poderiam ser um meio factível de se reduzir o risco de desenvolvimento de anormalidades cervicais, principalmente em pacientes acometidas por HPV de alto risco.

REFERÊNCIAS BIBLIOGRÁFICAS

1. De Sanjose S, Quint WG, Alemany L, Geraets DT, Klaustermeier JE, Lloveras B, et al. Retrospective International Survey and HPV Time Trends Study Group. Human papillomavirus genotype attribution in invasive cervical cancer: a retrospective cross-sectional worldwide study. Lancet Oncol. 2010 Nov;11(11):1048-56. doi: 10.1016/S1470-2045(10)70230-8.
2. De Sanjosé S, Brotons M, Pavón MA. The natural history of human papillomavirus infection. Best Pract Res Clin Obstet Gynaecol. 2018 Feb;47:2-13.
3. Ravel J, et al. Vaginal microbiome of reproductive-age women. Proc Natl Acad Sci USA. 2011 Mar 15;108 Suppl1(Suppl1):4680-7.
4. Coudray MS, Madhivanan P. Bacterial vaginosis-A Brief Synopsis of the Literature. Eur J Obstet Gynecol Reprod Biol. 2020 Feb; 245:143-48.
5. Gillet E, Meys JF, Verstraelen H, et al. Bacterial vaginosis is associated with uterine cervical human papillomavirus infection: a meta-analysis. BMC Infect Dis 2011;11:10-8.
6. Gillet E, Meys JFA, Verstraelen H, Verhelst R, Sutter P, Temmerman M, et al. Association between bacterial vaginosis and cervical intraepithelial neoplasia: systematic review and meta-analysis. PLoS One 2012;7(10):e45201.
7. Platz-Christensen JJ, Sundström E, Larsson PG. Bacterial vaginosis and cervical intraepithelial neoplasia. Acta Obstet Gynecol Scand 1994 Aug;73(7):586-88.
8. Boyle DC, Barton SE, Uthayakumar S, Hay PE, Pollock JW, et al. Is bacterial vaginosis associated with cervical intraepithelial neoplasia? Int J Gynecol Cancer. 2003;13:159-63.
9. Engberts MK, Verbruggen BS, Boon ME, van Haaften M, Heintz AP. Candida and dysbacteriosis: a cytologic, population-based study of 100,605 asymptomatic women concerning cervical carcinogenesis. Cancer 2007;111: 269-74.
10. Sodhani P, Gupta S, Gupta R, Mehrotra R. Bacterial vaginosis and cervical intraepithelial neoplasia: is there an association or is co-existence incidental? Asian Pac J Cancer Prev. 2017 May 1;18(5):1289-92.
11. Lu H, et al. Characteristics of bacterial vaginosis infection in cervical lesions with high risk human papillomavirus infection. Int J Clin Exp Med. 2015 Nov 15;8(11):21080-88.
12. Dahoud W, Michael CW, Gokozan H, Nakanishi AK, Harbhajanka A. Association of bacterial vaginosis and human papilloma virus infection with cervical squamous intraepithelial lesions. Am J Clin Pathol. 2019;152(2):185-89.
13. Pavic N. Is there a local production of nitrosamines by the vaginal microflora in anaerobic vaginosis/trichomoniasis? Med Hypotheses. 1984;15:433-36.
14. Bauer G. Lactobacilli-mediated control of vaginal cancer through specific reactive oxygen species interaction. Med Hypotheses. 2001;57:252-57.
15. Guo YL, You K, Qiao J, et al. Bacterial vaginosis is conducive to the persistence of HPV infection. Int J STD AIDS. 2012; 23:581-84.

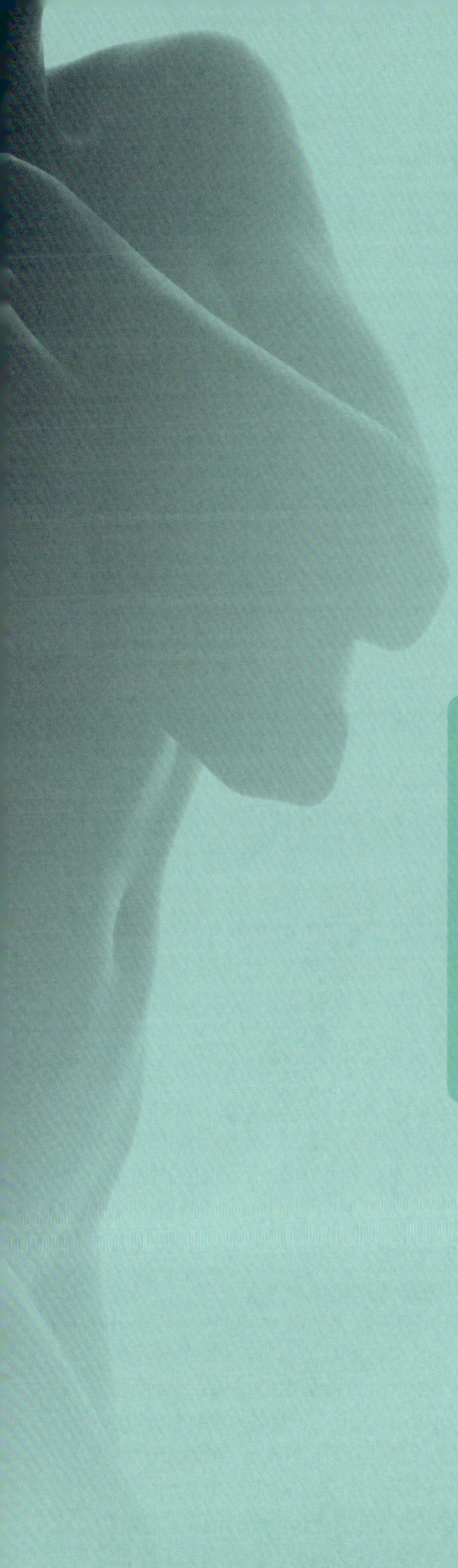

Seção 9

ATIVIDADE FÍSICA NA MULHER

Marcos Felipe Silva de Sá

Inicialmente, é preciso que se estabeleçam as diferenças entre os conceitos que envolvem o movimento corporal. Atividade física *per se* é definida como qualquer movimento corpóreo que resulta em gasto energético maior do que o repouso, por exemplo, ao caminhar, subir escadas, lavar roupa, limpar o chão etc . Quando a atividade física é planejada, estruturada e repetitiva, com o intuito de melhorar a aptidão física, é denominada exercício físico. Já o esporte é um exercício físico com regras.

A participação das mulheres em atividades esportivas apresentou um crescimento gigantesco nas últimas décadas. Hoje, a prática esportiva tornou-se sinônimo de "status social" e, em muitas ocasiões elas constituem importante mecanismo de inclusão social pelas oportunidades que o esporte pode propiciar às atletas profissionais. Também, como fenômeno sociológico, uma competição esportiva modifica as desigualdades e injustiças sociais que conferem a todos as mesmas oportunidades, sem distinção de raça, classe, gênero e religião. Todavia, seja como atletas, esportistas ou praticantes de exercício físico intenso, as mulheres estão expostas aos traumas no sistema locomotor e a interferência no sistema neuroendócrino, sendo que estas interferências podem ter repercussões sobre o aparelho reprodutor feminino.

Segundo a SBMEE – Sociedade Brasileira de Medicina Esportiva e do Exercício – "o exercício físico realizado de maneira correta e associado à **ingesta alimentar adequada**, não interfere na função hormonal, constituindo-se em um importante instrumento para ganho de massa óssea, capaz de fazer, a partir da adolescência, a prevenção primária da osteoporose pós-menopáusica."[1].

A atividade física tem efeitos positivos bem conhecidos sobre o organismo, como a redução da gordura abdominal; redução dos níveis séricos de glicose e lipídeos; aumento da SHBG; redução da testosterona e androgênios livres; redução da resistência à insulina; melhora nas taxas de ovulação e fertilidade; melhora da autoestima e efeitos positivos sobre a massa óssea.

Nas mulheres, entretanto, devido a algumas características próprias como o ritmo hormonal mensal, pode haver influências nas respostas de adaptação ao exercício e, portanto, a abordagem deve ser feita sob uma óptica diferente. Parece não haver dúvidas sobre os benefícios dos exercícios físicos quando praticado por mulheres com sobrepeso e obesas. Entretanto, em mulheres de peso normal ou abaixo da normalidade, os dados não são consensuais. Nestas mulheres, a literatura refere vários trabalhos que mostram que, a depender de fatores como o tipo de exercício, a quantidade, intensidade e sua duração, pode haver efeitos deletérios sobre o organismo da mulher, particularmente, no aparelho reprodutivo. Portanto, o índice de massa corpórea (IMC) corresponde a um "divisor de águas" na avaliação dos efeitos do exercício físico sobre as funções reprodutivas nas mulheres.

A modalidade esportiva, a intensidade, duração e intensidade dos treinos, associados à disponibilidade energética negativa, podem desencadear a Tríade da Mulher Atleta que é uma síndrome clínica caracterizada por: 1) disponibilidade energética diminuída (com ou sem transtorno alimentar); 2) irregularidade menstrual; e 3) baixa densidade mineral óssea.

Assim, a deficiência de energia para o esporte tem um impacto negativo para as mulheres fisicamente ativas que pode levar, além dos distúrbios menstruais, às lesões no sistema locomotor, alterações hematológicas, alterações nos sistemas circulatório, imune, endócrino, entre outros, foi reconhecida pelo Comitê Olímpico Internacional como Síndrome de Deficiência Relativa de Energia para o Esporte (*Relative Energy Deficiency in Sports (RED-S)*[2].

Hoje está se tornando comum o uso de esteroides anabolizantes por praticantes de atividade física recreativa e frequentadores de academias, interessados nos efeitos estéticos que essas drogas, aliadas ao treinamento resistido, podem proporcionar. Entretanto o uso abusivo destes medicamentos tem importantes efeitos colaterais reversíveis e irreversíveis, sobre o fígado, aparelho cardiovascular e sistema endócrino.

Por todo o exposto acima, teremos nesta sessão de Top Temas especialistas que vão abordar a atividade física na mulher e seus impactos sobre o organismo como um todo, com foco especial nas funções do aparelho reprodutor e a massa óssea; orientações sobre a atividade física que proporciona o melhor ganho para a saúde e o impacto do uso de drogas associadas ao exercício físico.

REFERÊNCIAS BIBLIOGRÁFICAS

1. Leitão MB, Lazzoli JK, Oliveira MAB, Nóbrega ACL, Silveira GG, Carvalho T et al . Posicionamento oficial da Sociedade Brasileira de Medicina do Esporte: atividade física e saúde na mulher. Rev Bras Med Esporte vol.6 no.6 215-220; 2000.
2. Mountjoy M, Sundgot-Borgen J, Burke L, Carter S, Constantini N, Lebrun C, et al. The IOC consensus statement: beyond the Female Athlete Triad-Relative Energy Deficiency in Sport (RED-S). Br J Sports Med. 2014;48(7):491-7.

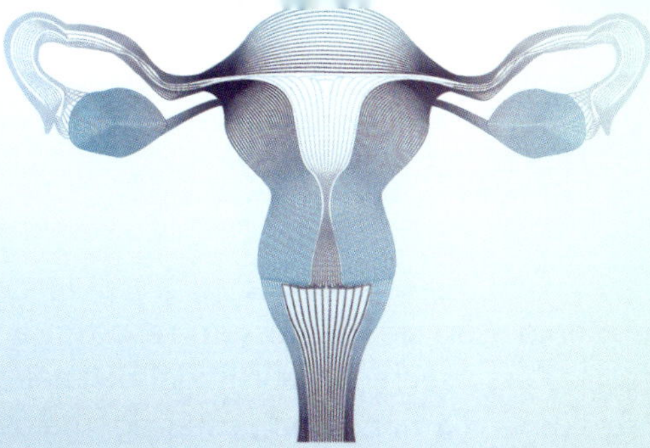

capítulo 39

Impacto sobre a função endócrina

- Gislaine Satyko Kogure
- Rosana Maria dos Reis

INTRODUÇÃO

A prática da atividade física está diretamente associada à prevenção e ao tratamento de doenças crônicas não transmissíveis, além de possibilitar a redução da incapacidade física causada pela sua evolução. Seu benefício se reflete em muitas vertentes, reduzindo consideravelmente os riscos de desenvolvimento de doenças cardiovasculares, diabetes melittus tipo 2, problemas relacionados à baixa imunidade, além dos transtornos de fundo emocional. No tocante à saúde da mulher, contribui também para prevenir especificamente câncer de mama e endometrial[1].

Os benefícios de saúde para a maioria das mulheres cedidas pela prática sistematizada de exercício físico incluem também melhora na aptidão física com aumento da força e resistência cardiovascular, melhora da função cognitiva e reprodutiva, controle da composição corporal e melhoria do bem-estar mental. No entanto, também é conhecido que o exercício físico realizado de forma intensa promove distúrbios endócrinos como a disfunção menstrual que pode ter consequências potencialmente negativas para as mulheres mais tarde na vida[2].

O sistema endócrino produz hormônios que funcionam para controlar e regular processos e funções corporais diversas, incluindo crescimento e desenvolvimento, metabolismo, equilíbrio de eletrólitos e reprodução. Os principais órgãos endócrinos são: hipófise, tireoide, paratireoides, suprarrenais, pineal, timo, pâncreas, gônadas (ovários e testículos), hipotálamo e tecido adiposo. O sistema endócrino coordena e age em conjunto com o sistema nervoso, pois muitos hormônios são secretados em resposta a sinais do sistema nervoso. Desta forma, essa secreção hormonal normalmente ajusta-se rapidamente para atender às demandas impostas por meio da ativação dos sistemas enzimáticos, indução da contração e relaxamento muscular, estimulação da síntese proteica e das gorduras e determina a maneira como o corpo responde ao estresse físico e psicológico.

Os hormônios são liberados de maneira pulsátil, com intervalos regulares durante um ciclo de 24 horas[3], e sofre interferência de diversos fatores, dentre eles, o exercício físico. Embora a função primordial dos hormônios sexuais seja sobre o sistema reprodutivo, há evidências de que os hormônios sexuais femininos influenciem outros sistemas fisiológicos e psicológicos que afetam as respostas e as adaptações ao exercício físico[4]. O propósito deste estudo é determinar o papel do exercício físico como modulador da função endócrina reprodutiva na mulher.

DIAGNÓSTICO

Os distúrbios menstruais associados ao exercício são comumente observados em mulheres fisicamente ativas e atletas do sexo feminino. A prática de exercícios físicos extenuantes tem sido associada ao atraso puberal, irregularidades menstruais como defeitos na fase lútea, anovulação, oligomenorreia, amenorreia e subsequente infertilidade potencial. Essas alterações reprodutivas e no ciclo menstrual que ocorrem durante o treinamento físico intenso são sincrônicas à deficiência de energia relativa no esporte (RED-S), provavelmente, uma adaptação para sobreviver a um período de déficit de energia, a qual prioriza o suprimento de energia às funções vitais de termorregulação, locomoção e manutenção celular em detrimento das funções não essenciais de crescimento e reprodução[5].

Essa baixa disponibilidade de energia pode ser o resultado de distúrbios alimentares, restrição intencional de alimentos a fim de perder peso corporal, assim como de uma dieta equivocada de baixa densidade de energia, ou não intencional devido à falta de apetite em períodos com altos volumes de treinamento físico [6].

A chave para compreender a relação da disfunção reprodutiva e a RED-S parece residir no hipotálamo. Essa supressão do sistema reprodutivo é uma forma de amenorreia hipotalâmica funcional, que se manifesta como anovulação persistente sem causa orgânica identificável. Uma combinação de déficits nutricionais, estresse e alterações em hormônios como grelina, leptina, peptídeo YY e cortisol, assim como nas catecolaminas, podem levar a uma interrupção da pulsatilidade do hormônio liberador de gonadotropina (GnRH) e consequente secreção hipofisária anormal do hormônio folículo estimulante (FSH) e hormônio luteinizante (LH), resultando em diminuição de estradiol e progesterona, que se traduz com foliculogênese inadequada e anovulação[7] (Figura 1).

O padrão de adaptação do eixo hipotálamo-hipófise-ovariano (HHO) varia de acordo com o tipo de atividade física e pode ser influenciado pelo índice de massa corporal (IMC), pois o baixo IMC e percentil de massa gorda corporal são associados

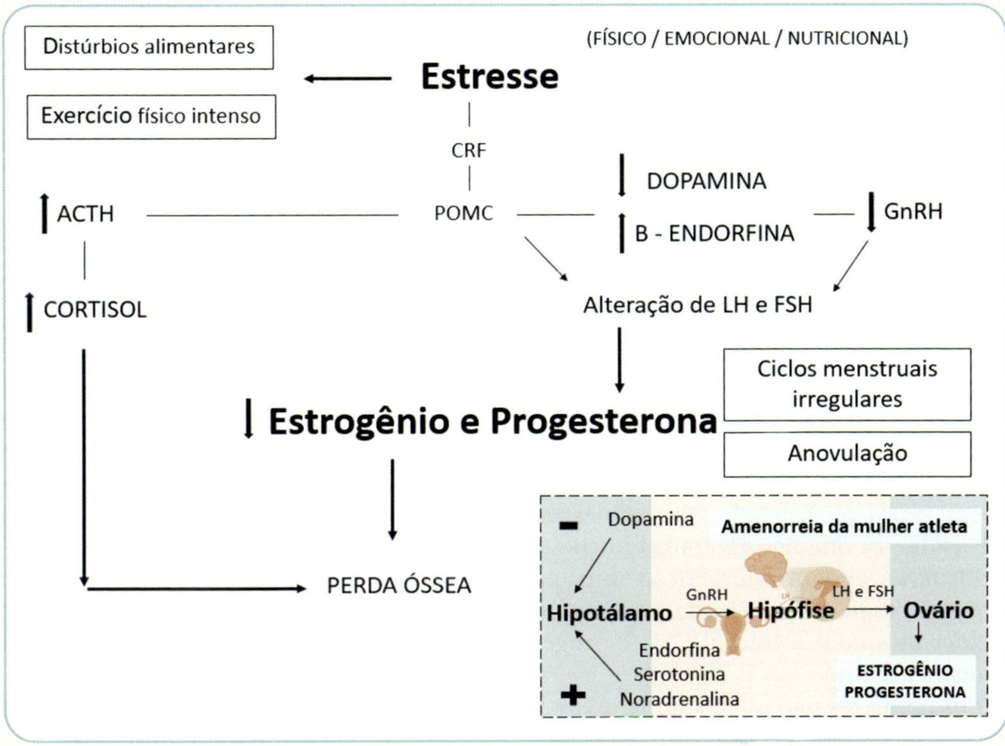

Notas: LH: hormônio luteinizante, FSH: hormônio folículo-estimulante, ACTH: hormônio adrenocorticotrófico, CRF: fator liberador de corticotrofina, POMC: Proopiomelanocortina.

Fonte: adaptado de Ribeiro et al. (2020)[15].

Figura 1. Eventos desencadeados no eixo hipotalâmico através de estímulos físicos, emocionais e nutricionais.

à redução da pulsatilidade do LH[5]. Atletas amenorreicas têm menor IMC do que atletas eumenorreicas e mulheres sedentárias, e apresentam menor gordura corporal absoluta e relativa em comparação a mulheres com ciclos menstruais ovulatórios. Além disso, a prevalência de distúrbio menstrual é maior em atletas de esportes ditos "magros", tais como treinamento de resistência (corrida, ciclismo, triátlon), e esteticismo (ballet, dança), quando comparados a atletas praticantes de esportes "não magros" (futebol, vôlei e basquete) que exigem habilidades técnicas e/ou o treinamento de força (halterofilismo e levantamento básico)[8].

TRATAMENTO

As diretrizes, publicadas em 2017 pela *American Society for Reproductive Medicine, European Society of Endocrinology,* e *Pediatric Endocrine Society,* aconselham a abordagem multidisciplinar, incluindo suporte médico, dietético e de saúde mental, com cuidadosa consideração dos efeitos sobre o peso e composição corporal, bem como a necessidade de ajustes na terapia medicamentosa adequada para o tratamento da amenorreia hipotalâmica funcional. Entre outras intervenções, as diretrizes recomendam a necessidade de corrigir o desequilíbrio energético para melhorar a função do eixo HHO com mudança dietética, como aumento do consumo calórico, adequação nutricional e diminuição da atividade física. O uso de contraceptivos orais está indicado com o objetivo de recuperar a menstruação e melhorar a densidade mineral óssea prejudicada. Nas adolescentes e mulheres que não tiveram retorno da menstruação após a intervenção nutricional e psicológica, recomenda-se a terapia transdérmica com estradiol (E2) e progesterona cíclica oral[7].

Em mulheres não atletas, uma metanálise de ensaios clínicos randomizados e estudos de comparação, investigou os efeitos da atividade física nos indicadores de saúde reprodutiva em mulheres adultas jovens. Os dados dos ensaios clínicos randomizados mostraram efeito benéfico da atividade física em indicadores de fertilidade, como taxas de gravidez e nascidos vivos. As taxas de gravidez clínica foram duas vezes mais altas após a intervenção da atividade física. Além disso, os dados dos estudos que usaram comparações com outros tratamentos, os quais incluíram metformina, dietas hipocalóricas, dietas hiperproteicas e contraceptivos hormonais, mostraram maior taxa de gravidez clínica naquelas que realizaram atividade física[9]. No entanto, pouco se sabe sobre os efeitos da atividade física na saúde reprodutiva na população em geral. A maioria das pesquisas sobre atividade física e fertilidade concentrou-se em mulheres com sobrepeso e obesidade com distúrbios ovulatórios, como a síndrome dos ovários policísticos (SOP)[9].

A SOP é o distúrbio endócrino mais comum em mulheres em idade reprodutiva e tem implicações clínicas expressivas como os distúrbios metabólicos e comprometimentos psicológicos e sociais. É uma condição caracterizada por resistência à insulina, independente do peso, e está associada a complicações reprodutivas e cardiovasculares[10]. Os cuidados de saúde para mulheres com SOP requerem uma abordagem multidisciplinar e mudanças efetivas no estilo de vida. As diretrizes atuais reconhecem o exercício físico como intervenção de primeira linha para o tratamento da SOP no intuito de prevenir doenças cardiovasculares e restaurar a função ovariana[11] (Tabela 1).

O mecanismo pelo qual a prática de exercício físico restaura a ovulação em mulheres com SOP deve-se à melhora da sensibilidade à insulina, que restaura a esteroidogênese, restabele o funcionamento adequado do eixo HHO[12]. Além disso, a diminuição dos andrógenos livres decorrente da elevação das globulinas carreadoras dos hormônios sexuais (SHBG) e o aumento da sensibilidade à insulina como resposta ao exercício físico, têm a capacidade de restaurar a ovulação espontânea dessas mulheres[13].

Os benefícios da prática de exercício físico têm sido bem documentados e diversos programas e protocolos de treinamento têm sido testados. Nosso grupo de pesquisa foi pioneiro ao avaliar os efeitos do treinamento físico resistido progressivo (TRP) isolado em mulheres com SOP mediante ensaio clínico não randomizado. Foi utilizado um protocolo de exercícios resistidos periodizados com aumento do volume e redução da intensidade em mulheres magras, com sobrepeso e obesas (Figura 2). Observou-se que o protocolo de TRP promoveu melhora do hiperandrogenismo e da ciclicidade menstrual, melhora na capacidade

Tabela 1. Níveis recomendados de exercício físico para o gerenciamento da SOP

Prevenção do ganho de peso e manutenção da saúde
▪ Em adultos de 18 a 64 anos, um mínimo de 150 minutos / semana de atividade física de intensidade moderada ou 75 minutos / semana de atividade física de intensidade vigorosa ou uma combinação equivalente de ambas, incluindo atividades de fortalecimento muscular em 2 dias / semana não consecutivos. ▪ Em adolescentes, pelo menos 60 minutos de atividade física / dia de intensidade moderada a vigorosa, incluindo atividades que fortalecem músculos e ossos pelo menos 3 vezes por semana. ▪ A atividade deve ser realizada em sessões de pelo menos 10 minutos ou em torno de 1.000 passos, com o objetivo de atingir pelo menos 30 minutos diários na maioria dos dias.
Perda de peso modesta, prevenção de recuperação de peso e maiores benefícios à saúde
▪ Um mínimo de 250 minutos / semana de atividades de intensidade moderada ou 150 minutos / semana de intensidade vigorosa ou uma combinação equivalente de ambas, e atividades de fortalecimento muscular envolvendo os principais grupos musculares em dois dias / semana não consecutivos. ▪ Tempo sedentário, de tela ou sentado minimizado.

Notas: SOP: Síndrome dos ovários policísticos.

Fonte: adaptado de Teede et al. (2018)[11].

funcional com aumento da força muscular, além das alterações na composição corporal com aumento da massa muscular magra e diminuição [illegible] central, sem redução do peso total[11].

O exercício físico aeróbio tem sido predominantemente recomendado como ferramenta terapêutica no tratamento da SOP. Recentemente, um ensaio clínico randomizado controlado forneceu evidências de que o treinamento físico aeróbio realizado de forma contínua (TAC) ou intermitente (TAI) (Figura 3) diminui algumas complicações relacionadas à SOP. Observou-se alterações positivas nos índices antropométricos e no hiperandrogenismo, independentemente de alterações no IMC com os dois tipos de treinamento. No entanto, o TAC foi [illegible] enquanto o TAI reduziu especificamente o índice de androgênio livre[15].

CONSIDERAÇÕES FINAIS

A correção do desequilíbrio energético, com adaptação do consumo calórico e nutricional, além da diminuição da atividade física, melhora a função do eixo HHO nos casos de amenorreia hipotalâmica funcional em atletas. O uso de contraceptivos orais ou terapia de reposição hormonal, com estradiol e progestererona, deve ser

Tabela 2. Protocolo de treinamento resistido progressivo

Mesociclo															
Microciclo semanal				Microciclo semanal				Microciclo semanal				Microciclo semanal			
1	2	3	4	5	6	7	8	9	10	11	12	13	14	15	16
60 %	65 %	70 %	65 %	65 %	70 %	75 %	70 %	70 %	75 %	80 %	75 %	70 %	80 %	85 %	80 %
	3x		2x		3x		2x		3x		2x		3x		2x
15 repetições				12 repetições				10 repetições				8 repetições			

Sessões de treinamento

- 50 minutos
- 10 exercícios
- Execução dos exercícios – Ordem alternada por segmento
- Alogamentos prévios
- Aquecimento específico: 1x10 repetições sem carga
- Periodização linear
- Tempo de recuperação entre séries e exercícios – 2 minutos

Exercícios

1. *Pulley* frontal
2. *Leg Press*
3. Supino reto
4. Cadeira extensora
5. Elevação lateral
6. Cadeira Flexora
7. Rosca bíceps direta
8. Panturrilha
9. Tríceps na polia
10. Abdominal

Notas: %: percentil.

Fonte: adaptado de Kogure et al. (2016)[14].

associada na ausência do retorno dos ciclos menstruais regulares.

A atividade física moderada realizada de forma regular promove modificações significativas na composição corporal, reduz os níveis de androgênios circulantes e pode ter efeitos benéficos na saúde reprodutiva em mulheres.

REFERÊNCIAS BIBLIOGRÁFICAS

1. Garber CE, Blissmer B, Deschenes MR, Franklin BA, Lamonte MJ, Lee IM, et al. Quantity and quality of exercise for developing and maintaining cardiorespiratory, musculoskeletal, and neuromotor fitness in apparently healthy adults: Guidance for prescribing exercise. Med Sci Sports Exerc.

Tabela 3. Protocolos de treinamento físico aeróbio contínuo (TAC) e treinamento físico aeróbico intermitente (TAI)

	TAC		TAI		
Semana	Duração	Intensidade – FCmax (%)	Série S	Intensidade de recuperação – FCmax (%) – (3min)	Intensidade de estímulo – FCmax (%) – (2min)
1	30	65	6	60	70
2	30	65-70	6	60	75
3	30	70	6	60	80
4	35	70	7	60	80
5	35	70-75	7	65	85
6	35	70-75	7	65	85
7	40	70-75	8	65	85
8	40	70-75	8	65	85
9	40	75	8	65-70	85
10	40	75	8	65-70	85
11	45	75	9	65-70	85
12	45	75	9	65-70	85
13	45	75-80	9	65-70	85-90
14	50	75-80	10	65-70	85-90
15	50	75-80	10	65-70	85-90
16	50	75-80	10	65-70	85-90

Os protocolos foram equalizados pelo volume a cada progressão

Para quantificar os dois protocolos com volume semelhante, foi multiplicado o tempo x intensidade de cada sessão.

Por exemplo: Semana 8

- TAC volume – 40 min trabalho a 70-75% FCmax – 40 min x ((70% FCmax + 75% FCmax)/2) = 2900
- TAC volume – trabalho a 85% FCmax (intensidade vigorosa) = 8. 2 min intervalo = 16 min
  – recuperação 65% FCmax (baixa intensidade) = 8. 3 min intervalo = 24 min
- Total volume – ((16 min x 85% FCmax) + (24 min x 65% FCmax)) = 2920

Notas: %: percentil, FCmax: frequência cardíaca máxima, min: minutos.

Fonte: adaptado de Ribeiro et al. (2020)[15].

2011 Jul;43(7):1334-59. PubMed; PMID: 21694556.

2. Maïmoun L, Georgopoulos NA, Sultan C. Endocrine disorders in adolescent and young female athletes: Impact on growth, menstrual cycles, and bone mass acquisition. J Clin Endocrinol Metab. 2014 Nov;99(11):4037-50. PubMed; PMID: 24601725.
3. Molnar C, Gair J. Concepts Of Biology-1St Canadian Edition. 2015. 1st ed. [ebook] OpenStax College. Available at: https://opentextbc.ca/biology/. Acesso em: 19 jul. 2020.
4. Davis H, Hackney AC. The hypothalamic-pituitary-ovarian axis and oral contraceptives: regulation and function. In: Hackney AC (ed.). Sex hormones, exercise and women springer international publishing; 2017, pp. 1–17. Available at: https://link.springer.com/chapter/10.1007 %2F978-3-319-44558-8_1. Acesso em: 19 jul. 2020.
5. Gifford RM, Reynolds RM, Greeves J, Anderson RA, Woods DR. Reproductive dysfunction and associated pathology in women undergoing military training. J R Army Med Corps. 2017 Oct;163(5):301-10. PubMed; PMID: 28213614.
6. M Burke LM, Lundy B, Fahrenholtz IL, Melin AK. Pitfalls of conducting and interpreting estimates of energy availability in free-living athletes. Int J Sport Nutr Exerc Metab. 2018 Jul 1;28(4):350-63. PubMed; PMID: 30029584.
7. Gordon CM, Ackerman KE, Berga SL, Kaplan JR, Mastorakos G, Misra M, et al. Functional hypothalamic amenorrhea: An endocrine society clinical practice guideline. J Clin Endocrinol Metab. 2017 May 1;102(5):1413-1439. Pubmed; PMID: 28368518.
8. Gibbs JC , Williams NI , De Souza MJ. Prevalence of individual and combined components of the female athlete triad. Med Sci Sports Exerc. Med Sci Sports Exerc. 2013 May; 45(5):985-96. Pubmed; PMID: 23247706.
9. Mena GP, Mielke GI, Brown WJ. The effect of physical activity on reproductive health outcomes in young women: A systematic review and meta-analysis. Hum Reprod Update. 2019 Sep 11;25(5):541-563. Pubmed; PMID: 31304974.
10. Teede H, Deeks A, Moran L. Polycystic ovary syndrome: A complex condition with psychological, reproductive and metabolic manifestations that impacts on health across the lifespan. BMC Med. 2010 Jun 30;8:4. Pubmed; PMID: 20591140.
11. Teede HJ, Misso ML, Costello MF, Dokras A, Laven J, Moran L, et al. Recommendations from the international evidence-based guideline for the assessment and management of polycystic ovary syndrome. Hum Reprod. 2018 Sep 1;33(9):1602-18. PubMed: PMID: 30052961.
12. Hakimi O, Cameron LC. Effect of exercise on ovulation: a systematic review. Sports Med. 2017 Aug;47(8):1555-67. PubMed: PMID: 28035585.
13. Froment P, Touraine P. Thiazolidinediones and fertility in polycystic ovary syndrome (PCOS). PPAR Res.2006:73986. PubMed: PMID: 17347533.
14. Kogure GS, Miranda-Furtado CL, Silva RC, Melo AS, Ferriani RA, De Sá MFS, et al. Resistance exercise impacts lean muscle mass in women with polycystic ovary syndrome. Med Sci Sports Exerc. 2016; Apr;48(4):589-98. PubMed: PMID: 26587847.
15. Ribeiro VB, Kogure GS, Lopes IP, Silva RC, Pedroso DCC, de Melo AS, et al. Effects of continuous and intermittent aerobic physical training on hormonal and metabolic profile, and body composition in women with polycystic ovary syndrome: a randomized controlled trial. Clin Endocrinol (Oxf). 2020 Aug;93(2):173-186. PubMed: PMID: 32286711.

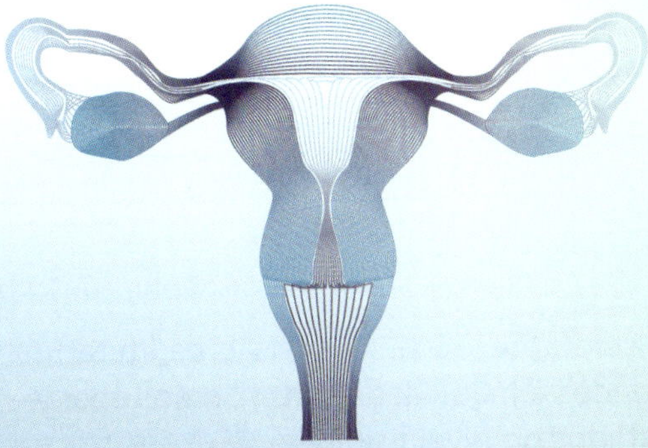

capítulo 40

Benefícios cardiometabólicos

- Ricardo dos Santos Simões
- José Maria Soares Jr.
- Edmund Chada Baracat

INTRODUÇÃO

Uma das primeiras prescrições registradas de atividade física foi elaborada por Susruta, Índia, em 600 a.C., que defendia que o exercício físico "torna o corpo forte, firme, compacto e leve, melhora o crescimento de membros e músculos, melhora a digestão e aparência, impede a inatividade e senilidade e propicia melhor preservação da saúde"[1]. Movimentar o corpo é essencial para o gasto de calorias, e também possibilita prevenção de uma série de doenças crônicas. No entanto, as formas de se fazer isso são bastante variáveis. Nem todos sabem, mas a atividade física e exercício físico, embora sejam benéficos, não são a mesma coisa.

Tipicamente, atividade física é definida como movimento corporal produzido por contração do músculo esquelético e que requer gasto energético acima dos níveis basais. Estão incluídas aqui atividades relacionadas à vida cotidiana, como tarefas domésticas, relacionadas ao trabalho, lazer e transporte como a caminhada, andar de bicicleta por exemplo. Por outro lado, o exercício físico normalmente é diferenciado da atividade física uma vez que é planejado, sistematizado, repetitivo e estruturado com o objetivo principal de melhorar ou favorecer a manutenção da capacidade física. Tanto a atividade física como os exercícios físicos promovem benefícios para a saúde, uma vez que auxiliam no controle da pressão arterial, diminuição do excesso do tecido adiposo, prevenção de doenças cardiovasculares, redução do estresse e controle dos níveis glicêmicos.

Ao longo das próximas linhas, será apresentada a revisão da literatura focada nos efeitos maléficos associados à inatividade física. Serão reportados ainda os efeitos benéficos relatados no nível fisiológico e expressos na clínica, associados à atividade física e no seguimento desta temática, serão tecidas conclusões com base nas melhores evidências selecionadas.

METODOLOGIA

Para a elaboração desta revisão da literatura, pesquisa de artigos relevantes sobre os benefícios cardiometabólicos da atividade física foi conduzida na base primária de dados Medline e utilizando-se de termos específicos. Para essa revisão não se estabeleceu restrição quanto ao ano de publicação; foram considerados artigos aos quais tínhamos acesso ao texto completo e publicados nos idiomas português, inglês, espanhol, italiano e francês. A qualidade dos estudos foi analisada e para caracterizar a força da evidência científica selecionada, utilizou-se do grau de recomendação associado à citação bibliográfica no texto.

EFEITOS ADVERSOS ASSOCIADOS À INATIVIDADE FÍSICA

O sedentarismo é sem dúvida alguma um problema atual da sociedade, representando o grande vilão do mundo moderno influenciado pelas inovações tecnológicas e aos maus hábitos alimentares. De acordo com dados apresentados pela Organização Mundial da Saúde (OMS) em 2018, mais de um quarto (1,4 bilhão) da população adulta mundial não praticou atividade física suficiente durante o ano de 2016. Tal fato, associado à alimentação excessiva e errônea, resultaram em ambiente propício para maior risco de desenvolver doenças crônicas tais como obesidade, doenças cardíacas, diabetes mellitus tipo 2 e alguns tipos de neoplasia. Inúmeros estudos têm reportado a associação da inatividade física a eventos adversos na saúde, incluindo aumento da mortalidade.

Estudo publicado em 2012 relatou que o sedentarismo esteve associado a 9% (variação de 5% a 12%) dos casos de morte prematura por doenças crônicas não transmissíveis no mundo, o que em números pode representar cerca de 5,3 dos 57 milhões de mortes que ocorreram em todo o mundo em 2008 e que a eliminação deste fator de risco poderia aumentar a expectativa de vida da população mundial em 0,68 anos (0,41 a 0,95 anos)[2]. Além do aumento da mortalidade, o sedentarismo foi considerado responsável no desenvolvimento ou agravamento de várias doenças crônicas, como doenças cardiovasculares (3,2% a 8%), diabetes mellitus tipo 2 (3,9% a 9,6%), câncer de mama (5,6% a 14,1%) e câncer de cólon (5,7% a 13,8%)[2]. Nos últimos anos, têm surgido estudos sobre o sedentarismo, que procuraram ressaltar a relação negativa entre o tempo que os indivíduos passam sentados e os problemas de saúde. Resultado de revisão sistemática com metanálise que analisou mais de um milhão de indivíduos, permitiu concluir que a taxa de mortalidade relacionada a todas as causas de morte foi maior para os indivíduos sedentários (HR=1,27 com IC95%: 1,22 a 1,31)[3].

Desse modo, atualmente existe grande preocupação em termos de saúde pública relacionada à elevada prevalência de sedentarismo, associada, por conseguinte ao excesso de peso/obesidade, constituindo-se como importante fator de risco para diversas outras doenças como as cardiometabólicas, demência, neoplasias, doenças respiratórias, osteomusculares, diabetes, doenças cardiovasculares, apneia do sono e doença hepática gordurosa não alcoólica.

EFEITOS BENÉFICOS ASSOCIADOS À ATIVIDADE FÍSICA

Embora as evidências de causa e efeito entre atividade física e benefícios para a saúde não sejam definitivas, em virtude dos desenhos de estudo empregados e vieses associados como modificação comportamental dos hábitos de vida intimamente relacionados à prática da atividade física tais como cessação do tabagismo e melhora dos hábitos alimentares, existe uma série de informações suficientemente relevantes para que se admita que a atividade física apresente inúmeros efeitos benéficos em relação à saúde, não se limitando apenas ao controle do peso corporal. A OMS recomenda a prática de 150 minutos semanais de atividade física de leve ou moderada intensidade (cerca de 20 minutos por dia) ou, pelo menos, 75 minutos [illegible] de maior intensidade por semana (cerca de 10 minutos por dia)[14].

As vantagens conferidas pela prática de atividade física são comprovadas tanto no nível biológico celular quanto no nível clínico específico da doença, como demonstrado em estudos epidemiológicos e experimentais que identificaram múltiplos mecanismos biológicos relacionados a efeitos antiaterogênicos e antitrombóticos. No âmbito celular e dos tecidos, as formas aeróbicas de exercício têm demonstrado efeitos benéficos diretos, contribuindo com a redução de marcadores inflamatórios, aumento de citocinas protetoras, e aumento dos níveis plasmáticos do HDL colesterol[13]. Fatores hemostáticos associados à agregação plaquetária e adesividade também apresentam redução com o exercício físico[4,5]. Adaptações relacionadas ao exercício físico possibilitam redução da resistência vascular melhorando, por conseguinte, o fluxo sanguíneo ocasionando assim maior transporte de glicose para o metabolismo dos tecidos, potencializando a ação da insulina.

Evidências apontam ainda que o exercício físico contribui com benefícios hemodinâmicos, aumentando a capacidade metabólica e propiciando maior capacidade cardiovascular com melhora no desempenho mecânico do miocárdio [6]. Verifica-se aumento do volume de ejeção, redução da frequência cardíaca, redução do tônus simpático e aumento do tônus parassimpático, redução dos níveis da secreção de adrenalina e noradrenalina em repouso e durante esforços, resultando em dilatação dos vasos sanguíneos, contribuindo desta maneira para queda dos níveis pressóricos, melhorando assim a eficácia do sistema circulatório.

Em relação aos benefícios do exercício físico/atividade física no nível clínico específico da doença, [illegible] demonstrado redução nos níveis pressóricos[7]. Reduz o risco de acidente vascular cerebral isquêmico, contribui para melhora no metabolismo da glicose, aumentando a sensibilidade da insulina promovendo assim melhor controle glicêmico em pacientes com diabetes mellitus do tipo 2 e pode ajudar na prevenção do desenvolvimento da síndrome metabólica (Figura 1)[8,9]. Em relação à obesidade, o exercício físico reduz o peso corporal mesmo na ausência de restrição calórica[16]. Também foi demonstrado que o exercício físico pode apresentar efeito protetor

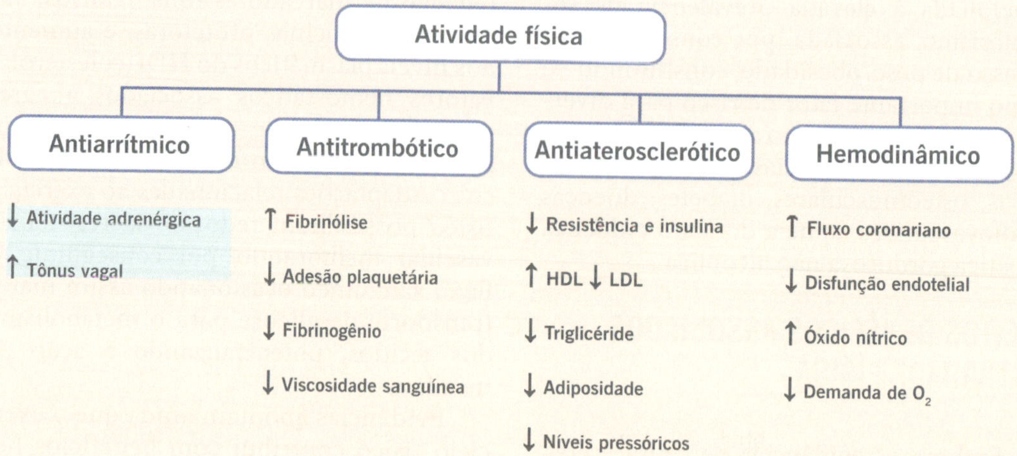

Fonte: adaptada de Kachur et al. (2017)[6].

Figura 1. Benefícios da atividade física.

contra uma variedade de neoplasias como mama, tumores gastrointestinais, próstata e endométrio[10,15].

No aspecto psicológico, a prática de exercício físico também está associada à melhora da qualidade do sono, redução do estresse e ansiedade além de reduzir risco de depressão[11,12] (Figura 2).

CONSIDERAÇÕES FINAIS

Nesta perspectiva, os benefícios relacionados à prática regular de atividade física/exercício físico são muitos, sendo os principais: prevenção de doenças cardiovasculares; manutenção ou melhoria da capacidade funcional, auxílio no controle do peso corporal, controle dos níveis pressóricos, melhora dos parâmetros metabólicos e aumento na qualidade de vida, o que proporciona maior socialização e promove o bem-estar psicológico e a autoestima.

REFERÊNCIAS BIBLIOGRÁFICAS

1. Tipton CM. The history of "exercise is medicine" in ancient civilizations. Adv Physiol Educ. 2014;38(2):109-17.
2. Lee IM, Shiroma EJ, Lobelo F, Puska P, Blair SN, Katzmarzyk PT; Lancet Physical Activity Series Working Group. Effect of physical inactivity on major non-communicable diseases worldwide: an analysis of burden of disease and life expectancy. Lancet. 2012;380(9838):219-29.
3. Ekelund U, et al; Lancet Physical Activity Series 2 Executive Committe; Lancet Sedentary Behaviour Working Group. Does physical activity attenuate, or even eliminate, the detrimental association of sitting time with mortality? A harmonised meta-analysis of data from more than 1 million men and women. Lancet. 2016;388(10051):1302-10.

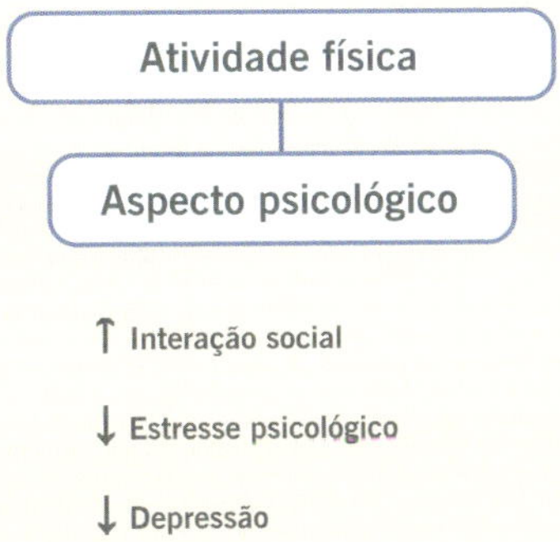

Fonte: adaptada de Kachur et al. (2017)[6].

Figura 2. Benefícios da atividade física no aspecto psicológico.

4. Smith JK, Dykes R, Douglas JE, Krishnaswamy G, Berk S. Long-term exercise and atherogenic activity of blood mononuclear cells in persons at risk of developing ischemic heart disease. JAMA. 1999;281(18):1722-27.
5. Wang JS, Jen CJ, Chen HI. Effects of exercise training and deconditioning on platelet function in men. Arterioscler Thromb Vasc Biol. 1995;15(10):1668-74.
6. Kachur S, Chongthammakun V, Lavie CJ, De Schutter A, Arena R, Milani RV, Franklin BA. Impact of cardiac rehabilitation and exercise training programs in coronary heart disease. Prog Cardiovasc Dis. 2017;60(1):103-14.
7. Strasser B, Siebert U, Schobersberger W. Resistance training in the treatment of the metabolic syndrome: a systematic review and meta-analysis of the effect of resistance training on metabolic clustering in patients with abnormal glucose metabolism. Sports Med. 2010;40(5):397-415.
8. Sixt S, et al. Long- but not short-term multifactorial intervention with focus on exercise training improves coronary endothelial dysfunction in diabetes mellitus type 2 and coronary artery disease. Eur Heart J. 2010;31(1):112-9.
9. Wendel-Vos GC, Schuit AJ, Feskens EJ, Boshuizen HC, Verschuren WM, Saris WH, Kromhout D. Physical activity and stroke. A meta-analysis of observational data. Int J Epidemiol. 2004;33(4):787-98.
10. Kushi LH, et al.; American Cancer Society 2010 Nutrition and Physical Activity Guidelines Advisory Committee. American Cancer Society Guidelines on nutrition and physical activity for cancer prevention: reducing the risk of cancer with healthy food choices and physical activity. CA Cancer J Clin. 2012;62(1):30-67.
11. Herring MP, O'Connor PJ, Dishman RK. The effect of exercise training on anxiety symptoms among patients: a systematic review. Arch Intern Med. 2010;170(4):321-31.
12. Schuch FB, et al. Physical activity and incident depression: a meta-analysis of prospective cohort studies. Am J Psychiatry. 2018;175(7):631-48.
13. Hamer M, Sabia S, Batty GD, Shipley MJ, Tabák AG, Singh-Manoux A, Kivimaki M.

Physical activity and inflammatory markers over 10 years: follow-up in men and women from the Whitehall II cohort study. Circulation. 2012;126(8):928-33.

14. WHO. www.who.int/news-room/fact--sheets/detail/physical-activity Acesso em: jun. 2020.
15. Wolin KY, Yan Y, Colditz GA, Lee IM. Physical activity and colon cancer prevention: a meta-analysis. Br J Cancer. 2009;100(4):611-6.
16. Slentz CA, et al. Effects of the amount of exercise on body weight, body composition, and measures of central obesity: STRRIDE--a randomized controlled study. Arch Intern Med. 2004;164(1):31-9.

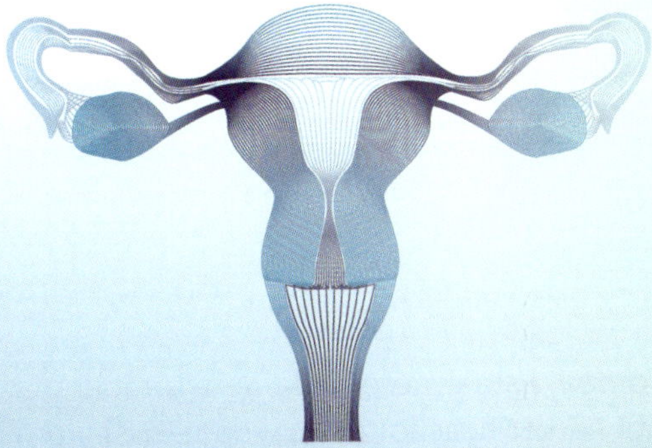

capítulo 41

Repercussões sobre a massa óssea

- Sylvia Asaka Yamashita Hayashida
- José Maria Soares Jr.
- Edmund Chada Baracat

INTRODUÇÃO

Osteoporose é condição que resulta da diminuição da massa óssea e de alterações na microestrutura do tecido ósseo, resultando em fragilidade e risco de fratura[1,2]. Com o envelhecimento da população, esta afecção tende a incrementar, o que gera custos ao sistema de saúde devido à morbidade desta doença[1].

A fratura do quadril pode resultar na incapacidade de se locomover e criar dependências da família e do estado, nas internações onerosas e no aumento da morbidade e da mortalidade[3]. Desta forma, cabe ao ginecologista importante papel na detecção precoce e na prevenção da osteoporose em mulheres no período da transição menopausal e na pós-menopausa.

O tecido mineral ósseo é constituído pela hidroxiapatita, composto de cálcio, fósforo, magnésio e traços de outros minerais. O tecido conjuntivo ósseo é formado por proteína e colágeno. O papel de muitos micronutrientes é essencial para estimular a remodelação óssea, estímulo necessário para desenvolver um esqueleto forte no período de crescimento e desenvolvimento da criança[4].

A qualidade do osso resistente a fraturas é determinada pela sua geometria, espessura cortical e porosidade, morfologia do osso trabecular e propriedades intrínsecas do tecido ósseo[1]. A geometria óssea é definida pelos parâmetros do tecido ósseo, como diâmetro ósseo, área óssea total e seccional e pela arquitetura óssea. Esta é detectada pela tomografia computadorizada, que pode ser útil na verificação da qualidade óssea em crianças e adolescentes[5].

A atividade física é essencial para a saúde óssea desde a infância até o envelhecimento, contribuindo com a remodelação e a qualidade óssea.

FORMAÇÃO DO PICO DE MASSA ÓSSEA

O osso é tecido dinâmico e o seu metabolismo representa equilíbrio entre a reabsorção pelos osteoclastos e a formação pelos osteoblastos (Figura 1)[6].

O processo de formação dos ossos se inicia no período fetal e continua até a fusão completa das epífises, em geral, ao redor de 18 anos, quando há aquisição de 90% da massa óssea e o restante (5 a 10%) durante a vida adulta (até 35 anos). A densidade cortical continua aumentando após a fusão epifisária até a 3ª década da vida[2,4]. A atividade física é o principal fator que influencia no ganho da densidade mineral óssea (DMO) nesse período[7].

O pico da massa óssea é a formação óssea máxima adquirida durante o crescimento e as fases da vida, ou seja, na infância, puberdade e adolescência até a consolidação na idade adulta (35 anos). É determinado pela genética. Qualquer limitação no processo de ganho de massa óssea pode resultar na massa óssea baixa antes da menopausa e risco para fratura osteoporótica na pós-menopausa. As causas genéticas, endócrino-nutricionais, doenças crônicas (diabete melito, insuficiência renal crônica e outras), comportamentais, uso de medicamentos e idiopáticas podem estar relacionadas com a massa óssea inadequada e baixa[8] (Tabela 1).

PATOGÊNESE DAS FRATURAS OSTEOPORÓTICAS

As fraturas osteoporóticas ocorrem quando há massa óssea inadequada que é consequente da redução da formação óssea e com aumento da reabsorção óssea, o que leva à baixa resistência dos ossos aos impactos externos e risco de fraturas. A perda óssea pode ser decorrente da queda estrogênica na menopausa, pelo avanço da idade com diminuição da mobilidade e processos degenerativos inerentes ao envelhecimento e pelas doenças crônicas. A estas causas somam-se os fatores de risco (Tabela 1) que levam à formação óssea de má qualidade, com perda da microestrutura e mineralização inadequada, e, por outro lado, a sarcopenia própria da idade avançada com perda da massa muscular e propensão a quedas, aumentando o risco de fraturas[3] (Figura 2). As mulheres que não tinham massa óssea adequada antes da menopausa, são as de maior risco de fratura.

ATIVIDADE FÍSICA E MASSA ÓSSEA

Em 2016, o *National Osteoporosis Foundation* conduziu uma extensa revisão sistemática na medicina com base em evidências entre os anos de 2000 e 2014 sobre os fatores que influenciam o potencial genético

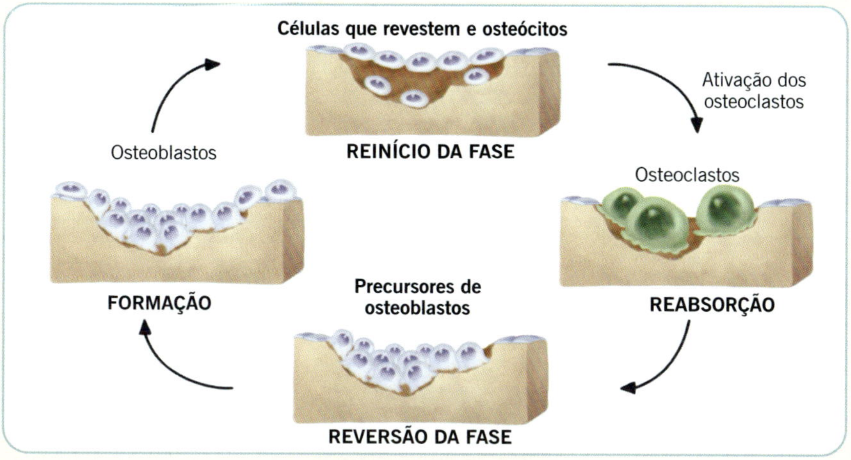

Fonte: adaptado de Hill (1998)[6].

Figura 1. Processo de remodelação óssea[6].

Tabela 1. Fatores de risco para o desenvolvimento da osteopenia	
Causas	
Genéticas	Raça branca, familiar
Endócrinas	
Hipoestrogenismo	Deficiência gonadal, puberdade tardia, insuficiência ovariana prematura
Outras doenças endócrinas	Hiperparatireoidismo, hipertireoidismo, S. Cushing
Nutricionais	Baixo peso, baixa ingestão de cálcio, deficiência de vitamina D
Comportamentais	Consumo excessivo de cafeína, tabagismo, etilismo, sedentarismo
Doenças crônicas	IRC, diabete melito, doença de Chron, imobilização
Uso de medicamentos	Corticoides, AMP de depósito, análogos do GnRH, inibidores de aromatase, drogas atieptilépticas, ACO com EED, anticoagulantes, drogas antiretrovirais

Fonte: adaptado de Chew et al. (2018)[8].

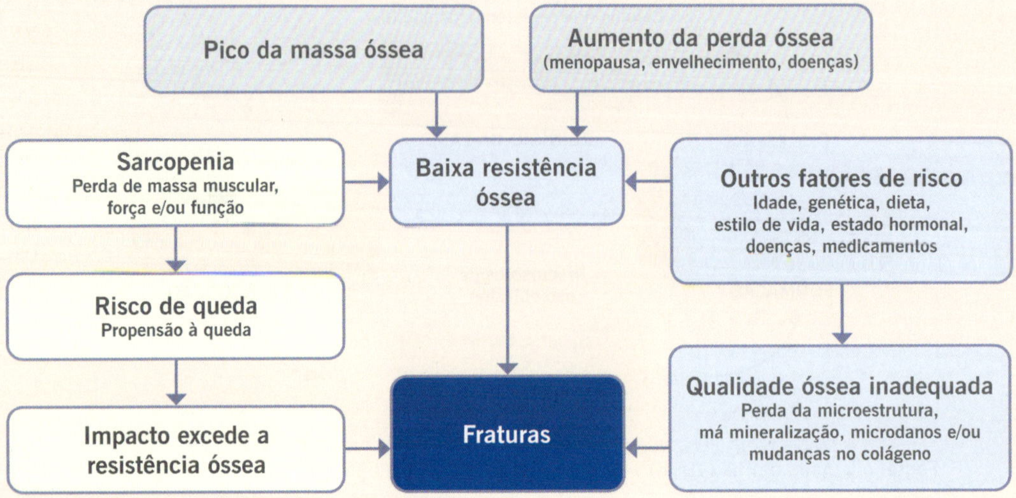

Fonte: adaptado de Daly et al. (2019)[3].

Figura 2. Patogênese das fraturas osteoporóticas[3].

pleno no pico de massa óssea. É considerada como importante estratégia para reduzir o risco de osteoporose por vários investigadores. Foram estudados o papel dos nutrientes, o padrão alimentar, uso de contraceptivos e a atividade física sobre a massa e força óssea na adolescência. Os resultados mostraram evidência A para a ingestão de cálcio e a atividade física em especial no efeito sobre a massa óssea e na densidade mineral óssea. Mostrou também uma boa evidência (B) no uso diário da vitamina D e de laticínios e para a piora da massa óssea no uso do acetato de medroxiprogesterona de depósito nesta fase da formação do osso na adolescência. Com a evidência C foram encontradas a ingestão de proteínas, fibras, frutas e verduras que prejudicam na boa absorção de cálcio, a Coca-Cola e bebidas cafeinadas que aumentam a excreção de cálcio, e o uso do cigarro. O uso do álcool e a dieta rica em gorduras são de evidência D. Em relação ao uso de contraceptivos orais, o assunto ainda é controverso[4].

A recomendação do grupo de osteoporose é pela escolha do estilo de vida visando a atividade física e a boa ingesta de cálcio especialmente durante a infância tardia e na puberdade, período crítico do maior ganho da massa óssea. O estilo de vida influencia em 20 a 40% a formação do pico de massa óssea no adulto[4].

MECANISMO DE AÇÃO DO EXERCÍCIO FÍSICO SOBRE OS OSSOS

O osso é tecido dinâmico que responde em situações de carga mecânica, altera a sua massa, sua estrutura e/ou sua força de resistência, a fim de evitar fraturas. Há evidências de que pequenas sobrecargas intercaladas com períodos de descanso são mais osteogênicas do que a mesma dose de carga exercida de forma contínua[9].

A remodelação ocorre constantemente, sendo de 5% ao ano no osso cortical e 25% no osso trabecular. O principal determinante da resposta do tecido ósseo aos exercícios é primariamente a idade do início da atividade, ou seja, no período pré-púbere, início da puberdade, adolescência, adulto jovem ou adulto. A remodelação óssea é sensível à carga mecânica, portanto, a atividade física no período de crescimento e desenvolvimento da criança é essencial para atingir o pico de massa óssea, posteriormente[4].

A atividade física afeta a geometria e a massa óssea, pois, o tecido ósseo se reorganiza de acordo com a carga de deformação que foi submetido[5]. Frost e Schounau[10] sugerem que o desenvolvimento da resistência óssea depende da ação muscular, porque os músculos criam maior pressão e carga mecânica sobre os ossos. Portanto, esportes que demandam tensão muscular no limite necessário promoverão maior resistência óssea do que esportes com tensão submáxima[11].

Desta forma, os exercícios físicos podem afetar o osso por mecanismos múltiplos, como a força da contração muscular, a carga gravitacional (sobrecarga corporal) e os efeitos endócrinos/parácrinos. Durante a atividade física, o osso é submetido a forças mecânicas exercidas pela contração muscular e pela carga gravitacional (impacto no chão). Os osteócitos recebem sinais das forças mecânicas (deformação celular, mudanças no fluido extracelular, gradiente pressórica e campos elétricos) e iniciam resposta adaptativa e interagem com a ação dos osteoclastos, resultando em diminuição da reabsorção óssea e incremento dos osteoblastos que produzem tecido ósseo novo, mudando a geometria e resistência do osso[4,7,12].

A resposta biológica da sobrecarga mecânica é feita sobre a inibição da esclerostina (proteína codificada pelo gene SOST em osteócitos). Esta proteína age indiretamente sobre a inibição da sinalização Wnt/βcatenina. Por sua vez, esta via estimulará osteócitos, osteoblasto e precursor dos osteoclastos. Portanto, o resultado final da atividade mecânica será formação óssea, pelo aumento de osteoblastos e osteócitos, que diminuirão a ativação dos osteoclastos pela maior produção de osteoprotegerina que compete com o RANK ligante[7]. Portanto, este fato mostra a importância da atividade física sobre a sinalização intracelular óssea.

IMPORTÂNCIA DA ATIVIDADE FÍSICA

Os medicamentos antirreabsortivos usados para o tratamento da osteoporose têm aderência pobre a longo prazo e não atuam na força muscular, na coordenação e na performance funcional, que estão associados ao risco de quedas e de fraturas. Em geral, o exercício físico moderado é única estratégia que pode melhorar esses fatores. Estudo com mulheres com osteopenia em programa de atividade física intensa comparado ao grupo controle mostrou que o exercício é uma opção efetiva e sustentável para combater a osteoporose da pós-menopausa, porém deverá ser reservada a mulheres bem motivadas e capazes de se manterem no programa[13].

A atividade física é fator relevante para a prevenção e o tratamento da osteoporose pela sua capacidade em aumentar ou reduzir a perda óssea e ainda, para a prevenção das fraturas de fragilidade[3,14].

TIPOS DE EXERCÍCIOS FÍSICOS

Há dois tipos de exercícios principais que são úteis para a saúde óssea:

- Exercícios de sobrecarga corporal causam impacto nos braços, pés, pernas por sustentar o próprio peso. As de sobrecarga corporal baixa são as caminhadas, subir escadas e Tai

Chi; as de sobrecarga alta são as corridas, voleibol, tênis, basquetebol, futebol e dança.

- Exercícios de resistência e/ou força onde as articulações são movidas contra alguma resistência na forma de peso, tubo ou próprio corpo como a musculação (levantamento de pesos). Nestes casos importa a alta repetição e treinamento progressivo[1,14].

Colégio Americano de Medicina Esportiva recomenda, na vida adulta, atividades de sobrecarga corporal como tênis, subir degraus e corridas, atividades que envolvem saltos (voleibol, basquetebol) e de resistência (levantamento de pesos), com moderada ou alta intensidade, de 3x a 5x por semana por 30-60 minutos e em combinação de exercícios[15].

ATIVIDADE FÍSICA DURANTE A INFÂNCIA E ADOLESCÊNCIA

A resposta óssea à sobrecarga mecânica é maior em crianças e adolescentes na fase do crescimento[7]. Zymbal et al, 2019[16], em um estudo com 524 adolescentes acompanhadas e avaliadas aos 5, 8, 11, 13, 15 e 17 anos, mostraram que a atividade física melhora a massa muscular e isto é determinante da melhora na resistência óssea. Assim, a massa magra é forte preditor da adaptação óssea durante a infância e adolescência que pode ser explicado pela teoria mecanostática "músculos fortes exercem forças de tensão maiores sobre os ossos onde eles se inserem" confirmados por Rauch et al.[17].

O estudo de Fritz et al.[18] avaliou a massa óssea, estrutura óssea, massa muscular e força muscular em crianças após 7 anos de exercícios físicos controlados, de moderada intensidade, 200 minutos /sem. Houve um ganho de 0,4 no desvio padrão comparado ao grupo controle, reduzindo o risco de fratura em 25%.

Segundo Troy et al.[7], adolescentes e meninas pré-púberes se beneficiam muito dos exercícios físicos para aumentar a massa óssea visando prevenir fraturas no futuro. Os exercícios de alto impacto como pular corda, saltitar ou exercícios de resistência combinados são os mais efetivos para a formação óssea. A frequência efetiva mínima é de 2 sessões/semana para manter ou melhorar o osso. As atividades de alto impacto por um tempo inferior a 30' têm efeito positivo na DMO do colo do fêmur, mas não na coluna. As caminhadas de baixo impacto para ser bom para o colo do fêmur têm de ser intervenção por mais de 6 meses.

EXERCÍCIOS PARA PREVENÇÃO DE OSTEOPOROSE NA PÓS-MENOPAUSA

A formação de pico da massa óssea até aos 20 anos vai ser muito importante na qualidade do osso após a menopausa quando, o hipoestrogenismo determina aumento da reabsorção e redução da massa óssea. Em geral, o osso também declina com a idade e, portanto, a maximização da massa óssea é recomendada a todas as jovens como prevenção da osteoporose. As deficiências nutritivas principalmente do cálcio, da vitamina D e os problemas endócrinos devem ser investigados e corrigidos[2].

A atividade física é fator que pode modificar o risco para osteoporose, melhorando a saúde óssea. Estudos longitudinais mostram que o benefício do ganho da massa óssea durante a adolescência persiste na idade adulta. O aumento da DMO durante a idade adulta aumenta o tamanho do osso cortical e a resistência óssea, reduzindo o risco de fratura do quadril em idade mais avançada[2].

A falta de atividade física, por exemplo em pessoas acamadas, por falta de estímulo mecânico faz perder rapidamente a massa óssea. Exercícios de alta intensidade podem ser difíceis de serem realizados por pessoas de idade com risco de fraturas, portanto, o melhor é construir uma reserva suficiente de massa óssea quando ainda jovens. Massa óssea aos 70 anos depende do pico formado até os 30 anos. Na época do crescimento, as atividades de baixo impacto contribuem para a formação de osso mais saudável[14,19].

Em relação à perda óssea em mulheres na pós-menopausa devido à perda estrogênica, há metanálise de seis estudos clínicos na pós-menopausa, de mulheres entre 52 e 68 anos que se beneficiaram da reposição hormonal associada à atividade física quando comparadas com as que fizeram exercícios, isoladamente[20].

As caminhadas de recreação e outras formas de atividades aeróbicas de baixo impacto como ciclismo e natação mostram pouco efeito na prevenção da perda óssea em mulheres na pós-menopausa, mas são boas para a saúde cardiometabólica. Isto é explicado pelo fato de que essas atividades de baixo impacto gravitacional não são suficientes para causar a deformação óssea e adaptação esquelética[3]. A hidroginástica pode evitar a perda óssea desde que seja de alta intensidade e por período maior que 6 meses seguidos[21].

Com condições físicas adequadas, é possível fazer exercícios de alto impacto. O exercício de treinamento progressivo de resistência (TPR) é recomendado como estratégia efetiva para aumentar ou manter a DMO em mulheres na pós-menopausa. Deve formar a base de qualquer programa de exercícios designado para reduzir o risco de fraturas[3].

EXERCÍCIOS PARA O TRATAMENTO DA OSTEOPOROSE

Na prática clínica, a prescrição de exercícios em pessoas de idade e com osteoporose deve ser precedido de uma boa avaliação da paciente para definir o tipo de exercício, a intensidade e a duração do programa proposto. A decisão depende da força muscular da pessoa, amplitude do movimento, maneira de caminhar, equilíbrio, função cardiopulmonar, comorbidades, DMO, história pregressa de fraturas, risco de quedas. De fato, exercícios de alto impacto são bons para aumentar a massa óssea de jovens, mas não deve ser indicado para idosas osteoporóticas. Em pessoas com osteoporose grave, recente história de fratura ou outras comorbidades, tais como, dor da osteoartrite, o impacto dos exercícios com peso pode ser contraindicado. Para pessoas com baixa DMO da coluna é bom evitar flexão (como nas abdominais comuns) ou torção da coluna (exercícios de rotação)[14].

Em relação a trabalhos na literatura, a revisão de Cochrane com metanálise de 43 estudos clínicos e 4.320 pacientes concluiu que a melhor intervenção no colo do fêmur é exercícios de resistência, como levantamento de pesos e não as de sobrecarga corporal; e para a coluna vertebral, melhor é a combinação de exercícios[1].

Os resultados de metanálise de intervenções nas mulheres na pós-menopausa (11 estudos clínicos com 1.061 mulheres) mostraram que os programas que integram diferentes modalidades de exercícios (resistência, impacto e atividade aeróbica multidirecional) foram positivos para DMO do colo do fêmur e da coluna vertebral[22].

Há poucos estudos que apoiam o benefício de Tai Chi, ioga e pilates. E o exercício de baixa intensidade, alta frequência da plataforma de treinamento de vibração do

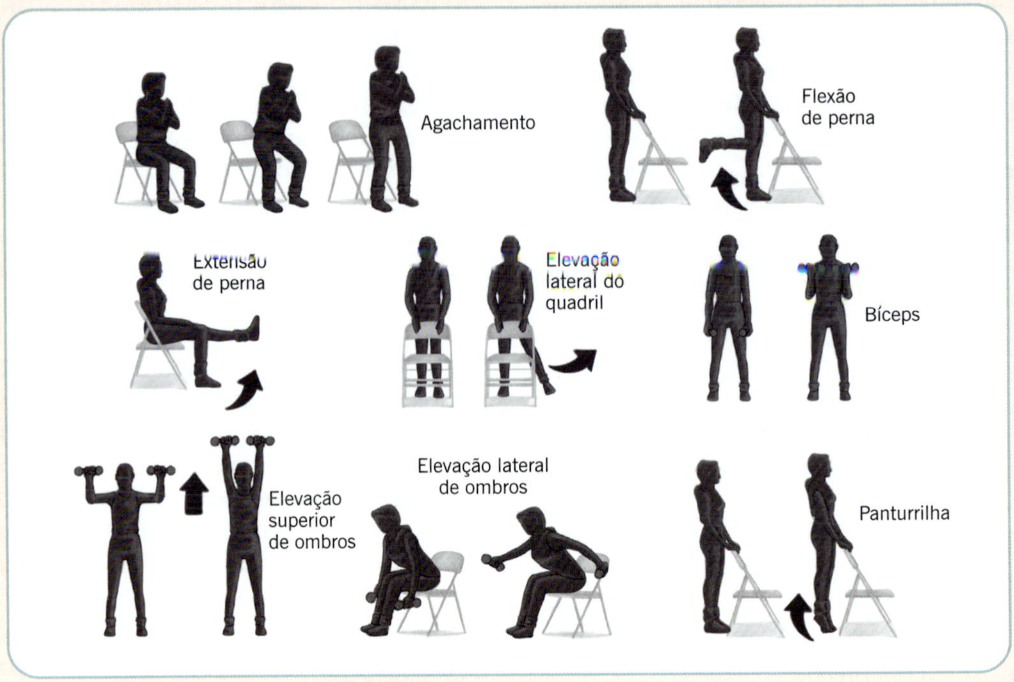

Fonte: adaptado de Kemier et al. (2013)[23].

Figura 3. Alguns tipos de exercícios recomendados.

corpo todo (WBV=*whole body vibration*) pode reduzir o risco de quedas[14].

As recomendações para a atividade física em mulheres com osteoporose é o uso do programa de exercício individualizado[3,14]. Na figura 3[13] são mostrados alguns exercícios que podem ser efetuados em casa, acessível, de baixo custo.

EXERCÍCIOS PARA PREVENÇÃO DAS FRATURAS DE FRAGILIDADE

Em uma perspectiva clínica, ainda é incerto se há alguma atividade física que possa prevenir fraturas[3]. Em uma revisão sistemática e metanálise, de artigos de 1980 a 2012, Kemmler et al.[23], em 10 trabalhos controlados e 3 estudos, os exercícios de treinamento mostraram redução no número de fraturas em geral em 51% [RR = 0,49 (CI:0,31-0,76)], porém com alguma evidência de viés pela heterogeneidade dos estudos. Houve redução da fratura vertebral em 44% [RR = 0,56 (CI:0,30-1,04)], mas com significância limítrofe segundo os autores.

Em outra metanálise, Zhao et al.[24] em 15 estudos clínicos controlados, incluindo 3.136 participantes, mostraram que o exercício reduziu em quase 40% o risco de fraturas relacionadas a quedas [RR = 0,604 (CI:0,453-0,840)](p=0,03). Este achado é importante porque cerca de 90% das fraturas de quadril resultam de quedas[3]. Assim, a atividade física age tanto para prevenção primária, como secundária da fratura osteoporótica.

RECOMENDAÇÕES

A atividade física deve ser incentivada a todas as meninas pré-púberes e adolescentes pelo benefício enorme que os exercícios físicos trazem para a formação da massa óssea nesta faixa etária, visando evitar fraturas no futuro.

A atividade física é recomendada para a prevenção e tratamento da osteoporose de forma isolada ou concomitante à reposição hormonal ou tratamento farmacológico para a osteoporose.

A atividade física é recomendada em todas as faixas etária, inclusive em idade mais avançada para a prevenção de fraturas de fragilidade, pois, pode evitar perda óssea maior e fortalecer os músculos para impedir as quedas.

Deve-se orientar medidas de segurança para as atividades para evitar quedas e contrações musculares intensas em mulheres com idade avançada e osteoporose.

CONSIDERAÇÕES FINAIS

A orientação para atividade física é importante para a manutenção da massa óssea em todos os períodos da vida e, em especial atenção, durante a infância e a adolescência. É fator relevante também para a prevenção primária e secundária da fratura osteoporótica. Pode ser associado ao tratamento medicamentoso com fármacos antirreabsortivos na prevenção de fraturas após a menopausa.

REFERÊNCIAS BIBLIOGRÁFICAS

1. Howe TE, Shea B, Dawson LJ, Downie F, Murray A, Creed G et al. Exercise for preventing and treating osteoporosis women. Cochrane Database of Systematic Reviews. 2011;7:1-167.
2. Carter MI, Hinton PS. Physical activity and bone health. Missouri Med. 2014;111:59-64.
3. Daly RM, Via JD, Duckham RL, Fraser SF, Helge EW. Exercise for the prevention of osteoporosis in postmenopausal women: an evidence-based guide to the optimal prescription. Braz. J. Phys. Ther., 2019; 23:170-180.
4. Weaver CM, Gordon CM, Janz KF, Kalkwarf HJ, Lappe JM, Zemel BS et al. The National Osteoporosis Foundation's position statement on peak bone mass development and lifestyle factors: a systematic review and implementation recommendations. Osteoporos Int. 2016;27:1281-1386.
5. Krahenbühl T, Guimarães RF, Barros Filho AA, Gonçalves EM. Bone geometry and physicalactivity in children and adolescents: systematic review. Ver. Paul. Pediatr. 2018;36:230-237.
6. Hill PA. Bone remodeling. Br J Orthod. 1998;25:101-07.
7. Troy KL, Mancuso ME, Butler TA, Johnson JE. Exercise early and often: effects of physical activity and exercise on women's bone health. Int. J. Environ. Res. Public. Health. 2018;15(5).878.
8. Chew CK; Clarke BL. Causes of low peak bone mass in women. Maturitas. 2018;111:61-8.
9. Robling AG, Hinant FM, Burr DB, Turner CH. Improved bone structure and strength after long-term mechanical loading is greatest if separated into short bouts. J bone Miner Res. 2002;17:1545-54.
10. Frost HM, Schonau E. The "muscle-bone unit" in children and adolescentes: a 2000 overview. J Pediatr Endocrinol Metab. 2000; 13:571-90.
11. Tenforde AS, Fredericson M. Influence of sports participation on bone health in the

young athlete: a review of the literature. P M R. 2011;3:861-7.

12. Turner CH, Robling AG. Mechanism by which exercise improves bone strength. J Bone Miner Metab. 2005;23 suppl:16-22.
13. Kemmler W, Engelke K, von Stengel S. Long-term exercise and bone mineral density changes in postmenopausal women - are there periods of reduced effectiveness? J Bone Miner Research. 2016;31:215-22.
14. Benedetti MG, Furlini G, Zati A, Mauro GL. The effectiveness of physical exercise on bone density in osteoporotic patients. 2018;2018, article ID4840531, 10 p.
15. Kohrt WM, Bloomfield SA, Litle KD, Nelson ME, Yingling VR. Physical activity and bone health. Med Sci in Sports and Exerc. 2004;36:1985-96.
16. Zymbal V, Baptista F, Letuchy EM, Janz KF, Levy SM. Mediating effect of muscle on the relationship of physical activity and bone. Med Sci Sports Exerc. 2019;51:202-10.
17. Rauch F, Bailey DA, Baxter-Jones A, Mirwald R, Faulkner R. The “muscle-bone unit” during the pubertal growth spurt. Bone. 2004;34:771-5.
18. Fritz J, Rosengren BE, Dencker M, Karlsson C, Karlsson MK. A seven-year physical activity intervention for children increased gains in bone mass and muscle strength. Acta Paediatr. 2016;105:1216-24.
19. Willems HME, Van den Heuvel EGHM, Schoemaker RJW, Klein-Nulend J, Bakker AD. Diet and exercise: a match made in bone. Curr Osteoporos Rep. 2017;15:555-63.
20. Zhao R, Xu Z, Zhao M. Effects of estrogen treatment on skeletal response to exercise in the hips and spine in postmenopausal women: a meta-analysis. Sports Med. 2015;45:1163-73.
21. Simas V, Hing W, Pope R, Climstein M. Effects of water-based exercise on bone health of middle-aged and older adults: a systematic review and meta-analysis. Open Access J Sports Med. 2017;8:39-60.
22. Zhao R, Zhang M, Zhang Q. The effectiveness of combined exercise interventions for preventing postmenopausal bone loss: a systematic review and meta-analysis. J Orthop Sports Phys Ther. 2017;47:241-51.
23. Kemmler W, Häberle L, Von Stengel S. Effects of exercise on fracture reduction in older adults: a systematic review and meta-analysis. Osteoporos Int. 2013; 24:1937-50.
24. Zhao R, Feng F, Wang X. Exercise interventions and prevention of fall-related fractures in older people: a meta-analysis of randomized controlled trials. Int J Epidemiol. 2017;46:149-61.

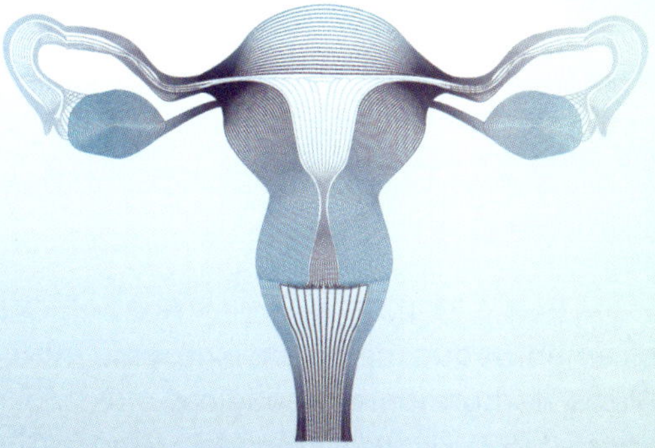

capítulo 42

Medicamentos para melhor desempenho (riscos e benefícios)

Maíta Poli de Araújo

INTRODUÇÃO

O uso de substâncias para melhorar o desempenho físico remontam da Antiguidade[1]. Os egípcios, 300 anos antes de Cristo, iam à guerra sob o efeito da folha de papoula, que tinha uma ação analgésica, narcótica e hipnótica[1]. Os vikings aumentavam sua força usando um alcaloide removido da pele de determinados sapos[1]. Na América do Sul, os índios mascavam folhas de coca em suas longas viagens para aumentar a resistência e diminuir o cansaço[1]. Contudo, foram os atletas gregos que mais fizeram uso de ervas, cogumelos, e até testículos de touro, que diziam ter muita testosterona[1].

Na II Guerra Mundial (1939 a 1945), os cientistas alemães sintetizaram a anfetamina para aumentar a acuidade visual dos pilotos[1]. Em 1946, os soldados que atuavam no campo de batalha faziam uso de esteroides anabólicos para aumentar a força e a agressividade. Após a II Guerra Mundial, vários tipos de doping foram desenvolvidos e invadiram o esporte de alto rendimento. Assim, preocupada com esse problema, a partir de 1967, a Comissão Médica do Comitê Olímpico Internacional (COI) instituiu uma lista de substância proibidas no esporte[1].

Os medicamentos no campo das atividades desportivas têm características peculiares. O consumo desses produtos (por conta própria ou sob prescrição) pode impedir que os objetivos iniciais sejam atingidos e ainda podem causar danos irreversíveis à saúde. Da mesma forma, essa distorção pode ter um efeito devastador na carreira das atletas, especialmente em categorias de alta performance[1].

Atualmente, muitos são os medicamentos que melhoram o desempenho esportivo, sendo os agentes anabólicos, os hormônios peptídicos e os agonistas dos receptores adrenérgicos Beta 2 (β2), os mais utilizados[1] (Figura1).

No âmbito do esporte amador, em que não há um controle antidopagem, usar substâncias para melhorar o desempenho relaciona-se à busca por resultados desejados, o mais rapidamente possível. Estudos mostram que um em cada cinco praticantes de atividade física já fez uso de substâncias controladas ou proibidas. Além disso, muitos entendem que estas substâncias, principalmente os agentes anabólicos, são um grave problema de saúde pública, inferido pela cultura de automedicação e tráfico de medicamentos[2].

Este artigo tem como objetivo capacitar o ginecologista na identificação dos principais medicamentos utilizados para melhora da performance, seus benefícios, riscos e uma propedêutica mínima para quantificar o impacto na saúde das usuárias.

S1. Agentes anabólicos
- Esteroides anabólicos androgênicos (EAA)

S2. Hormônios peptídicos, fatores de crescimento e substâncias relacionadas
- Eritropoetina (EPO)
- Hormônio do crescimento (GH)
- Gonadotrofina coriônica (CG), hormônio luteinizante (LH) e seus fatores de liberaçã
- Corticotrofinas

S3. Beta-2-agonistas
- Salbutamol, formoterol e salmeterol

S4. Moduladores hormonais
- Inibidores de aromatase
- Moduladores seletivos de receptores de estrogênios
- Insulinas

Fonte: adaptada de Ljungqvist (2017)[1].

Figura 1. Principais classes de medicamentos que melhoram o desempenho esportivo.

AGENTES ANABÓLICOS (ESTEROIDES ANABÓLICOS ANDROGÊNICOS - EAA)

Os esteroides anabólicos androgênicos são derivados sintéticos da testosterona. Estas substâncias têm uma ação anabólica e uma ação androgênica, motivo pelo qual alguns efeitos colaterais importantes podem ser vistos em mulheres[3].

Os anabolizantes podem ser usados pela via oral (metandiona, estanazolol e oxandrolona), injetável (decanoato de nandrolona e ciprionato de testosterona), implantados sob a pele (testosterona manipulada) ou pela via tópica (gel ou creme de testosterona)[4].

Existem quatro esquemas básicos de uso dos agentes anabólicos no esporte[5]:

- **Ciclo**: uso de um único medicamento de 4 a 12 semanas.
- **Pirâmide**: aumento progressivo da dose de um único medicamento com posterior redução.
- ***Stacking***: combinação de múltiplos esteroides anabólicos.
- **Combinado**: associação dos agentes anabólicos com outras substâncias, como hormônio do crescimento, insulina e diurético.

As esportistas que usam mais frequentemente os anabolizantes são as fisiculturistas, as que praticam levantamento de peso e as corredoras. O uso geralmente começa por volta dos 20 anos de idade e dura cerca de um ano. A maioria das usuárias sabe dos riscos, mas acredita que os efeitos colaterais são mínimos e temporários[6].

Os principais benefícios dos esteroides anabólicos androgênicos estão relacionados ao ganho de massa magra, hipertrofia, recuperação muscular e emagrecimento. Por isso, em mulheres, estes medicamentos são muito atrativos para condições estéticas e atléticas[7].

Os riscos relacionados aos anabolizantes são múltiplos, imprevisíveis e graves[8]. Diversos sistemas podem ser acometidos, sendo a dependência, as alterações do perfil lipídico e do sistema neuroendócrino os mais comuns (Figura 2).

Quase 60% das usuárias de esteroides anabólicos podem desenvolver algum grau de dependência, dificultando a suspensão do uso. Por vezes, um quadro de dismorfia muscular (distorção da imagem corporal) está associado às usuárias, o que piora ainda mais a retirada da substância[6].

O aparecimento dos efeitos adversos pode iniciar após meses (distúrbios menstruais, acne e alopecia) ou anos (hepatocarcinoma), e podem ser reversíveis (alopecia e amenorreia) ou irreversíveis (alterações de voz e clitóris)[9].

Vários fatores, como o tipo de esporte, intensidade e balanço energético podem contribuir para um estado de hipogonadismo hipogonadotrópico em esportistas do sexo feminino, mesmo sem abuso de EAA[9]. Contudo, o ginecologista deve saber que períodos prolongados de hipogonadismo podem levar a graves consequências adversas à saúde, como baixa densidade mineral óssea, aterosclerose e aumento do risco cardiovascular[10].

O diagnóstico da usuária de esteroide anabólico androgênico deve ser feito por uma anamnese detalhada, procurando o tipo de medicamento usado, a quantidade e duração. Durante o exame físico, procurar sinais de hirsutismo, aumento da pressão arterial, estrias e hipertrofia de clitóris[11].

Como parte dos exames complementares, tem sido proposta uma investigação laboratorial mínima com avaliação do perfil lipídico, hemograma, enzimas hepáticas

Muito comum

- Dependência, mania, hipomania
- Dislipidemia, ateroesclerose, cardiomiopatia
- Distúrbios neuroendócrinos

Comum

- Violência e agressividade
- Acne
- Estrias
- Distúrbios de condução cadíaca
- Alteração na coagulação
- Policitemia
- Hipertensão
- Efeito inflamatório e colestático
- Insuficiência renal por rabdomiólise
- Glomeruloesclerose focal
- Ruptura tendínea

Pouco comum / Provável

- Neoplasias
- Apoptose neuronal e déficit cognitivo

Fonte: adaptada de Nieschlag; Vorona (2015)[8].

Figura 2. Risco do uso dos esteroides anabólicos androgênios.

e função renal. Importante a solicitação de exames de imagem como a ultrassonografia abdominal e ou transvaginal, nos casos de amenorreia. A avaliação cardíaca mínima inclui o eletrocardiograma de repouso de 12 derivações em mulheres com menos de 35 anos e o teste ergométrico para mulheres acima de 35 anos. O ecocardiograma deve ser solicitado quando houver suspeita de cardiomiopatia[11]. (Figura 3).

HORMÔNIOS PEPTÍDICOS

Os principais hormônios peptídicos usados para melhora do desempenho esportivo são a eritroetina (EPO) e o hormônio do crescimento (GH).

Eritropoetina (EPO)

A eritropoetina (EPO) é um hormônio glicoproteico que regula a eritropoiese. Como a EPO aumenta a capacidade do corpo para transporte de oxigênio, ela atrai esportistas que praticam modalidades aeróbicas de alto rendimento, como o ciclismo e a maratona[12].

O principal medicamento usado para melhora de desempenho em ciclistas é a eritropoictina humana recombinante (rHuEPO). Esta substância tem o benefício de aumentar a hemoglobina, o consumo máximo de oxigênio (VO_2 máximo) e a capacidade de suportar o exercício[12].

Os principais riscos relacionados à EPO estão relacionados ao aumento da

Exames indicados	
Teste/estudo	**Finalidade**
Hemograma	→ Avaliar eritrocitose e trombocitopenia
Coagulograma	→ Medir risco pró-trombótico
Perfil lipídico	→ Avaliar HDL e LDL
FSH/estradiol	→ Avaliar amenorreia (FSH costuma ser anormal e estradiol pode estar baixo)
Enzimas hepáticas	→ Esclarecer suspeita de colestase
US de abdome	→ Pesquisar lesões hepáticas focais
US transvaginal	→ Avaliar tamanho do útero e espessura do endométrio
ECG de repouso	→ Pesquisar arritmias cardíacas (< 35 anos)
Teste ergométrico	→ Pesquisar isquemia do miocárdio (> 35 anos)
Ecocardiograma	→ Avaliar espessura do miocárdio

Fonte: adaptada de Araújo (2019)[11].

Figura 3. Exames sugeridos para mulheres que fazem uso de esteroides anabólicos androgênicos.

viscosidade sanguínea, devido à elevação do hematócrito. Neste sentido, pode ocorrer hipertensão arterial, trombose venosa, embolia pulmonar, hiperpotassemia e síndrome pseudogripal. Mesmo depois da suspensão do medicamento, o hematócrito e a viscosidade sanguínea podem continuar aumentando[13].

Devido aos graves riscos do uso da EPO no esporte, desde 1997, a União ciclística internacional (UCI) controla o hematócrito dos atletas, considerando como não apto para a prática desportiva, hematócritos maiores do que 50%[13].

Hormônio do crescimento (GH)

O hormônio do crescimento, também chamado de hormônio somatotrópico ou somatotropina é uma proteína produzida endogenamente pela hipófise anterior. Tanto no repouso como no exercício, mulheres apresentam maiores e mais frequentes liberações de GH quando comparadas aos homens[14].

A somatotropina apresenta efeitos anabólicos importantes, sendo responsável pelo crescimento de quase todos os tecidos do corpo, devido ao aumento do tamanho das células e do número de mitoses. Ademais, promove a hipertrofia muscular pela facilitação do transporte de aminoácidos para o interior das células e estimula a lipólise[14].

O GH foi aprovado para adultos com deficiência pituitária ocasionada por tumor hipofisário, cirurgia e irradiação, além de pacientes com sarcopenia grave. Entretanto, já no início da década de 1980, atletas começaram a abusar desta substância devido aos seus efeitos anabólicos. As principais modalidades esportivas que usam este medicamento são a natação e o fisiculturismo. Neste último caso, associados ou não aos esteroides anabólicos androgênicos[14].

Os riscos relacionados a este medicamento são raros, mas extremamente graves. São complicações do GH exógeno: pseudotumor cerebral, resistência à insulina, aumento de nevos, ginecomastia, pancreatite, síndrome do túnel do carpo, retenção de fluidos, dor muscular e aumento da pressão arterial[14].

O GH vem sendo efetivamente usado como recurso ergogênico no esporte, desde o ano de 1988, após a vitória de Ben Johnson nos 100 metros rasos dos Jogos Olímpicos de Seul. Embora seja um medicamento caro, seu uso combinado com os anabolizantes é muito popular em academias, a despeito dos riscos graves à saúde.

Beta-2 agonistas

Os agonistas adrenérgicos Beta-2 são substâncias que ativam os receptores beta-adrenérgicos, sendo farmacologicamente similares às catecolaminas, como a dopamina, norepinefrina (noradrenalina) e epinefrina (adrenalina). Ao ativar receptores específicos da membrana das fibras musculares e dos adipócitos, têm um efeito sinérgico na redução de massa gorda e antagônico no aumento da massa muscular. Além disso, como esta substância provoca broncodilatação, ela é procurada por nadadores[15].

Os Beta-2 agonistas mais utilizados no esporte são o salbutamol, formoterol e salmeterol, e os principais efeitos colaterais relacionados a estes medicamentos são o tremor, a taquicardia e a hiperglicemia[15].

Moduladores hormonais

O principal modulador hormonal utilizado para melhorar o desempenho esportivo é o anastrozol. Esta substância inibe a enzima aromatase, impedindo a conversão da testosterona em estrogênio. Assim, a expectativa do uso deste medicamento é o maior ganho de massa muscular e a diminuição da gordura corporal por aumento da testosterona circulante[2].

Os efeitos colaterais relacionados ao uso do anastrozol são leves, e incluem: fogacho, astenia, cefaleia, náuseas e erupções cutâneas[2].

CONSIDERAÇÕES FINAIS

O uso de medicamentos para melhorar a performance não é recomendado, pois os efeitos podem ser múltiplos, graves e irreversíveis. O ginecologista deve estar apto a reconhecer as principais substâncias utilizadas pelas esportistas, o perfil da atleta e os riscos inerentes ao uso (Figura 4).

REFERÊNCIAS BIBLIOGRÁFICAS

1. Ljungqvist A. Brief history of anti-doping. Med Sport Sci. 2017;62:1-10.
2. Lazuras L, Barkoukis V, Loukovitis A, et al. "I want it all, and I want it now": Lifetime prevalence and reasons for using and abstaining from controlled Performance and Appearance Enhancing Substances (PAES) among young exercisers and amateur athletes in five European Countries. Front Psychol. 2017;8:717.
3. Strauss RH, Liggett MT, Lanese RR. Anabolic steroid use and perceived effects in

Tabela 1. Resumo da lista de medicamentos utilizados para melhora do desempenho esportivo concorde ao tipo de esporte, benefícios e riscos

Classe de medica-mento	Exemplos	Esporte que mais usa	Benefícios	Principais riscos
Esteróide anabólico androgênico	Oxandrolona Estanazolol Nadrolona	▪ Fisiculturismo ▪ Levantamento de peso	▪ Força ▪ Emagrecimento	▪ Dependência ▪ Dislipidemia ▪ Cardiomiopatia ▪ Distúrbios neuroendócrinos ▪ Hipertrofia clitoris ▪ Alteração de voz
Eritropoetina	Eritropoieti-na humana recombinante (rHuEPO)	▪ Ciclismo ▪ Corrida de longa distância	▪ Aumento de VO_2 máximo	▪ Hipertensão arterial ▪ Trombose ▪ Embolia pulmonar ▪ Síndrome pseudo--gripal
Hormônio de crescimento	Somatrotopina	▪ Fisiculturismo ▪ Corrida de curta distância	▪ Hipertofia muscular ▪ Lipólise	▪ Pseudotumor cerebral ▪ Resistência à insulina ▪ Síndrome do túnel de carpo ▪ Hipertensão arterial
Beta 2 agonistas	Salbutamol, Formoterol Salmeterol	▪ Natação	▪ Broncodilatação	▪ Tremor ▪ Taquicardia ▪ Hiperglicemia
Moduladores hormonais	Anastrozol	▪ Fisiculturismo ▪ Corrida de curta distância	▪ Aumento de massa magra	▪ Fogacho ▪ Astenia ▪ Cefaleia ▪ Erupções cutâneas

Fonte: adaptada pela autora com base nos dados de sua pesquisa.

ten weight-trained women athletes. JAMA 1985;253:2871-3.

4. Hoffman JR, Ratamess NA. Medical issues associated with anabolic steroid use: are they exaggerated? J Sports Sci Med. 2006;5(02):182-93.

5. Pope HG Jr, Kanayama G, Athey A, Ryan E, Hudson JI, Baggish A. The lifetime prevalence of anabolic-androgenic steroid use

and dependence in americans: current best estimates. Am J Addict. 2014;23(4):371-7.

6. Oliveira LL, Cavalcante Neto JL. Fatores sociodemográficos, perfil dos usuários e motivação para o uso de esteroides anabolizantes entre jovens adultos. Rev. Bras. Ciênc. Esporte. 2018;40(3):309-17.
7. Andrews MA, Magee CD, Combest TM, Allard RJ, Douglas KM. Physical effects of anabolic-androgenic steroids in healthy exercising adults: a systematic review and meta-analysis. Curr Sports Med Rep. 2018;17(7):232-41.
8. Nieschlag E, Vorona E. Doping with anabolic androgenic steroids (AAS): Adverse effects on non-reproductive organs and functions. Rev Endocr Metab Disord 2015;16(03):199-211.
9. Christou MA, Christou PA, Markozannes G, Tsatsoulis A, Mastorakos G, Tigas S. Effects of anabolic androgenic steroids on the reproductive system of athletes and recreational users: a systematic review and meta-analysis. Sports Med 2017;47(09):1869-83.
10. Nieschlag E, Vorona E. Medical consequences of doping with anabolic androgenic steroids: effects on reproductive functions. Eur J Endocrinol Eur Fed Endocr Soc. 2017;173(2):47-58.
11. Araújo MP. Androgen abuse among recreational athletes. Rev Bras Ginecol Obstet. 2019;41(12):679-681.
12. Sgrò P, Sansone M, Sansone A, Romanelli F, Di Luigi L. Effects of erythropoietin abuse on exercise performance. Phys Sportsmed. 2018;46(1):105-15.
13. Salamin O, Kuuranne T, Saugy M, Leuenberger N. Erythropoietin as a performance-enhancing drug: Its mechanistic basis, detection, and potential adverse effects. Mol Cell Endocrinol. 2018;464:75-87.
14. Siebert DM, Rao AL. the use and abuse of human growth hormone in sports. Sports Health. 2018;10(5):419-26.
15. Hostrup M, Jacobson GA, Jessen S, Lemminger AK. Anabolic and lipolytic actions of beta2 -agonists in humans and antidoping challenges. Drug Test Anal. 2020;12(5):597-609.

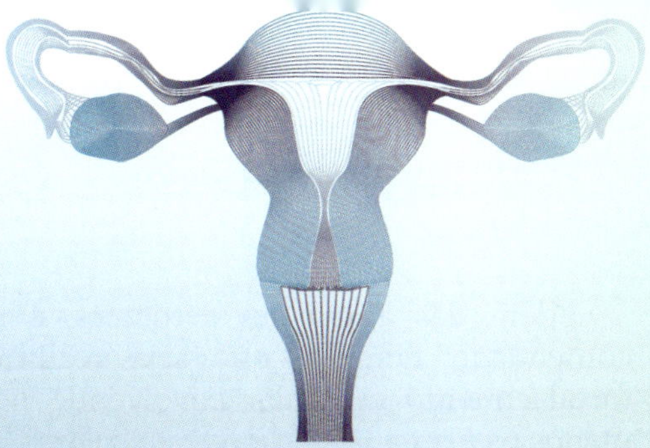

capítulo 43

Como orientar a atividade física

- Tathiana Rebizzi Parmigiano
- Taline Costa

ATIVIDADE FÍSICA, EXERCÍCIO OU ESPORTE?

Atividade física e exercício físico são conceitos diferentes embora sejam comumente usados como sinônimos. Atividade física é definida como qualquer movimento corporal produzido pela contração dos músculos esqueléticos resultando em um aumento das necessidades calóricas em relação ao repouso. Por exemplo, deslocar-se a pé até o ponto de ônibus ou fazer faxina na casa é uma atividade física[1].

Exercício é um tipo de atividade física com movimentos estruturados, programados e repetitivos visando melhora ou manutenção de um ou mais componentes da aptidão física (flexibilidade, agilidade, equilíbrio, coordenação, resistência aeróbia, força muscular, composição corporal, entre outros). Por exemplo, realizar caminhadas/corridas ou fazer ioga são considerados exercícios[1].

Esporte se caracteriza como uma atividade competitiva, institucionalizada, que envolve esforço físico vigoroso ou uso de habilidades motoras relativamente complexas visando desempenho máximo. A transformação de um exercício físico em esporte envolve, portanto, a padronização e imposição de regras e condições padronizadas, além do desenvolvimento formal de habilidades[1].

SEDENTARISMO: QUESTÃO DE SAÚDE PÚBLICA

A inatividade física é caracterizada pelo não cumprimento das recomendações mínimas segundo a Organização Mundial de Saúde (OMS). Já o comportamento sedentário é caracterizado por uma série de atividades com baixo gasto energético (≤ 1,5 equivalentes metabólicos, por exemplo, assistir televisão) e também é considerado fator de risco independente para o desenvolvimento de doenças crônicas degenerativas e aumento do risco de mortalidade por todas as causas[2,3].

O aumento dos níveis de exercício físico é fundamental na promoção da saúde, além dos efeitos sobre o bem-estar e melhoria da qualidade de vida. Além disso, o exercício físico está associado não só à prevenção mas também ao tratamento de 26 doenças crônicas, dentre elas, destacam-se doenças cardiovasculares (hipertensão, acidente vascular cerebral, coronariopatias, insuficiência cardíaca e doença arterial periférica), câncer (mama, cólon e intestino), doenças pulmonares (doença pulmonar obstrutiva crônica, asma, fibrose), doenças musculoesqueléticas (osteoporose, osteoartrite, lombalgia, doenças reumatológicas), doenças metabólicas (obesidade, dislipidemia, síndrome metabólica, síndrome dos ovários policísticos, diabetes mellitus tipo 1 e 2), doenças psiquiátricas (depressão, ansiedade, estresse, esquizofrenia) e doenças neurológicas (demência, Parkinson e esclerose múltipla)[4].

Apesar de todos os benefícios, a inatividade física ainda é considerada uma epidemia mundial pela Organização Mundial de Saúde (OMS) e está entre as principais causas de mortalidade precoce no mundo. Em estudo publicado pela OMS em 2018, estimou-se que 28% da população mundial (1,4 bilhões de pessoas) se mantêm fisicamente inativa. No Brasil, estima-se que cerca de 47% da população adulta não pratica as quantidades mínimas recomendadas. Portanto, o aprimoramento da atividade física ainda é considerado um grande desafio à saúde pública[2].

RECOMENDAÇÕES DE EXERCÍCIO PARA SAÚDE E QUALIDADE DE VIDA

A OMS recomenda, para adultos entre 18-64 anos, no mínimo 150 minutos de atividade aeróbica moderada por semana ou 75 minutos de atividade intensa ou uma combinação equivalente dessas intensidades. As atividades podem ser fracionadas ao longo do dia em períodos de pelo menos 10 minutos de duração[3,5].

Preconiza-se que para se obter benefícios adicionais à saúde, os adultos devem aumentar a dose de exercício de intensidade moderada para 300 minutos por semana ou o vigoroso para 150 minutos por semana[3,5].

Além das atividades aeróbicas, é recomendado também que seja realizado fortalecimento muscular envolvendo pelo menos os principais grupos musculares, no mínimo duas vezes por semana[3,5].

Orientações para exercícios para comorbidades mais comuns: diabetes mellitus, hipertensão e obesidade

O treinamento feito de forma regular promove mudanças anatômicas e fisiológicas no organismo importantes para prevenção e tratamento de doenças crônicas (diabetes, hipertensão e obesidade). A adaptação crônica ao exercício leva à melhora da contratilidade e da capacidade de trabalho cardíaco, melhora da função endotelial, melhora da tolerância à glicose, maior sensibilidade à insulina e diminuição da hemoglobina glicada. Além disso, existem fortes evidências de que a atividade física é importante para prevenir o ganho de peso em geral, bem como para manter o peso corporal após a perda de peso[3,4].

O treinamento deve seguir as recomendações gerais. Exercício de intensidade moderada, totalizando 150 min/sem, está associado à redução de morbimortalidade em estudos observacionais em todas as populações. Estudos epidemiológicos demonstram que atividades de baixa intensidade já são suficientes para reduzir o risco dessas doenças, mas é provável que a prática de exercícios mais vigorosos proporcione benefícios ainda maiores[3].

Assim, todos os indivíduos com comorbidades devem passar por uma avaliação médica minuciosa, além de incentivá-los a serem regularmente ativos, incluindo em sua rotina mais movimentos físicos diários e exercícios estruturados, para melhorar saúde e longevidade.

Existem inúmeras considerações que devem ser analisadas para um efetivo programa de exercícios, lembrando que a intensidade e duração devem ser leves no início, principalmente para adultos descondicionados, funcionalmente limitados ou com condições crônicas que afetam sua capacidade de realizar tarefas físicas. A progressão da atividade física deve ser prescrita por um profissional de educação física de forma individualizada e adaptada à tolerância e preferência[3,4].

Recomendações em grupos especiais – gestantes

Os consensos atuais relacionados à prática de exercício físico na gestação ressaltam que inúmeros são os benefícios relacionados à saúde materna e fetal. Ressaltam, ainda, maior incidência de parto vaginal e menor incidência de ganho de peso materno, diabetes gestacional, desordens hipertensivas, prematuridade, cesarianas e baixo peso fetal, entre aquelas que se mantêm ativas durante a gestação[6].

Mulheres sem complicações conhecidas (Tabela 1) devem ser encorajadas a participarem de exercícios antes, durante e após a gestação[7].

É de responsabilidade do obstetra avaliar previamente essas mulheres, solicitar avaliações de especialistas quando necessário (cardiologistas e pneumologistas, por exemplo) e, assim, incentivá-las com

Tabela 1. Contraindicações absolutas e relativas para a prática de exercício físico na gestação

Contraindicações absolutas	Contraindicações relativas
Rotura de membranas, trabalho de parto prematuro	Perdas gestacionais recorrentes
Sangramento vaginal persistente de causa não conhecida	História prévia de parto prematuro
Placenta prévia após 28 semanas	Hipertensão gestacional
Pré-eclâmpsia	Anemia sintomática
Insuficiência istmo-cervical	Desnutrição
Restrição de crescimento intra-uterino	Desordem alimentar
Gestação múltipla (pe, trigêmeos)	Gemelar após 28 semanas
Diabetes tipo 1, hipertensão ou doença tireoidiana sem controle adequados	Doença cardiovascular ou respiratória moderada
Outra alteração cardiovascular, respiratória ou doença sistêmica	Outra condição médica significativa

Fonte: adaptada de Evenson et al. (2019)[7].

segurança, segundo recomendações presentes na Tabela 2. Ressaltamos que a maioria poderá se exercitar[8].

Apesar da intensidade por vezes ser estipulada em 140 bpm, vale ressaltar que isso, assim como toda a prescrição de exercícios, deve ser individualizada. O condicionamento e prática anteriores devem ser valorizados. Além disso, é comum que seja usado um recurso conhecido como "Talk-test" em que a gestante tenha sua percepção de esforço relacionada à possibilidade de se comunicar durante a prática, mas sendo incapaz de cantar durante a mesma (*Can talk but can not sing*)[7,8].

AVALIAÇÃO PRÉ-PARTICIPAÇÃO ESPORTIVA (APP)

A *American Heart Association* (AHA), a *European Society of Cardiology* (ESC) e a Sociedade Brasileira de Medicina Esportiva (SBMEE) recomendam que indivíduos que queiram se submeter a exercícios físicos em intensidades moderas a vigorosas e/ou realizá-los em níveis competitivos, façam uma avaliação clínica pré-participação (APP) para atividades físico-esportivas. Essa é uma avaliação médica aplicada antes da realização de exercício regular com objetivo de obter um amplo diagnóstico do estado de saúde e detectar possíveis doenças cardiovasculares que sejam incompatíveis com a realização de determinados tipos de exercício a fim de evitar morte súbita cardíaca[9].

As diretrizes divergem sobre quais exames complementares são indicados em virtude de seu custo-efetividade. A Diretriz em Cardiologia do Esporte e do Exercício da Sociedade Brasileira de Cardiologia e da Sociedade Brasileira de Medicina do Exercício e Esporte, atualizada em 2019, sugere que a APP deva ser associada no mínimo ao ECG de repouso de 12 derivações, no entanto, é importante

Tabela 2. Características da prática de exercício seguro na gestação	
Quando iniciar	1º trimestre ou após 12 semanas de gestação
Duração da sessão	30-60 minutos
Frequência semanal	Pelo menos 3-4 vezes (até diariamente)
Intensidade dos exercícios	Menos que 60-80% da FC máxima
Ambiente	Temperatura neutra ou condições controladas (ar-condicionado, evitar exposição excessiva ao calor)
Autopercepção da intensidade (Escala de Borg)	Intensidade moderada (12-14 escala de Borg)
Supervisão dos exercícios	Indicada, se possível
Quando parar	Até o parto (se tolerado)

Fonte: adaptada de Bisner et al. (2020)[8].

saber interpretar, pois mais de 80% dos atletas de alto rendimento apresentam achados no ECG que refletem adaptações cardíacas fisiológicas induzidas pelo exercício[9].

Uma avaliação complementar pode ser indicada, por exemplo, exames laboratoriais, teste ergométrico/ergoespirométrico, ecocardiograma, entre outros. A experiência e o bom senso do médico são fundamentais para indicação dos exames mais adequados visando à manutenção e melhoria da saúde do paciente a fim de prevenir condições potencialmente fatais desencadeadas pelo exercício[9].

Em relação às mulheres, um questionário pré-participação específico foi elaborado, visando identificar um possível prejuízo do ciclo hormonal em relação à prática e *performance* esportiva, assim como o conhecimento em relação a particularidades a que estão expostas, como a Tríade da Mulher Atleta (TMA) e a incontinência urinária. O mesmo é denominado PPGE – *Pre-participation gynecological evaluation*[10].

No caso das gestantes, há a possibilidade de se usar um instrumento traduzido e validado para o português denominado PARmed-X. Por meio de perguntas que deverão ser preenchidas parte pela gestante e parte pelo seu médico, esse questionário aborda o estado de saúde geral e atual da mesma, assim como seus hábitos no último mês e intenções relacionadas à atividade física no período gravídico. Além disso, são apresentadas as contraindicações à prática e orientações de como realizá-la em relação à *F*requência, *I*ntensidade, *T*empo e *T*ipo de atividade (FITT) e benefícios possíveis de serem alcançados[11].

DESEMPENHO ESPORTIVO

O treinamento visa promover adaptações responsáveis pelo desempenho. Para melhorar a performance, é desejável que o atleta experimente vários níveis de fadiga ao longo da periodização. Porém, é fundamental que haja um balanço adequado entre estresse físico/mental e recuperação[12].

O contínuo e prolongado estado de fadiga sem recuperação pode resultar em condições desfavoráveis como o *overreaching* não funcional, precursor da síndrome do *overtraining*, levando a alterações deletérias para saúde (lesões, alterações emocionais/metabólicas, entre outras), além da queda do desempenho esportivo prolongado e indesejado[12,13].

Para o sucesso esportivo, é necessária uma alta carga de treinamento, a qual deve ocorrer de maneira atenciosa e cuidadosa, pois a sobrecarga imposta ao organismo deve ser gradual, bem planejada e controlada com períodos regenerativos para promover as adaptações individuais necessárias. Dessa forma, é fundamental o seguimento com uma equipe multidisciplinar para monitorização do controle de carga com estratégias de *recovery*/recuperação, sono, alimentação e vida social.

A Tríade da Mulher Atleta é uma alteração que acomete esportistas, atletas ou não, independe de nível competitivo, e deve ser conhecida por ginecologistas e médicos de outras especialidades que tratem dessas mulheres. Foi inicialmente descrita em 1992, com seu conceito revisado em 2007, envolvendo três alterações inter-relacionadas: alterações alimentares que levariam a uma disponibilidade energética negativa e que, consequentemente, acarretaria disfunções menstruais associadas ao hipoestrogenismo, culminado com a perda de densidade mineral óssea[14].

Em 2014, o Comitê Olímpico Internacional atentou que a deficiência energética relativa no esporte (RED-S) poderia acometer outros sistemas além do reprodutor e ósseo, assim como acometer homens (Figura 1), com repercussões diversas (Figura 2). Sendo assim, a atenção deve ser voltada à orientação nutricional adequada e equipe multidisciplinar conhecedora dessas alterações, como previamente mencionado[15].

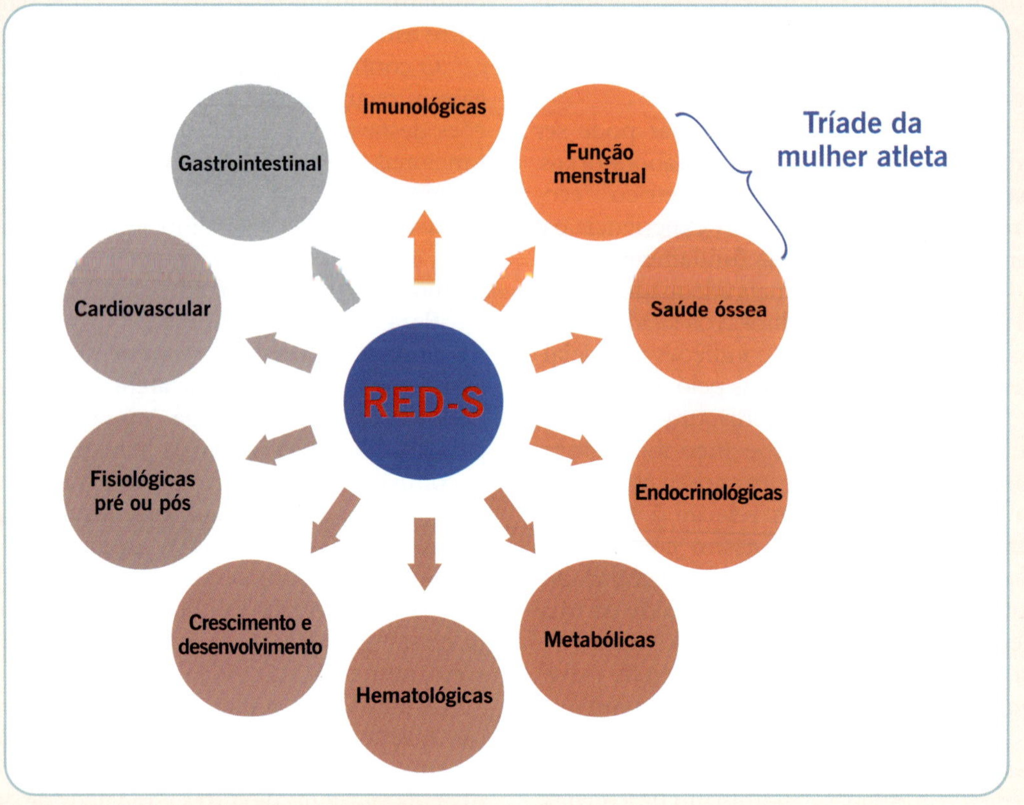

Fonte: adaptada de Mountjoy et al. (2014)[15].

Figura 1. Consequências à saúde relacionadas ao RED-S, demonstrando um acometimento ampliado em relação à TMA.

O PAPEL DO MÉDICO DO ESPORTE E SUA IMPORTÂNCIA NA CONDUÇÃO DE UMA EQUIPE MULTI/INTER/ TRANSDISCIPLINAR

O médico especialista em Medicina do Exercício e do Esporte orienta a prática de atividade física de modo individualizado, segundo as necessidades e os objetivos do paciente, seja ele atleta ou não, observando e analisando as reações de organismo ao treinamento. Também aplica esse conhecimento na prevenção e no tratamento de doenças, bem como na reabilitação e possíveis restrições ao programa de exercício.

Com essa expertise, o médico do exercício e do esporte é fundamental para dar suporte a todas as pessoas interessadas em inserir o exercício físico em busca de qualidade de vida, desde crianças até idosos. Além disso, atua ainda como gestor de saúde do indivíduo, cuidando do paciente e de toda a comunicação entre todos os

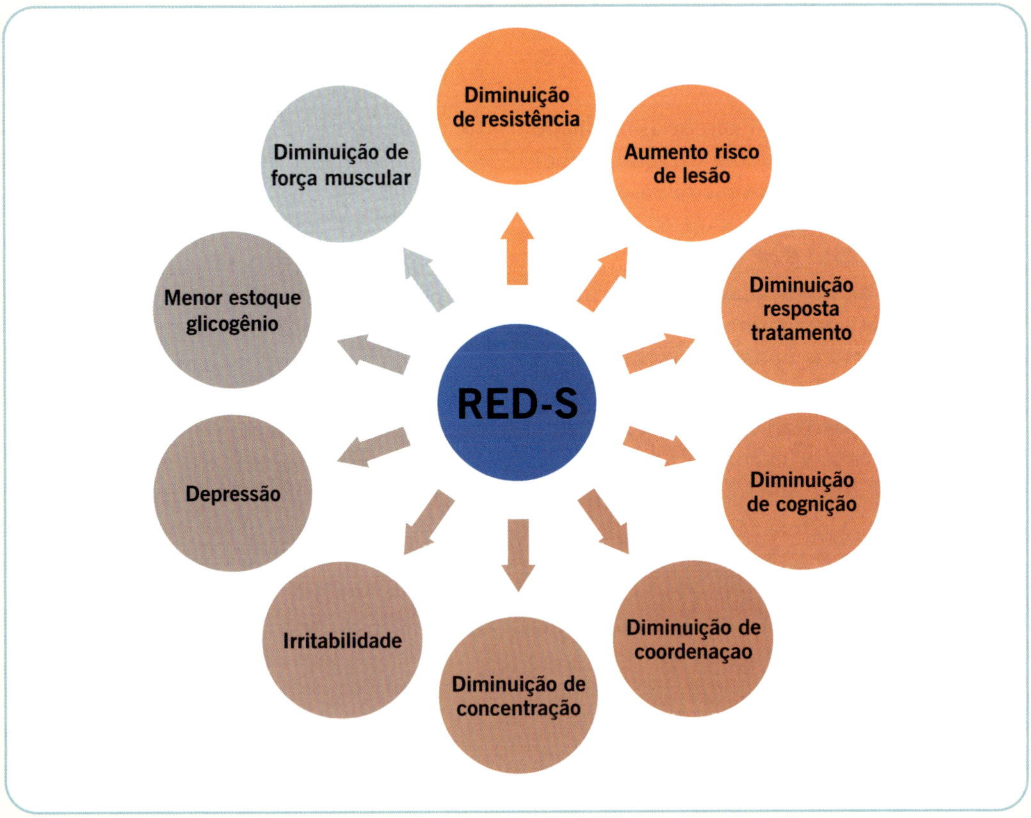

Fonte: adaptada de Mountjoy et al. (2014)[15].

Figura 2. Possíveis efeitos sobre a performance esportiva relacuonado ao RED-S.

profissionais de diversas áreas envolvidos (interdisciplinaridade), visando garantir a saúde e melhora de performance.

CONSIDERAÇÕES FINAIS

O exercício físico deve ser considerado como principal fator promotor de qualidade de vida e prevenção de doenças. É responsabilidade dos profissionais de saúde orientar e incentivar sua prática, proporcionando informação adequada a seus pacientes. O médico do esporte pode ser um grande aliado para um trabalho multi e interdisciplinar.

REFERÊNCIAS BIBLIOGRÁFICAS

1. Barbanti V. O que é esporte? Revista Brasileira de Atividade Física & Saúde. 2006;11(1):54-8.
2. Bueno DR et al. Os custos da inatividade física no mundo: estudo de revisão. Ciência & Saúde Coletiva. 2016(21):1001-10.

3. American College of Sports Medicine. ACSM's guidelines for exercise testing and prescription. Lippincott Williams & Wilkins; 2013 Mar 4.
4. Pedersen BK, Saltin B. Exercise as medicine – evidence for prescribing exercise as therapy in 26 different chronic diseases. Scandinavian Journal of Medicine & Science in Sports. 2015(25):1-72.
5. Alves AJ et al. Physical activity in primary and secondary prevention of cardiovascular disease: Overview updated. World Journal of Cardiology. 2016;8(10): 575.
6. Berghella V, Saccone G. Exercise in pregnancy!. American Journal of Obstetrics & Gynecology. 2017 Apr 1;216(4):335-7.
7. Evenson KR, Mottola MF, Artal R. Review of recent physical activity guidelines during pregnancy to facilitate advice by health care providers. Obstetrical & Gynecological Survey. 2019; 74(8);481-89.
8. Birsner ML, Gyamfi-Bannerman C. Physical activity and exercise during pregnancy and the postpartum period ACOG Committee Opinion Summary, Number 804. Obstetrics and Gynecology. 2020 Apr 1;135(4):E178-88.
9. Nóbrega AC, et al. Diretriz em cardiologia do esporte e do exercício da Sociedade Brasileira de Cardiologia e da Sociedade Brasileira de Medicina do Esporte. Arquivos Brasileiros de Cardiologia. 2013 Jan;100(1):1-41.
10. Parmigiano TR et al. Pre-participation gynecological evaluation of female athletes: a new proposal. Einstein (São Paulo). 2014;12(4):459-466.
11. Takito MY et al. Avaliação da reprodutibilidade e validade de questionário de atividade física para gestantes. Revista Brasileira de Medicina do Esporte, 2008;14(2):132-38.
12. Meeusen R et al. Prevention, diagnosis and treatment of the overtraining syndrome: Joint consensus statement of the European College of Sport Science (ECSS) and the American College of Sports Medicine (ACSM). European Journal of Sport Science. 2013;13(1);1-24.
13. Halson SL. Monitoring training load to understand fatigue in athletes. Sports Medicine. 2014;44(2):139-147.
14. Nattiv Aurelia et al. The female athlete triad. American College of Sports Medicine position stand. Med Sci Sports Exerc. 2007;39(10):1867-82.
15. Mountjoy M, Sundgot-Borgen J, Burke L, et al. Br J Sports Med. 2014;48:491-97.

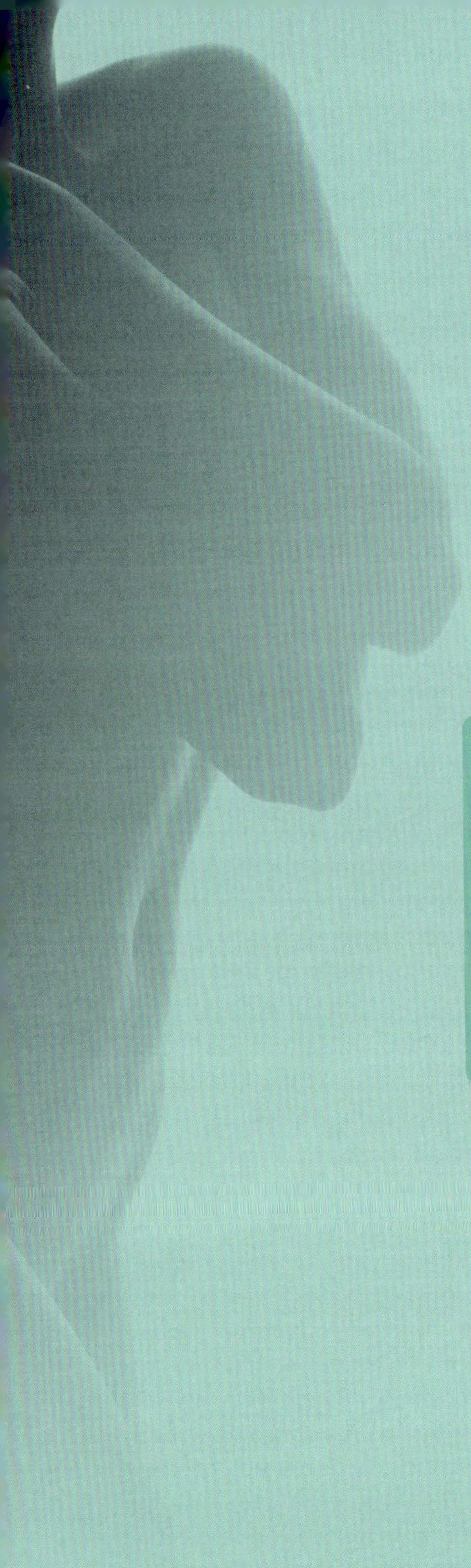

Seção 10

IMPACTO DA OBESIDADE NA GINECOLOGIA ENDÓCRINA

IMPACTO DA OBESIDADE NA GINECOLOGIA ENDÓCRINA

- José Mendes Aldrighi
- Andréa Larissa Ribeiro Pires

A crescente prevalência de sobrepeso e obesidade tem se comportado como uma verdadeira epidemia mundial e sérias são as repercussões para a saúde pública.

Estudos populacionais da ONU em 2018 revelaram que há cerca de 830 milhões de obesos em todo o mundo. No Brasil, a frequência de obesidade em adultos ≥ 18 anos é de 20,7% nas mulheres e 18,7% nos homens. Apesar da população adulta obesa ter aumentado entre 2006 e 2018 – em torno de 67,8% – constata-se que nos últimos três anos os números têm se mantido estáveis[1].

Em adolescentes a prevalência de obesidade desvendada no estudo ERICA (2013 e 2014) foi de 6,7%, sendo maior nas regiões Sudeste e Sul (7,3% e 7,1%, respectivamente) e, menor na região Norte (4,7%); nesse mesmo estudo, a frequência de sobrepeso (IMC 25-29,9 kg/m^2) mostrou expressivos números (15,9%) nas diversas regiões do Brasil[2].

Esses achados confirmam a preocupação já existente, qual seja, a de que crianças e adolescentes obesas podem apresentar na vida adulta maior risco de obesidade e de comorbidades, como a doença cardíaca coronária, o diabetes e alguns tipos de cânceres[3]. E, ainda dentro desse contexto, recente revisão sistemática constatou que crianças com sobrepeso na infância exibem risco duas vezes maior de desenvolver sobrepeso e/ou obesidade na idade adulta, enquanto que em adolescentes com sobrepeso, a chance de se tornarem adultas com sobrepeso foi de 22% a 55% e, a de ser obesas foi de 24% a 90%[4].

A obesidade se caracteriza pelo excesso de gordura corporal localizada ou generalizada decorrente de um desequilíbrio no balanço energético, ou seja, a quantidade diária de energia obtida pela ingestão alimentar *é* maior do que a energia gasta em atividades e exercícios físicos.

O balanço energético é processado e regulado no tecido adiposo por mecanismos de lipogênese (proliferação celular e captação de ácidos graxos livres circulantes), lipólise (hidrólise de triglicerídeos em glicerol e ácidos graxos livres) e oxidação de ácidos graxos nas mitocôndrias.

Quando o gasto de energia excede o de ingestão alimentar, o balanço energético é considerado negativo, como ocorre durante os exercícios ou jejum, quando os lipídios armazenados sofrem lipólise e liberam ácidos graxos e glicerol para serem utilizados em outros tecidos e órgãos. No caso de balanço energético positivo, a energia de ingestão alimentar excede o gasto energético, como ocorre na vigência de uma dieta rica em gordura, quando as calorias extras são armazenadas como lipídios no tecido adiposo pela lipogênese e pelo aumento da captação de ácidos graxos. Didaticamente, cabe ressaltar que um balanço positivo de 100 Kcal/dia resulta em um aumento de peso anual de 5 kg.

A atividade física representa outro importante participante na estabilidade do balanço energético. Nesse sentido, estudo brasileiro assume particular importância, pois mostra que 44,1% da população adulta pratica atividade física insuficiente (AFI), sendo que o percentual de mulheres sedentárias no Brasil alcança 51,7%. AFI foi definida como a realização abaixo de 150 minutos de atividade física moderada no tempo livre, no deslocamento para trabalho/escola ou no trabalho/escola ou, menos de 75 minutos de atividade de intensidade vigorosa durante uma semana.

A obesidade pode ser avaliada pelo índice de massa corporal (IMC) e mensuração da circunferência abdominal (CA). IMC > 30 kg / m^2 caracteriza o indivíduo obeso e, já está bem definido que incrementos crescentes do IMC se associam com um aumento na mortalidade. A CA caracteriza a distribuição de gordura, ou seja, identifica o acúmulo de gordura abdominal (visceral). A mensuração da CA é reconhecida como um importante preditor de risco cardiovascular, sendo considerado muito mais sensível do que o próprio IMC; valores de CA ≥ 80 cm em mulheres[5] ou ≥ 88 cm[6] associam-se à presença de resistência insulínica (RI). A CA é mensurada por meio de uma fita métrica colocada na metade da distância entre a última costela e crista ilíaca, estando a paciente em posição supina e em final da expiração. A distribuição de gordura abdominal pode também ser avaliada pela razão cintura-quadril; em mulheres, quando > 0,85 indica acúmulo de gordura abdominal e maior risco de RI e doenças cardiovasculares (DCV).

FUNÇÕES DO TECIDO ADIPOSO

Há três tipos de tecido adiposo (WAT, BAT e BeAT). O WAT (tecido adiposo branco) localiza-se nas regiões subcutânea e visceral; tem como função armazenar/liberar energia, a partir de triglicerídeos nele estocados e produzir hormônios (adipocinas), que se associam à inflamação crônica.

Normalmente, o tecido adiposo visceral apresenta 15% de macrófagos, mas na presença de aumento da gordura visceral, o percentual de macrófagos se eleva para 45 a 60, o que favorece a liberação de fatores pró-inflamatórios[7].

O BAT e BeAT (tecido adiposo marrom e bege) localizam-se nas regiões inter/subescapular, cervical, mediastinal, perirenal, pericárdica e periaórtica; são essenciais na manutenção da temperatura corporal e regulação do metabolismo energético. Mulheres adultas expressam mais BAT do que os homens, possivelmente por influência dos hormônios sexuais, que exercem importante papel na distribuição da gordura corporal.

Investigações atuais têm avaliado a capacidade do estrogênio transformar o WAT em BeAT bem como de regular a termogênese do tecido adiposo, mas, ainda são incertos os mecanismos envolvidos na promoção do equilíbrio metabólico.

IMPACTO DA OBESIDADE FEMININA NA GINECOLOGIA ENDÓCRINA

No atendimento cotidiano em ambulatórios de ginecologia endócrina, constata-se que inúmeras são as condições que se associam ao sobrepeso e à obesidade. Merecem destaques a puberdade precoce, síndrome de ovários policísticos (SOP), as recomendações no uso de contraceptivos hormonais orais combinados, o aumento da gordura visceral no climatério e os riscos de câncer, diabetes e doença cardiovascular.

Puberdade Precoce

A puberdade é um estágio caracterizado pela maturação sexual, início da capacidade reprodutiva e alterações corporais, como o aparecimento do broto mamário no desenvolvimento puberal (estágio II de Tanner).

Recente revisão sistemática constatou que a obesidade infantil eleva o risco de surgimento de puberdade precoce/estágio II de Tanner, quando comparadas com crianças de peso normal[8]. Os mecanismos envolvidos na ativação do eixo hipotálamo-hipófise-ovariano em meninas obesas são complexos e incluem a resistência insulínica, hiperandrogenismo e hiperinsulinemia (decorrente do aumento das citocinas comumente observadas na obesidade), além da produção de leptina pelos adipócitos, que atua como importante agente na transmissão de mensagens para o hipotálamo[9] e de fatores genéticos, como o alelo localizado no locus ADCY3-POMC, que mostra associação entre a puberdade precoce e aumento do IMC.

Irregularidades menstruais

São queixas prevalentes nos ambulatórios. Estudo indiano mostrou que 66,67% de adolescentes obesas exibem essa queixa, diferentemente daquelas com peso normal ou de baixo peso, cujas frequências alcançam 20,36% e 34,17%, respectivamente[10].

Síndrome de ovários policísticos

A SOP apresenta maior prevalência em mulheres com sobrepeso ou obesidade que cursam frequentemente com resistência insulínica. A RI representa um elo comum, pois permite uma interação cíclica e amplificadora com outros fatores, como maior secreção de adipocinas inflamatórias (com consequente adipogênese), menor lipólise, maior sensibilização de células tecais à produção de andrógenos ovarianos e risco de danos à função ovulatória. Portanto, não há uma relação específica de causa-efeito.

Mais recentemente observou-se que mulheres obesas com SOP podem expressar mutações gênicas que se associam em disfunção mitocondrial, o que justifica maior estresse oxidativo observado na síndrome[11].

Uso de contraceptivos hormonais orais combinados (CHOC), risco de TEV e eficácia

A obesidade *per se* aumenta o risco de tromboembolismo. O uso de CHOC pode potencializar esse risco, particularmente pela ação do componente estrogênico que aumenta os fatores pró-coagulantes (fibrinogênio, protrombina, fatores VII, VIII, X) e reduz o fator V (pró-coagulante), os inibidores da hemostasia (antitrombina e proteína S) e o inibidor da via do fator tecidual[12].

Essa ação estrogênica é dose, tipo e via dependente. A via oral, pela primeira passagem hepática, estimula a síntese de fatores de coagulação. Por isso, as formulações contraceptivas combinadas por via transdérmica e/ou vaginal, eram as preferidas em obesas, pois evitavam a primeira passagem hepática, e, portanto, poderiam reduzir o risco de tromboembolismo. Entretanto, estudos recentes não confirmaram essa possibilidade. Sendo assim, recomenda-se o uso de contraceptivos contendo apenas progestagênios (orais ou implantes) que representa a alternativa mais segura no tocante ao risco de TEV[13].

Apesar de a obesidade não representar contraindicação ao uso de contraceptivos hormonais orais combinados, consoante os critérios de elegibilidade de uso de contraceptivos da Organização Mundial da Saúde (OMS), é recomendado e mais seguro o uso contraceptivos com progestagênios isolados, caso haja fatores de risco associados, como hipertensão arterial, dislipidemia, diabetes mellitus, situações frequentes em obesas.

Duas recomendações devem ainda ser consideradas em mulheres obesas: a pílula contraceptiva por si só não aumenta o peso em suas usuárias e o adesivo contraceptivo, em mulheres com peso superior a 90kg pode apresentar aumento na taxa de falhas.

Aumento da gordura visceral no climatério

O acompanhamento ponderal deve merecer atenção especial nesse estágio da vida em decorrência da maior possibilidade de ganho linear do peso. Vigilância constante deve ser feita nos dois anos antes e após a menopausa, intervalo onde ocorre duplicação do ganho de gordura, redução da massa muscular e maior distribuição adiposa visceral e saco pericárdico, áreas que se correlacionam com maior risco cardiovascular[14].

Risco de câncer de endométrio

O risco de câncer de endométrio em mulheres com sobrepeso é quase 2,5 vezes maior do que aquelas com peso normal[15] e, entre os mecanismos envolvidos incluem-se a RI, as concentrações reduzidas de adiponectina, a inflamação crônica e a possibilidade de comorbidades, como diabetes e hiperlipidemia, condições que atuam na regulação do microambiente tumoral.

TRATAMENTO

Visando reduzir o impacto da obesidade em ginecologia endócrina é imprescindível a orientação preventiva em qualquer faixa etária. O envolvimento da família é de capital importância no aconselhamento constante devendo ser o mais precoce possível e incluir hábitos alimentares saudáveis e adequada prática de atividade física.

A terapia farmacológica, quando considerada, deve sempre avaliar custo, sua difícil aderência e a manutenção a longo prazo.

CONSIDERAÇÕES FINAIS

A obesidade causa significativo impacto na saúde da mulher, incluindo desde desconfortáveis irregularidades menstruais até em maiores riscos, como câncer endometrial, diabetes e doença cardiovascular.

E face à alarmante estimativa de 12,9% de obesidade infantil entre 5 a 9 anos[16] e diante da previsão da OMS para 2025 de que o mundo terá 75 milhões de crianças obesas, cabe a todos – governo, sociedade, família e especialmente o ginecologista, considerado o clínico da mulher – promover intervenções firmes, preventivas e precoce com o intuito de reduzir os sérios riscos do sobrepeso e da obesidade à saúde feminina.

REFERÊNCIAS BIBLIOGRÁFICAS

1. Vigitel Brasil 2018 - Vigilância de fatores de risco e proteção para doenças crônicas por inquérito telefônico: estimativas sobre a frequência e distribuição sociodemográfica de fatores de risco e proteção para doenças crônicas nas capitais dos 26 estados brasileiros e no Distrito Federal em 2018 - Ministério da Saúde, 2019. Disponível em: https://portalarquivos2. saude. gov.br/images/pdf/2019/julho/25/vigitel-brasil-2018
2. Bloch KV, Klein CH, Szklo M,Kuschnir MCC, Abreu GA, Barufaldi LA et al. ERICA: prevalências de hipertensão arterial e obesidade em adolescentes brasileiros. Rev Saúde Pública. 2016;50(supl 1):9s.
3. Simmonds M, Burch J, Llewellyn A, et al. The use of measures of obesity in childhood for predicting obesity and the development of obesity-related diseases in adulthood: a systematic review and meta-analysis. Southampton (UK): NIHR Journals Library; Jun. 2015 (Health Technology Assessment, No. 19.43.) Disponível em: https://www.ncbi.nlm.nih.gov/books/ NBK299575/ doi: 10.3310 / hta19430.
4. Singh AS, Mulder C, Twisk JWR, Van Mechelen W, Chinapaw MJM. Tracking of childhood overweight into adulthood: a systematic review of the literature. Obesity Reviews. 2008;9(5),474-88.
5. International Diabetes Federation: The IDF consensus worldwide definition of the metabolic syndrome. April 14, 2005: http:/ /www.idf.org/webdata/docs/Metac_syndrome_def.pdf. Acesso em: 05 jun. 2020.
6. Third Report of the National Cholesterol Education Program (NCEP) - Expert panel on detection, evaluation, and treatment of high cholesterol in adults (Adult Treatment Panel III) - Final Report. Circulation 2002;106(25):3143-421.
7. Lanthier N, Leclercq IA. Adipose tissues as endocrine target organs. Best Practice & Research Clinical Gastroenterology. 2014;28(4):545-58.
8. Li W, Liu Q, Deng X, Chen Y, Liu S, Story M. Association between obesity and puberty timing: a systematic review and meta-analysis. International Journal of Environmental Research and Public Health 2017;14(10),1266.
9. Livadas S, Chrousos GP. Molecular and environmental mechanisms regulating puberty initiation: an integrated approach. Front. Endocrinol. 2019;10 (828).
10. Singh M, Rajoura OP, Honnakamble RA. Menstrual patterns and problems in association with body mass index among adolescent school girls. J Family Med Prim Care. 2019;8:2855-8.
11. Zhang J, Bao Y, Zhou X, Zheng L. Polycystic ovary syndrome and mitochondrial dysfunction. Reprod Biol Endocrinol. 2019;17:67.
12. Gialeraki A, Valsami S, Pittaras T, Panayiotakopoulos G, Politou M. Oral Contraceptives and HRT risk of thrombosis. Clin Appl Thromb Hemost. 2018 Mar;24(2):217-25.

13. Mantha S, Karp R, Raghavan V, Terrin N, Bauer KA, Zwicker JI. Assessing the risk of venous thromboembolic events in women taking progestin-only contraception: a meta-analysis. BMJ. 2012;345:e4944.
14. El Khoudary SR, Greendale G, Crawford SL, Avis NE, Brooks MM, Thurston RC et al. The menopause transition and women's health at midlife: a progress report from the Study of Women's Health Across the Nation (SWAN). Menopause. 2019 Oct; 26(10): 1213–1227.
15. Yang X, Wang J. the role of metabolic syndrome in endometrial cancer: a review. Front Oncol. 2019; 9: 744.
16. Brasil. Ministério da Saúde. Sistema de Vigilância Alimentar e Nutricional - Sisvan, 2020. Disponível em: http://sisaps.saude.gov.br/sisvan/relatorio_publico/estadonutricional. Acesso em: 19 out. 2020.

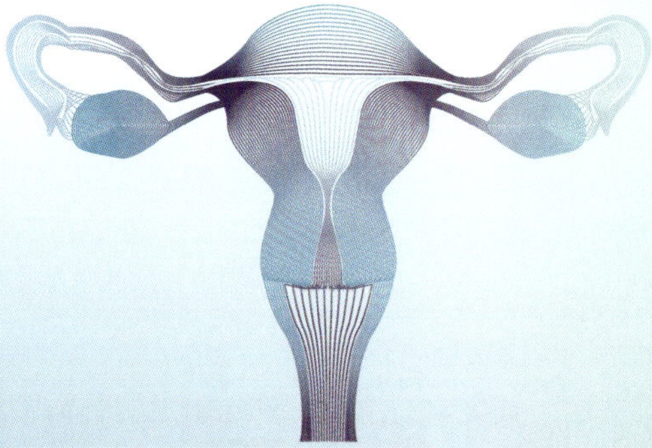

capítulo 44

Obesidade e resistência insulínica

- José Maria Soares Júnior
- Maria Cândida Pinheiro Baracat
- Edmund Chada Baracat

INTRODUÇÃO

A prevalência da obesidade cresce muito no mundo[1] e no Brasil[2]. Este dado é apoiado pela Pesquisa de Vigilância de Fatores de Risco e Proteção para Doenças crônicas por Inquérito Telefônico (Vigitel) do Ministério da Saúde realizado em 2018[2]. Houve incremento de aproximadamente 68% nos últimos treze anos, passando de 11,8% (2006) para 19,8% (2018). Em geral, o excesso de peso ainda é mais comum entre os homens, mas houve também elevação da porcentagem de mulheres obesas, principalmente após os 40 anos[2]. Este fato traz grande preocupação para o ginecologista. Na Pesquisa Nacional de Saúde do Ministério da Saúde e IBGE em 2015, observou-se que, após os 35 anos de idade, a porcentagem de pessoas com sobrepeso ou obesas de ambos os gêneros é maior de 60%. Esta tendência vai até os 74 anos (Figura 1). Conjuntamente com o aumento de peso, ocorre também elevação da frequência de resistência insulínica[3,4].

É oportuno mencionar que o ganho de excesso de peso e a obesidade estão relacionados com fatores genético, ambiental e comportamental. Este último relacionado com o estilo de vida: sedentarismo e dieta alimentar hipercalórica[5]. Esta afecção incrementa o risco de desenvolver hipertensão arterial sistêmica, diabete melito do tipo 2, síndrome metabólica, doença cardiovascular, colelitíase e neoplasia, como a mamária, a endometrial e a gastrintestinal. A obesidade constitui, pois, grande preocupação em termos de saúde[5].

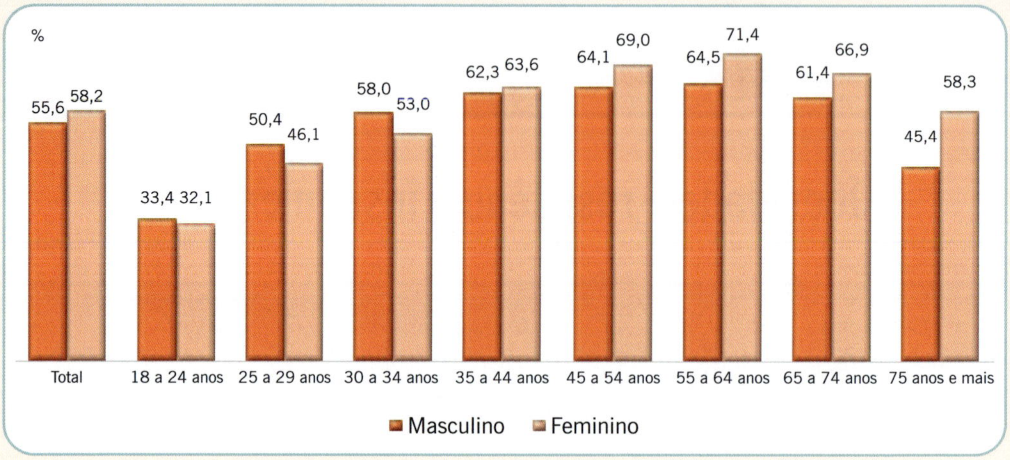

Fonte: adaptado de Melo (2020)[3] (com base na Pesquisa Nacional de Saúde. Ministério da Saúde/IBGE 2015).

Figura 1. Porcentagem de excesso de peso por faixa etária e gênero na população brasileira.

ETIOPATOGENIA

As principais causas de obesidade são: a) sedentarismo; b) consumo exagerado de alimentos ricos em gordura e em açúcar; c) disfunção hormonal, como a Síndrome dos Ovários Policísticos; d) causas genéticas; e) padrão comportamental; f) distúrbio do sono[6]. A Organização Mundial de Saúde refere que o sedentarismo é responsável por mais 3,2 milhões de mortes em todo o mundo por ano[6]. O comportamento sedentário é muito influenciado por hábitos de vida moderna e o constante avanço na tecnologia[6].

A ingestão de alimentos em excesso determina incremento da ativação do receptor de dopamina no sistema nervoso central, principalmente na área do prazer, o que pode levar à compulsão alimentar, aumentando o ganho de peso. Assim, a maior ingestão de alimento muito calórico, rico em açúcares, gorduras e sódio contribui muito para a obesidade e resistência insulínica, elevando os riscos de doença cardiovascular e neoplasias[6,7].

A obesidade pode acometer mais de 60% das mulheres com Síndrome dos Ovários Policísticos[8]. Além disso, houve um considerável aumento da porcentagem de obesidade nesta população nos últimos anos: passou de aproximadamente 51% entre 1987 e 1990 para acerca de 75% entre 2000 e 2002[8] (Figura 2). Portanto, devemos considerar a mulher com SOP como fator de risco para obesidade, bem como para desenvolver o diabete melito[8].

O aumento do tecido adiposo contribui para a resistência insulínica, mas o processo inflamatório crônico pode levar ao incremento do risco de doença cardiovascular[9]. Participam desse processo: leptina, adiponectina, visfatina, resistina, interleucina 6, fator de necrose tumoral alfa (Figura 3), bem como mecanismos centrais (neurotransmissores hipotalâmicos) e de vias aferentes, como insulina, catecolaminas,

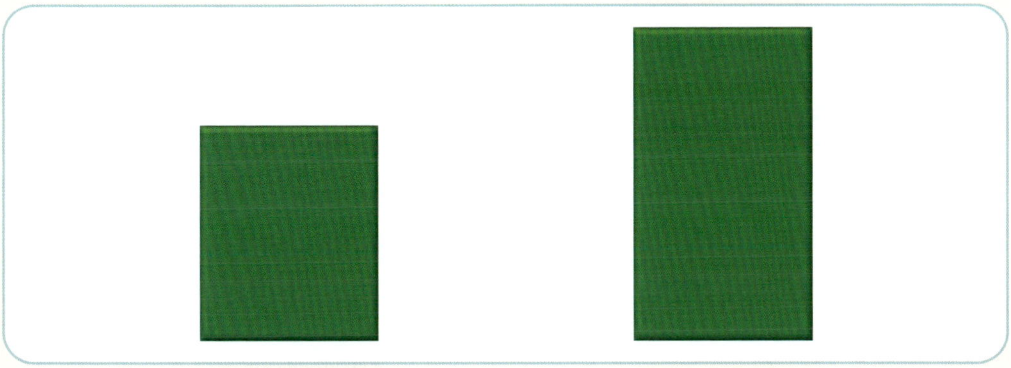

Fonte: adaptada de Yildiz et al.(2008)[8].

Figura 2. Aumento da obesidade em mulheres com SOP.

sistema nervoso autônomo (SNA). Neste processo há interação de herança genética e fatores ambientais relacionados com o estilo de vida, que determinará o balanço energético, ou seja, a diferença entre a energia ingerida e a gasta.

Estima-se que o fator genético pode influenciar de 40% a 70% dos casos[10-15]. Há mais 30 genes envolvidos na obesidade: o gene da leptina (LEP) e seu receptor (LEPR), as proteínas desacoplantes (UCP2 e 3), moléculas implicadas na diferenciação de adipócitos e transporte de lipídios (PPAR, aP2). Também outros, relacionados com o metabolismo, como é o caso da adenosina desaminase (ADA), da fosfatase ácida (ACP1), do fator de necrose tumoral alfa (TNF-a), de determinados neuropeptídios hipotalâmicos e seus receptores (MCR3,4 e 5, POMC, NPY) e dos receptores adrenérgicos (ADRB2 e 3). Mais recente, o FTO (gene associado à massa gorda e à obesidade) foi o primeiro gene identificado em estudo de avaliação ampla do genoma (GWAS) e teve uma robusta associação com o desenvolvimento de obesidade poligênica comum[15-17]. As variantes do FTO influenciam na aquisição de massa gorda na adolescência[15] e a rs9939609 (nucleotídeo único polimorfismo) com o risco de piorar a obesidade na síndrome dos ovários policísticos (SOP)[18-19].

Outro ponto importante é a prevalência alta de sobrepeso e obesidade em mulheres com baixo nível socioeconômico e baixa escolaridade[20]. Assim, a falta de informações sobre atividade física adequada e aquisição de alimentos mais saudáveis e menos calóricos constituem importantes fatores. Além disso, há maior prevalência de afrodescendentes obesas da comunidade com a SOP. Não está claro se este fato seria devido a fator genético ou baixo nível socioeconômico[20].

A falta ou distúrbio de sono pode ser um fator na gênese da obesidade. Portanto, é importante avaliar o sono destas mulheres. Sabe-se ainda que mulheres com apneia obstrutiva durante o sono tem maior risco de resistência à insulina e desequilíbrio metabólico, o que também contribui para o aumento de peso[21-23].

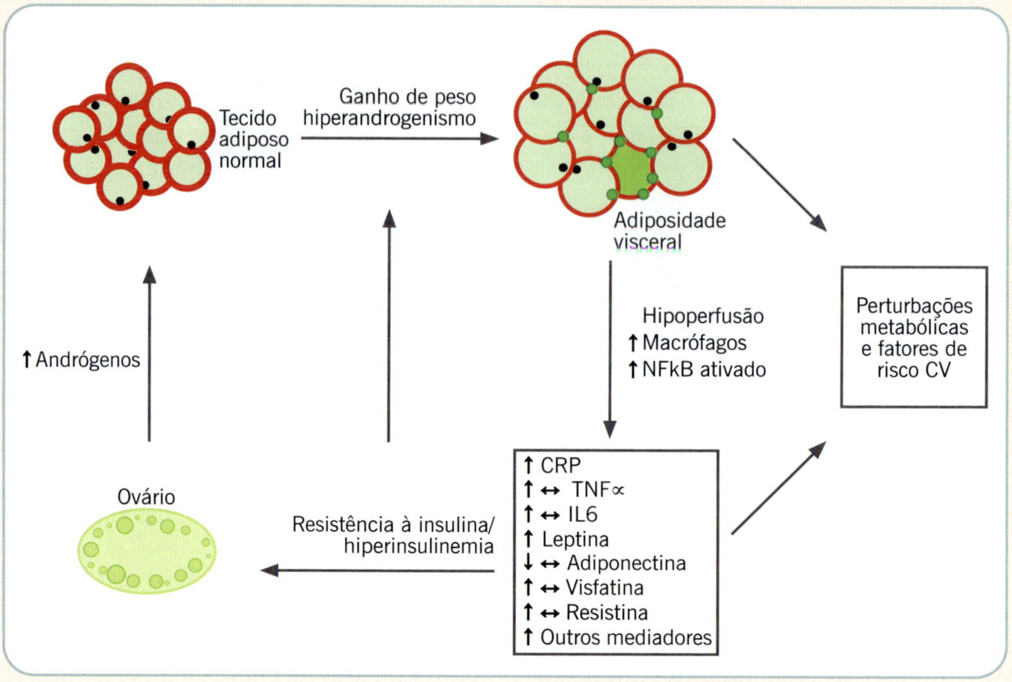

Fonte: adaptada de Spritzer et al. (2015)[9].

Figura 3. Participação do tecido adiposo nos distúrbios metabólicos e risco cardiovascular.

RESISTÊNCIA INSULÍNICA

A insulina tem ampla ação no organismo com efeitos cutâneo, muscular, cardiovascular, no sistema nervoso central e reprodutivos, inclusive o seu excesso participa da fisiopatologia da SOP[24]. Em geral, a obesidade determina diminuição dos receptores de insulina e redução do substrato 1 da tirosina, o que modifica a ação da tirosinoquinase, localizada na subunidade beta do receptor de insulina (Figura 4). Em compensação, há maior fosforilação nos resíduos de serina do receptor de insulina, diminuição da ativação PI3k/Akt/PKB, resultando na queda da translocação das proteínas GLUT-4 para a superfície da membrana plasmática, dificultando o ingresso de glicose para o meio intracelular (Figura 4). Concomitantemente, há maior hiperinsulinismo compensatório, como resposta do pâncreas à elevação de glicemia. Caso, este processo se prolongue, predispõe à intolerância à glicose e ao diabete melito, bem como alterações metabólicas, hepáticas e ovarianas[24-31].

A insulina tem ação sinérgica ao LH nas células da teca interna e do estroma ovariano, determinando o aumento da produção de androgênios[24-31]. Os efeitos hepáticos da insulina causam alterações metabólicas e hepáticas, com redução dos níveis da globulina carreadora de esteroides sexuais (SHBG) devido à

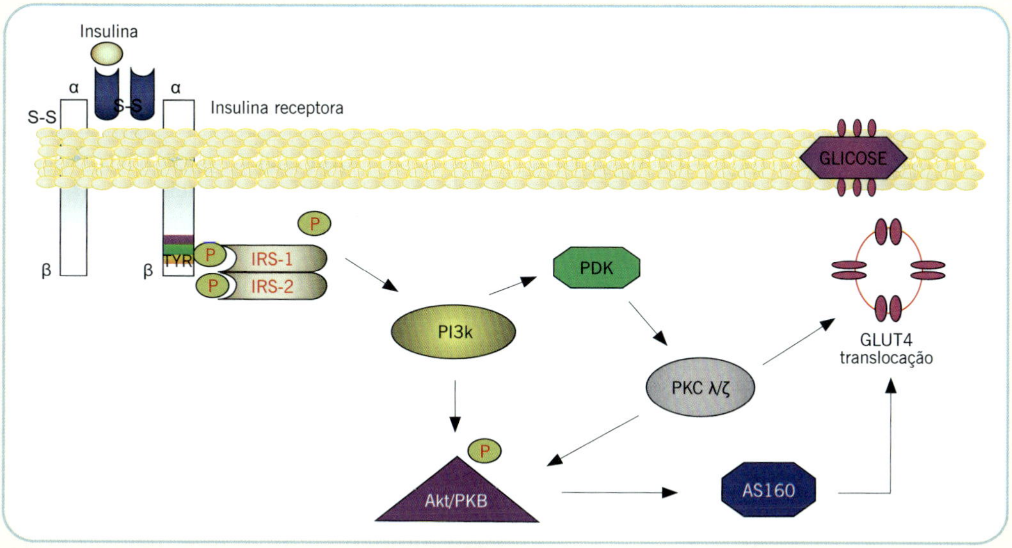

Fonte: adaptado de Dantas et al. (2013)[25].

Figura 4. Mecanismo da ativação do receptor de insulina. Após o acoplamento da insulina ao seu receptor, ocorre a fosforilação do substrato 1 da tirosina (IRS-1) pela ação da tirosinoquinase. Em seguida, há ativação do PI3k que determina a sinalização intracelular por duas vias: a) Akt/PKB/AS160; b) PDK/PCK. Ambas terminam com deslocamento da GLUT-4 para superfície da membrana, permitindo a entrada da glicose.

neoglicogênese e há tendência de que o organismo empregue a lipólise, o que determina mais ácidos graxos livres. A [illegible] permite maior fração de androgênios livres, o que determina efeitos cutâneos[27-31]. Além disso, a disfunção metabólica favorece a disfunção endotelial e o maior risco de doença cardiovascular, obesidade, apneia do sono e doença hepática gordurosa não alcoólica[32].

SÍNDROME DOS OVÁRIOS POLICÍSTICOS

A hiperinsulinemia pode ser identificada entre 44% e 70% nas mulheres com SOP[33]. Há investigadores que acreditam que há limitação nos exames de detecção de resistência insulínica, mesmo com os métodos mais sensíveis[33], o que sugere uma prevalência ainda maior. Este fato coloca o distúrbio da insulina na fisiopatogênese da disfunção ovariana na SOP.

Sabe-se que a insulina pode acoplar os próprios receptores, bem como os do fator de crescimento insulinoide (IGF), agindo conjuntamente com o LH, aumentando a produção de androstenediona e testosterona, levando a um estado hiperandrogênico no microambiente ovariano, que interfere com o crescimento folicular e a ovulação[1]. Este fato está relacionado com a disfunção menstrual e a infertilidade das mulheres com SOP.

A resposta das células da teca interna das pacientes com SOP à insulina é maior do que a das mulheres com ciclos menstruais regulares. Em cultivo celular, Burghen et al.[34] concluíram que a biossíntese de testosterona em células oriundas de mulheres com SOP era três vezes superior do que as de mulheres normais para a mesma concentração de insulina. Portanto, não é apenas a quantidade de insulina que está alterada na SOP, mas também sua ação nos tecidos pode estar exacerbada.

CONSEQUÊNCIAS E QUALIDADE DE VIDA NAS MULHERES OBESAS

No início, o aumento de peso não é capaz de causar distúrbio perceptível nas atividades cotidianas do indivíduo. Contudo, as dificuldades surgem com o passar do tempo, piorando a saúde e limitando o desempenho físico. Quando a obesidade se torna muito acentuada, há maior desgaste ao organismo, piorando o metabolismo e surge dor localizada ou generalizada, afetando os afazeres diários. Isto pode comprometer muito a qualidade de vida das mulheres obesas com o aparecimento de osteoartrite ou osteoartrose e piora do metabolismo, incluindo o dos carboidratos[1,2,6,7,26,27,28,29].

Com a idade e o aumento de peso, a mulher está predisposta a ter progressão da resistência insulínica até o diabete tipo II, passando pela intolerância, o que leva a repercussões negativas para as funções de vários órgãos: a) atividade ovariana; b) metabolismo hepático; c) função pancreática; d) flora e absorção intestinal; e) disfunção de neurotransmissores encefálicos; f) lipólise e funcionamento do adipócito; g) reabsorção da glicose renal e dano à unidade funcional. Como resultado destas alterações, surgem infertilidade, disfunção menstruais, síndrome metabólica e hiperglicemia, que pode levar ao dano endotelial[1,2,6,7,26,27,28,29] e, consequentemente, ao maior risco de doença cardiovascular[1,2,6,7,26,27,28,29].

Segundo o Flegal et al.[35], a qualidade de vida e as complicações das alterações da obesidade determinam redução acentuada do peso com o envelhecimento, não por melhora do quadro clínico, mas pelo agravamento de órgãos-alvos determinado pelo diabete melito, pela disfunção endotelial (renal, hipertensão arterial, coronariopatias, acidente vascular encefálico), pela síndrome metabólica (dislipidemia, doença hepática gordurosa não alcoólica e acidose metabólica) e pelo surgimento de neoplasias, como a endometrial[35].

A prevalência da síndrome metabólica em mulheres com SOP é maior do que na população geral pelos critérios NHAMES III[36] e também surge mais precocemente, o que faz com que a mulher com SOP tenha complicações mais cedo e maiores do que a população em geral. Por isto, é importante a identificação da síndrome metabólica. Segundo o Consenso de Rotterdam (2003), precisamos pelo menos três dos cinco critérios para o diagnóstico: a) circunferência abdominal acima de 88 cm; b) pressão arterial sistêmica igual e maior de 130 mmHg e de 85 mmHg, respectivamente, da máxima e da mínima; c) glicemia de jejum igual ou acima de 110 mg/dL e/ou glicemia igual ou acima de 140 mg/dL após sobrecarga glicêmica com 75g de glicose; d) triglicérides igual ou acima de 150 mg/dL; e) colesterol HDL menor do que 50 mg/dL[37]. Há outras alterações que sugerem critérios diferentes para glicemia de jejum e observações diferenças étnicas em relação ao valor da circunferência abdominal, que deveria ser de 80 cm para descendentes de asiáticas orientais, como nipônicas, chinesas e coreanas[38].

As mulheres obesas têm ainda maior frequência de problemas respiratórios, como a doença pulmonar obstrutiva crônica e apneia do sono, que geralmente causa parada temporária da respiração e emissão de roncos. Essa alteração está relacionada com sonolência durante o dia e maior risco de doença cardiovascular. Há uma correlação da piora da resistência insulínica com o grau de apneia do sono[21-23]. As mulheres com SOP têm grande risco tanto de distúrbios metabólicos quanto da doença pulmonar e consequentemente, de doença cardiovascular. Portanto, se a paciente não for acompanhada adequadamente, o distúrbio hormonal que surge com a adolescência pode se tornar um problema maior, culminando em doença cardiovascular e maior morbimortalidade (Figura 5).

TRATAMENTO DA RESISTÊNCIA INSULÍNICA E DA OBESIDADE

O tratamento da resistência insulínica envolve também o combate à obesidade e perda de peso. Contudo o primeiro passo é o apoio psicológico que é importante para aderência da mulher ao tratamento, pois há necessidade de recuperar a autoestima e o autocontrole da mulher obesa que, em geral, estão em baixa. Posteriormente, o tratamento não medicamentoso envolve mudança no estilo de vida: a) diminuir o sedentarismo; b) aumentar a atividade física; c) orientação de dieta alimentar balanceada e adequada com atividade física regular. Há uma melhora importante no padrão menstrual e metabólico, quando a paciente perde mais de 5% do peso inicial em seis meses. Contudo, isto pode ser insuficiente em alguns casos, o que leva à necessidade do tratamento medicamentoso[1,38].

Para perder peso, a quantidade de calorias consumidas diariamente deve ser menor que a gasta com atividade física, reduzindo a ingestão de alimentos hipercalóricos. Esta mudança deve ser acompanhada por um profissional na área de nutrição

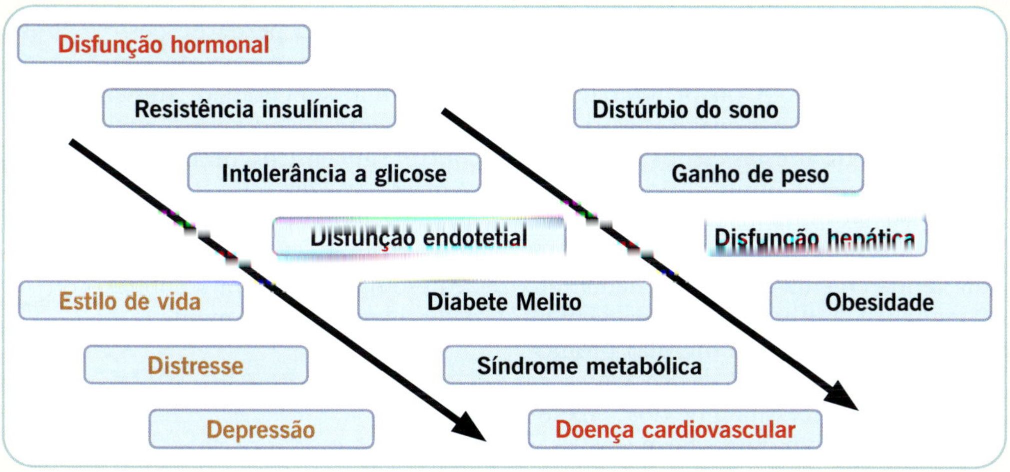

Figura 5. Paciente com SOP e obesidade, passando da disfunção hormonal pelas consequências metabólicas (resistência insulínica, intolerância à glicose, diabete melito) e culminando com doença cardiovascular. Os fatores de alerta são distúrbio do sono, ganho de peso e doença hepática gordurosa não alcoólica e os agravantes do estado de saúde, representados pelo estilo de vida, distresse (estresse excessivo e contínuo) e depressão.

(nutrólogo ou nutricionista). Para mulheres com IMC de 27 a 35, diminuição de 300 a 500 kcal/dia pode resultar em perda de peso de aproximadamente 450 g/semana e até 10% do peso em seis meses[38]. Quando o IMC for maior do que 35, o déficit calórico precisa ser maior (500 a 1.000 kcal/dia), o que depende de um empenho maior da mulher[38]. Além disso, deve-se ainda orientar atividade física de moderada a intensa, pelo menos três vezes na semana para obter os efeitos metabólicos e de perda de peso desejados[38]. A mudança de estilo de vida é fundamental e deve ser mantida, mas com a introdução de fármacos.

Tratamento farmacológico da resistência insulínica

Em geral, a metformina é o fármaco reconhecido como o de primeira escolha para o tratamento da resistência insulínica e também o mais estudado na literatura[38]. Salienta-se que as funções hepática e renal da paciente devem estar normais antes da introdução do fármaco. A maior interrupção do tratamento ocorre por queixas gastrintestinais. Para amenizar estes efeitos colaterais, recomenda-se que a ministração seja feita após as refeições, principalmente do jantar. Inicia-se com dose mais baixa (250 a 500 mg/dia) e incrementa-se gradualmente (até 2.500 mg/dia)[38]. A utilização isolada da metformina (de 1.500 a 2.500 mg/dia) promove a ovulação em 78 a 96% das pacientes; as mulheres obesas necessitam de doses maiores ou associação com outros fármacos[39,40].

A pioglitazona (15 a 45 mg/dia) também é um agente moderador do receptor de insulina, mas tem mecanismos diferentes da metformina, e consequentemente, pode ser eventualmente associado à biguanida nos casos mais difíceis de tratamento[39,40,41]. Contudo, a dose maior pode ter mais efeitos colaterais e também aumentar o peso das usuárias, o que pode ser um limitante no seu uso[39,40,41].

O mioinositol é um estereoisômero do carbono 6 e pertence à família do inositol[42,43]. É o precursor do trifosfato de inositol, que atua como um segundo mensageiro intracelular e regula a ação de vários hormônios, como o hormônio estimulador da tireoide, o hormônio folículo-estimulante (FSH) e também a insulina[42,43]. Sua associação com o quiro-inositol parece ter bons efeitos nas disfunções metabólicas relacionadas com a resistência à insulina (IR)[42,43]. Contudo, a experiência clínica deste fármaco descrita na literatura é menor do que a da metformina[42,43].

A liraglutida é análogo de GLP-1 (peptídeo semelhante a glucagon 1) e atua como as incretinas liberadas no íleo durante o processo de absorção alimentar. Este fármaco estimula a secreção de insulina e inibe a de glucagon. Em mulheres obesas com SOP, a dose efetiva é 3mg ao dia, pois teria maior efeito na perda de peso[44,45,46]. Recomenda-se iniciar com dose menores, 0,6 mg ao dia, subcutâneo, aumentando gradativamente. Este fármaco auxilia tanto no controle glicêmico, como na queda do índice massa corpórea. Há protocolos associando a liraglutida com a metformina, com bons resultados[46], mas parece que a perda de peso não é superior ao obtido com o uso da liraglutida isoladamente.

TRATAMENTO DA OBESIDADE

Após a mudança de estilo, há fármacos que auxiliam com perda de peso: a) sibutramina (10-20mg ao dia por via oral); b) orlistate (120mg até 3x ao dia por via oral); c) liraglutida (dose inicial de 0,6 mg indo até 3mg ao dia por via subcutânea); d) locarserina (10 mg, duas vezes ao dia por via oral)[47,48,49]. Este último tem limitação em seu uso a longo prazo, maior risco de surgir neoplasias. Por isso, foi temporariamente interrompido no mercado nacional. Nas mulheres com obesidade mórbida, se o tratamento medicamentoso não for satisfatório, outra opção é a cirurgia bariátrica, que pode melhorar também a fertilidade[47,48,49].

A grande preocupação com o uso de fármacos é a manutenção destes a longo prazo. Sabe-se que as pacientes podem recuperar rapidamente o peso com a interrupção do tratamento, se não houver também mudança de estilo de vida[47,48,49].

A sibutramina é um inibidor da recaptação de serotonina e de noradrenalina (SNRI), tendo tanto efeito central, como periférico, o que reduz a ingestão alimentar e incrementa o gasto calórico. A dose usual recomendada é entre 10 e 20 mg/dia. Apresenta os seguintes colaterais: secura da boca, constipação, taquicardia, sudorese, eventual aumento da pressão arterial[47,48,49]. Este fármaco foi proibido em alguns países.

O orlistate desativa a ação enzimática responsável pela absorção de gorduras. A dose recomendada máxima é 360 mg ao dia, sendo dividida em três tomadas, ou seja, 120 mg durante ou após as refeições. A esteatorreia pode ser um dos motivos de abandono do uso, podendo ter diarreia e até incontinência fecal, quando há ingestão de grande quantidade de gorduras concomitantemente. Interfere ainda na absorção de vitaminas lipossolúveis, ocasionalmente pode ser necessária suplementação alimentar[47,48,49].

Cirurgia bariátrica

Tem o objetivo de eliminar ou minimizar as doenças associadas à obesidade, como também de resolver os problemas psicológicos e sociais causados pelo excesso de peso, incluindo higiene pessoal, locomoção, atividades sociais, sexuais e profissionais[50,51]. Os principais critérios da cirurgia são: a) Índice de Massa Corporal (IMC) maior que 40; b) IMC maior que 35 com doenças associadas à obesidade.

As duas principais técnicas empregadas são: gastrectomia parcial (ou "Sleeve" gástrico) e a gastroplastia por "Y" de Roux ("By-pass" Gástrico; Capella). Observa-se aumento da taxa de gestação espontânea, bem como resposta maior aos tratamentos de infertilidade. Entretanto, há relatos de recidiva da obesidade[51]. Salienta-se ainda que as pacientes podem ter também maior risco de osteoporose, principalmente, quando não há uma orientação nutricional adequada. Com a redução do peso, há melhora significante da resistência insulínica.

RECOMENDAÇÕES

O tratamento da obesidade e da resistência insulínica é complexo e a longo prazo. Recomenda-se:

- Avaliar as morbidades e os riscos individuais para doença cardiovascular antes da escolha do tratamento;
- O tratamento da resistência insulínica com a metformina, pois ainda é o medicamento de escolha;
- Começar precocemente a mudança de estilo de vida e o tratamento para perda de peso (orlistate, sibutramina ou liraglutida), pois o resultado final será melhor;
- Cirurgia bariátrica como uma opção, mas deve-se instituir o tratamento não medicamentoso e o medicamentoso, antes de indicá-la;
- Orientar a mudança de estilo de vida desde a infância e a adolescência.

REFERÊNCIAS BIBLIOGRÁFICAS

1. Jackson SE, Llewellyn CH, Smith L. The obesity epidemic - nature via nurture: a narrative review of high-income countries. Sage Open Med. 2020 Apr 28;8:2050312120918265.
2. Vigitel Brasil 2018. Vigilância de fatores de risco e proteção para doenças crônicas por inquérito telefônico. Ministério da saúde, Brasília, DF, 2019. Disponível em: https://portalarquivos2.saude.gov.br/images/pdf/2019/julho/25/vigitel-brasil-2018.pdf
3. Melo ME. Propostas práticas de abordagem do excesso de peso na saúde suplementar. Disponível em: http://www.ans.gov.br/images/Maria_ Edna_de_Melo.pdf. Acesso em: 13 jul. 2020.
4. Baracat EC, Soares Jr JM. Obesidade: um problema para o ginecologista? RBGO 2005; 27(2):8. doi.org/10.1590/S0100-72032005000200001.
5. Soares Jr JM, Espósito IC, Patriarca MT, Baracat EC. Obesidade. In: Baracat EC; Rodrigues de Lima G (eds). Guia de medicina ambulatorial e hospitalar. Unifesp/Escola Paulista de Medicina. São Paulo: Manole, 2005: 385-394.
6. Panuganti KK, Nguyen M, Kshirsagar RK. Obesity. In: StatPearls [Internet]. Treasure Island (FL): StatPearls Publishing; 2020.
7. Soares Jr JM, Baracat MC, Maciel GA, Baracat EC. Polycystic ovary syndrome: controversies and challenges. Rev Assoc Med Bras. 2015;61(6):485-7.
8. Yildiz BO, Knochenhauer ES, Azziz R. J Clin Endocrinol Metab. 2008;93(1):162-8. doi: 10.1210/jc.2007-1834
9. Spritzer PM, Lecke SB, Satler F, Morsch DM. Reproduction 2015;149(5):R219-27. doi: 10.1530/REP-14-0435
10. Broughton DE, Moley KH. Obesity and female infertility: potential mediators of obesity's impact. Fertil Steril. 2017 Apr;107(4):840-847. doi: 10.1016/j.fertnstert.2017.01.017.
11. Peña-Romero AC, Navas-Carrillo D, Marín F, Orenes-Piñero E. The future of nutrition: Nutrigenomics and nutrigenetics in obesity and cardiovascular diseases. Crit Rev Food Sci Nutr. 2018;58(17):3030-41. doi: 10.1080/10408398.2017.1349731.
12. Goodarzi MO. Genetics of obesity: what genetic association studies have taught us about the biology of obesity and its complications. Lancet Diabetes Endocrinol. 2018 Mar;6(3):223-236. doi: 10.1016/S2213-8587(17)30200-0.
13. Heianza Y, Qi L. Gene-diet interaction and precision nutrition in obesity. Int J Mol Sci. 2017 Apr 7;18(4):787. doi: 10.3390/ijms18040787.
14. Ling C, Rönn T. Epigenetics in human obesity and type 2 diabetes. Cell Metab. 2019 May 7;29(5):1028-44. doi: 10.1016/j.cmet.2019.03.009.
15. Gholamalizadeh M, et al. Does the rs9939609 FTO gene polymorphism affect fat percentage? A meta-analysis. Arch Physiol Biochem. 2020 Jun 23:1-5.
16. Katus U, et al. Association of FTO rs1421085 with obesity, diet, physical activity, and socioeconomic status: a longitudinal birth cohort study. Nutr Metab Cardiovasc Dis. 2020;30(6):948-959.
17. Mehrdad M, Fardaei M, Fararouei M, Eftekhari MH. The association between FTO rs9939609 gene polymorphism and anthropometric indices in adults. J Physiol Anthropol. 2020 ;39(1):14.
18. Day F, et al. Large-scale genome-wide meta-analysis of polycystic ovary syndrome suggests shared genetic architecture for different diagnosis criteria. PLoS Genet. 2018 Dec 19;14(12):e1007813. doi: 10.1371/journal.pgen.1007813.

19. Carvalho LML, et al. Polycystic ovary syndrome as a systemic disease with multiple molecular pathways: a narrative review. Endocr Regul. 2018;52(4):208-221. doi: 10.2478/enr-2018-0026.
20. Ezeh U, Yildiz BO, AzzizR. Referral bias in defining the phenotype and prevalence of obesity in polycystic ovary syndrome. J CliEndocrinolMetab. 2013;98(6):E1088-96.
21. Galerneau LM, et al. The somatotropic axis in the sleep apnea-obesity comorbid duo. Front Endocrinol (Lausanne). 2020 Jun 12;11:376. doi: 10.3389/fendo.2020.00376.
22. Okuno K, et al. The success rate of oral appliances based on multiple criteria according to obstructive sleep apnea severity, BMI, and age: A large multicenter study. J Oral Rehabil. 2020 Jul 7. doi: 10.1111/joor.13046.
23. Wu MF, Chen YH, Chen HC, Huang WC. Interactions among obstructive sleep apnea syndrome severity, sex, and obesity on circulatory inflammatory biomarkers in patients with suspected obstructive sleep apnea syndrome: a retrospective, cross-sectional study. Int J Environ Res Public Health. 2020 Jun 30;17(13):E4701. doi: 10.3390/ijerph17134701.
24. De Ávila MA,et al. Acanthosis nigricans: metabolic interrelations inherent to the polycystic ovary syndrome. Rev Bras Ginecol Obstet. 2014;36(9):410-5. doi: 10.1590/so100-720320140005078.
25. Dantas WS, et al. Metabolic disturbance in PCOS: clinical and molecular effects on skeletal muscle tissue. Scientific World Journal. 2013;2013:178364. doi: 10.1155/2013/178364.
26. Soares Junior JM, Sá MF, Baracat EC. Should insulin resistance be always treated in polycystic ovary syndrome?.Rev Bras Ginecol Obstet. 2014;36(2):47-9.
27. Amsterdam ESHRE/ASRM-Sponsored 3rd PCOS consensus workshop group. Consensus on women's health aspects of polycystic ovary syndrome (PCOS). Hum Reprod. 2012;27(1):14-24.
28. Venkatesan AM, Dunaif A, Corbould A. Insulin resistance in polycystic ovary syndrome: progress and paradoxes. Recent ProgHorm Res 2001; 56(1):295-308.
29. Baracat EC, Soares Jr JM. Polycystic ovaries: insulin resistance and metabolic syndrome. Rev Bras Ginecol Obstet. 2007;29(3):117-9.
30. Mortada R, Williams T. Metabolic syndrome: polycystic ovary syndrome. FP Essent. 2015;435:30-42.
31. Curi DD, et al. Metformin versus lifestyle changes in treating women with polycystic ovary syndrome. Gynecol Endocrinol. 2012;28(3):182-5.
32. Brunt EM, et al. Nonalcoholic fatty liver disease. Nat Rev Dis Primers. 2015 Dec 17;1:15080. doi: 10.1038/nrdp.2015.80.
33. Cassar S, Misso ML, Hopkins WG, Shaw CS, Teede HJ, Stepto NK. Insulin resistance in polycystic ovary syndrome: a systematic review and meta-analysis of euglycaemic-hyperinsulinaemic clamp studies. Hum Reprod. 2016;31(11):2619-31.
34. Burghen GA, Givens JR, Kitabchi AE. Correlation of hyperandrogenism with hyperinsulinism in polycystic ovarian disease. J Clin Endocrinol Metab. 1980 Jan;50(1):113-6. doi: 10.1210/jcem-50-1-113.
35. Flegal KM, Wei R, Ogden C. Weight-for-stature compared with body mass index-for-age growth charts for the United States from the Centers for Disease Control and Prevention. Am J Clin Nutr. 2002;75(4):761-6. doi: 10.1093/ ajcn/75.4.761.
36. Glueck CJ, Papanna R, Wang P, Goldenberg N, Sieve-Smith L. Incidence and treatment of metabolic syndrome in newly referred women with confirmed polycystic ovarian syndrome. Metabolism. 2003 Jul;52(7):908-15.

37. ESHRE/ASRM. Revised 2003 consensus on diagnostic criteria and long-term health risks related to polycystic ovary syndrome (PCOS). Human Reproduction 2004; 19(1):41-7.
38. Teede HJ, et al.; International PCOS Network. Recommendations from the international evidence-based guideline for the assessment and management of polycystic ovary syndrome. Fertil Steril. 2018;110(3):364-379.
39. Lord JMFI, Norman RJ. Insulin-sensitising drugs (metformin, troglitazone, rosiglitazone, pioglitazone, D-chiro-inositol) for polycystic ovary syndrome. Cochrane Database Syst Rev. 2003.
40. Maciel GA, Soares Jr JM, Alves da Motta EL, Abi Haidar M, de Lima GR, Baracat EC. Nonobese women with polycystic ovary syndrome respond better than obese women to treatment with metformin. Fertil Steril. 2004;81(2):355-60.
41. Schernthaner G, Schernthaner GH. The right place for metformin today. Diabetes Res Clin Pract. 2019 Nov26;159:107946.
42. Morley LC, Tang T, Yasmin E, Norman RJ, Balen AH. Insulin-sensitising drugs (metformin, rosiglitazone, pioglitazone, D-chiro-inositol) for women with polycystic ovary syndrome, oligo amenorrhoea and subfertility.Cochrane Database Syst Rev. 2017;11:CD003053.
43. Genazzani AD, Prati A, Marchini F, Petrillo T, Napolitano A, Simoncini T. Differential insulin response to oral glucose tolerance test (OGTT) in overweight/obese polycystic ovary syndrome patients undergoing to myo-inositol (MYO), alpha lipoic acid (ALA), or combination of both.GynecolEndocrinol. 2019;35(12):1088-1093.
44. Jensterle M, Salamun V, Kocjan T, VrtacnikBokal E, Janez A. Short term monotherapy with GLP-1 receptor agonist liraglutide or PDE 4 inhibitor roflumilast is superior to metformin in weight loss in obese PCOS women: a pilot randomized study. J Ovarian Res. 2015;8:32.
45. Liraglutida é aprovada como tratamento auxiliar para o controle do peso em adultos. Disponível em: http://portal.anvisa.gov.br/noticias/-/asset_publisher/FXrpx9qY7FbU/content/liraglutida-e-aprovada-como-tratamento-auxiliar-para-o-controle-do-peso-em-adultos/219201?inheritRedirect=-false. Acesso em: 24 jan. 2020.
46. Wang FF et al. Pharmacologic therapy to induce weight loss in women who have obesity/overweight with polycystic ovary syndrome: a systematic review and network meta-analysis. Obes Rev. 2018;19(10):1424-1445
47. Singh AK, Singh R. Efficacy and safety of lorcaserin in obesity: a systematic review and meta-analysis of randomized controlled trials. Expert Rev Clin Pharmacol. 2020; 6:1-8.
48. Chatzis P, et al The role of antiobesity agents in the management of polycystic ovary syndrome. Folia Med (Plovdiv). 2018;60(4):512-520.
49. Hiluy JC, Nazar BP, Gonçalves WS, Coutinho W, Appolinario JC. Effectiveness of pharmacologic interventions in the management of weight gain in patients with severe mental illness: a systematic review and meta-analysis. Prim Care Companion CNS Disord. 2019;21(6).
50. Costello MF, et al. A review of second- and third-line infertility treatments and supporting evidence in women with polycystic ovary syndrome. Med Sci (Basel). 2019;7(7). pii: E75.
51. Li YJ, Han Y, He B. Effects of bariatric surgery on obese polycystic ovary syndrome: a systematic review and meta-analysis. Surg Obes Relat Dis. 2019;15(6):942-950.

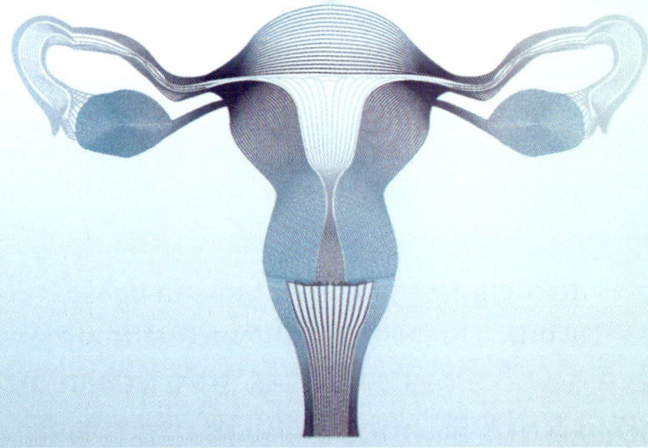

capítulo 45

Câncer do endométrio

Jesus Paula Carvalho

INTRODUÇÃO

O endométrio é uma membrana mucosa altamente sensível aos estímulos hormonais (estrogênios e progestagênicos), e na mulher em idade reprodutiva, descama regularmente na forma de menstruação. O endométrio é também sítio importante de câncer na mulher, o qual está intimamente relacionado aos estímulos hormonais inadequados, o chamado hiperestrogenismo medicamentoso, ou endógeno. Chamamos de hiperestrogenismo medicamentoso os tratamentos para os sintomas da menopausa apenas com estrogênios, e hiperestrogenismo endógeno, as situações clínicas em que a mulher produz uma quantidade maior de estrogênios, como acontece na obesidade[1].

Câncer do endométrio no mundo teve incidência de 382.069 novos casos e 89.929 mortes em 2018[2]. No Brasil, o câncer de endométrio é o 8º mais frequente em mulheres, e corresponde a 3% de todos os tumores diagnosticados. Em um estudo recente envolvendo 43 países avaliados, o Brasil foi o terceiro país a apresentar o maior aumento na incidência desse tumor[3]. O número de casos novos no Brasil em 2020 é estimado em 6.540 e, caso medidas preventivas e de diagnóstico precoce não sejam concretizados, a expectativa é que em 2025 sejam diagnosticados ao redor de 10 mil casos novos[4].

O câncer do endométrio acomete principalmente mulheres após a menopausa. A média de idade é de 63 anos[5]. Apenas 14% dos cânceres de endométrio ocorrem abaixo dos 50 anos e 4% abaixo dos 40 anos. Manifesta-se por sangramento uterino, muitas vezes relatado como a volta da menstruação em uma mulher que já estava na menopausa, e isto é o sinal de alerta mais importante. É mais frequente em mulheres que tiveram poucas ou nenhuma gravidez, e também em mulheres diabéticas, obesas e com distúrbios da menstruação quando jovens[6,7].

No Brasil, o sobrepeso e a obesidade são fenômenos muito acentuados e recentes na população feminina. Em 1980, cerca de 18% das mulheres estavam acima do peso normal. Em 2015, este número saltou para 58,5%. Mulheres brasileiras tinham em média 2,2 filhos em 2001 e este número caiu para 1,7 em 2018. A diminuição no número médio de filhos é maior nas populações de maior renda (0,8 em média)[8].

Estas mudanças no perfil reprodutivo da mulher brasileira, somadas ao crescimento da obesidade e uso inadequado de terapias hormonais, justificam o espantoso aumento na incidência do câncer do endométrio em nosso meio[9].

DIAGNÓSTICO

O principal sintoma do câncer do endométrio é o sangramento uterino anormal. A média etária das pacientes com essa doença em nosso meio é em torno dos 62 anos de idade[5], portanto, cerca de uma década após o início da menopausa. Quando o câncer do endométrio acomete mulheres jovens é grande a probabilidade de se tratar de mulheres com mutações deletérias hereditárias dos genes *MLH1*, *MSH2*, *MSH6*, *PMS2*, ou deleção do gene *EPCAM*, a chamada síndrome de Lynch que confere risco para câncer colorretal, de endométrio e de ovário entre outros[10]. Na metade desta população de mulheres mutadas, o câncer de endométrio precede o câncer colorretal[11].

A valorização do sintoma de sangramento é a principal arma para se fazer o diagnóstico de câncer do endométrio. Mulheres com investigação do sangramento e diagnóstico em até oito semanas do início do sintoma, apresentam prognóstico semelhantes às mulheres assintomáticas, diagnosticadas em programas de rastreamento, razão pela qual o rastreamento não é recomendado nessa doença[12]. Entretanto, o retardo no diagnóstico para além de 6 a 8 semanas está relacionado com pior prognóstico[13,14].

O exame de Papanicolaou de rotina é capaz de detectar apenas 45% dos carcinoma do endométrio[15].

A ultrassonografia transvaginal demonstra espessamento do endométrio nas mulheres com carcinoma. Mulheres na menopausa costumam ter espessura endometrial de 1 a 2 milímetros, enquanto no câncer de endométrio a espessura é quase sempre superior a 10 milímetros. O nível de corte de 5mm para espessura endometrial confere sensibilidade de (96,2, 95%CI 92,3; 98,1) e especificidade de (51,5, 95%CI 42,3-60,7)[16].

O principal método de diagnóstico para o carcinoma do endométrio é a biópsia endometrial com taxa de detecção de 91%[17]. A biópsia de endométrio deve ser realizada de preferência ambulatorialmente, o que propicia diagnósticos precoces e muito menos custosos. Infelizmente, em nosso meio, a histeroscopia têm sido difundida como o primeiro método diagnóstico, o que acarreta retardo considerável, pois este método não está disponível na maiorias das unidades básicas de saúde[18].

O conhecimento da patologia do carcinoma do endométrio evoluiu sobremaneira nas últimas décadas[19]. O carcinoma do endométrio que até décadas atrás era considerado uma única doença, passou a ser classificado em 1983, como duas doenças distintas, o tipo I e o tipo II, com características epidemiológicas, demográficas e patológicas muito diferentes. O carcinoma do tipo I, mais frequente, resulta da hiperestimulação estrogênica intrínseca ou extrínseca, é precedido de hiperplasias endometriais, acomete mulheres obesas, na peri e na pós-menopausa, tipo histológico de carcinoma endometrioide, grau I histológico, e tem comportamento menos agressivo. O carcinoma do tipo II por sua vez, ocorre em mulheres uma década mais idosas, não guarda relação com a obesidade e hiperestrogenismo, não tem como lesão precursora as hiperplasias endometriais, e é constituído pelos tipos histológicos carcinoma seroso e carcinoma de células claras[20], além de apresentar pior prognóstico do que os carcinomas do tipo I.

Um avanço espetacular aconteceu em 2013, a partir dos estudos do TCGA, (*The Cancer Genome Atlas*)[21,22], um projeto público que tinha por objetivo catalogar e descobrir as alterações genômicas causadoras de câncer e criar um atlas compreensivo do perfil dos diferentes tipos de câncer. O carcinoma do endométrio que até então era classificado do ponto de vista unicamente morfológico, como duas entidades (tipo I e tipo II)[20], pôde então ser definido como quatro subgrupos moleculares, com comportamentos e história natural muito diferentes entre si. Isto abriu as portas para a caracterização molecular dos carcinomas do endométrio, com a possibilidade de traçar condutas terapêuticas individualizadas e baseadas no perfil molecular da doença[23]. Em 2015, a equipe do estudo denominado TransPORTEC e o grupo de estudo denominado projeto Vancouver conseguiram traduzir as informações moleculares em perfis imunoistoquímicos, com resultados muito próximos das informações moleculares e, agora sim, passíveis de serem incorporados na prática clínica[24,25].

TRATAMENTO

Câncer do endométrio demanda estadiamento cirúrgico desde 1988. A cirurgia estadiadora compreende histerectomia total, salpingo ooforectomia bilateral, linfadenectomia pélvica e paraórtica[26]. Os informes do exame anatomopatológico dos espécimens retirados é que vão determinar o estadiamento da doença.

O ponto mais controverso da cirurgia estadiadora do câncer do endométrio é a extensão da dissecção linfonodal, pois isso demanda equipe cirúrgica bem treinada. Pacientes com carcinoma do endométrio acumulam comorbidades importantes com obesidade, diabetes mellitus e hipertensão arterial. Por estes motivos, em pacientes com carcinomas de endométrio de baixo risco inicial para metástases linfonodais, alguns autores têm defendido a omissão da linfadenectomia[27]. Considera-se carcinomas de baixo risco inicial o carcinoma tipo histológico endometrioide, grau 1 ou 2 e invasão miometrial menor que 50% da espessura do miométrio. Em nossa experiência, menos de 15% das pacientes com carcinoma do endométrio preenchem estas condições[28]. Nos tumores de alto risco de recidiva como os tipos histológicos serosos e de células claras e grau histológico 3, a dissecção linfonodal completa e sistemática confere melhor prognóstico[29,30].

A cirurgia estadiadora pode ser realizada por laparotomia, videolaparoscopia ou cirurgia robótica. A cirurgia videolaparoscópica tem se consolidado como a melhor abordagem por permitir uma completa dissecção dos linfonodos, com menor morbidade e recuperação mais rápida quando realizada em centros especializados[5,31].

O estadiamento cirúrgico sistemático é etapa fundamental para se definir o tratamento definitivo, que pode ser apenas a cirurgia, ou combinações de cirurgia, radioterapia e quimioterapia.

A maioria das pacientes com câncer do endométrio têm baixo risco de recidivas e podem ser tratadas apenas com a cirurgia. Os fatores prognósticos bem definidos são a idade, o estádio FIGO, a profundidade de invasão do miométrio, o grau de diferenciação tumoral, o tipo histológico (endometrioide *versus* seroso ou células claras) e a invasão de espaços linfovasculares (LVSI). A Tabela 1 classifica os grupos de risco para orientar o tratamento adjuvante[32].

O seguimento das pacientes com câncer do endométrio compreende avaliação clínica periódica e exame ginecológico. As taxas de recidivas situam-se em torno de 15 a 20%[5] e são sintomáticas em mais de 80% das vezes, podendo ser detectadas na avaliação clínica. Não existem justificativas para exames radiológicos e laboratoriais com a finalidade de diagnóstico de recidivas em pacientes assintomáticas[33].

CONSIDERAÇÕES FINAIS

O carcinoma do endométrio apresenta incidência crescente no mundo e, especialmente no Brasil, em consequência de mudanças no padrão reprodutivo das mulheres, obesidade e sedentarismo. O diagnóstico ambulatorial ainda é muito negligenciado em favor de procedimentos mais complexos e indisponíveis para a maioria da população. A biópsia de endométrio por qualquer técnica é o padrão ouro para o diagnóstico.

O conhecimento do perfil molecular da doença permite estratificar melhor as pacientes quanto ao risco de recidivas e orientar o tratamento adjuvante. O tratamento cirúrgico é melhor realizado por técnicas minimamente invasivas em centros de referência. O tratamento adjuvante baseia-se na estratificação de risco. Uma especial atenção deve ser dada às mulheres jovens com câncer do endométrio, devido ao risco da síndrome de Lynch.

REFERÊNCIAS BIBLIOGRÁFICAS

1. Byers T, Sedjo RL. Body fatness as a cause of cancer: epidemiologic clues to biologic mechanisms. Endocr Relat Cancer. 2015;22:R125-34.
2. Ferlay J, Colombet M, Soerjomataram I, Mathers C, Parkin DM, Piñeros M, et al. Estimating the global cancer incidence and mortality in 2018: GLOBOCAN sources and methods. Int J Cancer. 2019;144:1941-53.
3. Lortet-Tieulent J, Ferlay J, Bray F, Jemal A. International patterns and trends in endometrial cancer incidence, 1978-2013. J Natl Cancer Inst. 2018;110:354-61.

Tabela 1. Novos grupos de risco para orientar o tratamento adjuvante		
Grupo de risco	**Descrição**	**IOE**
Baixo	Estádio I endometrioide, grau 1-2, <50% de invasão miometrial, LVSI negativo	A
Intermediário	Estádio I endometrioide, grau 1-2, ≥50% de invasão miometrial, LVSI negativo	A
Intermediário alto	Estádio I endometrioide, grau 3, <50% de invasão miometrial, qualquer LVSI status	A
	Estádio I endometrioide, grau 1-2, LVSI positivo, qualquer profundidade de invasão	B
Alto	Estádio I endometrioide, grau 3, ≥50% de invasão miometrial, qualquer LVSI status	A
	Estádio II	A
	Estádio III, sem doença residual	A
	Tumor não endometrioide (seroso ou células claras ou indiferenciado, ou carcinossarcoma)	A
Avançado	Estádio III com doença residual e Estádio IVA	A
Metastático	Estádio IVB	A

Estadiamento FIGO 2009: fatores moleculares são considerados mas não incluídos; tamanho do tumor é considerado mas não incluído; estado linfonodal pode ser considerado para recomendações de tratamento.

Notas: IOE: nível de evidência; LVSI: invasão linfovascular.

Fonte: adaptada de Colombo et al. (2016)[32].

4. SAÚDE MD, (INCA) INDCJGDS. Estimativa/2018 - Incidência de câncer no BrasilEstimate/2018 – Cancer incidence in Brazil. Biblioteca virtual em saúde prevenção e controle de câncer (http://controlecancer.bvs.br/) e no Portal do INCA (http://www.inca.gov.br): INCA; 2017.

5. Anton C, Kleine RT, Mayerhoff E, Diz MDPE, Freitas D, Carvalho HA, et al. Ten years of experience with endometrial cancer treatment in a single Brazilian institution: Patient characteristics and outcomes. PLoS One. 2020;15:e0229543.

6. Gitsch G, Hanzal E, Jensen D, Hacker NF. Endometrial cancer in premenopausal women 45 years and younger. Obstet Gynecol. 1995;85:504-8.

7. Lee NK, Cheung MK, Shin JY, Husain A, Teng NN, Berek JS, et al. Prognostic factors for uterine cancer in reproductive-aged women. Obstet Gynecol. 2007;109:655-62.

8. Ferreira APS, Szwarcwald CL, Damacena GN. Prevalence of obesity and associated factors in the brazilian population: a study of data from the 2013 National Health Survey. Rev Bras Epidemiol. 2019;22:e190024.

9. Paulino E, Nogueira-Rodrigues A, Goss PE, Faroni L, Guitmann G, Strasser-Weippl K, et al. Endometrial cancer in Brazil: preparing for the rising incidence. Rev Bras Ginecol Obstet. 2018;40:577-9.

10. Kast K, Dobberschütz C, Sadowski CE, Pistorius S, Wimberger P. Prevalence of Lynch syndrome in unselected patients with endometrial or ovarian cancer. Arch Gynecol Obstet. 2016;294:1299-303.

11. Mills AM, Longacre TA. Lynch Syndrome screening in the gynecologic tract: current state of the art. Am J Surg Pathol. 2016;40:e35-44.

12. Gerber B, Krause A, Müller H, Reimer T, Külz T, Kundt G, et al. Ultrasonographic detection of asymptomatic endometrial cancer in postmenopausal patients offers no prognostic advantage over symptomatic disease discovered by uterine bleeding. Eur J Cancer. 2001;37:64-71.

13. Strohl AE, Feinglass JM, Shahabi S, Simon MA. Surgical wait time: A new health indicator in women with endometrial cancer. Gynecol Oncol. 2016;141:511-5.

14. Dolly D, Mihai A, Rimel BJ, Fogg L, Rotmensch J, Guirguis A, et al. A delay from diagnosis to treatment is associated with a decreased overall survival for patients with endometrial cancer. Front Oncol. 2016;6:31.

15. Frias-Gomez J, Benavente Y, Ponce J, Brunet J, Ibáñez R, Peremiquel-Trillas P, et al. Sensitivity of cervico-vaginal cytology in endometrial carcinoma: a systematic review and meta-analysis. Cancer Cytopathol. 2020.

16. Long B, Clarke MA, Morillo ADM, Wentzensen N, Bakkum-Gamez JN. Ultrasound detection of endometrial cancer in women with postmenopausal bleeding: Systematic review and meta-analysis. Gynecol Oncol. 2020;157:624-33.

17. Dijkhuizen FP, Mol BW, Brölmann HA, Heintz AP. The accuracy of endometrial sampling in the diagnosis of patients with endometrial carcinoma and hyperplasia: a meta-analysis. Cancer. 2000;89:1765-72.

18. Utida GM, Kulak J. Hysteroscopic and aspiration biopsies in the histologic evaluation of the endometrium, a comparative study. Medicine (Baltimore). 2019;98:e17183.

19. McAlpine JN, Temkin SM, Mackay HJ. Endometrial cancer: Not your grandmother's cancer. Cancer. 2016;122:2787-98.

20. Bokhman JV. Two pathogenetic types of endometrial carcinoma. Gynecol Oncol. 1983;15:10-7.

21. Stratton MR, Campbell PJ, Futreal PA. The cancer genome. Nature. 2009;458:719-24.

22. Tomczak K, Czerwińska P, Wiznerowicz M. The Cancer Genome Atlas (TCGA): an immeasurable source of knowledge. Contemp Oncol (Pozn). 2015;19:A68-77.

23. Kandoth C, Schultz N, Cherniack AD, Akbani R, Liu Y, Shen H, et al. Integrated genomic characterization of endometrial carcinoma. Nature. 2013;497:67-73.

24. Stelloo E, Bosse T, Nout RA, MacKay HJ, Church DN, Nijman HW, et al. Refining prognosis and identifying targetable pathways for high-risk endometrial cancer; a TransPORTEC initiative. Mod Pathol. 2015;28:836-44.

25. Talhouk A, McConechy MK, Leung S, Li-Chang HH, Kwon JS, Melnyk N, et al. A clinically applicable molecular-based classification for endometrial cancers. Br J Cancer. 2015;113:299-310.
26. Pecorelli S. Revised FIGO staging for carcinoma of the vulva, cervix, and endometrium. Int J Gynaecol Obstet. 2009;105:103-4.
27. Mariani A, Dowdy SC, Cliby WA, Gostout BS, Jones MB, Wilson TO, et al. Prospective assessment of lymphatic dissemination in endometrial cancer: a paradigm shift in surgical staging. Gynecol Oncol. 2008;109:11-8.
28. Anton C, E Silva AS, Baracat EC, Dogan NU, Köhler C, Carvalho JP, et al. A novel model to estimate lymph node metastasis in endometrial cancer patients. Clinics (Sao Paulo). 2017;72:30-5.
29. Yaegashi N, Ito K, Niikura H. Lymphadenectomy for endometrial cancer: is paraaortic lymphadenectomy necessary? Int J Clin Oncol. 2007;12:176-80.
30. Todo Y, Kato H, Kaneuchi M, Watari H, Takeda M, Sakuragi N. Survival effect of para-aortic lymphadenectomy in endometrial cancer (SEPAL study): a retrospective cohort analysis. Lancet. 2010;375:1165-72.
31. Silva E Silva A, de Carvalho JPM, Anton C, Fernandes RP, Baracat EC, Carvalho JP. Introduction of robotic surgery for endometrial cancer into a brazilian cancer service: a randomized trial evaluating perioperative clinical outcomes and costs. Clinics (São Paulo). 2018;73:e522s.
32. Colombo N, Creutzberg C, Amant F, Bosse T, González-Martín A, Ledermann J, et al. ESMO-ESGO-ESTRO Consensus Conference on Endometrial Cancer: diagnosis, treatment and follow-up. Ann Oncol. 2016;27:16-41.
33. Yalamanchi P, Shabason JE, Zhang X, Ko EM, Lin LL. Use of Aggressive Surveillance for Locoregional Endometrial Cancer After Local Therapy. Int J Gynecol Cancer. 2018;28:1264-70.

capítulo 46

Obesidade e infertilidade

- Paula Andrea Navarro
- Fernando Marcos Gomes
- Rui Alberto Ferriani

INTRODUÇÃO

A prevalência da obesidade está aumentando em todo o mundo, com mais de 600 milhões de adultos obesos, incluindo 15% das mulheres, em 2014, o dobro da prevalência relatada três décadas antes[1]. Segundo dados da Pesquisa de Vigilância de Fatores de Risco e Proteção para Doenças Crônicas por Inquérito telefônico de 2018 (http://portalarquivos2.saude.gov.br/images/pdf/2019/julho/25/vigitel-brasil-2018.pdf), realizada pelo Ministério da Saúde, no Brasil, houve um aumento de 67,8% nos últimos treze anos, saindo de 11,8% em 2006 para 19,8% em 2018. O aumento da prevalência foi maior entre as faixas etárias de 18 a 24 anos, com aumento de 55,7%. Quando verificado o sexo, os homens apresentam crescimento de 21,7% e as mulheres 40%.

O aumento na prevalência de sobrepeso e obesidade populacional tem levado a uma maior proporção de indivíduos com alto IMC sendo avaliados em serviços de infertilidade.

Mulheres com sobrepeso e obesidade apresentam maior risco de apresentarem distúrbios reprodutivos[2,3]. Mulheres obesas têm maior incidência de irregularidade menstrual e menor chance de concepção dentro de um ano após a interrupção da contracepção em comparação com mulheres com peso normal (66,4% das mulheres obesas vs. 81,4% das com peso normal). E, segundo dados de um estudo transversal nos EUA, mulheres que foram adolescentes obesas tiveram uma chance maior de permanecer sem filhos do que mulheres que foram adolescentes de peso normal.

Mulheres com IMC > 27 kg/m^2 apresentam um risco relativo (RR) de infertilidade anovulatória de 3,1 (IC 95%, 2,2-4,4) em comparação com mulheres com IMC normal. Não apenas o IMC, mas também a distribuição de gordura corporal é importante. Neste contexto, mulheres anovulatórias têm maior circunferência da cintura e mais gordura abdominal do que as mulheres ovulatórias com IMC semelhante.

Existe uma forte associação entre obesidade e resistência insulínica, resultando em hiperinsulinemia compensatória. A insulina estimula a redução de produção de globulina carreadora de esteroides sexuais, resultando em aumento de androgênios livres e de estrogênio produzido perifericamente que, por sua vez, promove feedback negativo sobre a liberação hipotalâmica de hormônio liberador de ganadotrofina (GnRH), o que pode cursar com distúrbio ovulatório, um dos mecanismos pelos quais a obesidade pode favorecer a subfertilidade. A resistência insulínica pode, portanto, promover o hiperandrogenismo, que por sua vez estimula o acúmulo de gordura abdominal e visceral, o que, por sua vez, favorece a resistência insulínica, criando-se assim um ciclo vicioso que pode promover tanto repercussões metabólicas como reprodutivas.

Todavia, o sobrepeso e obesidade podem aumentar o risco de subfertilidade mesmo na ausência de distúrbio ovulatório, por meio do comprometimento da qualidade oocitária e/ou da receptividade endometrial.

A piora da qualidade oocitária pode ser mediada pelo estresse oxidativo e pelo processo inflamatório sistêmicos associados à obesidade. Estudos recentes evidenciam modificações da microbiota intestinal em mulheres obesas, o que pode favorecer o aumento da permeabilidade intestinal e a entrada de lipopolissacarídeos na circulação, o que estimula tanto o aumento da produção de espécies reativas do oxigênio (ERO), como a liberação de citocinas pró-inflamatórias, como o fator de necrose tumoral-alfa e a interleucina-6[4]. Por outro lado, o excesso de acúmulo de triglicérides nos adipócitos pode promover necrose celular, o que estimula a migração de macrófagos e outras células inflamatórias, com liberação de citocinas pró-inflamatórias e maior produção de ERO. Associadamente a isto, a liberação de adipocinas, como a leptina, também exerce ação pró-inflamatória. Em conjunto, estes fatores podem favorecer o estresse oxidativo e o processo inflamatório sistêmicos associados à obesidade, que podem se refletir no microambiente folicular, comprometendo a qualidade oocitária. Neste sentido, alguns estudos demonstram que mulheres obesas submetidas à fertilização ***in vitro*** (FIV) podem apresentar oócitos menores e com menor probabilidade de fertilizar normalmente.

Além da maior prevalência de subfertilidade relacionada à obesidade, vários estudos demonstram um impacto negativo da obesidade nas taxas de nascidos vivos pós-FIV, e isso parece se correlacionar com o aumento do IMC[5]. Uma metanálise de 33 estudos de FIV, incluindo 47.967 ciclos, concluiu que mulheres com sobrepeso e obesidade apresentaram redução significativa das taxas de gravidez clínica (RR 0,90, P <0,0001) e de nascidos vivos (RR 0,84, P1⁄4.0002) em comparação com mulheres com IMC normal. Mas, um estudo evidenciou probabilidade 50% menor de nascidos vivos após FIV em mulheres com obesidade grau III.

O achado de que a reduzida taxa de gestação e de nascidos vivos após FIV em mulheres obesas utilizando oócitos próprios pode ser revertida com o uso de oócitos de doadoras não obesas, sugere que a piora da qualidade oocitária e, consequentemente embrionária, possa ser um evento primário interferindo nas taxas de sucesso da FIV em mulheres obesas[6,7]. Desta forma, a piora da qualidade oocitária pode comprometer tanto a fertilidade natural, como os resultados dos tratamentos de reprodução assistida em mulheres obesas.

Entretanto, uma revisão retrospectiva de 450 ciclos de transferência de embriões congelados de doadoras de oócitos evidenciou que o IMC foi um preditor independente da gravidez clínica, sugerindo que a receptividade uterina também pode ser comprometida pela obesidade. O achado de que doadoras de útero com IMC > 35 kg / m² têm uma taxa de nascidos vivos significativamente mais baixa (25%) do que doadoras com IMC < 35 kg / m² (49%) reforça o papel do potencial comprometimento da receptividade uterina associada à obesidade[8]. Neste contexto, há evidências de que mulheres obesas apresentam um padrão diferente de expressão gênica do endométrio durante a janela de implantação do que mulheres não obesas, o que é mais pronunciado na presença de infertilidade[9].

A obesidade, além de estar relacionada à maior prevalência de subfertilidade, também se associa à menor resposta ovulatória ao citrato de clomifeno e às gonadotrofinas, assim como necessidade de maiores doses de gonadotrofinas, menor número de oócitos obtidos após estimulação ovariana e menores taxas de nascidos vivos após FIV[2,3].

Alguns estudos evidenciam associação entre obesidade e maiores taxas de abortamento natural, após indução da ovulação e após estimulação ovariana para FIV. Além disto, há estudos demonstrando maior risco de complicações gestacionais e perinatais em mulheres obesas quando comparadas a mulheres com IMC normal, com maior prevalência de diabetes e hipertensão gestacional, prematuridade, instrumentalização do parto, distócia de ombro, sofrimento fetal, mortalidade neonatal precoce e recém-nascidos pequenos e grandes para a idade gestacional[2,3].

Tabela 1. Categorias de obesidade segundo o índice de massa corporal (IMC)

Categoria	IMC (kg/m²)
Baixo peso	< 18,5
Normal	18,5 a 24,9
Sobrepeso	25,0 a 29,9
Obesidade grau I	30 a 34,9
Obesidade grau II	35 a 39,9
Obesidade grau III	≥ 40

DIAGNÓSTICO

O sobrepeso é definido pela Organização Mundial da Saúde (OMS)[10] como a presença de índice de massa corporal (IMC) ≥ 25 kg/m² e obesidade como IMC ≥ 30 kg/m², sendo categorizada em Grau I, II ou III segundo o IMC (Tabela 1). O diagnóstico é simples, requerendo somente a aferição do peso corporal e estatura, dividindo-se o peso pela altura[2]. A aferição da circunferência da cintura também é recomendada, pois o aumento da circunferência tem implicações tanto metabólicas como reprodutivas.

A infertilidade é definida pela falha em obter uma gravidez clínica após 12 meses ou mais de relações sexuais regulares e desprotegidas[11]. Usando essa definição, a infertilidade é uma doença cujo diagnóstico é clínico, sendo a investigação do fator causal dependente de exames complementares do casal, laboratoriais e de imagem, não fazendo parte do escopo deste capítulo. A mesma afeta aproximadamente 1 em cada 7 casais no Reino Unido, o que é semelhante a uma estimativa de prevalência nos EUA e no Brasil.

TRATAMENTO

Uma metanálise publicada em 2017[12] objetivou responder à pergunta: "Em mulheres com sobrepeso e obesidade, que intervenções não cirúrgicas para perda de peso são usadas e qual sua eficácia na perda de peso e na melhora dos resultados reprodutivos?". Um total de 40 estudos foram incluídos, dos quais 14 eram ensaios clínicos randomizados. Os desfechos primários foram gravidez, taxa de nascidos vivos e mudança de peso. As dietas com baixas calorias e as intervenções com exercícios tiveram mais probabilidade de resultar em gravidez [razão de risco (RR) 1,59, IC 95% (1,01, 2,50)], possivelmente, ao aumento da taxa de concepção natural. As intervenções resultaram em perda de peso, melhora da ovulação, e diminuição da irregularidade menstrual, sem interferir significativamente nas taxas de aborto e gestação após FIV. Os poucos estudos que investigaram o impacto da metformina não mostraram diferença significativa entre as intervenções para perda de peso e o uso desta medicação em termos de sucesso gestacional e status ovulatório, ou melhora do padrão menstrual.

Dados de outra metanálise publicada em 2017[13] foram concordantes com os anteriores, reforçando que as intervenções no estilo de vida mostraram benefícios para a perda de peso e aumento da taxa natural de gravidez, sem interferir nos resultados das TRA.

A última metanálise publicada em 2020[14] corrobora os achados anteriores. Incluiu 8 estudos clínicos randomizados e controlados (RCTs) com 1.175 mulheres e evidenciou que os programas de modificação de estilo de vida promoveram discreta melhora nas taxas de gravidez (RR: 1,43, IC: 95% 1,02 a 2,01; I2 = 60%; 8 RCTs; N = 1.098; evidência de moderada qualidade), sem impactar as taxas de nascidos vivos (RR: 1,39, IC: 95% 0,90 a 2,14) ; I2 = 64%; 7 RCTs; N = 1.034; evidência de baixa qualidade). Surpreendentemente, as mulheres que participaram das intervenções no estilo de vida apresentaram risco aumentado de aborto (RR: 1,50, IC: 95% 1,04 a 2,16; I2 = 0; 6 RCTs; N = 543; evidência de moderada qualidade).

É importante ressaltarmos a necessidade de mais estudos investigando especificamente qual tipo de intervenção sobre o estilo de vida em mulheres com sobrepeso e obesidade é mais efetivo para melhora do sucesso gestacional natural ou após o uso de TRA e seguro em termos de impacto a curto e longo sobre a prole.

CONSIDERAÇÕES FINAIS

A prevalência de sobrepeso e obesidade tem aumentado muito nas últimas décadas. O sobrepeso e a obesidade estão relacionados à maior probabilidade de subfertilidade. Os mecanismos pelos quais a obesidade pode promover subfertilidade precisam ser melhor elucidados, mas sabe-se que a obesidade pode promover distúrbios ovulatórios, assim como comprometimento da qualidade oocitária e/ou da receptividade uterina.

A obesidade, além de estar relacionada à maior probabilidade de subfertilidade, também se associa à menor resposta ovulatória ao citrato de clomifeno e às gonadotrofinas, assim como necessidade de maiores doses de gonadotrofinas, com menor número de oócitos obtidos após estimulação ovariana e menores taxas de nascidos vivos após FIV. Além disto, a obesidade está associada a maiores taxas de abortamento (natural, após indução da ovulação e após estimulação ovariana para FIV), assim como maior risco de complicações gestacionais e perinatais, com maior prevalência de diabetes e hipertensão gestacional, prematuridade, instrumentalização do parto, distócia de ombro, sofrimento fetal, mortalidade neonatal precoce e recém-nascidos pequenos e grandes para a idade gestacional.

A maioria dos estudos publicados demonstra um potencial impacto positivo das intervenções sobre o estilo de vida, sobretudo dieta hipocalórica associada à atividade física, sobre a perda de peso e aumento da taxa natural de gravidez, sem interferir nas taxas de aborto e nos resultados das TRA.

O aconselhamento pré-concepcional de mulheres obesas deve abordar as potenciais consequências reprodutivas e materno-fetais da obesidade, acima mencionadas. Todavia, os benefícios à saúde de adiar a gravidez visando alcançar a perda de peso devem ser colocados na balança, ponderando-se também o risco de declínio da fertilidade com o avanço da idade da mulher.

REFERÊNCIAS BIBLIOGRÁFICAS

1. World Health Organization. Obesity and overweight fact sheet no 311. 2016: April 17.
2. Practice Committee of the American Society for Reproductive Medicine. Obesity and

reproduction: a committee opinion. Fertil Steril. 2015;104(5):1116-26.

3. Broughton DE, Moley KH. Obesity and female infertility: potential mediators of obesity's impact. Fertil Steril. 2017;107(4):840-847.
4. Snider AP, Wood JR. Obesity induces ovarian inflammation and reduces oocyte quality. Reproduction. 2019;158(3):R79-R90.
5. Sermondade N, Huberlant S, Bourhis-Lefebvre V, Arbo E, Gallot V, Colombani M, et al. Female obesity is negatively associated with live birth rate following IVF: a systematic review and meta-analysis. Hum Reprod Update. 2019;25(4):439-51.
6. Luke B, Brown MB, Stern JE, Missmer SA, Fujimoto VY, Leach R. SART writing group. Female obesity adversely affects assisted reproductive tech- nology (ART) pregnancy and live birth rates. Hum Reprod. 2011;26:245-52.
7. Jungheim ES, Schon SB, Schulte MB, DeUgarte DA, Fowler SA, Tuuli MG. IVF outcomes in obese donor oocyte recipients: a systematic review and meta-analysis. Hum Reprod. 2013;28:2720-27.
8. Deugarte D, Deugarte C, Sahakian V. Surrogate obesity negatively impacts pregnancy rates in third-party reproduction. Fertil Steril 2010;93: 1008-10.
9. Bellver J, Marti'nez-Conejero JA, Labarta E, Alama P, Melo MA, Remohí J, et al. Endometrial gene expression in the window of implantation is altered in obese women especially in association with polycystic ovary syndrome. Fertil Steril 2011;95:2335-341.
10. World Health Organization. Obesity and overweight fact sheet no 311. 2016: April 17.
11. Practice Committee of the American Society for Reproductive Medicine. Definitions of infertility and recurrent pregnancy loss: a committee opinion. Fertil Steril. 2020;113(3):533-535.
12. Best D, Avenell A, Bhattacharya S. How effective are weight-loss interventions for improving fertility in women and men who are overweight or obese? A systematic review and meta-analysis of the evidence. Hum Reprod Update. 2017;23(6):681-705.
13. Lan L, Harrison CL, Misso M, Hill B, Teede HJ, Mol BW, et al. Systematic review and meta-analysis of the impact of preconception lifestyle interventions on fertility, obstetric, fetal, anthropometric and metabolic outcomes in men and women. Hum Reprod. 2017;32(9):1925-40.
14. Espinós JJ, Solà I, Valli C, Polo A, Ziolkowska L, Martínez-Zapata MJ. The effect of lifestyle intervention on pregnancy and birth outcomes on obese infertile women: a systematic review and meta-analysis. Int J Fertil Steril. 2020;14(1):1-9.

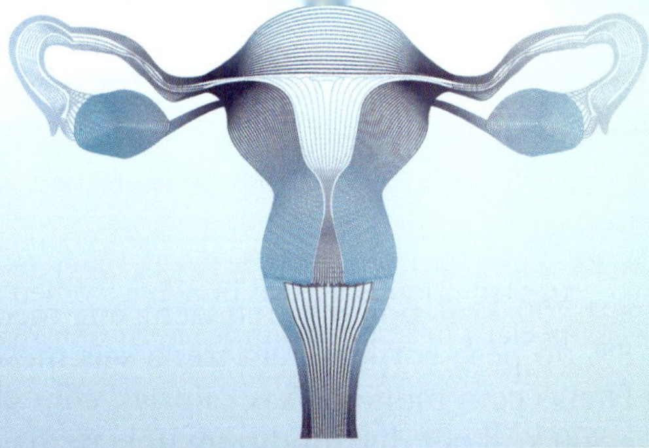

capítulo 47

Tratamento clínico

Marcia Gaspar Nunes
Ivaldo Silva

INTRODUÇÃO

A obesidade é uma doença metabólica que atingiu proporções epidêmicas mundialmente, tanto assim que a Organização Mundial da Saúde (OMS) declarou a obesidade como o maior problema global de saúde crônica em adultos. A obesidade interfere com a qualidade de vida e acarreta um risco maior de desenvolvimento de diversos problemas de saúde como diabetes tipo 2, dislipidemias, hipertensão arterial, doenças cardiovasculares, várias tipos de câncer, osteoartrite, doença hepática gordurosa não hepática, pancreatite aguda e apneia do sono, dentre outros, com consequências alarmantes como morbidades, incapacidade e mortalidade[1].

A obesidade acarreta impactos negativos na função reprodutiva, destacando-se os distúrbios ovulatórios que se manifestam como irregularidade menstrual e infertilidade[2]. Além disso, a obesidade aumenta o risco de abortamentos e complicações obstétricas, bem como associa-se ao aumento de risco de câncer de mama e endométrio.

TRATAMENTO DA OBESIDADE: CONSIDERAÇÕES GERAIS

O tratamento da obesidade é complexo e multidisciplinar, devendo ser individualizado e sob supervisão médica contínua.

O manejo da obesidade tem objetivos mais amplos do que a perda de peso isoladamente. O manejo das comorbidades, a melhoria da qualidade de vida, bem como, restaurar o bem-estar, a imagem corporal e a autoestima dos pacientes também estão incluídos nos objetivos do tratamento.

Do ponto de vista da saúde reprodutiva, o tratamento da obesidade deve ter como objetivos restaurar a ovulação, a redução dos níveis de androgênios e do hirsutismo.

A criação de metas apropriadas para o gerenciamento do peso enfatizam a perda realista de peso para reduzir os riscos à saúde e devem incluir a promoção da perda de peso, bem como manutenção e prevenção de recuperação de peso. Embora a perda de peso sustentada de 3% a 5% do peso já possa levar a reduções clinicamente significativas em alguns fatores de risco cardiovasculares, perdas de peso maiores produzem maiores benefícios. Uma meta inicial de perda de peso de 5% a 10% do peso inicial em 6 meses é factível.

Como a obesidade é uma doença crônica, o controle de peso precisará ser continuado por toda a vida.

ORIENTAÇÕES NUTRICIONAIS

Vários pacientes com obesidade não reconhecem mais as sensações fisiológicas de fome e saciedade que controlam a ingestão dos alimentos. Uma abordagem prática para ajudar a recuperar a sensação de saciedade consiste em comer devagar e mastigar com cuidado, e diferenciar as diferentes texturas e sabores[1].

Os pacientes devem ser orientados a evitar alimentos industrializados com adição de açúcares e ricos em gorduras. Deve-se diminuir o tamanho da porção de alimentos e evitar lanches entre as refeições.

Dietas muito restritivas e rígidas não são sustentáveis, embora possam ser usadas por um período limitado de tempo.

Uma dieta planejada individualmente para criar um déficit de 500 a 1.000 kcal deve ser parte integrante de programa de perda de peso objetivando uma diminuição de 0,5 a 1 kg por semana, e é uma meta realista. Dietas com baixas calorias, com 1.000 a 1.200 kcal por dia, reduzem em média 8% do peso corporal, em três a seis meses. Dietas com muito baixas calorias, com 400 a 800 kcal por dia, produzem uma perda de peso maior em curto prazo, contudo, devem ser feitas sob rígida supervisão[3].

DIETAS DA MODA

Dietas ricas em gorduras e pobres em carboidrato

Se caracterizam por serem compostas de 55% a 65% de gorduras, menos de 20% de carboidratos e de 25% a 30% de proteínas. São bastante populares, e os exemplos mais conhecidos são a dieta Atkins, a dieta Duncan, dieta cetogênica, dieta low-carb e a dieta paleolítica. Estas dietas são deficientes em vitaminas A, B6, E, folato, cálcio, magnésio, ferro, potássio e fibras.

Dietas pobres em gordura e muito pobres em gorduras

Dietas ricas em carboidratos, com quantidades moderadas de proteínas, e com menos de 19% de gorduras. Os indivíduos obesos que consomem dieta escassa em gorduras e ricas em carboidratos ingerem menos calorias e perdem peso. As dietas muito escassas em gorduras são deficientes em vitaminas E, B12 e zinco.

Dieta do mediterrâneo

Tipicamente são dietas com 40% de gorduras, principalmente monoinsaturadas, e 40% de carboidratos. Existem evidências de que a substituição de gordura saturada por gorduras monoinsaturadas, como azeite de oliva, abacate e nozes, podem melhorar o perfil lipídico e o controle glicêmico, além de auxiliar na perda de peso.

Dieta sem glúten

A dieta isenta de glúten, terapêutica para indivíduos que sofrem de doença celíaca, tem sido popularmente usada para perda de peso, mas não há estudos clínicos randomizados para esta indicação.

Dieta sem lactose

A dieta sem lactose é indicada nos indivíduos com intolerância à lactose e de alergia à proteína do leite de vaca. Não há nenhuma evidência para apoiar o uso da dieta isenta de leite de vaca como um tratamento para obesidade.

Jejum intermitente

Estudo piloto demonstrou que o jejum intermitente (10 horas) reduziu a circunferência abdominal, a pressão arterial, a hemoglobina glicada e os lipídios em pacientes com síndrome metabólica[4].

ATIVIDADE FÍSICA

O exercício é considerado um componente importante de um programa de redução de peso em conjunto com a redução calórica. Exercícios aeróbicos apresentam evidências sólidas para redução da massa gorda. Um programa com exercícios de resistência é importante para aumentar a massa muscular[5]. As diretrizes recomendam que pelo menos 150 minutos/semana de exercícios aeróbicos moderados (como caminhada rápida) sejam combinados com três sessões semanais de exercícios resistidos para aumentar a força muscular[1,3]. A atividade física pode ser dividida em vários seguimentos curtos de 10 minutos, no mínimo, para ter impacto metabólico.

APOIO PSICOLÓGICO

Os fatores psicológicos são muito importantes para o gerenciamento da obesidade e influenciam fortemente o sucesso do tratamento. Distúrbios alimentares, como compulsão alimentar e síndrome da alimentação noturna devem ser tratados por um psiquiatra ou psicólogo com terapia cognitivo-comportamental. Geralmente, existe uma relação estreita entre o estado emocional e as situações estressantes, por um lado, e o desejo ou a necessidade de comer. Tomar consciência da relação emocional com a comida é a base do tratamento.

TRATAMENTO FARMACOLÓGICO

As mudanças do estilo de vida e as técnicas cognitivo-comportamentais são fundamentais e o tratamento farmacológico não deve ser usado isoladamente sem as medidas não farmacológicas.

O tratamento medicamentoso está indicado quando:

1) IMC maior ou igual a 30 kg/m²;

2) IMC maior ou igual a 25 ou 27 kg/m² na presença de comorbidades;

3) Falha em perder peso com o tratamento não farmacológico.

Medicamentos aprovados no Brasil

Existem, atualmente, três medicamentos aprovados para o tratamento da obesidade no Brasil: sibutramina, orlistate e liraglutida 3,0 mg.

Sibutramina

A sibutramina bloqueia a receptação da noradrenalina e de serotonina levando à redução da ingesta alimentar. A dose aprovada de sibutramina é de 1 cápsula de 10 ou 15 mg pela manhã. Deve-se iniciar com 10 mg/dia, e se não houver perda de 2 kg após 4 semanas pode-se aumentar a dose para 15 mg. Não se deve recomendar manutenção de tratamento quando não houver perda de peso de ao menos 2 kg em 4 semanas de tratamento na dose de 15 mg.

A sibutramina mostrou-se mais eficaz que o placebo em promover perda de peso[6]. O estudo STORM (*Sibutramine Trial of Obesity Reduction and Maintenance*) investigou o uso de sibutramine para manutenção de perda de peso, e concluiu que o uso contínuo de sibutramina ajudou a manter a perda de peso por até dois anos após o início do tratamento[7]. O estudo SCOUT (*Sibuttamine Cardiovascular Outcomes Trial*) foi desenhado para avaliar os efeitos da sibutramina em longo prazo na incidência de eventos e morte cardiovasculares em indivíduos de alto risco. Os resultados finais mostraram um aumento do risco de desfechos cardiovasculares não fatais nos pacientes tratados com sibutramina em relação ao placebo sem aumento na mortalidade no subgrupo com concomitante diabetes e doença arterial coronariana. O aumento de eventos cardiovasculares não foi observado no subgrupo dos diabéticos sem doença coronariana nem no subgrupo dos diabéticos com um fator de risco cardiovascular[8]. Esse estudo levou à proibição da sibutramina na Europa. No Brasil, a Anvisa não proibiu a sibutramina, uma vez que ela é segura na população sem doença cardiovascular estabelecida, mas desde outubro de 2011 a agência reguladora passou a exigir que a prescrição de sibutramina passe a ser acompanhada de um "Termo de Responsabilidade do Prescritor", que deve ser entregue na drogaria dispensadora.

Orlistate

O orlistate é um análogo da lipstatina inibidor de lipases gastrointestinais que se liga no sítio ativo da enzima através de ligação covalente, fazendo com que um terço dos triglicérides ingeridos não sejam absorvidos pelo intestino, sendo eliminados nas fezes. O orlistate não possui atividade sistêmica. A dose de orlistate é de 1 cápsula de 120 mg, administrada três vezes por dia nas principais refeições, sendo a dose total diária de 360 mg.

Obesos, com ou sem fatores de risco, apresentaram perda de peso, manutenção da perda de peso e mudanças favoráveis de risco cardiovascular com o uso de orlistate em relação ao placebo. O uso de orlistate está associado a reduções significativas da pressão arterial. Em diabéticos, demonstrou-se perda de peso, reduções de glicemia de jejum e pós-prandial, hemoglobina glicada e insulinemia[9].

O uso de orlistate está associado à maior incidência de efeitos gastrointestinais, como esteatorreia, flatus com descarga de gordura e urgência fecal. Redução nas concentrações séricas de vitaminas lipossolúveis pode ocorrer com seu uso prolongado[10].

Liraglutida

A liraglutida é um agonista do peptídeo semelhante ao glucagon-1 (GLP-1) apresentando ação hipotalâmica nos neurônios envolvidos no balanço energético, em centros ligados a prazer e recompensa e ainda ação na velocidade do esvaziamento gástrico.

É utilizada por via subcutânea. A dose inicial é de 0,6 mg 1x/dia durante a primeira semana de tratamento. As doses são aumentadas gradualmente, semanalmente, 1,2 mg 1x/dia na segunda semana, 1,8 mg 1x/dia na terceira semana, 2,4 mg 1x/dia na quarta semana e 3,0 mg 1x/dia a partir da quinta semana, sendo esta a dose recomendada de tratamento. O tratamento deve ser descontinuado se com a dose de 3,0 mg/dia não houver perda ponderal ≥ 5% do peso inicial.

A perda de peso em uso de liraglutida foi significativamente maior do que com placebo e do que com orlistate, além de observarem-se maiores reduções no nível de pressão arterial e na prevalência de pré-diabetes[11]. Os pacientes obesos pré-diabéticos do estudo SCALE tiveram uma perda de peso mais de 3 vezes maior e mantida por 3 anos com liraglutida do que com placebo[12]. Nos estudos clínicos realizados houve aumento de eventos adversos relacionados a vesícula biliar, como colelitíase, particularmente nos indivíduos que perderam mais peso. A ocorrência de pancreatite foi rara durante os estudos, porém maior no grupo que recebeu liraglutida.

Considerações sobre outros fármacos

Sulaglutida e Semaglutida

Outros análogos do GLP-1 utilizados para o tratamento da diabetes vêm sendo utilizado *off-label* no tratamento da obesidade.

Os resultados de recente estudo fase III da semaglutida para tratamento da obesidade (STEP 4 Trial) revelaram: média de perda de peso corporal de 17,4% após 68 semanas de tratamento com semaglutide a 2,4 mg/semanal; 40% dos pacientes tratados com semaglutida perderam pelo menos 20% do seu peso corporal.

Locarserina

A locarserina é um agonista do receptor serotonina 2C que apresenta ações nos centros de saciedade. Foi retirado do mercado americano em janeiro de 2020, após resultados de estudo pós-comercialização demonstrarem risco potencial de neoplasias de pâncreas, pulmão e reto. No Brasil, a agência reguladora Anvisa em abril de 2020 determinou a suspensão da fabricação, importação, comercialização e manipulação da locarserina.

Metformina

O agente sensibilizante da insulina, metformina, tem sido utilizado como tratamento coadjuvante na síndrome dos ovários policísticos (SOP). Seu uso tem sido associado à perda de peso em mulheres obesas com SOP, mas este efeito é inconsistente e relativamente leve. Não é considerada uma terapia para perda de peso.

IMPACTO DO TRATAMENTO DA OBESIDADE NA SAÚDE REPRODUTIVA

As mudanças no estilo de vida (dieta e atividade física) são o tratamento de primeira linha nas pacientes obesas com desejo reprodutivo.

Com 5% de perda de peso corporal ocorre melhora da frequência da ovulação, regularização do padrão menstrual, e decréscimo dos níveis de testosterona total, LH e insulina. Entre 5% e 10% de perda de peso observa-se melhora nas taxas fertilidade. Em protocolos de reprodução assistida observa-se redução dos ciclos requeridos, aumento do número embriões viáveis para transferência, melhora das taxas de nascidos vivos e redução nas taxas de abortamentos[2].

CONSIDERAÇÕES FINAIS

A obesidade tem um impacto adverso significativo na saúde do organismo e na saúde reprodutiva, influenciando não apenas a chance de concepção, como também, no aumento do risco de abortamento, anomalias congênitas e complicações na gestação. As mulheres obesas devem receber assistência para perder peso, incluindo apoio psicológico, aconselhamento dietético, exercícios físicos e, quando apropriado, agentes redutores de peso ou cirurgia bariátrica. Mesmo uma perda moderada de peso de 5-10% do peso corporal pode ser suficiente para restaurar a fertilidade e melhorar os marcadores metabólicos.

REFERÊNCIAS BIBLIOGRÁFICAS

1. Durrer Schutz D, Buetto L, Dicker D, Farpour-Lambert N, et al. European practical and patient-centred guidelines for adult obesity management in primary care. Obes Facts. 2019;12:40-66.
2. Silvestris E, de Pergola G, Rosania R, Loverro G. Obesity as disruptor of the female fertility. Reprod Biol Endocrinol. 2018;16:22.
3. Yumuk V, Tsigos C, Fried M, et al. European Guidelines for obesity management in adults. Obes Facts. 2015;8(6):402-24.
4. Wilkinson WJ, Manoogian NC, Zadourian A, Lo H, et al. Ten-hour time-restricted eating reduces weight, blood-pressure, and atherogenic lipids in patients with metabolic syndrome. Cell Metab. 2020;31(1):92-104.
5. Willis LH, Slentz CA, Bateman LA, Shields AT, et al. Effects of aerobic and/or resistance raining on body mass and fat mass on overweight or obese adults. J Appl Physiol. 2012;113(12):1831-37.
6. Arterburn DE, Crane PK, Veenstra DL. The efficacy and safety of sibutramine for weight loss: a systematic review. Arch Intern Med. 2004;164:994-1003.
7. James WP, Astrup A, Finer N, Hilsted J, et al. Effect of sibutramine on weight maintenance after weight loss: a randomized trial. STORM Study group sibutramine trial of obesity reduction and maintenance. Lancet. 2000;356:2199-225.
8. James WP, Caterson ID, Coutinho W, Finer N, et al. Effect of sibutramine on cardiovascular outcomes in overweight and obese subjects. N Engl J Med. 2010;363(10):905-17.
9. Toplak H, Woodward E, Yumuk V, Oppert JM, et al. 2014 EASO Position Statement on the use of anti-obesity drugs. Obes Facts. 2015;8(3):166-74.
10. Ballinger A, Pelkin SR. Orlistat: its current status as an anti-obesity drug. Eur J Pharmacol. 2002;440(2-3):109-17.
11. Vilsboll T, Christensen M, Junker AE, Knop FX, et al. Effects of glucagonlike peptide-1 receptor agonists on weight loss: systematic review and meta-analysis of randomized controlled trials. BMJ 344:d7771, 2012.
12. Wadden TA, Hollander P, Klein S, Niswender K, et al. Weight maintenance and addition weight loss with liraglutide after low-calorie-diet-induced weight loss: the SCALE maintenance randomized study. Int J Obes. 2013;37(11):1443-51.

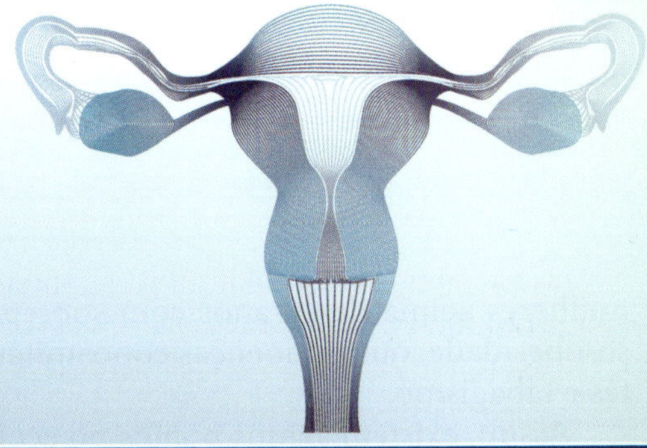

capítulo 48

Contracepção hormonal em mulheres após tratamento cirúrgico

- Isabel C. E. Sorpreso
- José Maria Soares Júnior
- Nilson Roberto de Melo

INTRODUÇÃO

A obesidade é condição clínica que acomete 30% da população adulta e, principalmente, mulheres acima de 35 anos. Pode estar associada à hipertensão arterial sistêmica, diabetes mellitus, entre outros. É considerada como fator independente de risco para doença cardiovascular e o tratamento pode ser clínico ou cirúrgico[1].

Há um número cada vez maior de mulheres com obesidade mórbida, que são submetidas a procedimentos cirúrgicos classificados como restritivos (*Sleeve* e gastroplastia laparoscópica) e disabsortivos (*Roux-en-Y gastric bypass* ou *biliopancreatic diversion* ou capela) [1].

Os procedimentos afetam o metabolismo das mulheres no período reprodutivo bem como sua fertilidade. Nas cirurgias disabsortivas pode haver alteração na farmacocinética de métodos contraceptivos por via oral. Sabe-se que as mulheres submetidas à cirurgia bariátrica antes do procedimento cirúrgico podem ter ciclos menstruais irregulares e anovulatórios e após, ocorre normalização para ciclos ovulatórios em mais de 70% dos casos após um ano[2,3].

As consequências de gestação não planejada no pós-operatório de cirurgia bariátrica trazem repercussões nutricionais e metabólicas, complicações pré-natais e neonatais. Portanto, recomenda-se adiar a gestação após a realização da cirurgia bariátrica pelo menos por 12 meses após o procedimento[2,3].

DIAGNÓSTICO

Sobrepeso e obesidade são definidos com base no índice de massa corpórea (IMC), que é uma medida indireta da gordura corporal bem como a circunferência abdominal acima de 88 centímetros nas mulheres e a relação cintura-quadril (calculada dividindo-se a medida da circunferência da cintura em centímetros pela medida da circunferência do quadril em centímetros) sendo o índice de corte para risco cardiovascular igual ou maior que 0,85 para mulheres. Assim, o grau de adiposidade associado a um determinado nível de IMC varia de acordo com idade, sexo e grupo étnico. O IMC é calculado dividindo-se o peso em quilogramas (kg) pela altura em metros quadrados (m^2), embora não seja um indicador perfeito de gordura corporal, é relativamente confiável, barato e fácil de executar em um ambiente clínico[1,4].

As categorias de IMC são definidas pela Organização Mundial da Saúde (OMS), sendo o peso normal classificado como IMC de 18,5 - 24,9 kg / m^2, o excesso de peso como IMC ≥25 kg / m^2 e a obesidade como IMC ≥30 kg / m^2 e com obesidade mórbida a partir de 40 kg / m^2 (Tabela 1)[1,4].

A necessidade de anticoncepção é um direito humano e uma demanda frequente em saúde da mulher e na consulta ginecológica. Os ginecologistas devem estar atentos principalmente com mulheres em idade reprodutiva com sobrepeso e obesidade, prestar assistência e cuidados contraceptivos e manterem-se bem informados sobre a temática – sobrepeso, obesidade e anticoncepção – a fim de aconselhar as mulheres quanto à tomada de decisão contraceptiva com apoio científico adequado[5-10].

A anamnese e o exame clínico (aferição de pressão arterial), bem como avaliação complementar de risco cardiovascular podem ser considerados principalmente em mulheres acima de 40 anos com sobrepeso/obesidade, outras doenças concomitantes e tabagismo.

Assim, existem alguns pontos no aconselhamento a serem considerados[5-10]:

- avaliação individual, ou seja, de cada paciente sobre a existência de condições clínicas associadas (hipertensão arterial, tabagismo, diabetes com comprometimento da microcirculação, múltiplos fatores de risco cardiovascular);
- segurança e eficácia do método contraceptivo a ser escolhido;
- situações especiais no pós-operatório como evitar o ganho de peso/edema/retenção hídrica no pós-operatório e avaliar a existência de uso de medicações no controle de peso (orlistate, sibutramina e liraglutida);
- tipo cirurgia bariátrica realizada (restritiva ou disabsortiva);
- risco de trombose no pré e pós-operatório;
- sempre considerar a escolha da paciente e sua preferência e experiências prévias em anticoncepção.

ANTICONCEPÇÃO E OBESIDADE

A OMS não considera a obesidade como condição clínica isolada nas recomendações dos Critérios de Elegibilidade para uso de métodos contraceptivos da OMS, 2015[11]. Assim, para a descrição e recomendações de tratamento utilizaremos os critérios médicos para uso de métodos contraceptivos do Reino Unido – UK MEC (2019)[13] e dos

Tabela 1. Definição das categorias de peso e índice de massa corporal, segundo OMS

Categorias de peso	Índice de Massa Corporal (IMC) (kg/m²)
Abaixo do peso	< 18,5
Peso normal	18,5 a 24,9
Sobrepeso	25,0 a 29,9
Obesa	30 a 34,9 35 a 39,9
Obesidade Mórbida*	≥40

Notas: *Considera-se ainda obesidade mórbida quando o IMC for acima de 35 e houver comorbidades associadas.

Fonte: OMS (2015)[3].

Tabela 2. Descrição das categorias dos critérios de elegibilidade dos métodos contraceptivos do Reino Unido e o índice de massa corporal (IMC) sem outras doenças associadas ou concomitantes, UKMEC (2019)[13]

Método	IMC (Kg/m²)	Categoria (apenas IMC)
Contracepção hormonal combinada (COC, anel vaginal, adesivo)	≥30–34 ≥35	2 3
Pílula de progestagênio	≥30–34 ≥35	1
Implante de progestagênio	≥30–34 ≥35	1
Progestagênio Injetável (DMPA)	≥30–34 ≥35*	1
DIU de cobre	≥30–34 ≥35	1
Sistema intrauterino liberador de levonorgestrel	≥30–34	1

Notas: IMC: índice de massa corporal; CHC: contracepção hormonal combinada; DIU-Cu: dispositivo intrauterino de cobre; DMPA: acetato de medroxiprogesterona de depósito; IMP: implante de progestagênio; LNG-IUS: sistema intrauterino de levonorgestrel; POP: pílula de progestogênio.
*sem doenças associadas, na vigência de múltiplos fatores de risco associados passa a ser critério de elegibilidade (CE) de categoria 3.

Fonte: adaptada UKMEC (2019)[13].

critérios médicos para uso de métodos contraceptivos dos Estados Unidos - US MEC (2016)[12]. Ainda, vale ressaltar que a última recomendação publicada em 2019 [13] nos critérios médicos de elegibilidade do Reino Unido afirma a necessidade de estudos clínicos com população sobrepeso e obesas bem como que as recomendações são baseadas em graus de evidência (B), (C) e (D), sendo a escassez de estudos um fator limitante, estando as recomendações em baixos níveis de evidências, portanto, necessitando de mais estudos com populações especificamente obesas[13].

Aconselhamento e conduta pré-operatória[11-13]:

- Em mulheres em planejamento de cirurgia bariátrica, com uso de contraceptivo hormonal contendo estrogênio recomenda-se parar o método 4-6 semanas antes do procedimento a fim de reduzir risco operatório de tromboembolismo.

- Outro método deve ser ofertado, contemplando a escolha da paciente, porte cirúrgico (tipo de cirurgia), condições clínicas bem como o pós-operatório.

- Mulheres que usam contracepção intrauterina, implantes liberadores de etonogestrel ou método de progestagênio injetável não precisam ser interrompidos ou alterados, sempre reavaliando todas as condições clínicas da paciente.

- Mulheres com fatores de risco de trombose, como idade acima de 35 anos, com predisposições genéticas, adiposidade, síndrome do ovário policístico, diabetes, tabagismo, hipertensão arterial sistêmica prioriza-se métodos não hormonais e os contraceptivos reversíveis de longa ação (dispositivos intrauterinos (DIU), e implante subdérmico liberador de etonogestrel) prevendo o período prolongado de imobilidade ou restrição no leito no pós-operatório bem como prevenção de gestação não planejada, ofertando maior segurança e eficácia à paciente.

- Todas as pacientes usuárias de contracepção hormonal combinada (CHC) e obesas devem ser aconselhadas e informadas de que o risco de trombose eleva-se com o aumento do índice de massa corpórea (IMC); o uso pré-operatório de CHC está associado ao aumento do risco de tromboembolismo venoso (TEV) e associado à elevação do risco de infarto do miocárdio e acidente vascular cerebral isquêmico, portanto, deve ser desaconselhado o uso e substituído por outros métodos.

- O uso de CHC é critério 2 para mulheres com IMC ≥30-34 kg/m^2 (obesidade isolada) e 3 para mulheres com IMC ≥ 35 kg/m^2 (com ou sem comorbidade associada).

PÓS-OPERATÓRIO [11-13]:

- Mulheres que recebem aconselhamento sobre cirurgia bariátrica devem ter uma discussão sobre contracepção e ter um plano de anticoncepção em vigor antes da cirurgia.

- Todas as condições clínicas da paciente no pré e pós-operatório devem ser consideradas e consultado o critério de elegibilidade de uso de métodos contraceptivos da OMS e demais recomendações disponíveis e específicos para obesidade e cirurgia bariátrica;

As situações especiais no pós-operatório como o uso de medicação para perda de peso e contracepção deve ser investigado durante a consulta ginecológica e as mulheres devem ser avisadas de que é possível que medicamentos que induzam diarreia e/ou vômito (por exemplo, orlistate, laxantes) possam reduzir a eficácia da POP, COC e contracepção de emergência.

Na Tabela 5 demonstram-se as Recomendações do Critério Médico de Elegibilidade para uso de contracepção do Reino Unido - *UK Medical Eligibility Criteria for Contraceptive Use* (UKMEC), 2019 para segurança contraceptiva em obesidade isolada, ou desta com múltiplos fatores de risco para doença cardiovascular e após cirurgia bariátrica.

Seguem abaixo as recomendações clínicas baseadas nas duas diretrizes, UKMEC (2019)[13] e no critério médico de elegibilidade de uso de métodos contraceptivos dos Estados Unidos, US MEC (2016)[12], com graus de recomendações clínica e evidência médica:

- O implante de etonogestrel (ENG) é um método contraceptivo altamente eficaz e as evidências disponíveis sugerem que sua eficácia não é afetada pelo peso corporal ou pelo IMC. A duração licenciada do uso do implante ENG de 3

Tabela 3. Recomendações do Critério Médico de Elegibilidade para uso de contracepção do Reino Unido – UKMEC (2019)[13], para segurança contraceptiva após cirurgia bariátrica

	Categoria UKMEC					
Condição	DIU-Cu	LNG-IUS	IMP	DMPA	POP	CHC
Histórico de cirurgia bariátrica						
Com IMC <30 kg/m²	1	1	1	1	1	1
Com IMC≥30 – 34 Kg/m²	1	1	1	1	1	2
Com IMC≥35 kg/m²	1	1	1	1*	1	3

Notas: IMC: índice de massa corporal; CHC: contracepção hormonal combinada; DIU-Cu: dispositivo intrauterino de cobre; DMPA: acetato de medroxiprogesterona de depósito; IMP: implante de progestagênio; SIU-LNG: sistema intrauterino de levonorgestrel; POP: pílula de progestagênio.
*sem doenças associadas, na vigência de múltiplos fatores de risco associados passa a ser critério de elegibilidade (CE) de categoria 3.

Fonte: adaptada de UKMEC (2019)[13].

Tabela 4. Recomendações do Critério Médico de Elegibilidade para uso de contracepção para segurança contraceptiva após cirurgia bariátrica dos Estados Unidos, US MEC (2016)[12]

Cirurgia bariátrica	DMPA	POP	CHC	Implante	SIU-LNG
Procedimento restritivo (*Sleeve* e gastroplastia laparoscópica)	1	1	1	1	1
Procedimento disabsortivos: (*Roux-en-Y gastric bypass or biliopancreatic diversion*)	1	3	3 (COC) 1 (anel vaginal e adesivo)	1	1

Notas: CHC: contracepção hormonal combinada; DMPA: acetato de medroxiprogesterona de depósito; IMP: implante de progestagênio; SIU-LNG: sistema intrauterino de levonorgestrel; POP: pílula de progestagênio.

Fonte: adaptada de UKMEC (2019)[13].

anos se aplica a mulheres de todas as categorias de peso. As evidências disponíveis sugerem que o implante ENG é uma opção contraceptiva segura para mulheres com sobrepeso e obesidade e após cirurgia bariátrica restritiva ou disabsortiva;

- Progestagênios injetáveis (acetato de medroxiprogesterona injetável – 150mg - DMPA): sabe-se que as evidências disponíveis são limitadas nos estudos exclusivamente com mulheres obesas e não é possível confirmar ou excluir uma associação causal entre o uso de DMPA e o tromboembolismo venoso (TEV). Enquanto a obesidade isolada não restringe o uso de DMPA; o uso de DMPA se torna um critério de elegibilidade (CE) - 3, quando a obesidade é associada a um dos múltiplos fatores de risco para doenças cardiovasculares (por exemplo, tabagismo, diabetes e hipertensão). O uso de DMPA parece estar associado a algum ganho de peso, principalmente em mulheres com menos de 18 anos de idade com IMC ≥30 kg/m^2.

- Pílula de progestagênio: As evidências disponíveis sugerem que a pílula de progestagênio é uma opção contraceptiva segura para mulheres com sobrepeso e obesidade. Não recomendada nas cirurgias bariátricas do tipo disabsortivas.

- Contracepção Hormonal Combinada (CHC): O uso de contracepção hormonal combinada (CHC) é CE - 2 para mulheres com IMC ≥30-34 kg/m^2 e CE - 3 para mulheres com IMC ≥35 kg/m^2. A via oral é CE - 3 nas cirurgias bariátricas do tipo disabsortivas, sendo CE - 2 o uso de anel vaginal e adesivo.

Tabela 5. Recomendações do Critério Médico de Elegibilidade para uso de contracepção do Reino Unido – UKMEC (2019)[13], para segurança contraceptiva em obesidade com múltiplos fatores de risco para doença cardiovascular e após cirurgia bariátrica

Método	IMC (Kg/m²)	Obesidade e múltiplos fatores de risco para doença cardiovascular	História de cirurgia bariátrica
Contracepção hormonal combinada (COC, anel vaginal, adesivo)	≥30–34 ≥35	3	2
Pílula de progestagênio	≥30–34 ≥35	2	1
Implante de progestagênio	≥30–34 ≥35	2	1
Progestagênio injetável (DMPA)	≥30–34 ≥35	3	1
DIU de cobre	≥30–34 ≥35	1	1
Sistema intrauterino liberador de levonorgestrel	≥30–34 ≥35	2	1

Notas: IMC: índice de massa corporal; CHC: contracepção hormonal combinada; DIU-Cu: dispositivo intrauterino de cobre; DMPA: acetato de medroxiprogesterona de depósito; IMP: implante de progestagênio; SIU-LNG: sistema intrauterino de levonorgestrel; POP: pílula de progestagênio.

Fonte: adaptada de UKMEC (2019)[13].

Assim, a obesidade é condição clínica prevalente na população e no consultório do ginecologista, portanto, deve ser considerada e individualizada sempre que a contracepção for uma necessidade e demanda da mulher obesa e nas situações cirúrgicas. O aconselhamento reprodutivo deve respeitar a escolha da paciente bem como seguir os critérios de elegibilidade para uso de métodos anticoncepcionais, considerando as condições clínicas de cada mulher. No aconselhamento contraceptivo em mulheres obesas e após cirurgia bariátrica deve ser ponderado o grau de obesidade, o histórico de cirurgia bariátrica (restritiva ou disabsortiva) e aplicado os critérios de elegibilidade para uso do método anticoncepcional escolhido [11-13].

CONSIDERAÇÕES FINAIS

A opção de contracepção reversível de longa ação hormonal deve ser considerada, uma vez que o sistema intrauterino de levonorgestrel e o implante subdérmico de etonogestrel são métodos seguros e eficazes e podem ser utilizados antes e após o tratamento cirúrgico em mulheres com obesidade isolada ou com múltiplos fatores de risco para doença cardiovascular.

REFERÊNCIAS BIBLIOGRÁFICAS

1. National Institute for Health and Care Excellence (NICE). Treatment Summary: Obesity. 2018. https://bnf.nice.org.uk/treatment-summary/obesity.html
2. Graham YNH, Mansour D, Small PK, et al. A survey of bariatric surgical and reproductive health professionals' knowledge and provision of contraception to reproductive-aged bariatric surgical patients. Obes Surg. 2016;26:1918-23.
3. Legro RS, Dodson WC, Kunselman AR, et al. Benefit of delayed fertility therapy with preconception weight loss over immediate therapy in obese women with PCOS. J Clin Endocrinol Metab 2016;101:2658-66.
4. WHO I. Obesity and overweight. Fact sheet No. 311. 2015.
5. Faculty of Sexual & Reproductive Healthcare (FSRH). FSRH CEU Statement: Contraception for Women with Eating Disorders. 2018. Available from: https://www.fsrh.org/news/fsrh-ceu-statementcontraception-for-women-with-eating/
6. Kominiarek MA, Jungheim ES, Hoeger KM, et al. American Society for Metabolic and Bariatric Surgery position statement on the impact of obesity and obesity treatment on fertility and fertility therapy endorsed by the American College of Obstetricians and Gynecologists and the Obesity Society. Surg Obes Relat Dis 2017;13:750-7.
7. National Bariatric Surgery Registry Data Committee. The United Kingdom National Bariatric Surgery Registry Second Report. London, UK: British Obesity and Metabolic Surgery Society 2014. Available from: http://www.bomss.org.uk/wp-content/uploads/2014/04/Extract_from_the_NBSR_2014_Report.pdf
8. Mengesha B, Griffin L, Nagle A, et al. Assessment of contraceptive needs in women undergoing bariatric surgery. Contraception 2016;94:74-7.
9. World Health Organization. Nutrition, Physical Activity and Obesity: United Kingdom of Great Britain and Northern Ireland. Geneva, Switzerland: World Health Organization Regional Office for Europe, 2013. Available from: http://www.euro.who.int/en/nutrition-country-profiles
10. Public Health England. Guidance: Health matters: reproductive health and pregnancy planning. 2018. Available from: https://www.gov.uk/government/publications/health-matters-reproductivehealth-and-pregnancy-planning/health-matters-reproductive-health-and-pregnancy-planning
11. World Health Organization. Medical Eligibility Criteria for Contraceptive Use. 5th ed. Geneva:World Health Organization. 2015.
12. United States Medical Eligibility Criteria (US MEC) for Contraceptive Use, 2016.
13. BMJ. Sexual and Reproductive Health. FSRH Guideline overweigth, obesity and contraception. 2019.

Índice remissivo

Obs.: números em azul indicam figuras; números em verde indicam tabelas e quadros.